これからの「脉診」の話をしよう!!

―いまを生き延びるための診断法―

浦山 玖蔵 著

たにぐち書店

― 序 文 ―

　1945年日本は連合国を相手にした太平洋戦争で負けた。敗戦である。ところがこれを終戦と置き換えて使う人々やマスコミが多い。負けたとは公に言いたくない。お上（為政者）のいうことに逆らわないばかりか、不条理な時、事でも協力する。あげく一億総活躍となる。よく考えて否なる場合は反対の意思表示をする、それが戦争で負けて会得したことではないですか。

　本書の中で浦山先生は「『敗戦』と呼ぶべきところをわざわざ『終戦』と言い換えて平気な顔をしている日本人がやりがちな誤魔化し」と述べられている。本当のことが言える先生だ。加えて急性大動脈解離の手術という死線をさ迷う経験をされた。胆が定まり人生観も変わられたはずだ。いい加減ではない、期待できる。

　私事で恐縮だが氣至（きいたる）ということを医道の日本誌でくどく説いたことがある。鍼を刺入、回旋雀啄を繰り返していると鍼が重たくなってくる。効いた！これを氣至という。この表現を江戸時代の『鍼灸要法指南』では「魚ノ鈎ヲ呑テ浮沈動揺スルカ如ク、鍼尖動キ渋ルゾ、是ヲ気ノ来ルト云」とあり表現としてはもっとも適している。著者岩田利斎の発明と思いきや、中国の『鍼経指南』が初出と教えてくれたのは浦山先生だ。とにかく古典の書庫が広く深い。

　WHOが主催する経穴部位国際標準化会議で、浦山先生が日本側の経穴委員として活躍されたことは、あまり知られていない。中国・韓国が自説を主張する中、古典の経穴を披瀝して中庸な部位が決まったのは、日本経穴委員、特に浦山先生の知識によるところが大きい。全日本鍼灸学会で、浦山先生が新しく決まった経穴の部位を講義された。その場にいた私は、実際にツボを押しながら労宮の私の位置が決まった、ということがある。

　私の治療成績はかなり良い。ここでしか治りませんと言われると、俺の実力、と錯覚しがちだが、種を明かせば、経絡治療というシステムに載っているからに過ぎない。だからその創始者柳谷素霊先生はじめ先達の方々には頭が挙がらない。すばらしい経絡治療だが、浦山先生はこれに切り込んでいく。容赦ない。私にも刃が…致命傷にならずにすんでいる。古典を縦横に駆使しての論述は気が許せない。サスペンス小説を読むような感じで読み進むことができる。到達した処は四部脈診、六部でなく四か所

での脈診でおおよそは事足りるという。皆さんと共に私も実験参加、簡単にできそうな気もする。

　私が開業した60年前は、鍼灸、特に古典に関するものは少なかった。最近は百花繚乱、全部に目配せできぬほどの豊作である。そのうち、100年後まで生き延びるのはどれか。本書は必ず残る。熟読再読をおすすめする。

　平成30年9月吉日

首藤傳明

― 序にかえて ―

　浦山久嗣君との出会いは、経絡治療学会東北支部が創設されて数年後に、経絡治療基礎講座を開設することになり、彼が最初の講座、第1期生として受講してきた時である。
　さらにその翌年、赤門鍼灸柔整専門学校で彼が3年生の「経穴概論」の授業を私が受け持つことになった。
　3年目であるから、経穴名はすべて覚えていて当然なのだが、五行要穴の試験をしたところ、彼は、書けていないところが多かった。覚えてもらうためにすべての経穴名が正解できるまで繰り返し追試をしたが、彼は何度やっても全問正解まで埋まることはなく、何回もつき合わされ"俺をオチョクッテいるのか"と言いかけたのを記憶している。
　このころ彼は、東北大学医学部の解剖学教室の解剖実習に通っていたそうで「それに夢中になっている」と聞いたことがあり、おそらくは、そのことで学校の方の勉強には身が入っていなかったのではと思っている。

　経絡治療学会東北支部は、年を重ねるごとに会員数が増えてきたので、宮城部会として夜仙台に集まれる人たちを対象に部会を立ち上げ、その講座の中に古典講座を入れるようにした。
　最初は、漢文の基礎知識を身に着けてもらわなくてはならない。
　そこで、漢文の基礎講義の講師をお願いしたのが、赤門鍼灸柔整専門学校で中国語と漢文を教えていた松木きか先生である。会員のほとんどは漢文というと高校時代に授業で携わった程度だったため、松木先生は口調が早い上に厳しかったので、講義についていくのが大変だったのである。
　浦山君もこの時、松木先生には何度もやり直しをさせられていたと聞いている。浦山君にとって松木先生との出会いが、その後の人生を大きく変えていくこととなったのである。

　その後、浦山君が鍼灸学校を卒業して病院勤務となったころ、我が家で個人的にやっていた勉強会にも顔を出すようになった。やがて経穴の勉強をすることになり、底本を『鍼灸甲乙経』に決めて校勘作業などを行いながら、経穴の特徴を浮き彫りに

していこうとした。発表担当者を輪番制にして進めるのであるが、進めていくうちに浦山君が「○○という古典にはこう記載している」と発言してくるので、当初は数冊程度だった校勘作業用の文献に、新たな材料を次々に追加してくる始末である。

この勉強会も数年が経つとかなりのデータが蓄積されてきたので、これをこのままにしておくのも勿体ないということになり、活字化して経絡治療学会の会員に読んでもらうことにした。それには発表用の団体名がいるのだが、実はそれまで、私の個人的な勉強会だったために名称がなかったので「五郎八塾」と命名した。(我が家の菩提寺の「天麟院」は、伊達政宗の娘である「五郎八姫」の菩提寺でもあることから、基礎的な勉強会に因んでいただいたものである。)

経絡治療学会の機関紙『東洋鍼灸医学・経絡治療』に、「丙巻指月─『鍼灸甲乙経』巻三の研究─」として連載してきたものがその成果であり、「五郎八塾」の名で発表してはいるが、投稿原稿の基本的な執筆者は浦山君である。

その間においても、彼は、経穴および脈診の研究はライフワークとして来ており、それらの研究結果を経絡治療誌に発表している。本書の基礎にもなっている「六部上位脈診について」も『経絡治療』誌の第153号と154号に論文発表している。

彼は、コツコツと積み重ねることができる人で、いわば古典研究に向いているといえばそうであるが、一般に言われる古典バカにはなり得ない人でもある。いろいろなことに興味を持ち、知識も広いものを持っている。その視野の広さから鍼灸古典全体を見ようとしているところも、本書にはあるように思える。その一例が、彼が提唱するDPEやTEBAにつながってきているのではないだろうか。

いっぽうで、彼の臨床的なベースはつねに「経絡治療」にある。経絡治療の診断学においては六部定位脈診が大きなウエイトをなすが、脈診は感覚的なものであり、なかなか習得するには難しく、そのため経絡治療まで断念してしまう人も多い。その六部定位脈診の習得方法を簡素化し、「四部脈診」としてマニュアル化することを本書では提唱する。また、脈診と関連する症状の分析から、脈診を中心に据えた新しい診断学の可能性にまで及んでいる。

初学者を対象にしているようではあるが、初学者ならずとも本書をサーとめくると「何だか難しそう」という印象を持たれる方もおられるかと思う。しかし、経絡治療という立場から古典を振り返り、書かれてある真意が何処にあるのか検証して、彼なりの論考を随所で紹介し、さまざまな角度から治療方針を提案する内容は味わい深く、「古典研究の参考書の一冊」にもなりえる。

最初のうちは、興味を引いた読みやすいところを拾い読みするだけでも結構だと思うので、是非、手元に置き、時折読み返してみて「浦山ワールド」に接してもらいた

いものである。
　平成30年9月22日

　　　　　　　　　　　　　　　　　　　経絡治療学会副会長　樋口秀吉

― 序 ―

　現在の東洋医学とは何かと問われれば、直面する臨床的な問題を扱う際に、経験や実験に基づいて新しい言葉を作り出すのではなく、近世までの言葉やカテゴリーを使って診察や治療の枠組を形成し、そのもとに経験が集約されるような医学とでも答えるしかない。医史文献学者・岡西為人が東洋医学を称して「文献だけに頼るのほかはない部門」と喝破したのも、そうした事情を指している。東洋医学という分野で、臨床を論じる際に、相当の古典の知識が要求されるゆえんである。
　しかし、古典文献の知識だけでは、現在の東洋医学の臨床に到達することはできない。なぜならば、それは、古典に基づきながらも、実際には近代のある時期に起源や経緯を持っているからである。しかも多くの場合、それは起源や経緯に関わった当事者によって語られることなく、また後人によっても解明されないままに放置されていることが多い。そのため、たとえば経絡治療に入ってくる鍼灸師たちは、多くの場合、臨床の方法の表面にしか触れることができず、その方法の本質と限界を踏まえて、更なる発展に尽くすことはできないのである。
　本書の著者・浦山玖蔵さんが、中国医学の世界に入って来たのは、1980年代の後半のこと、1940年代以来、復興古典鍼灸を主導してきた経絡治療の勢いに陰りが見え、他方では古典文献や医学史の研究がようやく本格化しつつある時期である。出会って間もなく、浦山さんは私の主宰する研究会の会員となり、毎月、仙台から上京して勉強会に参加した。鍼灸学校を出てからまだ日が浅かったにも関わらず、古典についての知識は既に豊富であったから、私は自分が監修する『黄帝内経版本叢刊』『黄帝内経注解叢刊』『難経注解叢刊・脈経版本叢刊』（オリエント出版社、1993〜1994）に解説論文を依頼し、また『鍼灸医学大辞典』（医歯薬出版社、2012）の医史文献関係の事項にも80項目ほど執筆してもらった。毎月の研究会では、挨拶もそこそこに東洋医学の問題についての議論を始め、その議論も大抵の場合、相手の一言一言に反論を加えるような激しいもので、互いに決して譲らず、長い議論のあと、しびれを切らした周囲から止められてやっと終わるということもたびたびであった。私にはもともと「あれも駄目、これも駄目」といった傾向があるのに対して、浦山さんは「あれも良し、これも良し」というように全てを包摂していくところがあり、ことほどさように多くの点で違いがあった。にもかかわらず、一度も仲違いすることなく、今日までやってこられたのは、浦山さんの柔軟な思考、率直な問題意識、そして豊富な古典の知識に

対する信頼感があったからである。つまり私にとって浦山さんは、この業界には数少ない〈語るに足る相手〉であり、どんなに意見が対立した場合にも裨益される点があった。やがて浦山さんは、その実力を買われて、日本経穴委員会や経絡治療夏期大学、雑誌「経絡治療」その他に活動の場を広げていったが、私は遠くからそれを眺めながら、我が意を得たりの気分であった。

その浦山さんが現行の脈診という複雑で厄介な問題について、長年の論考を一書にまとめることとなった。私の見るところ、この大部の論考を貫いている思いは、終章の「私が夢見る世界は、古典派と科学派が真に融合する世界であり、なおかつ経絡治療と中医鍼灸および韓医鍼灸が統合される世界」という言葉によく現れている。その思いは浦山さんも好きだろうジョン・レノンの「イマジン」の歌詞のように美しい。また浦山さんは前記の文章に続いて、その研究方法について「伝統的鍼灸は根拠となるべき古典文献を厳密に解釈していけば一定の結論に導くことは不可能ではないはずであり、そこに合理性と再現性さえ確保できれば科学的に説明することもできないはずはない」と述べているが、私もこの考え方に同意する。

本書冒頭の「凡例に替えて」に「経絡治療系の新しい脈診法「四部脈診」による証決定を主題の一つ」とある。そこで、私は本書を三つの部分に要約したい。第一章と第二章は「六部」「寸口」に関する医史学的叙述であるが、浦山さんの本領はこの二つの章に十二分に発揮されている。その考証は圧巻というしかない。第三章は浦山さんが経験した経絡治療学会系の施術や脈診についての率直な批判で、それが導入口となって第四章と第五章の「四部脈診」の論述へと続いている。第六章以降は第三章～第五章の附論と見なしてよい。叙述に錯雑とした印象があるとすれば、それは著者が〈古典文献〉〈現代医学〉〈経絡治療〉〈中医鍼灸〉の間を自由に移動し、論を展開していることによる。

本書の眼目ともいうべき、経絡治療の現状批判と六部定位脈診への問題提起については、私もかつて同じようなことを古典鍼灸研究会を舞台にしてやったことがあるので、その動機はよく理解出来る。簡便法としての四部脈診は、浦山さんが試行錯誤の結果出した一つの回答なのであろう。その努力や創意工夫を多として、ここでは論評を避け、更なる研鑽を待ちたい。

本書が古典文献と古典に基づく臨床に関心を持つ多くの人たちに読まれることを心から念じて、序文の言葉とする。

2018年10月1日

篠原孝市

― 凡例に替えて ―

　本書は、基本的には、経絡治療学会の季刊誌『東洋鍼灸医学・経絡治療』誌（第188－193号、2011・2－2013・5）に連載された同タイトルの拙稿を加筆訂正したものである。既にお気づきの方もおられようが、本書のタイトルは、米ハーバード大学教授で哲学者のマイケル・サンデル（1953－）著の、邦題『これからの「正義」の話をしよう―いまを生き延びるための哲学―』（鬼澤 忍 訳：早川書房2010年5月刊、原題 "Justice － What's the Right Thing to Do?"）をモジったものである。

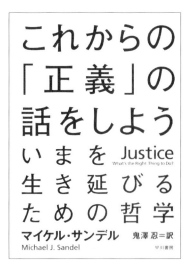

　べつに、鍼灸や脉診における正義や哲学の話をしたかったわけではなく、当該書のさまざまな選択肢を整理して読者に提示しつつ、その過程で哲学の歴史や基礎教養を、平易な形で身に付けさせていく手法が気に入り、このようなアプローチを鍼灸、特に「脉診」を診断の中心に据えている「経絡治療」の世界に持ち込んでみたいと考えたからである。当該書は、奇しくも私が急性大動脈乖離を患って入院し、その退院の日に刊行されており、妙な親近感が湧いたことも命名の動機のひとつと言えるかもしれない。

　また、本書は、筆者が考案した経絡治療系の新しい脉診法である「四部脉診」による証の決定法を主題の一つとしており、マスターが難しいとされる「六部定位脉診」を簡便に代用することができる、試みのひとつとして提案するものでもある。

本書の著述形式は、「技術マニュアル」と「研究論文」および「エッセイ」とが混然とした状態で構成されており、一見して分かりにくい内容に見えるかもしれない。一般に、技術の習得を目的としたものには、その根拠が説明されることが少なく、新技術を開発するための動機や過程についても提示されないことが多いため、これらの内容を同時に記述しようとした結果、図らずもこのような形式になってしまった次第である。

　なお、伝統医学の行為や用具として、引用部分などの一部の例外を除き、「鍼・針」を「鍼」字に統一した。また、解剖学用語の「血管」としては「脈」字を、伝統医学用語の「経絡系統」としては「脉」字を使用することとする。ただし、経穴名については、『WHO/WPRO標準経穴部位―日本語公式版―』(第二次日本経穴委員会監訳、医道の日本社2009年刊)に従って「脉」字の使用を原則とすることとする。

― 目 次 ―

序文 ………………………… 3

序にかえて ………………………… 5

序 ………………………… 8

凡例に替えて ………………………… 11

目次 ………………………… 13

序　章　「脉診法の再構築」 ………………………… 19
　　挫折
　　逆輸出
　　逆輸入
　　世界情勢
　　国内情勢
　　経絡治療
　　六部定位脉診
　　DPE(double placebo effect)と
　　　TEBA(traditional evidence based acupuncture)
　　逆転

第一章　「六部」をめぐる問題 ………………………… 43
　　第1節　「脉診」の起源
　　第2節　『難経』と『脉経』
　　　　第1項　『難経』十八難について
　　　　第2項　『脉経』巻一について

第3項　『脉経』巻二・第一について
　　　第4項　『脉経』巻二・第二について
　第3節　『王叔和脉訣』と『褚氏遺書』の六部配当
　第4節　『難経集注』における楊注と丁注
　第5節　『広成先生玉函経』と『難経集注』丁徳用注
　第6節　『脉粋』『脉訣理玄秘要』『傷寒類証活人書』
　第7節　『三因方』と『察病指南』
　第8節　『外科精義』と『診家枢要』
　第9節　『脉訣指掌』『瀕湖脉学』『脉語』
　第10節　『古今医統大全』内経脉候と『景岳全書』脉神章
　第11節　『診家正眼』と『脉訣彙弁』
　第12節　「六部定位脉診」と「脉位脉状診」

第二章　「寸口」をめぐる問題　93

　第1節　『霊枢』における「寸口」
　第2節　「寸口」と太淵穴との関係
　第3節　「寸口」と列欠の関係
　第4節　『素問』『難経』と「寸口」
　第5節　『脉経』と「寸口」
　第6節　『千金方』と「寸口」
　第7節　日本伝統医学と「寸口」

第三章　「経絡治療」をめぐる問題　133

　第1節　経絡治療と「寸口」
　第2節　「タイヤキ療法」入門
　　　第1項　「タイヤキ療法」とは
　　　第2項　「タイヤキ療法」と経絡治療学会
　　　第3項　「タイヤキ療法」の功罪
　　　第4項　経絡治療の概要
　　　第5項　学校教育と経絡治療
　第3節　「経絡治療」と「四部脉診」
　　　第1項　「経絡治療」の全体像
　　　第2項　「四部脉診」方式の導入

第四章　「四部脉診」の試み　　　　　　　　　　　　　　　161

第１節　「関」の字義
第２節　「関」と「関上」
第３節　「関尺同調現象」の発見
第４節　「基本四証」の正体
第５節　「四部脉診」の提唱
　　第１項　「四部脉診」と「基本四証」
　　第２項　「指の当て方」の検証

第五章　「四部脉診」と五行　　　　　　　　　　　　　　　191

第１節　「四部」と「五行」の関係
　　第１項　五臓と五行の関係
　　第２項　新「王相廃囚死」表
　　第３項　五臓虚証の証型と脉式
　　第４項　五臓の虚証と「四部脉診」の関係
第２節　「四部脉診」と五臓の実証との五行論的関係
　　第１項　陰実証の証型と脉式
　　第２項　「脾虚肝実熱証」と「肺虚肝実証」の証型と脉式

第六章　臓腑学基礎論　　　　　　　　　　　　　　　219

第１節　蔵象学基礎論
　　第１項　「臓腑」の歴史
　　第２項　「命門」の変遷
　　第３項　「臓腑」および付属器官の種類と定義
第２節　『霊枢』の臓腑論
　　第１項　五臓と経脉の陰陽
　　第２項　本神篇と脉度篇
　　第３項　五邪篇と邪客篇
　　第４項　厥病篇と脹論篇
第３節　『素問』と『難経』
　　第１項　『素問』諸篇の臓腑病証
　　第２項　『難経』の臓腑病証

第4節 『霊枢』本蔵篇の体形的臓腑論
　　第1項　肝体型
　　第2項　心体型
　　第3項　脾体型
　　第4項　肺体型
　　第5項　腎体型
　　第6項　六腑の体型

第七章　「気滞」と「血瘀」 …………………… 271
　第1節　瘀血の起源
　　第1項　「血」の字義と機能
　　第2項　「悪血」について
　　第3項　「瘀血」の原義と出典
　　第4項　『諸病源候総論』の「瘀血」
　第2節　瘀血の展開
　　第1項　『三因方』と「瘀血」
　　第2項　金元医学と「瘀血」
　　第3項　『景岳全書』と「瘀血」
　　第4項　『血証論』と「瘀血」
　第3節　「鬱証」と「気滞」
　　第1項　「憂」と「鬱」
　　第2項　「五鬱」と「六鬱」
　　第3項　後藤艮山と「肝気鬱結」
　　第4項　「肝気鬱結」と経絡治療
　第4節　「肝実証」鑑別マニュアル
　　第1項　「肝実証」と「気滞・血瘀」
　　第2項　「気滞証」
　　第3項　「血瘀証」
　　第4項　「かくれ肝実証」と臨床のヒント
　　第5項　肝実証と「越麹方」

第八章　「四部脉診」と八綱分類 …………………… 323
　第1節　「寒熱八証」と八綱分類
　　第1項　「八綱」と『素問』『霊枢』

第2項　明清期の「八綱」と「寒熱」
　　　第3項　中医学と「八綱弁証」
　　　第4項　「四部脈診」と「寒熱八証」
　第2節　寒熱八証と診断
　　　第1項　「寒熱」と舌診
　　　第2項　「寒熱」と「新八綱分類法」
　　　第3項　寒熱証の鑑別法

第九章 「四部脈診」と臨床　　359
　第1節　「経絡治療」と要穴
　　　第1項　「基本証」の治療
　　　第2項　『難経』と経絡治療
　　　第3項　五邪論の選穴法
　　　第4項　人迎気口診と選穴
　　　第5項　舎岩五行鍼法の要穴運用
　　　第6項　『脈経』の経絡治療
　第2節　四部脈診の診察と治療の手順
　　　第1項　診察と治療の手順
　　　第2項　刺鍼・施灸にまつわるあれこれ
　　　第3項　心掛けるべきこと

終　章　「脈診」と鍼灸のこれから　　387
　　目的
　　手段
　　将来性

あとがき　　397

本書中に記載されていない参考文献　　399

序 章
「脈診法の再構築」

違う。
やるか、やらないかだ。
'やってみる'は無しだ。

映画『スターウォーズ・帝国の逆襲』(ヨーダの言葉) より

挫　折

　私は、2010年4月に「急性大動脈解離」を発病し、緊急手術の結果、危うい所で一命を取り止めることができた。私が受けた手術は、弓部大動脈をまるごと人工血管に取り換える「弓部全置換術」という随分大掛かりな術式で、手術時間は10時間にも及んだ。

　ちょうど、大会運営スタッフとして、また、シンポジストとしても参加していた「第25回 経絡治療学会 学術大会（仙台大会）」から、1週間後の出来事である。

　退院後は、14年間続けてきた仙台市内の治療院を閉鎖し、臨床家としての鍼灸師人生を（ひと先ず）リタイアする結果となった。治療院を閉鎖することになった理由の一つに後遺症があった。手術直後から右手に麻痺が惹こり、特に上腕二頭筋の運動麻痺と前腕から手指にかけての橈骨神経領域の感覚麻痺が思うようには回復せず、臨床現場に復帰する目途と自信が付かなかったからであるが、術後5年ほど経過したころからは、感覚はほぼ、病前の状態にまで回復してきている。現在でも、体調や天候によっては微かに自覚することはあっても、日常生活や鍼灸治療に支障をきたすことはない。

　治療院は閉鎖したものの、2007年から始めた鍼灸学校の教員養成課程の専任教員の仕事は続けることができており、少数ながら学校施設内での患者の治療なども行うことができている。しかしながら、以前のように教員を兼務しながらの開業に至るまでには、体力も気力も充実しているとはいえず、むしろ、学校での教育・指導の傍ら、個人的には学術研究や執筆活動のほうに興味と力点を置く方向に移行している自分がある。

　したがって、当分の間はこの状況を維持して行くつもりであり、その結果のひとつとして本書もあるのである。

逆輸出

　日本側の代表として私も参加した「WHO国際標準経穴部位」の締結は、一見、ただの中医鍼灸における一般的な腧穴部位のように見えていたかもしれないが、実は、その出所が江戸期から明治・大正および昭和初期にかけての日本の経穴文献に由来するものであることが圧倒的に多いことは、あまり知られていない事実である。

　前腕を「12寸」とする中医鍼灸でお馴染みの骨度ですら、作者不詳『鍼灸指南集（17世紀前期ごろ）』や菊池玄蔵『経絡発明（1753）』という近世日本の経穴書が初出であり、中国由来の鍼灸文献には全く見当たらないものである。また、現在行われている

養老穴の取穴法は日中韓が共通したものではあるが、その起源は（伝）味岡三伯『医学至要抄（1699刊）』で、その弟子の岡本一抱に継承されて普及した日本独特のものであり、類似のものは中国文献には全く存在しない。

　また、奥村三策（1864 – 1912）、吉田弘道（1865 – 1939）、山本新梧（1873 – 1950）、松元四郎平（1882 – 1926）、辰井文隆（1887 – 1946）、山崎良斎（1890 – 1940）などの代表的な日本の近代経穴学の著作に見られるものの中に、従来の日本説と違う部位も散見するのであるが、現在の中医腧穴学やWHO標準経穴のなかで、日本の従来説と異なる部位のほとんどがこれらのいずれかと一致または近似するのである。つまり、WHO経穴で、従来の日本説と異なる部位は、日本の近代経穴学では比較的正統な位置を占めていたものであったことが分かる。むしろ、従来の学校教科書（旧版『経絡経穴概論』）のほうが、部位決定の根拠が示されていない分、学術的な価値は非常に低かったと言わざるを得ない。

　では、日本の教科書（従来説）に臨床的価値があるかと問えば、それは論理的には絶対にあり得ないのである。なぜなら、学校教科書に経穴主治証が全く記載されていないために、「経穴には臨床的価値が存在していない」と教科書自らが主張しているのと同じであるからである。こんな教科書で教えなければならない教員たちは気の毒であったが、国家試験に向けて、それをあたかも聖典のように教わらなければならない学生たちこそ災難であったであろう。経穴に主治証がないという意味では、現在のWHO標準に準拠した『新版 経絡経穴概論』でも同様ではあるが、中医鍼灸の訳書にはひと通りの腧穴主治（および効能）が記載されているはずであり、せめて、心ある教師たちには、基礎的な腧穴主治くらいは、根拠が示された情報として、学生たちに提供してあげてほしいものである。

　さて、問題は中国である。中国はなぜ日本独自の経穴を国家標準としなければならなかったのであろうか。

　中国は、明治期の日本と同様に、清朝末期から中華民国時代を経て、現在の中華人民共和国の建国時代にかけては、中医鍼灸も絶滅の危機に瀕していたと考えられる。

　日本と違って、①西洋医学が日本ほどには普及も徹底もせず、さらに大都市から離れるほど近代化が遅れたこと、②医療保険制度がないので西洋薬であれ中薬（漢方薬）であれ民衆には手が届きにくいほど高額で実際には鍼灸や民間療法を頼るほかなかったこと、③国土が広く人口も多かったので鍼灸師や鍼灸需要者の人口もその分多かったこと、などが類推されるため、鍼灸文化の極端な衰退はなかったであろうが、それでも中国独自の鍼灸文化は、事実上、一度は途切れてしまったものと考えざるを得ない状況であった。

　それでも鍼灸文化が駆逐されずに残ったのは、日本の西洋医学化された近代鍼灸文

化が流入したことが大きな要素であったと思われる。つまり、日本に留学した中国人が日本の鍼灸を学んで帰国したか、日本の鍼灸師が中国で開業し現地で弟子を育てたか、のどちらかであり、恐らくは、その両方だったのではないかと思われる。

特に、文化大革命（1966－1976）以降の主導権を握った老中医（鍼灸師）たちのなかでは、その影響が色濃かったと推測せざるを得ない。そうでなければ、日本の軍国主義時代の遺物のような近代日本鍼灸が、ここまで現代中国の鍼灸文化に奥深く浸透したはずがないのである。もし、そうでないならば、日本独特の経穴部位がここまで中国鍼灸に浸透した理由を説明しようがないのである。

さらには、多くの日本の鍼灸書籍が中国で翻訳・出版され、中国の鍼灸医たちはこぞってそれらを勉強していたのである。現代中医鍼灸が形成される過程で、現代中医鍼灸の父と称される承淡安（しょうたんあん）らを介して、代田文誌『鍼灸真髄』や本間祥白『誰にもわかる経絡治療講話』など、多くの日本鍼灸の書籍が中国語に翻訳され普及していたことは、すでに有名な話であろう。

したがって、中国側の鍼灸関係者が認めようと認めまいと、現代中医鍼灸の形成過程において、近代日本の鍼灸文化から絶大な影響を受けていたことは動かしがたい事実であり、日本の鍼灸師はこの事実を肝に銘じておく必要があろう。なぜなら、中国国家標準やWHO国際標準の経穴部位を安易に批判することは、世界のトレンドから置いてきぼりを喰らうことになるだけでなく、近代日本の経穴の歴史を知らないという己の無知までを晒すことになるからである。

もし、学術的にWHOの経穴部位について反論したいのであれば、軽々しい我田引水や誹謗中傷などは慎み、どのような歴史的文献件に基づき、どの程度の言語学的な正しい解釈の結果、古典的経穴主治に対して、自説の経穴部位のほうがWHO経穴よりも、どのくらい有効であるかということを、ランダム化比較試験などを用いた臨床試験にかけた結果を提示する以外にない。これ以外には論理的な反論は不可能であるので、臨床家も研究者も大いに科学的な議論を活発化させ、業界全体の臨床レベルの向上に寄与していただきたいものである。

逆輸入

1970年代後半ごろから、現代中国の鍼灸事情をいち早く取り入れて、臨床応用まで行っていたもののなかには、間中喜雄（1911－1989）や池田太喜男（1933－1989）という経絡治療家の大先輩たちが含まれていたことは、意外に知られていない。つまり、日本国内に現代中医学の導入・普及を主導してきたのは、かつての経絡治療家であったのである。

当時はまだ、初期の「中西医結合医学[1]」や「裸足の医者[2]」の時代から、文化大革命が終結して中国国内でも伝統医学が承認されることで、各地に下放されていた伝統医療従事者（老中医）たちが名誉を回復して、彼らの著作物がやっと日の目を見始めた時代である。

　そもそも、鍼灸自体が、日本で新しい魅力ある医療として認識され始めたのが、中国での鍼麻酔成功の世界的な報道による全国的な鍼灸ブームであった。1972年に当時の田中角栄首相が日中国交正常化を実現し、それがきっかけで中国から日本に齎（もたら）された上野動物園のパンダブームと同時に、日本に鍼灸ブームが巻き起こったのである。

　また、当時、馬王堆漢墓（第2号墓）から発見（これも1972年である）された女性のミイラが、奇跡的に保存状況が良かったことも話題になり、見事な副葬品とともに、これらによって中国の伝統文化が非常に素晴らしいものであるというイメージも、鍼灸ブームに一役買っていた。

　このころの鍼灸ブームは大変なもので、大して腕がない鍼灸師も大繁盛していたという話をあちこちから聞いていたし、にわかに鍼麻酔に興味を持ちだした多くのお医者さんたちが、鍼麻酔の臨床実験に参入してきた時代でもあった。このころ日本国内での鍼麻酔成功の話を意外に多く耳にしたが、素直には信じられない。本場のはずの中国でもその効果は安定的なものではなく、現在ではせいぜい麻酔量の節約程度にしか機能していないのである。きっと、その陰に隠れた失敗例も山のようにあったに違いない。

　また、同じころに馬王堆漢墓（第3号墓）から発見された帛書群からは、『黄帝内経』よりも古い内容を持つ最古の鍼灸文献も発掘され、それまでの医学史の常識が一気にふっ飛んでしまったことは忘れてはならない。これによって『素問』よりも『霊枢』のほうに、より古い状態の内容が保存されていることが明らかとなり、中国医学の形成過程が明らかとなりつつある。その後も着々と研究が進んで、今でも続々と新発見が続いている。

　この医学史的な研究の一翼を担ったのも「経絡治療」であるといっても過言ではなかろう。その中心におられたのが、岡田明三先生（現・経絡治療学会会長）であることもあまり知られていない。岡田先生は、かつて「原塾（1984－1988）」という伝説的な古典研究会を主宰されていて、その講師であった石原克己・井上雅文・篠原孝市・

1　事実上の西洋医学の代用品としての間に合わせ中医学のこと。
2　田舎の医師不足を補うために派遣された衛生兵的代用医。

島田隆司・藤木俊郎らは、『医古文基礎』[3]という中国医学専用の古代中国語研究書に基づいて講義を行っていた。その過程で、世界で最も高度に発達した幕末の中国医学古典研究資料を大量に発掘（再発見・再認識）していった。また、大きな動きとはならなかったが、この時期、水面下では中国の新発掘資料も彼らの手で研究され、中国医学の成立過程も同時に検討されていたのである。

したがって、「原塾」以前と「原塾」以後とでは、科学的・合理的に研究するという姿勢が根本的に異なっており、日本の医学古典研究のレベルが飛躍的に向上したのである。その成果は後に島田隆司主催の「日本内経医学会（現会長は宮川浩也）」に引き継がれて行った。

私がまだ鍼灸学校の学生だったころ、経絡治療学会が主催する「鍼灸経絡治療夏期大学」に初めて参加した年が、池田太喜男先生の夏期大最後のご講義だったし、その2年後には間中喜雄先生の最後のご講義になってしまった。もう、30年以上も前のことであるので微かな記憶しかないが、確か、太喜男先生は受講生の質問に答えて、現代中医鍼灸の良書（日本語に翻訳されたもの）を紹介されていたが、書名までは失念してしまった。中医学の導入を主導された両先生が亡くなられて、このような動きが経絡治療学会からなくなっていったのは大変残念なことである。

世界情勢

近年の世界情勢において、鍼灸業界に何が起こったかといえば、中国式の鍼灸（現代中医鍼灸）が世界を席巻し、「鍼灸」といえば世界レベルで「現代中医鍼灸」のことを意味するようになったことが、大きな流れであると言えよう。

WHO[4]は、1978年の「アルマ・アタ宣言（旧・ソヴィエト連邦）」において、プライマリ・ヘルス・ケアにおける伝統医学の重要性を認め、その30年後となる2008年の「北京宣言（中国）」では、事実上、中国主導での伝統医薬の進展が提唱されたことは、あまり知られていない。中国は、国連加盟（1971）以来、国策として「中医鍼灸」を着々と世界中に普及させ、今世紀に入ってからは世界の9割の国で何らかの形で（中国式）鍼灸治療が行われるまでになってきているのである。

また、UNESCO[5]は、2009年に李氏朝鮮・許俊（ホジュン）『東医宝鑑（1610）』を伝統医学として初めて世界記憶遺産に登録し（韓国）、2010年には「（中国の伝統文化としての）

---

3 劉振民・段逸山 編、人民衛生出版社1980年刊。その後、宮川浩也らの邦訳による『医古文の基礎』が東洋学術出版社から2002年に出版され、間中賞（医道の日本社）を受賞した。
4 World Health Organization（世界保健機関）。
5 United Nations Educational, Scientific and Cultural Organization（国際連合教育科学文化機関）。

鍼灸」を無形文化遺産に、2011年には『黄帝内経素問（後漢から唐代に成立）』・李時珍『本草綱目（1578）』を世界記憶遺産に登録した（中国）。ちなみに、日本では自国の伝統医学を世界遺産にしようと本気で活動している自治体や団体は今のところ皆無のようである。

　さらに、WHO西太平洋地区事務局[6]は、2005年に「伝統医学国際標準用語集（約4,000語を英語で解説）」を、翌2006年に「国際標準経穴部位（361穴；原文は英語）」を制定・発表し、現在も、ICD（国際疾病分類）第11版では、伝統医学病名（および証）の編入することが確定している。[7]

　ISO[8]でも、2009年から「東洋医学国際標準化会議（ISO/TC249）」を続けており、鍼灸用具の標準化会議が一段落して事実上の決着状態にある。ここでは主として工業製品としての鍼灸用具の国際標準化が議論[9]されており、やや大げさな言い方をすれば、もう少しで日本の鍼や艾が世界標準として流通できなくなるかもしれなかったところを、日本の代表団の必死の努力で何とかそれを阻止することがギリギリできている状況なのである。

　そのうえ現在もまだ予断を許さない国際会議にCBD/COP[10]がある。この条約は1992年から発動しているが、今後、艾の原料となる「ヨモギ」がテーマとなる可能性があり、もし、ヨモギの医療利用の権利が中国に認められるようなことになれば、他のすべて国は艾を使用する際に中国に利用料を支払う必要に迫られることになるかもしれないのである。

　加えて、WFME[11]は2012年に基準を改訂し、伝統医学を含む補完医療の必修化を促しており、2023年までには日本全国の医学部の教育カリキュラムに反映されることになっている。おそらく、2030年ごろにでもなれば、ほとんどの医師が中国医学に精通するようになっており、鍼灸師の独自性は保たれなくなってしまう可能性が高くなって、よりいっそう、医療連携の状況が進行することになるものと思われる。

　このように、特に今世紀に入って鍼灸を巡る世界情勢が激変しており、これらの情報は随時メディアやネットで公開されているにもかかわらず、日本の鍼灸業界は、これらの情勢にはさほど関心を示してこなかったのである。

6　Western Pacific Regional Office (WPRO)。
7　現在使用されている分類は「ICD-10」で2003年制定、2013年の改訂版である。
8　International Organization for Standardization（国際標準化機構）。
9　この中には、コンピューター上で使用される伝統医学用語（経穴部位を含む）についても検討されており、もしこれが中国側の思惑通りに決着すれば、事実上、WHO標準が抹消され、中国国家標準がISOとしてとってかわる可能性もある。
10　Convention on Biological Diversity/Conference of the Parties（生物多様性条約）。
11　World Federation for Medical Education（世界医学教育連盟）。

序章　「脈診法の再構築」

　どうせなら、我々日本の鍼灸師も、「鍼灸」が「世界無形文化遺産」に登録されたことを大々的にお祝いして、「日本鍼灸」もこの流れに便乗するべきであると個人的には思うのであるが、このような姑息なことを考えるのはどうやら私だけのようで、日本の鍼灸師では、たとえこの事実を知っていても、あえて口に出そうとする人さえほとんどいないようにも見える。

　いずれにしても、人民中国が国際連合の常任理事国に収まってからは、それまで、鍼灸医療において国際的なリーダーの立場にあった日本が、あっという間に主導国の立場から追い落され、日本が鍼灸医療における伝統国であるという事実すら、国際社会から忘れ去られてしまっているのである。

　1989年にスイスのジュネーブで行われた「WHO鍼用語標準化会議」で、日本も経絡や経穴の国際標準用語の策定に参加し、それを基に『標準経穴学』[12]を上梓してから、2003年にフィリピンのマニラでWHO/WPRO主催の「第1回国際経穴部位標準化非公式諮問会議[13]」が行われるまで、日本の鍼灸界は事実上の鎖国時代に入っていた。その間、韓国から、共同して中国鍼灸の国際化に対抗しようという提案にさえ耳を塞いでいたように、市井の一鍼灸師である私には見えていた。

　その結果、韓国の鍼灸界は科学的鍼灸路線を断念し、現代中医鍼灸（盗用？）路線に舵を切り、日本の更なる孤立化が進行していったのである。韓国では、国策として伝統医学を全面的に擁護・支援し、国内に10か所以上の韓医大学を作り、研究者を養成するために多額の予算をつけて太田に国立韓医学研究所（KIOM）まで設立した。さらに、鍼灸を中心的なエピソードに織り込んだ『ホ・ジュン』や『チャングムの誓い』『馬医』などの伝統医療従事者を主人公とする大河ドラマまで次々と作成して、国を挙げてその普及に努めたのである。その結果、韓医師が西洋医師や弁護士などを抜いて「結婚したい職業No.1」を長らくキープするまで人気の職業となり、その勢いを駆って『東医宝鑑』がUNESCO世界遺産に登録されるまでになったのである。

　国際連合のことを英語で「United Nations」というが、直訳すると「連合国」という意味となる。現代中国語でも「聯合国」という。何の連合国かというと「第二次世界大戦に勝利した」連合国、つまり、本来なら「戦勝国連合」と訳さなければならないところを、「敗戦」と呼ぶべきところをわざわざ「終戦」と言い換えて平気な顔をしている日本人がやりがちな誤魔化しによって、わざわざ「国際連合」と曲訳したわけである。しかしながら、現在は世界のほとんどの国がこれに参加してしまっている現状からすれば、「国際連合」という訳語のほうが最もふさわしい名称に見えてしまう

---

12 日本経穴委員会 編、医歯薬出版株式会社1989年刊。
13 First Informal Consultation Meeting on the Development of International Standard Acupuncture Point Locations。

のは皮肉なものである。

　国連憲章の中にはいまだに「敵国条項」という条文があって、敗戦国であるドイツ・イタリア・日本の「同盟国」側は、現在でもまだまだりっぱな「敵国」なのである。しかし、ヨーロッパでは日本と三国同盟を締結していたドイツとイタリアの枢軸国は、今ではEU[14]の主要国であるため、事実上は「敵国」として名指しされることは避けられているが、日本はほとんどノーガードで参加していることになる。にもかかわらず、国際的に苛められないでそれなりの発言権を維持できているのは、国連に対する多額の費用負担と、同盟国であるアメリカに対する媚び諂いによってであろう。国連関連の国際会議では常任理事国の言語である英語・フランス語・ロシア語・中国語（簡体字）の4カ国語は正式に認められているが、同盟国側の言語、すなわちドイツ語・イタリア語・日本語は国際会議の場に登場すること自体がタブーなのである。

　WHOもそのような国連関連組織の一つであるが、このような環境の中で、日本鍼灸の立場を国際的に認めさせ、その多くが中国や韓国の国家標準の経穴部位と重なるとはいえ、その由来が日本発のものであるという事実[15]を承知したうえで、全体をまとめていくことが如何に至難であったかをご理解いただければ幸いである。しかも、公式版の経穴の国際標記として「LU5 Chǐzé 尺澤（尺泽，尺沢）」というように、「アルファベット国際記号→中華ローマ字（ピンイン）→旧字体（中国簡体字，日本漢字，韓国漢字）」という順番で表記するという、1989年にジュネーブの国際会議で決まったルールを（当時の、まだ国力が弱かった中国ではなく、いま現在の最強の中国に対して）そのまま遵守させ、日中韓のバランスが偏ることなくまとめることができ、一部とはいえ日本語を国際政治の中で正当に確保できたことは、奇跡に近いことである。簡単に言ってしまえば、圧倒的不利な状況の中で、引き分けに持ち込む作戦を立て、目論見通りに引き分けに持ち込んだということである。

　私が、第二次日本経穴委員会（現・日本経絡経穴研究会）が発足する以前から、この経穴部位国際標準化会議に参画できたのは、経絡治療学会東北支部の勉強会として『経絡治療』誌に連載していた「丙巻指月―『甲乙経』巻之三の研究―」が高く評価されたことが縁で、当時（2004年3月）、全日本鍼灸学会の会長をされていた矢野忠先生から直々にWHOの国際会議への参加を要請されたことに因る。その後、国際会議中の活動を認められて、第二次日本経穴委員会に委員長推薦で招聘され、一連の国際会議に参加して、幸いにして好結果を残すことに微力を尽くすことができたのである。

　ところで、近年の中医鍼灸の動向には注目すべきものが、3つある。

---

14 European Union（欧州連合）。
15 中国代表の王雪苔老師はこの事実を十分認識されていた。

1つは、湯液系中医学の中心であった弁証論治の医学体系が複雑化し、病因病機学説に基づき、一つの証として括られていた概念をさらに細かく分類しようとする動きである。この傾向は1980年代後半から既に見られていたが、今世紀になってその動きが加速されてきたものである。その代表的な文献の一つに『実用中医臓腑弁証治療学』[16]がある。現在の中医薬大学は5年過程であるが、ここまで複雑になってしまっては、いくら中国人のエリートとはいえマスターするのは至難であろう。たとえ、正確に日本語に翻訳されたものが手許にあったとしても、この複雑さは専門外の私には手が負えない。

　2つ目は、中医鍼灸の分裂である。この動きがどこまで本質的なものかは、今のところ予測ができないが、その一方は『鍼灸対症治療学』[17]に代表されるもので、『中医症状鑑別診断学』[18]の鍼灸版ともいうべき内容である。各科461種の基本症状に対し、概念と条件証候、症状分析と鑑別診断、症状に共通する主治穴と弁証ごとの配穴、古典文献、症例論文とカルテ集、まとめの解説という順番で網羅的に記述されている。細かい部分ではケチをつけたくなるところがないではないが、この分量と内容は見事というほかはない。完全に湯液系の伝統的弁証論治（とはいっても確立したのはここ30年くらいのものだろうが）に順応し、各証と鍼灸処方が対応していて不自然なところがない。ここまで来ると、湯液処方と鍼灸処方との互換性を確立するまであと一歩であることが実感できる。王富春老師は若手の老中医（?）で、1961年生まれである。オリエント出版社が企画する中国研修の実技講師としても参加したことがある穴性学と刺鍼手技学の専門家で著書も多数あり、近年、注目していた人物であるが、ここまでの著作をものしてくるとは予想外であった。日本では、『針灸治療大全』[19]が同様のコンセプトの内容で唯一邦訳されている。

　3つ目の流れは、WFAS（世界鍼灸学会連合会）系の経絡弁証と圧痛診断を最大限に活かそうとする傾向である。手に持っている中国鍼を日本式の管鍼に変えてしまったら直ぐには見分けがつかない治療方式であり、中国本来の湯液系の弁証論治方式からは一線を画し、中医学から独立して古典鍼灸に回帰しようとする傾向が垣間見られる。その代表的著作が『国際鍼灸学教程』[20]と『縁術入道―開啓古典針灸之門』[21]であ

---

16 程爵栄・程功文 編著、中国・学宛出版社2009年刊。
17 王富春・洪杰 主編、中国・科学技術文献出版社2008年刊。
18 趙金鐸 主編、中国・人民衛生出版社1984年刊。現在は第2版（2016年）、初訳本は遼原書店から『症状による中医診断と治療（上・下）』として出版されている（神戸中医学研究会 訳、2001年刊）。
19 張文進ら編著、相場美紀子ら翻訳、東洋学術出版社2014年刊、原題『五百病症 針灸弁証論治験方』。
20 鄧良月 主編、中国・華夏出版社2004年刊。
21 譚原生 著、中国・人民衛生出版社2014年刊。邦題『譚先生の古典鍼灸入門』（浦山きか・鈴木琢也 訳、静風社、2019年刊行予定）。

り、事実上、弁証論治方式を排除した結果、経絡弁証と特効穴治療に特化されたもののようになっている。

　この3系統はともに、その根拠を鍼灸古典文献に求めようとする強い傾向が見られるが、運用の仕方が正反対(まぎゃく)である。いずれにしても、今世紀に入っての中医鍼灸は、中医薬学的な臓腑弁証的を主体とする弁証法式から鍼灸独自の経絡弁証を主体とする方式に、徐々に脱却しつつあるように見受けられる。

国内情勢

　2015年度から、東洋療法学校協会の教科書が『新版 東洋医学概論』に全面的に改定され、中医学の内容に一変した。近々『東洋医学臨床論』も改訂されるという。さらに、2018年度からは鍼灸学校のカリキュラムの内容が大幅に改定され、実技教育を中心に授業時間数も4倍になった。

　『新版 東洋医学概論』の導入以後、戦後の鍼灸文化を代表する経絡治療の要素が学校教育から事実上駆逐されてしまったことは、経絡治療家として大変に寂しい限りではあるが、教員養成課程の中医学担当の一教員としては、これほど嬉しいことはないのである。

　なにせ、一般の鍼灸科の学生たちよりは、いくらかモチベーションが高いはずの養成課程ですら、鍼は打てない、灸も捻れない、ツボは取れない、経絡の走行は知らない、解剖用語は知らない、徒手検査法はできない、基礎的医学知識がない、鍼灸情報誌は読まない、学会にも参加しない、バイトに明け暮れて勉強する暇もない、という学生を目にする（さすがに、これらすべができない学生は現実にはいない）。もちろん臨床経験もない。しかしながら、冷静に自分の学生時代のことをじっくり思い出してみると、当時の私よりはみんな真面目であるし、まずまず良くやっているほうだと考えるほかはないのである（それほどに学生時代の私は、勉強も練習もせず、モラトリアムに過ごしてしまっていた）。

　膨大な医学体系である中医学の知識と技術を習得させるのには、本場の中医薬大学ですら5年間のカリキュラムが組まれているわけで、本来なら、当然、同じくらいの授業時間数を確保してもらわなければ教えようがない。私の教育能力と学生たちの習得能力を考えると10年分くらいは欲しいところであるが、他の学校では実際にどのような中医学の授業をやっているのか想像もつかない。

　本科（3年の「はり・きゅう・あマ指」資格取得過程）のカリキュラムが中医学に完全に特化されてしまえば、教員養成課程の私の役目は臨床応用のための鑑別診断や臨床治療学に専念できることになるので、多少は溜飲が下がるのではないかと期待して

いる。

　ただし、全面的に中医学教育に乗り換えることが不可能であるならば、最初から学校教育に中医学など導入しないほうが良いという強固な思いがあり続けていることも、一面の事実ではある。鍼灸学校が6年生にでもなることがあったら、その時に改めて考えれば良いことである。それまでは、如何に不完全であり、「見切り発車」の誹りを受けようとも、実際上の臨床教育の選択肢は経絡治療しか有り得ないのではないかと、私は考えている。

　中には、出端方式・木下方式などのいわゆる科学的な鍼灸や深谷方式などの経験的特効穴治療だけで問題ないと考える向きもあろうかと思うが、私はそうは思わない（これはこれで十分実用的ではあるが）。科学的鍼灸は慢性期の運動器疾患には一定の効果が期待できるが、局所治療がメインである分、急性炎症期は禁忌といって良いし、深谷灸法には病態を把握するための理論を欠いている分、臨床経験を積まないことには効率的な治療と予後の判断は望めないのである。確かに、これらは鍼灸治療における基礎的教養としては不可欠ではあるが、学校で臨床教育を十分受けたとしても、これだけでは実際の臨床現場では使い物にならない。少なくとも、医療保険が利き、超音波診断画像によってピンポイントに生理食塩水や麻酔薬を注入することで筋・筋膜リリースを行う整形外科医やペインクリニック、あるいは誇大な効果を堂々と宣伝して、ろくに診断も行わずに顧客のニーズのみに徹しつつ、意外に手技がうまかったりする無資格者たちと競争することは、かなりの困難が予想される。

　したがって、学校教育の責務としては、特別な技術を持たないものが、何も考えなくても、手順さえ踏めば安全に治療できるシステムを、経絡治療を基礎にマニュアル化する一方で、経絡治療独特の用語を国際標準語である中医用語に完全変換することに、全力を上げるべきであろう。こうした中で、医療連携のために最低限の医師とのコミュニケーションが可能な程度には現代医学的な診断知識と技術を持つと同時に、伝統医学的な各病証の背景となっている病態像をダイナミックに把握し、何を補って何を瀉せば良いのかを考えるためのイメージ創りの訓練を積むことに、教育の主眼を置くべきであると考えるものである。

経絡治療

　私は、鍼灸学校在学中から鍼灸経絡治療夏期大学に参加し続け、当時出来立ての経絡治療学会東北支部に所属してから、30年以上経過している。あまり出来も良くはなかったし、まじめに勉強もしていなかった私が、いつしか、教わるほうから教えるほうに立場が変わっていた。一応、「経絡治療家」と名乗っても恥ずかしくない程度

のそれなりの臨床経験も積み上げてきたという自負もあるが、「優秀な経絡治療家」だったのかと問われれば、断言するにはいささか躊躇せざるを得ない。

　もともと、鍼灸学校１年の時に東北大学医学部第一解剖学教室助教授だった堀口正治先生に師事して、解剖実習の手ほどきを受けたことで、当初から解剖学的な鍼灸治療の世界には、大変興味を抱いてはいた。初めて夏期大学に参加したのは鍼灸学校２年生のときだったので、当初から経絡治療しか選択肢がないというような考え方をしたことはなかった。夏期大学に参加して中医学の存在を知るようになり、興味のままに原書を購入するようになったのは、整形外科系の総合病院に就職して間もないころである。当時は良質な中医学の訳本は『針灸学』（上海中医学院 編、井垣清明ら訳、刊々堂出版社1977刊）くらいしかなく、しかも大変高価であったので購入することができず、漢字なら何とか読めないこともないだろうという安易な考えで安価な中国書を買い続けたのである。当時は、私の勉強不足のせいで、中医鍼灸と経絡治療の違いがあるなどとは全く気が付いてもいなかったのであるが…。

　私が教わっていたころの経絡治療学会は岡部素明２代目会長が就任して間もないころであり、岡部素道の弟子たちが中心となって指導に当たっていた。その後、素明会長の晩年には陰陽会を主宰する池田政一先生を招聘されて治療理論の整理や理論化を推し進め、学会テキストである『日本鍼灸医学（経絡治療・基礎編）』および『日本鍼灸医学（経絡治療・臨床編）』を完成させていった。素明会長は『臨床篇』の完成直前に急逝されたが、すでに『基礎編』が実践投入されたころから、それ以前の岡部素道流の治療スタイル（浅刺多穴置鍼術を主として、通常は瀉法を含む刺鍼中の手技を行わない）から、池田政一流のスタイル（証の主体となる本治穴は接触鍼で補瀉を行い、その他の補助穴や標治穴は浅刺置鍼や単刺または刺鍼中の手技も行う）との混合状態となっていった。

　現在の経絡治療学会方式の鍼灸治療を行うに際しては、『基礎編』や『臨床編』を丁寧にお読みいただければ、基本的な疑問の多くは解消するはずではあり、実際のところ臨床上の成果も上がるはずであるが、一部に矛盾や説明不足、不必要な記述などを指摘する声もないではない。[22]

　私自身も、旧版『基礎編』の校正に協力させていただき、『臨床篇』著述の末席を穢(けが)させていただいたが、実質的には両篇とも池田政一先生がそのほとんどを執筆され、それ以外の先生方は内容について吟味し、必要に応じて補足または修正したものに過ぎない。私などは、当時の執筆者の中で最も若かったこともあり、あまり役立ちはしなかった。せいぜい、それぞれの疾患についての証ごとの治療穴について、若干の提

---

22 すでに『基礎編』は大幅改訂した第２版が刊行され、『臨床編』も近々第２版が上梓される予定である。

案がいくつか採用された程度に過ぎなかったのである。

　内容はともかく、両篇とも解りにくい編集形式であることは、読んだものであれば直ぐにお気づきのことと思う。事実、読者の中には、自分で必要な部分だけを縮小コピーし、内容ごとに自分なりに再編集して利用している人が意外に多かった。しかし、実は、全体を丹念にひっくり返して見ると大抵のことはどこかに書いてはあり、むしろ、くまなく熟読することを前提にして編集されていると考えたほうが良いくらいではあるが、改編を試みたい気持ちも分からないでもない。

　再編纂の最たるものが、2003年にボストン在住で東洋はり医学会所属の桑原浩栄氏の訳で刊行された英語版『基礎編』[23]であろう。

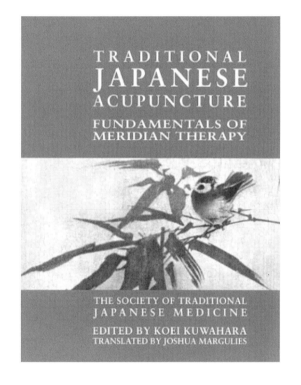

　改訂版『基礎編』ができるときに、新版編集委員の一部の方々に対し、英語版を日本語に訳し直したものをベースにすれば理想的なテキストが出来上がると具申してみたのであるが、私の提案は叶えられず、参考にされた気配すらなかったが、改訂版が完成した今でも、少なくとも編集内容は英語版のほうが優れていると確信している。語学に自信がある方は是非とも入手して参考にしていただきたいものである。…

　などと、偉そうなことを言ってしまったが、私自身といえば、実は、英語も中国語も（もちろんその他の外国語も）からっきしである。良くもまぁ、そんな語学力で

---

23 Koei, KUWAHARA *"Traditional Japanese Acupuncture：Fundamentals of Meridian Therapy"* (Complementary Medicine Pr. aug.2003)

WHOの標準化会議なんぞに出られたものだと、今思い返してみても冷や汗ものである。

六部定位脉診

そもそも、経絡治療のみならず、伝統的鍼灸治療の診断は「四診合参」を旨とするはずである。経絡治療といえども、「脉診」だけで診断をすることは実際にはありえない（と私個人は思っている）。

もちろん、経絡治療は主として「六部定位脉診」によって診断されることが多いが、一人前の経絡治療家であれば、一切、六部定位脉診をしなくとも、通常と全く変わりなく経絡治療ができるものである（それでも、どんな状況でも脉診をしようとするのは、経絡治療家の悲しい性でもあるのだが…）。

逆に、六部定位脉診をマスターしてしまった治療家には、この方式があまりにもお手軽過ぎるので、ついつい頼りすぎて、手抜きをして他の診断方法を省略してしまいがちになるのが、経絡治療家の欠点でもある（もちろん、こんなヤツらは一人前の経絡治療家とはいえない）。

また、「六部」に当てる指のポジショニングにもいくつかのスタイルがあり、それぞれに長所も短所もある。しかも、「六部」における臓腑経絡の配当パターンにも多くの種類があり、各文献によって考え方もさまざまである。これらの違いは脉診を行う上で極めて重要であるので、紙幅を費やして詳述することとする。

経絡治療の診断は、あくまで「四診合参」でなければならない。なぜなら、日常の臨床では、「反関の脉」であったり、あるいは人工透析のためのシャントをしていたりして、通常の六部定位脉診が不可能で、他の診断材料で運用する以外にないケースが一定の割合で存在するからである。このようなクライアントに対して治療実績を上げて信頼を得るには、当然ながら、脉診に頼らなくても正しい診断・治療を行うための訓練がきちんと出来ていなければならない理屈である。

もし、この修行を怠れば、適当にヤマ勘だけで治療をした振りだけをする羽目になり、その結果が良かろうが悪かろうが、経絡治療家としての技量がその時点で止まってしまうばかりか、将来、弟子を取って臨床指導をしようとしたときに、何の根拠もない作り話を「臨床経験」と称して嘘八百を並べる結果になり、経絡治療そのもの、ひいては日本の鍼灸治療そのものを瓦解される手助けをしてしまうことになりかねないのである。

実際の治療においては、センスや直感としか言いようのない感覚に導かれて施術を行うことが往々にして存在するし、これ無しには円滑な治療が行いにくいことも確か

ではあるが、その多くは後で検証してみると意外に合理的な選択をしているものである。ただし、そのいくつかは必ずしも最良の選択を行っていたとはいえない結果であることもあり、また少数ながら、明らかな誤診・誤治も含まれている。このような誤診・誤治はすべて術者側の油断と怠慢に起因しており、確実な基礎知識、注意深い観察と論理的な思考、および理に適った丁寧な施術のみがこれを防いでくれるのである。

また、こういうことも考えられる。例えば、一見、六部定位脉診では「肝虚熱証」のように診えながら、実は「肝実証（脾虚肝実証のことが多い）」というケースである。

これは、経絡上の「気滞」が原因で、たまたま左関上の脉に気血が循っておらず、相対的に右関上のほうが強く感じられるような場合である。この状態を仮に「かくれ肝実証」と言っておこう。この「かくれ肝実証」を是正して脉診をしやすくする目的もあって、最初に「中脘・天枢・気海（関元）」などに切皮置鍼しておくことが多いのである。これによって、軽く経絡全体の気血を循らせておくことで、証に対する治療とは無関係な表層の小さな気滞を予め取り除くことができ、脉診上の雑音を取り除いて、より正確な脉診ができるようになるのである。

また、近年は経絡治療でも、中医学を真似て「舌裏の静脈の怒脹」のみをもって、「瘀血（＝肝実証）」に短絡させる傾向があるが、「舌裏の静脈の怒脹」を「瘀血」の兆候としたのは、1970年代の論文（もちろん中国）からであり、それ以前には古典文献にさえ全く見られないものである。「舌裏の静脈の怒脹」は門脈圧の亢進などでも起こり得ると考えられるし、軽い運動や食事だけで解消されてしまうことも少なくない。したがって、瘀血は瘀血として本来の証候から診断するべきであるが、これもお手軽な上に、そこそこの診断が可能であるので、むやみに中止させることも得策ではない。

経絡治療といえども、「六部定位脉診」だけで診断・治療を行うことは、様々なリスクを伴うため、本来、推奨できないはずなのであるが、マスターしてしまった治療家には六部定位脉診があまりにも便利であるために、六部定位脉診が偏重されすぎる弊害から、そのリスクから目を逸らし続けてきてしまったという歴史と現実があるのである。

DPE（double placebo effect）と TEBA（traditional evidence based acupuncture）

柳谷素霊ら、特に経絡治療系の先人たちが強く主張した取穴概念にいわゆる「活きた経穴」という思想がある。

これは、基本的に古典文献に準拠した取穴法に依って得られただけの経穴（死んだ

経穴）に対し、その近隣部位の反応が認められる部位を指していう言葉である。「穴（つぼ）とひびきの概念」（『漢方の臨床』二巻一号、昭和30年1月。柳谷素霊選集刊行会編『柳谷素霊選集・下』所収、績文堂出版2006年刊、）には、

> …患者の穴にふれてみると穴はまずくぼんでいるという概念が第一である。そのなかになにか被有感的な物質があるようである。その目標は表現すれば、何かグリグリした感じであり、又、そのグリグリには深浅があって、…又、一条もしくは数条に感じられる場合もある。…ところがこれが穴であるかは断言できないが、穴といわれているところにこのようなものがあると私は考えている。

とある。

しかしながら昨今は、トリガーポイント療法など、筋肉を刺激対象とする治療が主流となっているために主たる経穴反応を「圧痛」に求めることも多く、実際には確たる古典文献に依拠しない取穴法のままで漫然と取穴されているのが現状であるといえる。

柳谷の後継者の多くは、比較的軽刺激（細鍼による浅刺および置鍼）を求めるために「圧痛に依らない皮膚の変異」をその取穴法として継承されているようであるが、やはり、経穴反応を確認する行為の一つに、ツボの効果を患者自身も感じているかどうかを確認したがる傾向は否定できない。

また、経絡治療系に限らず、各学会等で観覧できる刺鍼デモンストレーションの現状においては、何らかの独自の取穴法（自己流および師匠から教わった、あるいは本などで覚えたなどの類）を主張することはあっても、WHO標準（および最新学校教科書）や各種古典文献に依拠すると主張することは極めて少ない。さらに、当該経穴部位またはその近隣に取穴する場合でも、反応を確認するためのアプローチや圧度は千差万別であり、一定の取穴ノウハウまたはマニュアルを提示したうえでパフォーマンスを行う演者も極めて少ない。

したがって、実際には「活きた経穴」というのは、現状では神話以上のリアリティを持ってはおらず、正確な取穴法の根拠が示せない場合の言い逃れではないと言い切れるだけの確証はなく、まったく看板倒れの印象が否めないのが現状である。

また、動物実験で使用される刺激部位はいわゆる経穴との関係性を示す資料が皆無であるにもかかわらず、研究者側の全くの個人的な主観による実験がまかり通っている現状は、科学を研究するものの立場としては許しがたいものがある。「足三里相当」「三陰交相当」「合谷相当」「腎兪相当」などとは言うが、何を根拠としてそれを同定しているのかは全く不明であり、当該刺鍼点が近隣穴でないという証明もないままに行われている実験に、どれほどの信頼性を置けば良いのか、甚だ疑問である。

さらに、問題なのは、経穴の反応を求める行為自体が、術者側と患者側の双方に対して、当該治療点に相応の効果がありそうであることを信じ込ませるという、相乗的な暗示効果をもたらす可能性を否定できないということである。

　私はこのような暗示効果に対して「DPE（double placebo effect）」と名づけた。もちろん、「DBT（double blind test）」をモジった皮肉である。この相乗効果は、臨床的には当該治療点が真に効果があろうとなかろうと二重の暗示によって強烈な治療効果をもたらすはずであり、臨床家なら誰であっても、いつでもその効果に期待せずにはいられない魅力を発揮する代物ではあるが、単なるプラセボのみに頼るのではなく、真摯に自己の治療技術の研鑽に励み、少しでも患者の苦痛を確実に軽減させようとして努力を惜しまないものであれば、臨床家であろうが、研究者であろうが、この「DPE（double placebo effect）」を排除する方法の開発に腐心するべきであろう。少なくとも、鍼灸治療が真の医療としてその効果を喧伝するための大前提として、①「正しい孔穴（何らかの根拠によって合理的に取穴されたツボ）」と②「活きた孔穴（何らかの客観的反応が検知されたツボ）」、あるいは③「DPE偽穴（暗示に罹ったにせのツボ）」を鑑別しておく必要があり、これを明確に区別でいないすべての臨床や研究は、根本的に見直す必要があるだろう。

　そこで、私が考えた打開策の一つとして「TEBA（traditional evidence based acupuncture）」という研究方法を提案したい。これは、医学古典文献による疑似的システマティック・レビューに基づいた鍼灸ランダム化比較臨床研究およびコホート研究のことであり、経穴部位の臨床効果を比較研究するための手順を示す目的で行ったものである。[24][25][26][27][28][29]

　柳谷素霊は「鍼灸古典文献を科学的に検証する」ことを幾度となく提唱したが、これまでは、それを検証する環境も整わず、検証するための方法論も明確にされることはなかったため、ながらく掛け声倒れの状態が続いていたといっても過言ではなかろ

---

24 拙論"An approach for Standardization of Locating Extra Acupuncture Points"《日中韓鍼灸国際シンポジウム inつくば》2009.

25 拙稿「論伝統循証針灸医学―以腰眼穴為例〈A Trial of Traditional Evidence Based Acupuncture—making point of Ex-B7―〉」世界鍼灸学会聯合会HP《学術前沿》(http://www.wfas.com.cn/xueshu/qianyan/200908/2159.html)2009.08/20

26 拙稿「TEBA(Traditional Evidence Based Acupuncture)のすすめ」(『伝統鍼灸』誌第36巻第3号No.67；第37回日本伝統鍼灸学会《テーマシンポジウム「日本伝統鍼灸臨床家に求められる資質（臨床能力）」》p34〜48；2010年刊)

27 拙稿「LI4（合谷）の歴史とその臨床応用について」(赤門鍼灸柔整専門学校同窓会誌『赤門』第34号2010年発行)

28 拙稿「経穴部位の比較研究モデルについて―「陰陵泉・陰谷・曲泉」を例として―」(『医道の日本』誌2012年6〜8月号、医道の日本社刊)

29 拙稿「期門穴の部位と主治について」(『漢方の臨床』誌2014年11月号〜2015年7月号、東亜医学協会刊)

う。しかしながら、一方では、近年のEBM（Evidence Based Medicine）などの臨床研究の発達により、情報の網羅と学際的な介入によって客観性と再現性がより向上することが認識されつつあり、また、中国医学古典文献の電子データ化の飛躍的な進展により、より精度の高い網羅的な文献解析が可能になりつつもある。

さらに、2008年の日本伝統鍼灸学会学術大会（東京大会）のシンポジウム「古典はどのように読まれているか」において当時、北里大学東洋医学総合研究所医史学研究部客員研究員であった浦山きか博士[30]は、伝統医学におけるEBM化の手法としてのTEBM（Traditional Evidence Based Medicine）の可能性を提案し、2009年2月に筑波技術大学で行われた「鍼灸の発展を考える日中韓会議inつくば」において韓国・慶熙大学の金　容奭教授は、鍼灸臨床のEBM化としてのEBA（Evidence Based Acupuncture）の確立の必要性を力説された。

1992年に始まった、治療と予防に関する医療情報を審査して世界的に提供することを目的とした国際的共同計画である「コクラン共同計画（Cochrane Collaboration）」[31]においては、科学的根拠となり得るもののうち、最上位にある「システマティック・レビュー[32]」に比して、単純な「RCT（ランダム化比較試験）」はそれに次ぎ、「権威者の個人的意見」は最下位に属するとされる。

そこで私は、古典文献をデータベース化して「擬似的システマティック・レビュー」を構築することで、単なる「権威者の個人的意見」よりも良い結果を導き出す可能性を高くすることができれば、伝統的な情報を排除したうえでのRCTよりも上位に位置付けられる可能性が高くなるものと考えるようになったのである。つまり、古典文献に基づく「擬似的システマティック・レビュー」によって得られた仮説に基づいてRCTを行うことで、より確実な臨床結果を得やすくなるとすれば、現在行われている鍼灸治療のRCTよりも、より精度の高い研究が可能となるということである。

私はこれらの流れを踏まえつつ、また、柳谷素霊・丸山昌朗・島田隆司・井上雅文らの鍼灸古典の研究成果を基礎にすることで、TEBMによって研究手法を修正すれば、伝統鍼灸といえどもEBA化した臨床実験が不可能ではないと考えるに至り、このような研究方法を「伝統（文献）的な根拠に基づく鍼灸」、すなわち「TEBA（Traditional Evidence Based Acupuncture）」と命名したのである。

鍼灸分野に限らず、「伝統医学」においては臨床的根拠に先立って、歴史的過程あるいは文献的根拠を明示する必要があるが、そのまえに、伝統医学研究に必要な3種

---

30 現・森ノ宮医療大学客員教授、東北医科薬科大学非常勤講師。
31 津谷喜一郎「コクラン共同計画とシステマティック・レビュー —EBMにおける位置づけ—」(J.Natl. Inst.Public Health, 49(4):2000) p313 - 319
32 RCTを集積し、様々なバイアスを修正するなどした、高度な情報分析。メタアナリシス。

類のアプローチを説明する必要があるだろう。

　第1は「文化人類学的アプローチ」であり、まず、現段階においてあらゆるジャンルの鍼灸医療に使用されている用語の中から、伝統医学用語、及びそれに関連していると思しき用語をすべて拾い出すことから始めるべきである。次いで、それら個々の用語に対して、現在、認識を共有できる範囲の仮の定義を与えておくことである。このような試みは、各国の鍼灸（または伝統医学）用語辞典を初め、WHO（WPRO）[33]などでも行なわれている。また、特定の病態に対し、さまざまな鍼灸臨床家がどの部位にどのような刺激を選択するかなどの調査・報告も、この範疇に入る。これらは文化人類学的な研究手法を介入させるための基礎的データとなるのみならず、研究対象の範囲を定め、同時に歴史学的、或いは科学的な研究手法を行って検証した場合に、その影響を受けて定義の内容がそれ以前のものから変化してしまうことを防止する役割もある。

　第2は「歴史学的・文献学的アプローチ」である。これは、主として伝統的な中国学の立場からの介入によるものであり、TEBAにおいて中核をなす部分である。最も重要なことは、一般的な中国古典（経・史・子・集）の用語と伝統医学文献の用語とを比較し、各文献における使用例を踏まえて、その語源と概念の変遷を明確化することである。そのためには古代中国語や日本古語および漢文などに対して言語学的に精通する必要があり、また、研究対象が古文献であることが多いことから、書誌学・版本学・目録学などの文献学的素養も不可欠である。これらの基礎的学術に基づいた中国医学研究によって、個々の用語におけるカテゴリーのバリエーションを規定することができ、誤用を避け、無駄な造語を排除できるようになれば、各流派や異なるジャンルのグループとも意思の疎通が可能となる。これによって各流派間の交流が盛んになれば、より深い理解がえられ、応用力が増して、臨床力、研究力、教育力の向上と発展が期待できるのである。

　最後に「科学的アプローチ」である。身体・疾病・薬物・医療用具の各用語については、現代医科学上の類似概念と比較し、伝統的特徴を尊重しつつ、その共通点と相違点を明確化することを目標とすべきであり、その検証においては対照群を設けた臨床比較試験を中心とするべきである。その上で、臨床比較試験の結果に基づいて伝統鍼灸、ひいては伝統医学全体の再構築を目指すことを最終的な目的とすべきである。また、現代医学的見地から考えられる臨床上の危険因子を排除することにも役立つと考えられる。なによりも、歴史学的アプローチと文化人類学的アプローチとの間に認識の差が生じた場合には、その原因を探ると同時に臨床試験によって修正が可能にな

---

33 *"WHO International Standard Terminologies on Traditional Medicine in the Western Pacific Region"* World Health Organization(2007),Manira,Philoppines.

ることは特に重要である。

　以上のような研究方法がTEBAの概要であるが、その指標として、以下の5原則を提示したい。
　　①文献学的合理性：対象資料に書誌学的・文献学的に問題がない。
　　②言語学的合理性：対象資料の解釈が言語学的に正しい。
　　③歴史学的合理性：周辺の文化状況と歴史的に矛盾しない。
　　④医科学的合理性：現代の医学および諸科学との対比が可能である。
　　⑤臨床学的合理性：合理的な臨床応用が可能である。

　言い換えれば、これらの原則に照らし合わせて合理的であり、欠陥と問題がないものだけがTEBAの研究方法に適っているということができるのである。

　ただし、この研究方法には、①古典文献の臨床情報を系統立てて集約できる、②古典文献のより合理的な解釈が可能となる、③様々な古典情報を臨床実験によって優先順位をつけることが可能となる、④古典理論と臨床実験に基づく一貫した治療が可能となる、⑤臨床成果を共通言語（用語）によって蓄積できる、などの多くの長所があるが、逆に、①正確な古典文献の電子データを大量に必要とする、②幅広い学際的な知識を必要とする、③具体的な臨床実験の方法が確立していない、④高度な内容のため習得しにくく理解されにくい、などの乗り越えなければならない課題もないわけではない。

　これらの準備段階を経ることで、より緻密な鍼灸研究を行う素地を築くことができ、これに基づいてRCTを行うことで客観的な臨床結果を得ることが可能となるのである。

　本書の内容も、できるだけこの原則に近づけるように努力したつもりであるが、その成否については、本書を手に取っていただいた方々に評価していただきたいものである。

逆　転

　私が、鍼灸の道に入って「経絡治療学会」にお世話になって30年ほどが過ぎ、これで飯を食わせていただいてきたにもかかわらず、臨床的なノウハウやそれらの文献的な根拠との関係については、私個人としてはほとんど対外的な発表はしてはこなかった。

　それは、私なりの古典文献研究に対するこだわりではあったが、その結果として「○○という古典には××と書いてある」という内容の発表しか、公にはしてこなかったのである。この姿勢は、基本的には今後も変える気は全くないが、最近になって、

そろそろ自分の臨床経験に関わる内容にも踏み込んでも良いのではないかと考えるようになってきていたのである。

そんな矢先の大病である。治療院を閉鎖して、日常の臨床については現実逃避してきたものの、学校では学生に対して臨床実習の指導もしなくてはならないという立場から逃げるわけにいかない。現在の私に残されたアイテムは、かつての臨床経験と古典研究くらいしかなくなってしまい、これは病後8年を経過した現在も基本的には変わりない。

しかし、ものは考えようである。

それまで、世界有数の大艦巨砲主義の軍事力を誇っていた第二次世界大戦前のアメリカ海軍が、パールハーバーでの日本海軍の奇襲攻撃によって、ほとんどの軍艦を沈められ、否応なく、航空母艦を中心とした制空権を確保するための現代戦術思想に向かわざるを得なかったように、私が臨床家として生き残る手段として、情報戦によって名人芸を凌駕するための戦略を立てざるを得なくなったのである。

それは、見方を換えさえすれば、ひとつのチャンスであるかもしれない。

これによって、新しい経絡治療を生み出す可能性がでてくるかもしれないわけで、もしこの目論見が上手く行けば、現在の私のように劣った技量の持ち主であっても、なんとか経絡治療家としてやっていけるのではないだろうかと、淡い希望が生まれてくる。そうすれば、私が、経絡治療家として臨床の場に復帰できた暁には、あるいは、技量に自信のない初学者たちにとっても、参考になりはしなうだろうか。名人芸の腕前ではなく、文献と論理によって鍼灸臨床を行う経絡治療家がいても許されるのではないだろうか、と考えるようになったのである。

このように考え、私はその手始めとして「脈診」をテーマに選んだ。

経絡治療と六部定位脈診は切っても切り離せないものであるが、これをできるだけ簡略化し、最終的な目標としては、脈診を一切行わなくても、普通に経絡治療ができるための道筋を模索しようと夢想している。

そのためにも、歴代の脈診関連の文献を渉猟し、いわば、「脈診とは何か」を尋ねる冒険の旅をしてみたい。それは、長く続く退屈な旅かもしれないが、しかるべき報酬を得ようと思えば、多少の試練は仕方のないことであろう。旅の途中でいくつか宝物を拾い集め、持ち帰った宝物を使って新しい経絡治療を再構築してみようと思ったのである。

「脈診」とは、実に奇妙な診察法であり、極めて複雑なシステムであるが、そこには中国医学の歴史や伝統が育んだ知性と感性が詰め込まれており、先人たちが残してきてくれたさまざまな疾病との必死の格闘の記録でもある。浅学非才の身である私ごときが大所高所からとやかく宣える（のたま）ほどの実力も実績もありはしないが、私がこれま

で体験し、研究し、いろいろと悪戦苦闘してきたことを追体験していただくことくらいならできるのではないかと考えて、『経絡治療』誌に連載を始めたのであった。この連載は、私にとって、自分の考えをまとめていくということの難しさと、新たに勉強しなおすことの楽しさとを与えてくれたのである。

　私にとっての「脉診」は、まだまだ未熟なために十分使いこなしているといえるほどではないにしても、1回の治療の中でも何度も行う必要不可欠な存在となり、困ったときに最終的に頼るべき重要な目安として1/3世紀以上を共に過ごしてきた、古馴染みの戦友でもある。

　鍼灸の道は長く道半ばではあるものの、その過程で遭遇するさまざまな出来事や体験は、私一人の記憶に留めて置くにはあまりに勿体無いと思われる。それは、私の鍼灸と脉診の来し方であり、さらにはこれからも研究し書き続けることになるはずの未来でもあるから、記してみるだけの価値はあるのではないだろうか。

　少なくとも、そこには「希望」があるのだから。

第一章
「六部」をめぐる問題

　　ちってすがれたたんぽぽの、
　　かわらのすきにだァまって、
　　春のくるまでかくれてる、
　　つよいその根はめにみえぬ。
　　　　見えぬけれどもあるんだよ、
　　　　見えぬものでもあるんだよ。

「星とたんぽぽ」（『金子みすゞ詩集』）より

第1節　「脉診」の起源

「脉診」を行うためには、どこの部位が最も適しているのか、考えたことがあるだろうか。

『鍼灸甲乙経（「黄帝鍼灸経」ともいう。作者不詳、4世紀中ごろの成立、以下『甲乙』）』巻四・三部九候第三には、

> 上部の天は両額の動脉、上部の地は両頬の動脉、上部の人は耳前の動脉。
> 中部の天は手太陰、中部の地は手陽明、中部の人は手少陰。
> 下部の天は足厥陰、下部の地は足少陰、下部の人は足太陰。

とあり、続いて、

> 下部の天は以て肝を候ひ、地は以て腎を候ひ、人は以て脾胃の気を候ふ。
> 中部の天は以て肺を候ひ、地は以て胸中の気を候ひ、人は以て心を候ふ。
> 上部の天は以て頭角の気を候ひ、地は以て口歯の気を候ひ、人は以て耳目の気を候ふ。

とある。同様の内容は唐・楊上善（589－681）『太素（675）』[1]巻十四・死生診候や王冰注『素問（762）』三部九候論篇にも収録されるが、両書では前段の経文が篇末に移動している。

また、『難経』一難は「十二経に皆な動脉有り」から始まるが、最古の注釈である『難経集注（南宋前期、李元立刊行）』所収の呂広注（『黄帝衆難経』が3世紀初頭に成立）にも、

> 足太陽は委中に動じ、足少陽は耳前【下関】に動じ、足陽明は跗上【衝陽】に動じ、手太陽は目外眥【瞳子髎】に動じ、手少陽は客主人に動じ、手陽明は口辺【地倉】に動じ、又た陽渓に動ず。足厥陰は人迎に動じ、足少陰は内踝下【太渓】に動じ、足太陰は髀上【箕門】に動じ、手少陰は掖下【極泉】に動じ、手心主は労宮に動じ、手太陰脉は太淵に動ず。

とある（【　】内は『難経集注』所収の唐・楊玄操の補注[2]の内容）。配当されている所属経絡や部位の微妙な違いはさて置くとして、体表から動脉拍動部を触知できる箇所は、当初からたくさん知られていたことが良く分かる例であろう。これらのうち、またはそれ以外の部位でも良いが、どの場所が診脉部位として最適か、或いはどれでも良いのか、どうやって決めれば良いのだろうか。

ちなみに、現在知ることができる最も古い脉診の記録は、「馬王堆漢墓帛書」中の

1　真柳誠『黄帝医籍研究』（及古書院2015年刊、p336）に拠れば、唐の皇太子の教育係で、姓は「楊」、名は「上」、字は「善」であるという。
2　『呂楊注難経』が7世紀前期に成立。

『脉法』と命名された文献に見えるが、具体的な内容についてははっきりしない。また、『足臂十一溫[3]灸経』と当時の研究者によって命名された文献（馬王堆漢墓帛書）の「足脊陰溫（→足厥陰脉のこと）」の部には、

　　　　　脉を揗（な）づること三人もて参舂（さんしょう）するが如きは、三日を過ぎずして死す。

とあり、「3人で臼を搗（つ）いているような脉状は、3日で死ぬような死脉である」という。おそらく、太衝穴付近の足背動脈によって不整脈を触診していたのであろう。「参舂」という語は、『素問』三部九候論篇にも「上下左右の脉、相ひ応（あ）ずること参舂（さんしょう）するが如き者は、病甚し」とあって、両者の関連性も窺われる。

いっぽう、『史記（BC1世紀の初頭に成立）』倉公伝の診籍①には、

　　　　　成｛患者の名前｝の病を知る所以（ゆえん）の者は、臣意｛倉公自身のこと｝其の脉を切して肝気を得ればなり。肝気 濁にして静なるは、此れ内関の病なり。
　　　　　『脉法』に曰く：脉 長にして弦、四時に代るを得ざる者は、其の病 肝に在るを主り、和すれば即ち経病を主るなり、と。
　　　　　代なれば則ち絡脉に過ぐるところ有り、経病を主（つかさど）りて和する者は、其の病 之を筋髄の裏に得。其の代にして絶して脉の賁なる者は、之を酒且つ内に得るを病む。

とあって、すでに『素問』に劣らない脉状診が臨床化されていた。このカルテは「馬王堆漢墓帛書」の埋葬年代（BC186）とほぼ同時期（BC176）と推定されるから驚きである。

また、同じく診籍③には、

　　　　　循｛患者の名｝の病を知る所以の者は、其の脉を切する時、右口の気は急なるも、脉に五蔵の気無し。右口の脉は大にして数。数なる者は、中下熱して湧（わ）く。左を下と為し、右を上と為す。皆な五蔵の応無し。

および、診籍④に、

　　　　　信｛患者の名｝の病を知る所以の者は、其の脉を切する時、并陰なればなり。
　　　　　『脉法』に曰く、熱病に陰陽交はる者は死す。之を切して交はらざるは、并陰なり、と。
　　　　　并陰なる者は、脉順清にして愈え、其の熱 未だ尽きずと雖も、猶ほ活くるがごときなり。腎気に時間有りて濁り、太陰の脉口に在りて希なるは、是れ水気なり。腎 固すれば水を主るが故に、此を以て之を知る。

とあり、診籍⑱にも、

3　一般的には『足臂十一脉灸経』とするが、原書の字体は「溫（温の旧字体）」の篆書体と完全に同形であるため、当該字が直ちに「脉（＝脈）」とは決しがたく、「筋・腱」などの可能性を残しているため、本書では「溫」字のままとした。

> 韓女〈患者の名〉の病を知る所以の者は、其の脉を診る時、之を切して腎脉や、嗇にして属かざればなり。嗇にして属かざる者は、其の来ること堅なり難し。故に曰く、「月下らず」と肝脉 弦にして左口に出づ。

とあって、これらの「右口」「左口」「脉口」などの用例から、淳于意（倉公の名）はすでに左右の「寸口部（橈骨動脈）」を診脉部位として使い分け、五臓や陰陽上下の気の状態を診察していたことが窺われる。つまり、倉公によって、『霊枢』や『素問』が成立する遥か以前から「寸口部」で脉診を行う方法が確立されていたと考えざるを得ないのである。

左右の診断といえば『素問』脉要精微論篇の、

> 尺内の両傍らは則ち季脇なり。尺外は以て腎を候ふ。尺裏は以て腹を候ふ。
> 中附の上、左の外は以て肝を候ひ、内は以て鬲を候ふ。右の外は以て胃を候ひ、内は以て脾を候ふ。
> 上附の上、右の外は以て肺を候ひ、内は以て胸中を候ふ。
> 左の外は以て心を候ひ、内は以て膻中を候ふ。
> 前は前を候ふを以てし、後は後を候ふを以てす。
> 上竟の上なる者は、胸喉中の事なり。下竟の下なる者は、少腹・腰股・膝脛・足中の事なり。

という尺膚診を思い浮かべる方もいるだろうが、実はこの尺膚診断法は擬物である可能性が高い。その理由は『太素』巻十五・五臓脉診には、

> 尺内の両傍らは則ち季脇なり。尺外は以て腎を候ふ。尺裏は以て腹中を候ふ。
> 跗上は以て胸中を候ふ。前もて前を候ひ、後もて後を候ふ。
> 跗上は鬲上なり。鬲下なる者は腹中の事なり。

としか記載がないからである。つまり、『太素』の尺膚診は片手（恐らくは患側）での診断方式であったようである。

『甲乙』は『素問』と同内容になってはいるが、『太素』のほうがシンプルで明快な内容であることから、こちらの診断方式が原初的であり、王冰が『素問』の経文を改竄したと考えるべきであろう。したがって、『甲乙』は、北宋時代の国家的医書校刊事業の際に『素問』の経文に合わせて改変された可能性が高いと考えられるのである。

つまり、我々は、『素問』のほうがより原初的で正しいという思い込みの呪縛から解放されなければ、新しい世界が見えてこないことを自覚しなければならないのである。

しかしながら、宋代以後の「六部脉診」における臓腑経絡配当の流れは、『素問』脉要精微論篇とその王冰注を前提として、『脉経』以来の配当方式を如何に修正するかというコンセプトで推移するようになっていくのである。

江戸後期の考証学者である多紀元簡(たきもとやす)(1755 - 1810)『素問識(そもんし)(1837;『太素』再発見以前)』と森立之(もりたつゆき)(1807 - 1885)『素問攷注(そもんこうちゅう)(1860 - 1864;『太素』再発見以後)』の解釈図を比較のために以下に示す。

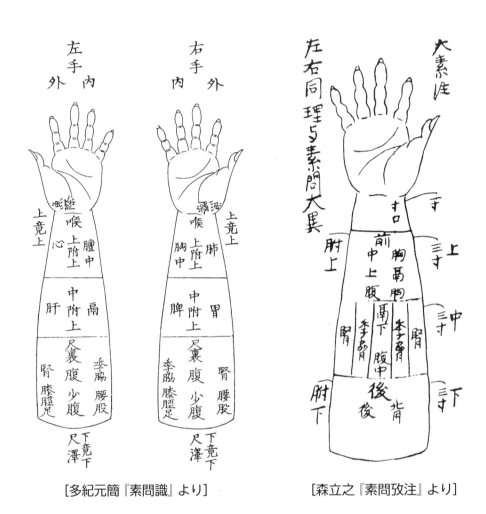

[多紀元簡『素問識』より]　　　　　　[森立之『素問攷注』より]

第2節 『難経』と『脉経』

第1項 『難経』十八難について

『難経』十八難には、

> 脉に三部有り、部に四経有り、手に太陰・陽明有り、足に太陽・少陰有りて、上下の部と為すとは、何の謂ひぞや。

という問難があり、続いて、

> 然り。手の太陰・陽明は金なり。足の少陰・太陽は水なり。金は水を生じ、水流は下行して上る能はず。故に下部に在るなり。足の厥陰・少陽は木なり。手の太陽・少陰の火を生ず。火炎は上行して下る能はず。故に上部と為す。手の心主・少陽の火は、足の太陰・陽明の土を生ず。土は中宮を主るが故に中部に在るなり。

と応答がある。一般には六部定位脉診の根拠とされるが、果たしてそこに合理性が見出されるであろうか。一度、立ち止まって内容を検証してみたいと思う。

ここでまず重要なことは、手の「左・右」については何も言及されていないということである。前半では「脉には寸・関・尺の3部があって、各部には4経ずつ配当されている」といっているだけである。また、後半では「手に太陰・陽明、足に太陽・少陰」があって、それぞれ「上下」すなわち「寸と尺」に配当され、さらに「手の太陽・少陰」が「上部」で、「足の太陰・陽明」は「中部」であるという。経文の中にはこれ以上の答えが提示されていないので、「足の厥陰・少陽」と「手の心主・少陽」はどこに配当されているのかは示されていない。しかも、左右どちら側の「寸・関・尺」のことかはわからないのである。

しかしながら、四難には、

> 脉に陰陽の法有りとは、何の謂ひぞや。
> 然り。呼すれば心と肺とに出で、吸すれば腎と肝とに入る。呼吸の間、脾の穀味を受くるや、其の脉は中に在り。

とあって、さらに「心と肺は倶に浮」あるいは「腎と肝は倶に沈」ともいう。このように、『難経』全体を通して「心・肺」は上焦に、「肝・腎」は下焦に、「脾」は中焦に配当するという身体観が貫かれていることは、『難経』を通読された方ならどなたでも容易に首肯していただけよう。

したがって、十八難においても「足の厥陰・少陽」が「中部」に配当されるのは『難経』の身体観に反する解釈であるので、「足の太陽・少陰」とともに下焦に配当されるべきはずのものであろう。そう考えると、残った「手の心主・少陽」は「中部」に配当

するしかなくなるのである。

　なお、十八難の後半には、

　　　人 病みて沈滞すること久しくして積聚すること有るを、脈を切して之を知る可けんや。

　　　然り。診して右脇に積気有ること在りて、肺脈の結なるを得。脈の結なること甚だしければ、則ち積も甚だし。結なること微かなれば、則ち気も微かなり。

とあり、さらに、

　　　診して肺脈を得ずして右脇に積気有る者は、何ぞや。
　　　然り。肺脈 見れずと雖も、右手の脈 当に沈伏なるべし。

とある。経絡治療家は、この内容を「肺だから右の脈に現れる」と解釈したくなるが、文章をよく読んでみれば、そのような意味には極めて取りにくいことが理解できる。

　まず、患者は右脇に「積気」を患っているが、肺の脈が結脈を呈していることでそれが診断できるということであり、「（上焦に属する）右脇だから（同側である右の部位の）肺脈として現れる」ということを言っているに過ぎないのである。

　次に、肺の脈に結脈が現れないのに右脇に積気がある場合は、右手の脈（の一部または全部）に沈伏脈を呈するということであり、「右脇だから右の脈に現れる」つまり、単に「患側の脈に病脈が現れる」と言っているわけである。

　この場合、脇は膈上すなわち上焦に位置するので寸口部の脈を診ている可能性は高いが、「心と肺は俱に浮…浮にして短濇なる者は、肺なり（四難）」であるので、「肺脈」とは「浮短濇」のことであり、これに「結」が加わった状態が「肺（→脇）の積聚」であると解釈するべきものであろう。

　したがって、十八難の「三部診」は「患側の寸・関・尺」を診る方式であると結論されるべきであろう。

　これは、前述した『太素』巻十五・五臓脈診における尺膚診の考え方に通じる世界観であり、患側の天人地（上・中・下焦）を投影する『内経』『難経』型診脈法（尺膚診を含む）の一形態であると考えられるのである。まさに、これこそが「脈に三部有り、部に四経有り」なのである。

三　部	寸	関	尺
四　経	手の太陰・陽明 手の太陽・少陰	足の太陰・陽明 手の心主・少陽	足の少陰・太陽 足の厥陰・少陽

第２項　『脉経』巻一について

一方、『脉経』巻一第七（両手の六脉は五蔵六腑・陰陽逆順を主る所）には、

>　　『脉法讃』に云ふ「肝・心は左に出で、脾・肺は右に出づ。腎と命門と、倶に尺部に出づ。
>
>　　魂魄穀神、皆な寸口に見る(あらわ)。左は官を主司し、右は府を主司す。
>
>　　左の大なるは男に順ひ、右の大なる女に順ふ。関前の一分は、人命の主なり。
>
>　　左を人迎と為し、右を気口と為す。神門の決断するに、両(ふたつなが)ら関後に在り。人に二脉無くんば、病 死して愈えず。諸もろの経 損減すれば、各おの其の部に随ふ。
>
>　　陰陽を察按して、誰か先後を与にせん【『千金』に云ふ「三陰三陽、誰か先んじ誰か後るるや」と】。陰病は官を治し、陽病は府を治す。
>
>　　奇邪の舎る所、如何にして捕取するや。審かにして知る者は、鍼入るれば病愈えん」と。　　　　　　　　（【　】内は宋改時の校勘記事）

とあり、——部分は「魚侯合韻」といって、後漢期を中心に見られる特有の押韻体系であることから、この『脉法讃』が創られた時代が後漢以降であると推定できよう。ただし、「命門」という用語が「右腎」の意味で使用されていることから明らかに『難経』と同時代かまたはそれ以降の作であることも推定できる。

配当	肝・心	脾・肺	腎	命門
左右	左寸口・関前一分	右寸口・関前一分	（左）尺部・関後	（右）尺部・関後
機能	魂魄穀神・人命の主		決断	
主司	陰病治官	陽病治府	陰病治官	陽病治府
大	順男	順女	順男	順女
名称	人迎	気口	神門	

　この美しい韻文の直後に位置する後半部分には、寸関尺を左右六部に分かち、各部に臓腑経絡に配当するという、現在の「六部定位脉診」の祖型の一つともいえる内容が記載されているが、その文章自体は内容から考えても、前半の『脉法讃』とは直接関係があったものとは考えにくく、『脉経』の撰者である王叔和が２種類の文献を一体のものとして扱うために、意図的に編集したものと考えるべきであろう。多少長くなるが、後半の全文を書き下してみよう。

>　　心部：左手の関前寸口に在るは是れなり。即ち手の少陰経なり。手の太陽と表裏を為し、小腸を以て合して府と為し、上焦に合す。名づけて神庭

   と曰ふ。亀【一に「鳩」に作る】尾の下五分に在り。
 肝部：左手の関上に在るは是れなり。足の厥陰経なり。足の少陽と表裏を為
   し、胆を以て合して府と為し、中焦に合す。名づけて胞門【一に「少
   陽」に作る】と曰ふ。大倉の左右三寸に在り。
 腎部：左手の関後尺中に在るは是れなり。足の少陰経なり。足の太陽と表裏
   を為し、膀胱を以て合して府と為し、下焦に合す。関元の左に在り。
 肺部：右手の関前寸口に在るは是れなり。手の太陰経なり。手の陽明と表裏
   を為し、大腸を以て合して府と為し、上焦に合す。呼吸の府と名づく。
   雲門に在り。
 脾部：右手の関上に在るは是れなり。足の太陰経なり。足の陽明と表裏を為
   し、胃を以て合して府と為し、中焦に合す。脾胃の間を名づけて章門
   と曰ふ。季脇の前一寸半に在り。
 腎部：右手の関後尺中に在るは是れなり。足の少陰経なり。足の太陽と表裏
   を為し、膀胱を以て合して府と為し、下焦に合す。関元の右に在り。
   左は腎に属し、右は子戸と為し、名づけて三焦と曰ふ。
             （【 】内は宋改時の校勘記事）

 この後半部分が成立した時点では、「六部」に対する臓腑経絡の配当状況はまだ未分化で原初的な形態を留めており、左右の「関上」に肝胆（足の厥陰・少陽）と脾胃（足の太陰・陽明）が配当されていることが大きな特徴である。

六　部	心部	肺部	肝部	脾部	腎部	腎部（子戸）
	左手	右手	左手	右手	左手	右手
	関前寸口		関　上		関後尺中	
配当経脉	手少陰経	手太陰経	足厥陰経	足太陰経	足少陰経	足少陰経
表裏経脉	手太陽	手陽明	足少陽	足陽明	足太陽	足太陽
合する腑	小腸・上焦	大腸・上焦	胆・中焦	胃・中焦	膀胱・下焦	膀胱・下焦
治療点（募穴？）	亀尾下五分	雲門	大倉左右三寸	季脇前一寸半	関元左	関元右

 後半部分が、前半の『脉法讃』部分と直接の関係が無いと結論付けられる最大の理由は、後半の「寸口部」の名称として「人迎・気口」が使用されていないことと、「右尺」に「子戸」が配当されて「命門」とはなっていないことであるが、他にも、前半では左右の「関前（一分）」を「人迎・気口」、両側の「関後」を「神門」とするのに対し、後半では左右ともに「関前寸口」「関上」「関後尺中」と呼び、さらに前半には「左は官を主司し、右は府を主司す」とあるが、後半では左右ともに各部が臓腑経絡を具体的

に配当していることなどである。

　しかしながら、この『脉経』巻一第七は、この２つの診脉文献を合成したことによって「原六部診」を作り出し、結果的に『難経』十八難の解釈を根本的に変更することになったのである。

第３項　『脉経』巻二・第一について

　『脉経』には、この「原六部診」をさらに発展させた脉診法も収録されている。巻二・第一（三関の陰陽・二十四気脉を平らかにす）がそれである。以下に主要な部分を書き下してみる。なお、省略した「…」部分には各種の主治病証が記載されている。
（【　】内は原注。《　》内は宋改時の校勘記事）

　　　左手の関前寸口、陽絶する者は、小腸の脉無きなり。苦…。手の心主経を刺して陰を治す。心主は掌後の横理の中に在り【即ち太陵穴なり】。

　　　左手の関前寸口、陽実する者は、小腸の実なり。苦…。手の太陽経を刺して陽を治す《一に「手少陽」に作る者は、非なり》。太陽は手の小指の外側本節の陥中に在り【即ち後渓穴なり】。

　　　左手の関前寸口、陰絶する者は、心の脉無きなり。苦…。手の太陽経を刺して陽を治す。

　　　左手の関前寸口、陰実する者は、心の実なり。苦…。手の心主経を刺して陰を治す。

　　　左手の関上、陽絶する者は、胆の脉無きなり。苦…。足の厥陰経を刺して陰を治す。足の大指の間【即ち行間穴なり】に在り、或いは三毛中を刺す。

　　　左手の関上、陽実する者は、胆の実なり。苦…。足の少陽経を刺して陽を治す。足上第二指の本節の後一寸に在り《「第二指」は当に「小指次指（しりえ）」と云ふべし。》【即ち臨泣穴なり】。

　　　左手の関上、陰絶する者は、肝の脉無きなり。苦…。足の少陽経を刺して陽を治す。

　　　左手の関上、陰実する者は、肝の実なり。苦…。足の厥陰経を刺して陰を治す。

　　　左手の関後尺中、陽絶する者は、膀胱の脉無きなり。苦…。足の少陰経を刺して陰を治す。足の内踝の下の動脉に在り【即ち太渓穴なり】。

　　　左手の関後尺中、陽実する者は、膀胱の実なり。苦…。足の太陽経を刺して陽を治す。足の小指外側の本節の後の陥中に在り【即ち束骨穴なり】。

　　　左手の関後尺中、陰絶する者は、腎の脉無きなり。苦…。足の太陽経を刺

して陽を治す。

　左手の関後尺中、陰実する者は、腎の実なり。苦…。足の少陰経を刺して陰を治す。

　右手の関前寸口、陽絶する者は、大腸の脈無きなり。苦…。手の太陰経を刺して陰を治す。魚際の間に在り【即ち太淵穴なり】。

　右手の関前寸口、陽実する者は、大腸の実なり。苦…。手の陽明経を刺して陽を治す。手腕の中に在り【即ち陽渓穴なり】。

　右手の関前寸口、陰絶する者は、肺の脈無きなり。苦…。手の陽明経を刺して陽を治す。

　右手の関前寸口、陰実する者は、肺の実なり。苦…。手の太陰経を刺して陰を治す。

　右手の関上、陽絶する者は、胃の脈無きなり。苦…。足の太陰経を刺して陰を治す。足の大指本節の後一寸に在り【即ち公孫穴なり】。

　右手の関上、陽実する者は、胃の実なり。苦…。足の陽明経を刺して陽を治す。足上の動脈に在り【即ち衝陽穴なり】。

　右手の関上、陰絶する者は、脾の脈無きなり。苦…。足の陽明経を刺して陽を治す。

　右手の関上、陰実する者は、脾の実なり。苦…。足の太陰経を刺して陰を治す。

　右手の関後尺中、陽絶する者は、子戸の脈無きなり。苦…。足の少陰経を刺して、陰を治す。

　右手の関後尺中、陽実する者は、膀胱の実なり。苦…。足の太陽経を刺して陽を治す。

　右手の関後尺中、陰絶する者は、腎の脈無きなり。苦…。足の太陽経を刺して陽を治す。

　右手の関後尺中、陰実する者は、腎の実なり。苦…。足の少陰経を刺して陰を治す。

この文章は、「三部」を左右ともに「関前寸口」「関上」「関後尺中」と呼び、各部に臓腑経絡を配当するなど、明らかに『脉経』巻一第七における後半の内容を踏襲するが、左寸の陽虚・陰実に対して「手の少陰経」に替えて「手の心主経」を当て、右尺の陽虚に対して「子戸の脈無きなり」とするなど、各部の臓腑経絡の配当に多少のアレンジを加えている。

第一章 「六部」をめぐる問題

	脉状		左手			右手		
	浮沈	虚実	経脉	孔穴	補瀉	経脉	孔穴	補瀉
寸口	浮	実	手太陽	後渓	補	手陽明	陽渓	補
		虚	（小腸）		瀉	（大腸）		瀉
	沈	実	手心主	大陵	補	手太陰	太淵	補
		虚	（心包）		瀉	（肺）		瀉
関上	浮	実	足少陽	足臨泣	補	足陽明	衝陽	補
		虚	（胆）		瀉	（胃）		瀉
	沈	実	足厥陰	行間	補	足太陰	公孫	補
		虚	（肝）		瀉	（脾）		瀉
尺中	浮	実	足太陽	束骨	補	足太陽	束骨	補
		虚	（膀胱）		瀉	（子戸・膀胱）		瀉
	沈	実	足少陰	太渓	補	足少陰	太渓	補
		虚	（腎）		瀉	（腎）		瀉

（網掛け部分には原文に直接的記述はない）

　最大の特色は、各部の脉状を「陰陽・虚（絶）実」によって４種類に分割して、各脉状に対して治療部位（注釈の形で穴名を補う）を設定したことである。この治療思想はまさに本質的に「経絡治療」そのものであり、治療穴の部分を六十九難方式に変更してしまえば、現在の「経絡治療」とさほど変わらない内容になってしまうが、文献的に確認できる範囲でいえば、「経絡治療」の起源は『脉経』巻二第一であると言わざるを得ない。したがって、この篇をもって「原経絡治療」と呼ぶことにする。

　この『脉経』巻二第一の「原経絡治療」の文章は、敦煌莫高窟出土資料（スタイン文献、ペリオ文献）の『平脉略例』というタイトルの巻子写本（文献番号 S.5614、P.2115）にも収録されており[4]、「関前寸口陽絶」は「寸口脉浮陽絶」に、「関前寸口陰絶」は「寸口脉沈陰絶」になっていることから、「陽」は「浮位」に、「陰」は「沈位」に解釈されていたことが窺える。

　実は、私は、この『平脉略例』の解釈をヒントに、20年ほど前（開業当初）から自分の治療院で行う治療の際に主体的にこの方式を採用し、陰陽・虚実を浮沈と有力・無力に読み替えて、『脉経』の「経絡治療」の臨床実験を繰り返して、効果のほどを検証していた。

4　ただし、『平脉略例』には、『脉経』における注釈部分、すなわち治療穴の記載がない。したがって、『脉経』の注釈は王叔和の原注か宋改時の補註ということになるが、その他の医書の特徴からも、宋臣の補註である可能性は少ないように思われる。

この方式の治療穴は榮穴から兪穴・経穴・原穴・絡穴・郄穴までさまざまであるが、使い勝手の良い経穴ばかりであり、実際に行ってみると補瀉ともに十分に効果があり、補瀉によって経穴を変える必要がないので六十九難方式に比べて簡便である。何よりも、脉状が有力・無力を決めがたい場合でも、浮沈のみで診断して、平補平瀉を目的とした浅刺置鍼や接触鍼で浮沈を調整できるので大変便利である。特に、初心者が実験的に経絡治療を取り入れるに当たっては、通常の経絡治療よりもはるかにマスターする期間が早くなり、しかも安定した治療効果が得られるのでお勧めである。

第４項　『脉経』巻二・第二について

　『脉経』巻二第二（人迎・神門・気口の前後の脉を平らかにす）ではさらにアレンジが加えられている。ここでは、巻二第一の「原経絡治療」の方式を踏襲しながらも、「人迎」「気口」「神門」という巻一第七の『脉法讃』特有の用語が見えることから、『脉法讃』と「原経絡治療」までをも融合させようとした形跡が窺える。以下に概要を抜粋する。

　なお、「病苦」以下の「…」部分は各病証を省略してある。ただし、「（左尺）腎実」には別説１条が付随していて、都合25条となっており、引用部分は両者同文であるが、「…」部分の病証は全く異なる。しかし、１条増えている理由は不明である。

　　　心実：左手の寸口人迎以前の脉、陰実する者は、手の厥陰経なり。病苦…。
　　　　　　三里を刺す。
　　　心虚：左手の寸口人迎以前の脉、陰虚する者は、手の厥陰経なり。病苦…。
　　　小腸実：左手の寸口人迎以前の脉、陽実する者は、手の太陽経なり。病苦…。
　　　小腸虚：左手の寸口人迎以前の脉、陽虚する者は、手の太陽経なり。病苦…。
　　　心・小腸倶に実：左手の寸口人迎以前の脉、陰陽倶に実する者は、手の少陰
　　　　　　と太陽経と倶に実するなり。病苦…。
　　　心・小腸倶に虚：左手の寸口人迎以前の脉、陰陽倶に虚する者は、手少陰と
　　　　　　太陽経と倶に虚するなり。病苦…。
　　　肝実：左手の関上の脉、陰実する者は、足の厥陰経なり。病苦…。
　　　肝虚：左手の関上の脉、陰虚する者は、足の厥陰経なり。病苦…。
　　　胆実：左手の関上の脉、陽実する者は、足の少陽経なり。病苦…。
　　　胆虚：左手の関上の脉、陽虚する者は、足の少陽経なり。病苦…。
　　　肝・胆倶に実：左手の関上の脉、陰陽倶に実する者は、足の厥陰と少陽経ち
　　　　　　倶に実するなり。病苦…。
　　　肝・胆倶に虚：左手の関上の脉、陰陽倶に虚する者は、足の厥陰と少陽経と

俱に虚するなり。病苦…。
腎実：左手の尺中神門以後の脉、陰実する者は、足の少陰経なり。病苦…。
腎実：左手の尺中神門以後の脉、陰実する者は、足の少陰経なり。病苦…。
腎虚：左手の尺中神門以後の脉、陰虚する者は、足の少陰経なり。病苦…。
膀胱実：左手の尺中神門以後の脉、陽実する者は、足の太陽経なり。病苦…。
膀胱虚：左手の尺中神門以後の脉、陽虚する者は、足の太陽経なり、病苦…。
腎・膀胱俱に実：左手の尺中神門以後の脉、陰陽俱に実する者は、足の少陰
　　と太陽経と俱に実するなり。病苦…。
腎・膀胱俱に虚：左手の尺中神門以後の脉、陰陽俱に虚する者は、足の少陰
　　と太陽経と俱に虚するなり。病苦…。
肺実：右手の寸口気口以前の脉、陰実する者は、手の太陰経なり。病苦…。
肺虚：右手の寸口気口以前の脉、陰虚する者は、手の太陰経なり。病苦…。
大腸実：右手の寸口気口以前の脉、陽実する者は、手の陽明経なり。病苦…。
大腸虚：右手の寸口気口以前の脉、陽虚する者は、手の陽明経なり。病苦…。
肺・大腸俱に実：右手の寸口気口以前の脉、陰陽俱に実する者は、手の太陰
　　と陽明経と俱に実するなり。病苦…。
肺・大腸俱に虚：右手の寸口気口以前の脉、陰陽俱に虚する者は、手の太陰
　　と陽明経と俱に虚するなり。病苦…。
脾実：右手の関上の脉、陰実する者は、足の太陰経なり。病苦…。
脾虚：右手の関上の脉、陰虚する者は、足の太陰経なり。病苦…。
胃実：右手の関上の脉、陽実する者は、足の陽明経なり。病苦…。
胃虚：右手の関上の脉、陽虚する者は、足の陽明経なり。病苦…。
脾・胃俱に実：右手の関上の脉、陰陽俱に実する者は、足太陰と陽明経と俱
　　に実なり。病苦…。
脾・胃俱に虚：右手の関上の脉、陰陽俱に虚する者は、足太陰と陽明経と俱
　　に虚するなり。病苦…。
腎実：右手の尺中神門以後の脉、陰実する者は、足の少陰経なり。病苦…。
腎虚：右手の尺中神門以後の脉、陰虚する者は、足の少陰経なり。病苦…。
膀胱実：右手の尺中神門以後の脉、陽実する者は、足の太陽経なり。病苦…。
膀胱虚：右手の尺中神門以後の脉、陽虚する者は、足の太陽経なり。病苦…。
腎・膀胱俱に実：右手の尺中神門以後の脉、陰陽俱に実する者は、足の少陰
　　と太陽経と俱に実するなり。病苦…。
腎・膀胱俱に虚：右手の尺中神門以後の脉、陰陽俱に虚する者は、足に少陰
　　と太陽経と俱に虚するなり。病苦…。

『脉経』巻一第七の「原六部診」では、各部は「陽絶・陽実・陰絶・陰実」の4証であったものが、巻二第一では「①臓の実、②臓の虚、③腑の実、④腑の虚、⑤臓腑ともに実、⑥臓腑ともに虚」の6証に増え、病証の分析をさらに精緻にしようとしたものと思われるが、この試みは必ずしも成功してはいない。しかし、本篇は、『脉経』の編集者である王叔和にとって、『脉法讃』と「原六部診」や「原経絡治療」を結び付け、これらが一体不可分であることを主張するために必要不可欠な内容であったに違いない。なお、「心実」の末尾にある「三里を刺す」は、他の条文に類似の内容が見当たらないことから衍文と考えるべきであろう。

第3節　『王叔和脉訣』と『褚氏遺書』の六部配当

　唐初の孫思邈の撰になる『千金方 (652)』巻第二十八・五臓脉所属第四には、
　　　心部は左手の関前寸口に在り【亦た人迎と名づく】、
　　　肝部は左手の関上に在り、
　　　腎部は左手の関後尺中に在り。
　　　肺部は右手の関前寸口に在り【亦た気口と名づく】、
　　　脾部は右手の関上に在り、
　　　腎部は右手の関後尺中に在り。
とあって、基本的に『脉経』を踏襲しているが、同一人物若しくは同じ学統であるはずの『千金翼方 (680ごろ)』巻二十五 (色脉) では、六部の臓腑配当の記述そのものが見当たらず、診断の興味はもっぱら望診と四時 (季節) の脉および脉状診に限定されていく。同一人物 (または同一の学統) の著作であるにもかかわらず、わずか30年ほどの間で脉診のトレンドが大きく変化したものと考えざるを得ない変わりようである。

　六朝時代の後半から唐代の前半頃までは『脉経』をさまざまにアレンジすることが脉診の主体となっていた時期といえるであろうが、前述の『平脉略例』をはじめ、『五臓脉候陰陽相乗法 (文献番号S.5614、S.6245)』『玄感脉経 (文献番号P.3477)』『青烏子脉訣 (文献番号P.3655)』などの敦煌莫高窟出土の脉診文献は、まさにその具体例といえるものであろう。

　これらのアレンジ部分をまとめたものの先駆けが『千金翼方』色脉巻であり、その集大成といえる位置にある文献こそが『王叔和脉訣』であるといえよう。

　南宋・晁 公武および趙 希弁の撰になる『郡斎読書志 (1250)』5巻 (および『附志』2巻・『後志』2巻・『考異』1巻) のうち『郡斎読書後志』巻二・医家類には、

『脉訣』一巻【右の題に王叔和と曰ふ。皆な歌訣にして鄙浅の言なれば、後人の依託せる者なり。然れども最も世に行われるなり。】

というが、目録学的にはこれが初出とみられる。『王叔和脉訣』という書名の初出は『難経集注』二難の楊 玄躁の注とされるが、同一の文献のことを指しているのか、それとも全くの同名異書なのかははっきりしない。

北宋時代後期の劉 元賓がこれに注釈を加えて『通真子補注 王叔和脉訣(1090)』を著わし、その後に元の張 元素・張 璧の親子による『潔古老人注 王叔和脉訣(1282)』や戴 起宗『脉訣刊誤集解(1333?[5])』、明の熊 宗立『勿聴子俗解 脉訣(1437)』や張 世賢『図注 王叔和脉訣(1501)』および馬 玄台『脉訣正義(1590ごろ)』など、多くの注解書が追随した。

作者については『郡斎読書後志』では「後人の仮託」であるとするのみであるが、南宋・陳 言の『三因極一病証方論』(1174；『三因極一病原論粋』とも、以下『三因方』)巻一・脉経序には、

六朝に高陽生なる者有りて、剽窃して歌訣を作り、劉元賓 従ひて之を解す。

とあって、六朝時代の高 陽生なる人物であるとするが、明・李 濂の『医史(1513)』滄洲翁(元・呂復のこと)伝には、

按ずるに、高陽生は何れの代の人なるかを審らかにせず。…而るに此の書、『隋』『唐』志[6]並びに録を著さず。且つ其の辞理 鄙俗なれば、決して六朝時に成るには非ざる者なり。其の五代の高陽生と称するは、是なるに近し。

とあって、以降、五代説が定着した。

その『王叔和脉訣』診候入式歌には「左は心小腸・肝胆・腎；右は肺大腸・脾胃・命」とあり、他にも「右手尺中命門脉歌」というタイトルの歌訣もある。このことからも、『王叔和脉訣』によって初めて右尺を命門とする六部配当の解釈が確立したことが明かになろう。

六朝時代の南斉期(5世紀末)に活躍した褚 澄の作と伝えられる『褚氏遺書』なる道家色の濃い謎の医書がある。不分巻10篇の小品ではあるが、なかなかに無視できない趣がある。実際には南宋の嘉泰年間(1201〜4)に刊行されたものが最古のようであり、内容から推して唐人の作であろうとするのが一般的である。その平脉(第二篇)には、

脉を両手に分かちて、手を三部に分かち、寸と尺を隔つ者は、之を命じて

---

5 朱升の序(1365)に「本書には嘗て呉澄(1249-1333)の序があった」という内容があることから、仮に呉澄の没年をもって本書の成立と看做すこととする。
6 『隋書』経籍志と『旧唐書』芸文志のこと。

関と曰ふ。

　肘を去りて尺を度(はか)るを尺と曰ひ、関前一寸を寸と為す。

　左手の寸は上を極め、右手の尺は下を極む。

　男子は陽にして順、下自(よ)り上に生ずるが故に極下の地なり。右手の尺を受命の根本と為し、天地の未だ分たざるが如くして、元気渾沌なり。

　既に命を受くるや、万物は土従(よ)り出で、惟だ脾のみ先と為るが故に尺上の関を脾と為す。

　脾土は金を生ずるが故に関上の寸を肺と為し、肺金は水を生ずるが故に自(おの)づから右手の寸なり。

　左手の尺に越えて腎と為す。腎水は木を生ずるが故に左手尺上の関を肝と為し、肝木は火を生ずるが故に関上の寸を心と為すなり。

　女子は陰にして逆、上自り下に生ずるが故に極上の地なり。左手の寸を受命の根本と為す。

　既に命を受くるや、万物は土上に出で、惟だ脾のみ先と為るが故に左手寸下の関を脾と為す。脾土は金を生ずるが故に関下の尺を肺と為し、肺金は水を生ずるが故に左手の尺なり。

　右手の寸を越えて腎と為す。腎水は木を生ずるが故に右手寸下の関を肝と為し、肝木は火を生ずるが故に関下の尺を心と為すなり。

とある。つまり、『褚氏遺書』では男女で六部の配当が違い、男子は、

　　　左寸→心；左関→肝；左尺→腎

　　　右寸→肺；右関→脾；右尺→受命の根本

であるとし、女子は、

　　　左寸→受命の根本；左関→脾；左尺→肺

　　　右寸→腎　　　　；右関→肝；右尺→心

とする不可思議な配当を主張する。

	左寸	右寸	左関	右関	左尺	右尺
男子	心	肺	肝	脾	腎	受命之根本
女子	受命之根本	腎	脾	肝	肺	心

　これは、『難経』十九難における、

　　　男子は寅より生じ、寅を木と為して、陽なり；女子は申より生じ、申を金と為して、陰なり。故に男脈は関の上に在りて、女脈は関の下に在り。是(これ)を以て男子の尺脈は恒に弱く、女子の尺脈は恒に盛んなり。是れ其の常なり。

が拡大解釈されたものであろう。この脉診法の真偽や有用性のほどはともかく、『褚氏遺書』の出現による金元医学以降の脉診学への影響は少なくなく、徐々に否定の方向に向かいはするものの、長い間、混乱の要素を孕む結果ともなった。

第4節　『難経集注』における楊注と丁注

　唐初の人である楊 玄操は、呉の呂 広が注釈した『黄帝衆難経』に補注して『呂楊注八十一難経』を著わしたが、これを北宋時代の前期（1026）に王 惟一が校刊して世に流布し、その後に丁 徳用（1062）や虞 庶（1067）・楊 康侯（1100ごろ）などが、相次いで『難経』の注釈書を刊行するに至った。王惟一校正本の『呂楊注八十一難経』を軸にこれら3氏の注釈書をまとめ、同じく北宋時代の石 友諒の音釈を加えて、南宋時代の李 元立が刊行したものが、『難経集注』と通称されて今日まで伝わっている。

　ちなみに、校正者のひとりである「王 九思」なる人物（詳細不明）と同姓同名の文人が明代にも存在（1468－1551；『明史』巻286）したために、本書が明代に成立したとの説があるが、これは全くの誤りであるので、この際、明記しておきたい。

　その『難経集注』の二難の注には、

> 楊曰く：寸関尺の三位、諸家の撰する所、同じうする能はざること多し。故に備へて之を論じ、以て其の正しきを顕す。…『王叔和脉訣』に云ふ：三部の位、輒ち相い去ること一寸にして合して三寸と為す。…其の五蔵六府の出づる所の者、左手の寸口なる者は、心と小腸との脉の出づる所なり；関上なる者は、肝と胆との脉の出づる所なり；尺中なる者は、腎と膀胱との脉の出づる所なり。関前一分なる者は、人迎の位なり；関後一分は、神門の位なり。右手の寸口なる者は、肺と大腸との脉の出づる所なり；関上なる者は、脾と胃との脉の出づる所なり；尺中なる者は、命門・三焦脉の出づる所なり。関前一分なる者は、気口の位なり；関後一分なる者は、神門の位なり。凡そ五蔵の脉、並びに陰と為して、陰脉皆な沈なり。六府の脉、並びに陽と為して、陽脉皆な浮なり。仮令ば、左手の寸口脉、浮なる者は、小腸の脉なり。沈なる者は、心の脉なりて、余は皆な此れに做ふ。斯れ乃ち脉位の綱維、診候の法式なり。

とあり、同じく十八難には、

> 楊曰く：手の太陰肺脉や、肺を諸蔵の上蓋と為す。其の治は右方に在るが故に右手の上部に在るなり。手の陽明大腸の脉や、是れ肺の府なるが故に肺に随ひて上部に居るなり。足の少陰腎の脉や、腎を水と為し、肺の子にし

　　　　て水流は腎に趣くなり。又た最も下に居るが故に左手の下部と為すなり。
　　　　足の太陽膀胱は腎の府と為すが故に腎に随ひて下部に居るなり。…肺金は
　　　　上に居りて下に腎水を生ずるが故に肺腎は左右に在りて手の上下部なり。
　　　　足の厥陰少陽の木や、手の太陽・少陰の火を生じ、火炎は上行して下る能
　　　　はざるが故に上部と為す。
　　　楊曰く：足の厥陰肝の脈や、肝の治は左方に在るが故に左手の下部と為し、
　　　　足の少陽胆なる者は、肝の府と為すが故に肝に随ひて下部に居るなり。手
　　　　の太陽小腸の脈は、心の府と為すが故に心に随ひて上部に居るなり。手
　　　　の心主少陽の火は、足の太陰・陽明の土を生じ、土は中宮を主るが故に中部
　　　　に在るなり。
　　　楊曰く：手の心主・心包絡の脈や、手の少陽三焦の脈なり。故に合して左手
　　　　の中部と為す。足の太陰脾の脈や、足の陽明胃の脈なり。故に合して右手
　　　　の中部と為す。…

とあって、両者の内容には随分と開きがある。前者は、

　　　　左寸→心・小腸；左関→肝・胆；左尺→腎・膀胱
　　　　右寸→肺・大腸；右関→脾・胃；右尺→命門・三焦

であり、『王叔和脉訣』の臓腑配当をさらに整理した状態となっているのに対し、後者の「故に肺腎は左右に在り」の「左」字を衍字と仮定すると、

　　　　左寸→心・小腸；左関→心包・三焦；左尺→肝・胆
　　　　右寸→肺・大腸；右関→脾・胃　　；右尺→腎・膀

という『難経』十八難本来の経脉配当を、両手を使った六部の臓腑配当にまで敷衍した解釈となっている。丁徳用の注には「旧経注」という表現で十八難の楊注を引用しているところから、この注釈こそは楊玄操本人のものであることに間違いない。

	左寸	右寸	左関	右関	左尺	右尺
二難楊注	心・小腸	肺・大腸	肝・胆	脾・胃	腎・膀胱	命門・三焦
十八難楊注	心・小腸	肺・大腸	心包・三焦	脾・胃	肝・胆	腎・膀胱

　『難経』二難の楊注が引用する『王叔和脉訣』由来の文章は、前述の『平脉略例』には「三部、輒ち相ひ去ること一寸にして、共に三寸と成るなり」という極めて近似した類文があるものの、『王叔和脉訣』の経文そのものには見当たらない。しかし、『通真子補注王叔和脉訣』診候入式歌の「三部は須く指下に教えて明らけし」における劉元賓の注には、

　　　　然れども三部の闊狭、諸家の論義、同じうする能はざること多し。惟だ叔

第一章　「六部」をめぐる問題

　　　　　和のみ、掌後の三寸を用て三部と為す。

とあり、さらに「右は肺大腸・脾胃・命」に対する劉元賓注には、

　　　　　…尺中、命門と三焦の出づる所なり。…言ふこころは、肺と大腸・脾と胃・命門と三焦の脉は皆な右手に出づるなり。

ともある。

　二難の楊注の文体は、劉元賓注とは異なっているが、内容が完全に一致するところから、この二難の注釈者は劉元賓注本（1090）が刊行された後の「楊」氏、すなわち「楊康侯（1100ごろ）」である可能性も生じてくるが、二難と十八難の楊注を虞庶注（1067）が悉く批判しているところを見ると、その可能性は低いと考えざるを得ない。

　結局、楊玄操はダブルスタンダードの六部配当を提示していたことになる。そうなると、今度は、高陽生は五代人説よりも六朝人説のほうに信憑性があるようにも思えてくる。

　また、『難経集注』一難における「十二経に皆な動脉有り」に対する丁徳用の注釈は、それまでの楊注とは根本的に異なって「即ち両手の三部に在りては、各おのに会動の脉有るなり」といい、寸口六部の動脉に十二経が会合するという。続いて、

　　　　　左手の寸部は、心と小腸との動脉の出づる所なり。心の脉を手の少陰と曰ひ、小腸の脉を手の大陽と曰ふ。其れ東南方の君火に応じて巽に在るは是れなり。

　　　　　左手の関部は、肝・胆の動脉の出づる所なり。肝の脉を足の厥陰と曰ひ、胆の脉を足の少陽と曰ふ。其れ東方の木に応じて震に在るは是れなり。

　　　　　左手の尺部は、腎と膀胱との動脉の出づる所なり。腎の脉を足の少陰と曰ひ、膀胱の脉を足の太陽と曰ふ。其れ北方に水に応じて坎に在るは是れなり。

　　　　　右手の寸部は、肺と大腸の動脉の出づる所なり。肺の脉を手の太陰と曰ひ、大腸の脉を手の陽明と曰ふ。其れ西方の金に応じて兌に在るは是なり。

　　　　　右手の関部は、脾・胃の動脉の出づる所なり。脾の脉を足の太陰と曰ひ、胃の脉を足の陽明と曰ふ。其れ中央の土に応じて坤に在るは是れなり。

　　　　　右手の尺部は、心包絡と三焦との動脉の出づる所なり。心包絡を手の厥陰と曰ひ、三焦の脉を手の少陽と曰ふ。其れ南方の相火に応じて離に在るは是れなり。

　　　　　此れ三部の動脉の出づる所なり。故に経に「皆な動脉有るなり」と言ふなり。

とあって、臓腑・経脉のみならず、季節や方位にも影響されるとし、易学を媒介にして『難経』に『素問』の運気論の世界観を導入してしまう。

左右	左手	右手	左手	右手	左手	右手
三部	寸部		関部		尺部	
動脈	心・小腸	肺・大腸	肝・胆	脾・胃	腎・膀胱	心包絡・三焦
経脈	手少陰 手太陽	手太陰 手陽明	足厥陰 足少陽	足太陰 足陽明	足少陰 足太陽	手厥陰 手少陽
応	東南方・君火	西方・金	東方・木	中央・土	北方・水	南方・相火
八卦	巽	兌	震	坤	坎	離

　ここに言う「右尺」の配当は、現在の経絡治療学会が行っているところの「六部定位脉診」でもお馴染みの「心包・三焦」および「手の厥陰・手の少陽」であるが、それまでの六部の臓腑経絡の配当の歴史には見られなかった全く新しい方式であったことがご理解いただけたであろうか。

　これまで日本の鍼灸師が極々当り前のように臨床実践で使用してきた脉診方式は、実のところ、『難経』が成立した時代からおよそ800年に渡るさまざまな思想的試行錯誤を経てたどり着いた一つの結論なのであり、ここに至るまでには、特に運気論という革命的な世界観の普及によるところが大きかったと思われる。

　しかも、この六部の臓腑配当については、その後も若干の変化を見せつつも、最終的な結論には至っていないのである。果たして、「六部定位脉診」の臓腑経絡の配当方式が今のままでよいのか、もう一度原点に立ち返って、再構築を試みるべきではないのか、熟考してみる必要があろう。

第5節　『広成先生玉函経』と『難経集注』丁徳用注

　さて、『広成先生玉函経』（全1巻；以下『玉函経』）という、あまり有名ではない文献がある。唐代に成立し北宋時代に版刻された『傷寒雑病論』の別伝テキストである『金匱玉函経』とは別書であるので注意されたい。

　本書は18世紀中葉（清代後期）の『随庵叢書続編』という貴重な古書だけを復刻した叢書の中に収録（他に『関中叢書』第五集、『叢書集成続編』にも）されていて、南宋中期（12世紀末〜13世紀初頭）の黎　民寿（詳細不明）の注解が施されている。「広成先生」とは、晩唐から五代にかけて（9世紀末〜10世紀初頭）活躍した道士・杜　光庭の諡号[7]であり、『御注道徳経』（玄宗皇帝が自ら注解した『老子』）を発揮した『道徳

7　諡（おくりな）。皇帝がその功労を讃えて下賜した死後の尊号。

第一章 「六部」をめぐる問題

真経広聖義』(50巻)を著すなど、当時の道教の主導者の一人として高名な人物である。本書が真に杜光庭自身の撰になるかどうかは確証が得られないが、内容や文体などから推して、晩唐期の著作と看做してもそれほど不自然な感覚は持たない。

本書の内容は、『難経』系の脈診を背景に行う生死の鑑別をテーマとし、主に脈状について言及しつつも、「屋漏・雀啄・弾石・解索・鰕遊・魚翔」といったいわゆる死脈や「七表・八裏・九道」「三部・六部」などの語が見えるほか、特に注目するべきは、

> 絡に十五有り、経に十二ありて、上は周天に応じ、下は臨地に応ず。水漏百刻、行と周とを運流して、天度を綱紀と為す。

に始まる一連の文章であるが、省略が甚だしいために注解者の図をもとに表を作成してみた。(原図は円形であるが、作図の都合で方形の表とした)

臓腑	方位	節季	経絡	十二州	黄道十二宮（支配星）	二十八宿	経水
肺	艮	立春	手太陰経	幽燕州	人馬宮（木星）	牛・斗	河水
	寅	雨水	手太陰絡				
大腸	甲	驚蟄	手陽明経	豫宋州	天蠍宮（火星）	箕・尾	江水
	卯	春分	手陽明絡				
胃	乙	清明	足陽明経	充鄭州	天秤宮（金星）	心・旁・氐	海水
	辰	穀雨	足陽明絡				
脾	巽	立夏	足太陰経	荊楚州	双女宮（水星）	亢・角	湖水
	巳	小満	足太陰絡				
心	丙	芒種	手少陰経	三周州	獅子宮（日）	軫・翼	済水
	午	夏至	手少陰絡				
小腸	丁	小暑	手太陽経	雍泰州	巨蟹宮（月）	張・星・柳	淮水
	未	大暑	手太陽絡				
膀胱	坤	立秋	足太陽経	益晋州	陰陽宮（水星）	鬼・井	清水
	申	処暑	足太陽絡				
腎	庚	白露	足少陰経	冀趙州	金牛宮（金星）	参・觜	汝水
	酉	秋分	足少陰絡				
心包	辛	寒露	手厥陰経	徐魯州	白羊宮（火星）	畢・昴・胃	漳水
	戌	霜降	手厥陰絡				
三焦	乾	立冬	手少陽経	并衛州	双魚宮（木星）	婁・奎	潔水
	亥	小雪	手少陽絡				
胆	壬	大雪	足少陽経	青斉州	宝瓶宮（土星）	壁・室	渭水
	子	冬至	足少陽絡				
肝	癸	小寒	足厥陰経	楊呉州	磨蠍宮（土星）	危・虚・女	澠水
	丑	大寒	足厥陰絡				

いかにも道教系の著作らしく、仏教占星術の経典である『宿曜経』由来の黄道十二宮の配当まで入っているのはなかなか洒落ている。なお、表の右端の列の「十二経水」は実際の図には掲載されていないが、経文自体には部分的な記述があるので、『霊枢』経水篇に拠って筆者が補った。

　この表だけであれば、単なる「五行色体表」の変種のようにしか見えないのであるが、このうちの「臓腑・方位・節季・経絡」の部分が『難経集注』一難（丁注）の「漏水下百刻図」に登場するとなれば無関心ではいられない。しかも、黎民寿の注と同じ円形のフォーマットなのである。黎民寿は本書に注解を施すに当たり、丁徳用『難経補注（1063）』の図を参考にした可能性が高いと思われるが、逆に、丁徳用のほうも『玉函経』のこの経文に影響受けた可能性も考えられるので、その貸し借り関係は一考の余地がある。

　なお、原本である丁徳用の『難経補注』では本文の前に全ての図を掲載していたようであるが、『難経集注』編纂時に当該難ごとに配分されたと考えられる。しかし、このとき必ずしも正しく配分されなかった可能性があるので、図を検討するときには注意が必要である。詳細は省略するが、二難第1図と三難第1図がペアで、二難第2図と三難第2図がペア、二難第3図と三難第3図がペアであり、最後に二難第4図と5図がペアとなることで十八難・十九難の図に繋がるものであろう。

　丁徳用は、一難の注において、寸口部は十二経の出先機関であり、各経における気血営衛の運行状況は寸口部を脈診することですべて診断し得るという説を立て、『素問』脈要精微論篇の平旦診脈説を引用して、手の太陰・陽明経が旺気する平旦（寅卯）の時刻が気血の運行の起点になることを示し、同様に一年においても正月・二月（寅卯の月）は手の太陰・陽明経が旺気し、順に月ごとに各経絡が旺気するとした。一難図においても『玉函経』を参考にしたと思われる、六臓六腑に二十四節季と二十四方（中国の伝統的な方位分割法の一つで十二子および戊・己を除く十干と乾・坤・巽・艮で表記される）および十二経脉・十二絡脉を配当した図によって、気血の循環を説明する。

　また、二難の「天地・陰陽・昇降・終始之図（第1図）」においては、「陰気は立秋に始まり、陽気は立冬に終わる。陰気は立夏に終わり、陽気は立春に始まる」という理論を背景として、

　　　　　其の天門・地戸・人門・鬼門は、是れ陰陽・昇降・関格の門戸なり。
　　　　　其の人迎気口・左右神門は是れ呼吸・上下・尺寸・関格の門戸なり。

とあって、立夏に東南（巽土・地門）、夏至に南（離火・人迎）、立秋に南西（坤土・人門）、秋分に西（兌金・気口）、立冬に北西（乾土・天門）、冬至に北（坎水・神門）、立春に北東（艮・鬼門）、春分に東（震木・神門）を配当して、全宇宙の時間と空間に

おける陰陽の消長のありさまを説明しつつ、『難経』二十三難に使われている「寸口・人迎」という用語を「人迎・気口」に読み替え、『難経』には使用されない「神門」をさり気無く加えて、「人迎・気口・神門」診を取り込んでしまい、寸口部の中に天地の陰陽までをもパッケージしようとしたのである。このスタンスこそ『玉函経』の影響と考えられるのである。三難第1図の内容も合わせて以下に図表に示しておく。

三部	三焦	四門	陽月(陰暦)	十二消長卦		陰月(陰暦)	四門
寸口	上焦	内格・地戸	四月中	乾為天 ䷀	天風姤 ䷫	五月中	夏至
			三月中	沢天夬 ䷪	天山遯 ䷠	六月中	外関・人門
関上	中焦	春分	二月中	雷天大壮 ䷡	天地否 ䷋	七月中	
		内関・鬼門	正月中	地天泰 ䷊	風地観 ䷓	八月中	秋分
尺中	下焦		十二月中	地沢臨 ䷒	山地剝 ䷖	九月中	外格・天門
		冬至	十一月中	地雷復 ䷗	坤為地 ䷁	十月中	

　同じく二難の「手足陰陽流注終始之図（第2図）」では全身を24分割して二十四節季に配当する。これは西洋占星術において黄道十二宮を12分割して身体各部に配当するのと同じ発想である。西洋占星術も『宿曜経』（インド占星術）もルーツはギリシャ占星術であるので、仏教や道教を介して中国医学に影響していたとしても何ら不思議ではない。

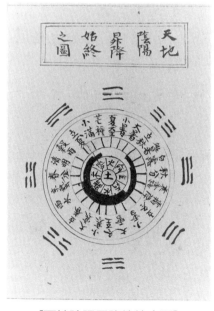

[天地陰陽昇降終始之図]

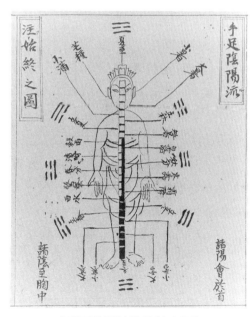

[手足陰陽流注終始之図]

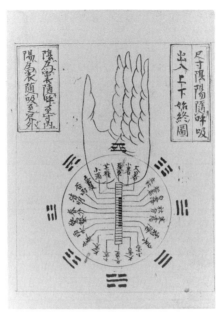

［尺寸陰陽随呼吸出入上下終始図］[8]

　さらに、二難「尺寸陰陽随呼吸・出入・上下・終始図（第３図）」では寸口部（一側）を24分割し、これに二十四節季と二十四方を対応させることで、各季節における陰陽の消長の変化が全身に反映した状態を寸口部に見出し、第４図（特に命名されていないので、前図とセットであると考えられる）では、「人迎・気口」が左右の頸部（人迎穴）に、左右の「神門」が左右の膝部（委中穴）にちょうど重なるように配置される。
　図の説明文には、

　　　　此の図は、其の人迎・気口・左右の神門・寸尺・関前関後一分を明らむ。
　　　　『素問』を按ずるに[9]、人迎・気口は頸に在りて、天地の要会終始の門戸を法象す、と云ふ。

とあるが、実際には『素問』にはこのような内容の文章は存在せず、せいぜい陰陽別論篇の王冰注に、

　　　　頭を人迎と謂ひ、手を気口と謂ふ。両者 相ひ応じて、俱に往き俱に来る。

とあるくらいである。しかしこの図は、結果的には『太素』五臓脉診（『素問』脉要精微論に対応）の、

　　　　尺内の両傍らは、則ち季脇なり。
　　　　尺外は以て腎を候ふ。尺裏は以て腹中を候ふ。
　　　　跗上は以て胸中を候ふ。前もて前を候ひ、後もて後を候ふ。

8　『難経集注旧抄本』（北里大学東洋医学総合研究所医史学研究部2010年刊）
9　原文は「接」字に作るが、文義に拠って改めた。

> 跗上は鬲上なり。鬲下なる者は、腹中の事なり。

を彷彿とさせるに十分であり、最終的には、王冰（それ以後の可能性もある）が改竄した『素問』脉要精微論の尺膚診を左右の寸口部に投影させるという、後代の六部脉診の方式を導く手掛かりとなったものと思われる。

一方、「右尺」に「手厥陰（心包経）」を配当するという説は、『難経』丁徳用注によって初めて提唱されて以後、特に元・滑 寿がこれを踏襲したことで有力な説の一つとなって行くが、丁徳用があえて、この「右尺→心包」説を導入せざるを得なかった理由は、『難経』の「独取寸口脉診」の中にも運気論を導入しようとした結果によるものと思われる。

丁徳用が二難図を作成した理由としては、単に『難経』十八難にいう「上部・中部・下部」と三十一難の「上焦・中焦・下焦」を対比させたことにとどまらず、楊玄燥注の、

三 部	寸	関	尺
右手	手の太陰・陽明（肺・大腸）	足の太陰・陽明（脾・胃）	足の少陰・太陽（腎・膀胱）
左手	手の太陽・少陰（心・小腸）	手の心主・少陽（心包・三焦）	足の厥陰・少陽（肝・胆）

という配当方式から脱却するために、理論的な基礎を運気論に求めたものと考えられるのである。

『素問』六微旨大論篇における、

> 故に少陽の右は陽明 之を治す。陽明の右は太陽 之を治す。太陽の右は厥陰 之を治す。厥陰の右は少陰 之を治す。少陰の右は太陰 之を治す。太陰の右は少陽 之を治す。

の経文を、

> 足少陽（左関：木気）→足陽明（右関：土気）→足太陽（左尺：水気）→
> →手厥陰（右尺：相火）→手少陰（左寸：君火）→手太陰（右寸：金気）→
> →足少陽（左関：木気）

と相克関係に解釈しても、或いは、

> 君火の右、退行すること一歩にして、相火 之を治す。復た行くこと一歩にして、土気 之を治す。復た行くこと一歩にして、金気之を治す。復た行くこと一歩にして、水気之を治す；復た行くこと一歩にして、木気之を治す。復た行くこと一歩にして、君火之を治す。

の経文を、

> 君火（左寸：手太陽・少陰）→相火（右尺：手少陽・厥陰）→

→土気（右関：足陽明・太陰）→金気（右寸：手陽明・太陰）→

→水気（左尺：足太陽・少陰）→木気（左尺：足少陽・厥陰）→

→君火（左寸：手太陽・少陰）

と相生関係に解釈しても、「六気」を「六部」に配当する根拠として申し分のない理論となろう。つまり、『素問』の運気論を背景として、『霊枢』の「人迎・寸口診」のシステムと『脉経』の「人迎・気口・神門」診とを結び付け、『難経』の「独取寸口診」のなかで一体化してしまうという離れ業をやってのけたのである。

　これによって、「独取寸口診」でも「人迎・寸口」診の代用ができるとする理論的根拠を得たのである。六十九難においても「肝虚」に曲泉穴（足厥陰の合）を補うことを初めて提唱したのも丁徳用であったし、それまで行われていた『難経』学を根本的に変えてしまった人物なのである。

	寸（上焦）		関（中焦）		尺（下焦）	
	左（人迎）	右（気口）	左	右	左（神門）	右（神門）
楊玄燥注	心君火	肺金	心相火	脾土	肝木	腎水
丁徳用注（二難図）	火・南/離　芒種・夏至・小暑・大暑	人門・金・西南/坤・西/兌　立秋・処暑・白露・秋分	地戸・土(木)・東南/巽　清明・穀雨・立夏・小満	天門・土・北西/乾　寒露・霜降・立冬・小雪	水・北/坎　大雪・冬至・小寒・大寒	鬼門・木(相火)・北東/艮・東/震　立春・雨水・啓蟄・春分
『素問』六微旨大論	君火　手太陽・少陰	金気　手陽明・太陰	木気　足少陽・厥陰	土気　足陽明・太陰	水気　足太陽・少陰	相火　足少陽・厥陰

　『難経』はこれ以後、さまざまな注釈が出現するも、宋代から金元代の『難経』学の集大成として登場した滑寿の『難経本義』に至って一つのスタンダードが確立するが、六部の配当に関しては滑寿も丁徳用注を襲わざるを得なかったのであろう。その新しい六部配当からスピンオフした新時代の人迎気口診は、さらに意外な展開を見せて行くのである。

第6節　『脉粋』『脉訣理玄秘要』『傷寒類証活人書』

　『王叔和脉訣』の諸注釈を除けば、北宋時代の代表的文献としては蕭世基の『脉粋（1066）』をその筆頭に挙げるべきであろう。本書は、南宋時代には『王叔和脉賦』と一体となって『診脉要捷（1223）』という書名に変わる。『王叔和脉賦』とは、『王叔和脉訣』の要点をまとめて韻文にしたような形式であり、のちに『王叔和脉訣』の一部

第一章 「六部」をめぐる問題

もしくは付録のように扱われる文献であるが、現存最古のものはこの『診脉要捷』所収のものである。また、南宋・朱 熹の門人である蔡 元定（1135 - 1198）に掛かるとされる『（蔡氏）脉経』や呉 洪が『王叔和脉賦』に注釈を施した『脉賦解義（1240?）』などを合綴した『診脉須知（1517?）』も本書と内容がオーバーラップしている。

　この『脉粋』は、幕末の考証学者・多紀元胤の『医籍考（1831）』では亡佚書の扱いとなっているが、同じく渋江抽斎らによる古医書誌研究ノートである『経籍訪古誌・補遺（1856）』では「宝素堂蔵」とあり、現在も、幕末の考証学者・小島宝素の旧蔵にかかる写本（1518年書写）が国立公文書館内閣文庫に所蔵されている。また、清末の在日外交官・楊 守敬の旧蔵で、小島の書写になる台湾・故宮博物院所蔵本の影印本（台湾・新文豊出版公司、1988年刊）が普及している。

　本書は、序跋や目次を除いて27篇からなり、①六部の臓腑配当は『王叔和脉訣』と同様であるが、②脉状については「七表・八裏」はあるが「九動脉」と「七怪脉」が未分化の状態で収録され、③「七表・八裏」には「寸・関・尺」各部の病証および「左右」が共に当該脉状のときの病証があって、うち「浮・芤」の2脉には『察病指南（1211成、1246刊）』に先駆けて六部の各病証が記述されており、④「五臓形脉図」と「七表」部のみ（洪脉を除く）に施された「脉図」は『察病指南』より早く、⑤多くの内容が『診脉須知』と重複する、などの特徴を持つ。

　また、北宋末期から南宋前期に活躍した道士（道教の僧侶）の崔 嘉彦（さいかげん）も忘れてはならない。崔嘉彦は、崔真人（高位の道士を意味する）・崔紫虚（または子虚）とも呼ばれ、『紫虚崔真人脉訣秘旨（1175）』（『脉訣秘旨』ともいう）を著し、杜 光庭の『玉函経』にも注を加えたとされる（亡佚）。その弟子の劉 開（三点）は『脉訣理玄秘要（1241）』（『劉三点脉訣』ともいう）を著し、その弟子の朱 宗陽（錬師）を経て、崔嘉彦から数えて三伝の弟子である元・張 道中（玄白子）が『西原脉訣（1330）』（『玄白子正派脉訣』ともいう）を撰し、その歌訣部分が『東垣十書（1529）』の巻頭に収録されて大いに流布した。この東垣十書本を俗に『崔氏脉訣』（『崔嘉彦脉訣』『崔真人脉訣』『崔紫虚脉訣』ともいう）というが、崔嘉彦の『脉訣秘旨』とは内容が大いに異なる。

　のちに明・李 時珍（1518 - 1593）が、父の言聞が『崔氏脉訣』の一部を改変したものを、「四言挙要」というタイトルで『瀕湖脉学（1564）』に収録したことにより、さらに流行した。現在の中医学の脉診学は基本的にこの『瀕湖脉学』によるところが大きいので、現代中医学の脉学のルーツを辿れば崔嘉彦に帰することになろう。

　劉開の『脉訣理玄秘要』は、崔嘉彦の『脉訣秘旨』を解説するもので、六部に対しては「右尺→命門」説で『王叔和脉訣』と同様であるが、六腑の配当については言及されていない。最大の特徴は、脉状を「浮（芤・洪・実・短・長）；沈（微・伏・弱・虚・牢）；遅（緩・濇・濡・結・細・代）；数（緊・弦・滑・促・動）」という4つのカテゴ

リィ（これを「四脉」「惣脉」「脉綱」などともいう）に分け、それをさらに「有力・無力」に細分して病理を説明していることである。なかでも、四脉を「浮→風（外邪・中風・浮腫など）」「沈→気（気滞・気逆など）」「遅→冷（胃寒・四肢冷など）」「数→熱（陰虚・内燥・瘡病など）」に概括したことは、その後の脉学に大きな影響を与えた。

　崔嘉彦の学統の影響は中国に止まらず、おそらく、劉 開の脉診書などを介して我が国の鎌倉・丹波長基（たんばのながもと）『四花灸法（1194）』や安土桃山・曲直瀬（まなせ） 道三『診脉口伝集（1577）』にまで及んでおり、さらには江戸・喜運院（きうんいん） 之芮（しへい）『鍼灸抜粋（1676）』や本郷正豊『鍼灸重宝記（1718）』所載の「祖脉」の考え方にまで影響を与えた。

　また、『難経補注』（丁徳用）と『三因方』（陳言）の人迎気口診との橋渡しをした文献として、朱肱の『傷寒類証活人書（1107）』（全22巻；以下『活人書』）が挙げられる。『活人書』巻二冒頭の「脉穴図」には、

　　　　人迎・気口は頸に在りて、天地の要会・終始の門戸に法象す。

という丁徳用注由来の一文があり、「五臓六腑の会」である胃とその経脉である足の陽明経に属する人迎穴とがともに手の太陰肺経に属する診脉部位である「人迎・気口」と強い関係性があることを強調する内容となっている。

　さらに「問三部之位」では、

　　　　左右の手、魚を去ること一寸を名づけて寸口と曰ひ、沢を去ること一尺を名づけて尺部と曰ふ。両境の間を名づけて関位と曰ふ。関位は六分にして、陽部は三分を出で、陰部は三分を入る。関前を陽と為し、関後を陰と為して、陰陽の関津と為す。…是れを寸・関・尺と名づくるなり。寸の上一分を魚際となし、関下一分を神門と為す。左関を人迎と為し、右関を気口と為す。

とあって、『脉経』由来の「人迎・気口」が、左右の「関前一分」に位置することから、寸部と尺部に境界（関位）から前後３分ずつを占める「関上」部[10]に属するという、これまでにない主張をしている。

第7節　『三因方』と『察病指南』

　宋代脉学を大きく特徴付けるものは、新しい「人迎気口診」と、歴史的「六部定位脉診」すなわち経絡治療学会で定義するところのいわゆる「脉位脉状診」という２大発明であろう。しかしながら、これらの試みは最初から確定的な完成品として出現し

---

[10]『脉経』巻一第三（三関の境界の脉侯の主る所を分別す）には「陽出でて陰入り、関を以て界と為す。陽出づること三分、陰入ること三分」とあって、「関上→６分」とし、寸口部全体の「一寸九分」を「寸口（６分）＋関上（６分）＋尺中（７分）」としている。

たものではなく、さまざまな試行錯誤を経て徐々に形成されていったものと考えられるのである。

南宋・陳言（無択）の『三因方』は、「三因論」を提唱したことから診断学書のように思われがちであるが、実際の内容は純然たる医方書（処方集）である。ただし、すべての病候（症状）をそれぞれ「内因・外因・不内外因」に分類（病因弁証）してから各処方を構成しているため、事実上、鑑別診断の手懸かりを豊富に含んでいるのである。その鑑別診断のためのツールとして脉診（特に「人迎気口診」）をメインに据えたわけである。全18巻中、巻頭1巻分をまるまる脉診の概論に充て、巻二以降も「人迎気口診」の具体例が頻出する。

『三因方』巻一・六経所属においては、

> 心部：左手の寸口に在りて、手の少陰経に属し、小腸・手の太陽経と合す。
> 肝部：左手の関上に在りて、足の厥陰経に属し、胆・足の少陽経と合す。
> 腎部：左手の尺中に在りて、足の少陰経に属し、膀胱・足の太陽経と合す。
> 肺部：右手の寸口に在りて、手の太陰経に属し、大腸・手陽明経と合す。
> 脾部：右手の関上に在りて、足の太陰経に属し、胃・足の陽明経と合す。
> 右腎：右手の尺中に在りて、手の厥陰【心包】経に属し、三焦・手の少陽経と合す。

とあって、六部の配当は『難経』丁徳用注に倣うも、同じく巻一・五臓所属においては、

> 左寸の外は以て心を候ひ、内は以て膻中を候ふ。
> 右寸の外は以て肺を候ひ、内は以て胸中を候ふ。
> 左関の外は以て肝を候ひ、内は以て膈中を候ふ。
> 右関の内は以て脾を候ひ、外は以て胃脘を候ふ。
> 左尺の外は以て腎を候ひ、内は以て腹中を候ふ。
> 右尺の外は以て心主を候ひ、内は以て腰を候ふ。

といい、『素問』脉要精微論篇由来の尺膚の配当との折衷を試みている。これもおそらく、丁徳用注の流れを踏襲して、それをさらに一歩進めたものと考えられる。

また、「右尺」部分には「命門」を配さずに、わざわざ「右腎」という。面白いことに『三因方』は「命門」という語は全巻を通じても2箇所しか言及せず、『難経』由来の説をできるだけ排除したがっているようにも見える。また、巻一・六経本脉体においては、

> 足厥陰肝脉、左関上に在りては弦細にして長なり。
> 足少陰腎脉、左尺中に在りては沈濡にして滑なり。
> 足太陰脾脉、右関上に在りては沈軟にして緩なり。

足少陽胆脉、左関上に在りては弦大にして浮なり。
　　　足陽明胃脉、右関上{『脉訣指掌』は「中」に作る。}に在りては浮長にして濇{『脉訣指掌』は「滑」に作る。}なり。
　　　足太陽膀胱脉、左尺中に在りては洪滑にして長なり。
　　　手厥陰心主包絡、右尺中に在りては沈絃にして数{『脉訣指掌』は「敦」に作る。}なり。
　　　手少陰心脉、左寸口に在りては洪にして微実なり。
　　　手太陰肺脉、右寸口に在りては濇短にして浮なり。
　　　手少陽三焦脉、右尺中に在りては洪散にして急なり。
　　　手陽明大腸脉、右寸口に在りては浮短にして滑なり。
　　　手太陽小腸脉、左寸口に在りては洪大にして緊なり。
　　　此れ手足陰陽六経脉の常体にして、其の消息盈虚に及べば、則ち化して理
　　住かず{『脉訣指掌』は「変化して測られず」に作る。}、運動密移して天地と参同す。
　　　彼の春の暖{『脉訣指掌』は「燠」に作る。}を夏の暑と為し、彼の秋の忿を冬の怒
　　と為す。四変の動、脉之と与に応ずる者は、乃ち気候の至脉なり。

とあって、六部それぞれに臓腑と季節にふさわしい脉状まで配当しようとする。これは『難経』と運気論の思想を統合しようとする考え方の現れとも見ることができ、丁徳用の思想に通じるものがある。もちろん、「彼春の暖」以降の文は『素問』脉要精微論篇の「万物の外、六合の内。天地の変、陰陽の応」を受けたものであり、以下、

　　　彼の春の暖を夏の暑と為し、彼の秋の忿を冬の怒と為す。四変の動、脉
　　之と与に上下して、以て春の応は規(コンパス)に中り、夏の応は矩(さしがね)に中り、秋の応は
　　衡(はかり)に中り、冬の応は権(ふんどう)に中る。是れが故に冬至より四十五日は、陽気微か(かす)
　　に上り、陰気微かに下る；夏至より四十五日は、陰気微かに上り、陽気微か
　　に下る。陰陽に時有りて、脉と期を為す。

と続くもので、季節の移り変わりに応じた脉状の変化のダイナミズムを考慮した基準が原則であることを、暗に示している内容でもある。

　また、南宋・施発(し はつ)『察病指南』全3巻は、上巻では六部の配当や四時・五臓の平脉などを概述し、中巻では七表・八裏・九道脉と七死脉を論じて、七表・八裏の各脉状に六部の各病証を付す。下巻は病証ごとの脉状を各論的に説明し、巻末には各脉状に脉図を附している。

		寸		関		尺	
		左	右	左	右	左	右
六経所属	部	心部	肺部	肝部	脾部	腎部	右腎
	経	手少陰経 手太陽経	手太陰経 手陽明経	足厥陰経 足少陽経	足太陰経 足陽明経	足少陰経 足太陽経	手厥陰経 手少陽経
五臓所属	外	心	肺	肝	胃脘	腎	心主
	内	膻中	胸中	膈中	脾	腹中	腰
六経本脉体	浮	洪大而緊	浮短而滑	弦大而浮	浮長而濇	洪滑而長	洪散而急
	沈	洪而微実	濇短而浮	弦細而長	沈軟而緩	沈濡而滑	沈弦而数

巻上・十二経総括には、

　　左手の寸口は手の少陰・心臓の部なり。帝王【一に「君主の官」と云ふ】と為して朱雀・南方・丙丁・君火に属す。血脉及び暑を主り、外候は舌に在り。其の神は神、其の志は喜、其の声は笑【一に「言」と云ふ】、其の色は赤、其の臭は焦、其の味は苦、其の液は汗、其の音は徴、其の卦は離、其の数は七(ち)【此れ成数なり。其の生数は二】、其の変動は憂と為す。其の腑は手の太陽・小腸なり。其の積は伏梁にして臂の如くして臍に連なる。

　　左手の関上は足の厥陰・肝臓の部なり。尚書【一に「将軍の官」と云ふ】と為して青龍・東方・甲乙・木、に属す。蔵血及び筋・爪と風を主り、外候は目に在り。其の神は魂、其の志は怒、其の声は呼、其の色は青、其の臭は臊、其の味は酸、其の液は泣、其の音は角、其の卦は震、其の数は八【此れ成数なり。其の生数は三】、其の変動は握と為す。其の腑は足の少陽・胆なり。其の積は肥気にして杯の若くして左の脇辺を覆(おお)う。

　　左手の尺内は足の少陰・腎臓の部なり。列女【一に「作強の官」と云ふ】と為して玄武・北方・壬癸・水に属す。蔵精及び骨髄・歯・水湿と寒を主り、外候は耳に在り。其の神は志、其の志は恐、其の声は呻、其の色は黒、其の臭は腐、其の味は鹹、其の液は唾、其の音は羽、其の卦は坎、其の数は六【此れ成数なり。其の生数は一】、其の変動は慄と為す。其の腑は足の太陽・膀胱なり。其の支脉を巨陽と曰ふ。其の積は賁豚にして臍下に在り。

　　右手の寸口は手の太陰・肺臓の部なり。将軍【一に「相傅の官」と云ふ】と為し白虎に属す。西方にして庚辛・金、蔵気及び皮・毛と燥【一に「寒」と云ふ】を主り、外候は鼻に在り。其の神は魄、其の志は憂、其の声は哭、其の色は白、其の臭は腥、其の味は辛、其の液は涕、其の音は商、其の卦は兌、其の数は九【此れ成数なり。其の生数は四】、其の変動を咳と為す。其の腑

は手の陽明・大腸なり。其の積は息賁にして右の脇辺に在り。

　　右手の関上は、足の太陰・脾臓の部なり。大夫【一に「倉廩の官」と云ふ】と為し勾陳・中央・戊己・土、に属す。蔵智と肌肉・労倦と湿を主り、外候は唇口に在り。其の神は意、其の志は思、其の声は歌、其の色は黄、其の臭は香、其の味は甘、其の液は涎、其の音は宮、其の卦は坤、其の数は五【此れ生数なり】、其の変動は噦と為す。其に腑は足の陽明・胃なり。其の積は痞気にして胃脘に在りて覆大なること盤の如し。

　　右手の尺内は手の厥陰・命門の部なり。相火に属して、一に神門と名づけ、一に手の心主と名づき、一に心包絡と名づく。心を蔵するを主り腎と同気なり。男子は以て精を蔵し、女子は以て胞に繋かる。其の腑は手の少陽・三焦にして、上焦は其の卦を乾、中焦は其の卦を艮、下焦は其の卦を巽とす【其の卦は乾、中焦 其の卦は艮、下焦 其の卦は巽なり】。

とあって、易の理論を用いて臓象や病証を絡めて総括している。特に、『王叔和脉訣』の「右尺命門」説と『難経』丁注の「右尺心包」説を、「相火」を軸として事実上統合してしまったことは、脉学史上大きな意味を持つことになる。

　全体的に見れば、『脉粋』を軸に、『王叔和脉訣』と『三因方』を再統合しているような印象を受ける。その接着剤となる理論も『難経』丁注が背景となっているように思われる。

　各脉状の病証を細分化し、六部それぞれに対して配分する方式は、その後の明清期の脉学の主流に躍り出て行くことになるのである。

第8節　『外科精義』と『診家枢要』

　金元代の脉学においては、元・斉 徳之『外科精義（1335）』の冒頭にある診脉7篇（論瘡腫診候入式法・論栄衛色脉参応之法・論持手訣消息法・論三部所主臓腑病証・論脉証名状二十六種所主病証・論三部脉所主証候・論三部脉所主雑病法訣）が重要であると思われるが、意外に注目されていない。

　『外科精義』（全4巻）は、外科書でありながら四診合参を唱え、特に脉診を重視した。冒頭の7篇は脉診のための概論であり、全編に渡っても各論的な脉診の情報が豊富である。また、内外兼治を旨とし、烙鍼[11]や灸法を多用したため、鍼灸治療の面からも欠かせない文献である。当時の「外科」は、切開や切除・縫合などはほとんど行

---

11 烙法、鍼烙ともいう。火鍼の一種で、針金の先端を赤く焼いて皮膚に瞬間的に押し当てるもの。

われず、癰疽や瘡病に対する外治（体表から行う処置）を主としていたため、実質的には現代医学でいうところの皮膚科領域を意味した。

この外科（実質的な皮膚科）の領域も、もとを正せば『霊枢』癰疽篇に端を発するが、『外科精義』が鍼灸にウェイトを置く態度は、『婦人大全良方（1237）』の作者でもある陳自明の外科書『外科精要（1263）』の影響であろうか。しかし、多くはないものの『脉経』の脉法を前提にしていると思われる『婦人大全良方』に比べると、『外科精要』自体には脉診の情報がほとんどないのも不思議なことである。いずれにしても脉診を重視した外科書は『外科精義』を嚆矢とすると考えて良いであろう。

本書の巻一・「論三部所主臓腑病証」篇には、

> 寸は上焦・頭・手・皮毛を主り、関は中焦・腹及び腰を主り、尺は下焦・小腹及び足を主る。此れ、三部の主る所の大略なり。又た左右両手の三部有りて、之を六脉と為すなり。又た人迎・気口・神門の主る所有りて、又た各おの同じからず。蓋し左手の関前を人迎と曰ひ、右手の関前を気口と曰ひ、両関の後一分を即ち神門（しりえ）と曰ふ。故に『脉法讃』に曰く、「肝・心は左に出で、肺・脾は右に出で、腎を命と為して、倶に尺部に出で、魂魄穀神、皆な寸口に見（あらわ）る」と。
>
> 所謂（いわゆ）る左手の関前は、心の部なり。其の経は手少陰と手太陽とを表裏と為し、小腸 合して府と為す。
>
> 左手の関上は、肝の部なり。其の経は足厥陰と足少陽とを表裏と為し、胆 合して府と為す。
>
> 左手の関後は、腎の部なり。其の経は足少陰と足太陽とを表裏と為し、膀胱 合して府と為す。
>
> 右手の関前は、肺の部なり。其の経は手太陰と手陽明とを表裏と為し、大腸 合して府と為す。
>
> 右手の関上は、脾の部なり。其の経は足太陰と足陽明とを表裏と為し、胃 合して府と為す。
>
> 右手の関後は、命門の部なり。其の経は手厥陰と手少陽とを表裏と為し、三焦 合して府と為す。
>
> 此れ六部の主る所、臓腑と十二経の義を謂ふなり。

とあって、『脉経』を基礎として、『三因方』の人迎気口診と、『察病指南』の「右尺→命門・心包」説とを統合する試みがなされている。

さて、宋代から始まる中国医学の革命的な試行錯誤を経て、金元医学の百家争鳴の時代からその集大成の機運が生まれてくるが、脉学も例外ではない。このような状況の中で元末明初という微妙な時期に登場するのが滑寿（伯仁）の『診家枢要（1359）』

である。

　ところが、この『診家枢要』は、実際には2種類の版本系統があり、それぞれの内容が微妙に違っており、内在する問題が極めて多いにも関わらず、これを研究する専門家がいないため、古典文献を読むためのごく初歩的な作業である「校勘」[12]さえもほとんどされたことがなく、書誌学的な評価も定まっていないまま、これまで放置されてきた嫌いがある。しかも、この2種類の版本系統が両方とも、経絡治療の脉診史の底辺で意外な影響を及ぼしているのである。

　本書は、経絡治療学会および旧・日本経絡学会{「日本伝統鍼灸学会」の前身}の初代会長である岡部素道が注目し唱導したことで知られ、日本式の脉診を実践しようとするものには、特に所縁(ゆかり)の深い脉診書であるといえよう。

　昭和18年（1943）というから、時代は第二次世界大戦（太平洋戦争；1939～1945）の真っ只中にまで遡る。当時、まだ全体的には優勢であった日本の占領下にあった中国を旅行した岡部素道は、とある北京市内の書店で本書を発見する。この時、その書店にある本をまるごと買ったとか買わないとかという実(まこと)しやかな伝説があるのだが、確かなことは定かでない。いずれにしても、八木下勝之助の脉診法をお手本にして「六部定位脉診」を創作しつつあった彼らが、この『診家枢要』を手にした時、自分たちが試行錯誤して編み出した方式に非常によく似た脉診法が既に存在し、しかも、『難経本義』や『十四経発揮』という馴染みの古典を撰した滑寿の脉診書であったことに感激したことを、数十年後に述懐している。

　その後、医師で内経学者の丸山昌朗門下の豊田白詩が本書を書き下し、注釈を施したものが『経絡治療』誌（No37～44；古典講座『診家枢要』）で連載され、後に世論時報社から単行された（1995）。しかしながら、この書き下し版『診家枢要』の底本はそもそも完本ですらなかったのである。もちろん完訳本でもあり得ず、結果的に主に前半部分の抄訳ということになる。単行本の附録として影印されている底本は、『古今図書集成（1726）』医部彙考（通称「医部全録」）第七十九巻・脉法第九巻に収録されたものだったのである。この書は、最古と言われる『明医指掌』所収本（1622；日中ともに現存。筆者未見）に基づくものと推測されるが、中国ではさらに古い古絳韓重刻本（1504）も存在しているとされ、それを摸刻した『周氏医学叢書（1819）』所収本が現在中国で通行しているものの底本である。少なくとも豊田氏が採用した『古今図書集成』所収本というテキストは、『明医指掌』所収本の前半部分をダイジェストしたものに過ぎず、ひょっとすると岡部氏が北京で購入したテキストもこの系統であった可能性がある。もしそうであるならば、岡部素道はこのダイジェスト本を本物と思い

---

12 文献の原型を考証して復元する作業のことで、歴史学的には「史料（文献）批判」「テキスト・クリティーク（Text critique）」などともいう。

込んで推奨したがために、日本の鍼灸界（および漢方界）をとんでもない迷い道に引きずり込んでしまった可能性もあり得るのである[13]。

　この『古今図書集成』（全１万巻）という叢書は、清朝初代の康熙帝の勅命により国内の知的財産のエッセンスを一つの叢書にして保存しようとする目的で行われた国家的大プロジェクトの一つであり、第１巻から第520巻までを医学情報に当てたが、この部分を「医部彙考」または「医部全録」と呼ぶ。このうち１〜70巻までは『素問』『霊枢』『難経』に当て、71〜92巻までを「脉法・外診法」に当てた。豊田本『診家枢要』はこの「脉法」の９巻目（第79巻）の冒頭に位置する。この巻の後半部には元末明初の随筆家・陶 宗儀『輟耕録（14世紀末ごろ）』や『東垣十書（1529）』『丹渓心法（1481）』『格致余論（1347）』『外科精義』『世医得効方（1337）』などから脉論を抜粋している。

　いっぽう、経絡治療学会関東支部所属の遠藤了一先生のテキスト（1995；オリエント出版社）の原本は、日本にしかない貴重な系統であるようだ。こちらは同じくオリエント出版社の『鍼灸医学典籍集成（1985；篠原孝市監修）』所収本（1741；杏雨書屋所蔵本の影印版）を底本としていると思われる。この本は恐らく早稲田大学図書館などに所蔵される上村次郎右衛門刊本（17世紀中葉）か、その底本となったと思われる江戸初期古活字本に基づいている可能性があり、若干の校勘記も付いている善本である。早稲田大学図書館所蔵本は保存状態があまり芳しいとは言えないが、インターネットからダウンロード（http://archive.wul.waseda.ac.jp/kosho/ya09/ya09_00494/）できるので、ご興味のある方はご覧いただきたいものである。

　結局のところ、日本版の『診家枢要』は、「陳 贄{発刊者の名}序」「攖寧生{滑寿の号}自序」に始まり、「①枢要玄旨{周氏本は「脉象大旨」に、豊田本は「脉之経常」に作る。ともに末文を欠く}」「②左右手配蔵府部位」「③五蔵平脉」「④四時平脉」「⑤内経三部脉法」「⑥呼吸浮沈定五蔵法」「⑦因指下軽重以定五蔵法」「⑧三部所主」「⑨持脉平法{周氏本は「診脉之道」に作る。豊田本は「平法」の２字が無い}」「⑩脉貴有神{周氏本はタイトルが無い}」「⑪脉陰陽類成」「⑫兼見脉類」「⑬諸脉宜忌類」「⑭験諸死証類」「⑮死絶脉類」「⑯五蔵動止脉」「⑰婦人脉法」「⑱小児脉法（周氏本は「法」字が無い）」「⑲診家宗法」「⑳脉象歌」および「㉑滑寿自身による無題のあとがき」で終わる。つまり、２つの序文と21の篇章からなっており、周氏本はこのうち、「陳贄序」と「⑤内経三部脉法」「⑫兼見脉類」「⑬諸脉宜忌類」「⑭験諸死証類」「⑮死絶脉類」「⑯五蔵動止脉」「⑳脉象歌」の１序と７篇が欠落している。また、豊田本には序文が２つともなく、周氏本のうち「①脉之経常」「②左右手配蔵府部位」「③五蔵平脉」「④四時平脉」「⑥呼吸浮沈定五蔵法」「⑦因指下軽重以定五蔵法」「⑧三部所主」「⑨持脉」「⑩脉貴有神」「⑪脉陰陽類成」の10編しか収

---

13 これらの事情を豊田氏の後輩である金古英毅先生に生前窺ったことがあるが、金古先生も当時の北京で購入された岡部氏所蔵本を影印したものであろうとおっしゃっておられた。

録されていないが、遠藤本は2つの序文を除く全篇が収録されているので、完成度としては雲泥の差が出てくるのである。

陳贄の序には、亡佚したと思われていた『診家枢要』が滑寿の孫が所蔵していたことが判り、書き写して保存していたが、紆余曲折を経てやっと上梓することができた旨が強い筆致で記されている。これに拠れば入手の素性が明らかであり、内容も信頼して良いと思われる。

ただし、両系統を見比べてみると、日本独自の『診家枢要』が信頼に足るものとはいっても、やはり一長一短があり、例えば、中国の『医経・病原・診法名著集成』（歴代中医名著文庫；高 文鋳 主編；華夏出版社1997年刊）所収本などと校合して、より完全な状態に復元してから内容を精査するべきであろう。

さて、少々寄り道が長くなったが、本題に戻ろう。

『診家枢要』左右手配蔵府部位篇における六部の配当は、

> 左手の寸口は心・小腸脉の出づる所なり；左関は肝・胆脉の出づる所なり；左尺は腎・膀胱脉の出づる所なり[14]。
>
> 右手の寸口は肺・大腸脉の出づる所なり。右関は脾・胃脉の出づる所なり。右尺は命門【心包絡の手心主】・三焦脉の出づる所なり。

とあって、『察病指南』の「右尺→命門・心包（三焦）」説が踏襲されると同時に、内経三部脉法[15]には、

> 脉要精微論に曰く：尺内の両旁らは、則ち季脇なり【両旁らとは謂る内外の側なり】、尺外は以て腎を候ひ、尺裏は以て腹中を候ふ。
>
> ○附上は【附上は、越人の定むる所の関中の如きなり】、左の外は以て肝を候ひ、内は以て膈を候ふ。右の外は以て胃を候ひ、内は以て脾を候ふ。
>
> ○上附上は【上附上とは、越人の定むる所の寸口の如きなり】、右の外は以て肺を候ひ、内は以て胸中を候ふ。左の外は以て心を候ひ、以て膻中【膻中は、胸中、両乳の間に在り】を候ふ。前は以て前を候ひ、後は以て後を候ふ。上竟上なる者は、胸喉中の事なり。下竟下なる者は、小腹・腰股・膝脛・足中の事なり。

とあって、『素問』脉要精微論篇の尺膚診を六部診で運用する『三因方』のスタンスをも取り込み、『素問』以来の脉法が連綿と続いているかのような体裁を整えつつ、宋元脉学を集大成するという荒技を見事に成就させている。しかしながら、『三因方』が提唱した新・人迎気口診については、寸口部の各脉状のなかに反映されてはいるものの、これをリスペクトした形で取り込むことには失敗、或いは諦めてしまったよう

---

14 周氏本には、この後に「命門と腎脉と通ず」の細字双行中がある。
15 周氏本にはこの篇自体がない。

である。

第9節　『脉訣指掌』『瀕湖脉学』『脉語』

　『脉訣指掌病式図説』(全1巻；以下『脉訣指掌』) というかなり胡散(うさん)臭い文献がある。その原著者は李 杲 (東垣) であるとされ、序文の干支から1248年の成立ともされるが、かなり疑問が残る。さらに『丹渓全書 (1900)』に収集されたことで朱 震亨 (丹渓) の撰と誤解されるにいたった。

　確かに文中には「丹渓先生曰く：陰 陽に乗ずれば則ち悪寒し、陽 陰に乗ずれば則ち発熱す」という出典不明の引用文があるが、これは『素問』調経論篇や瘧論篇に基づく議論ではあっても、李杲はこのようなスタンスを採らず、朱震亨も「陽虚すれば則ち悪寒す (『丹渓心法』巻三・悪寒)」という立場をとるので、ただちに両者に関わる主張とは看做しがたい。

　本書は、結局のところ『三因方』巻一のダイジェストを基礎に、脉と病証の関係を図表化しつつ、「分関前関後陰陽詩」「定息数詩」「論五臓沈遅数応病詩」「診脉截法断病歌」などといった歌賦 (「脉賦」と通称される) を加えたものである。

　六部配当も『三因方』の「右尺→心包 (三焦)」説と『王叔和脉訣』の「右尺→命門」説が混合しており、統一的な考え方をもつ一人の人物によって成作されたものとは考えにくいが、これらの脉賦は他書には見られないことから、亡佚書からの転載の可能性もあり、一概には存在価値を否定するわけにもいかない。おおよそ14～15世紀ごろの成立と推測される。

　『瀕湖脉学 (1564)』と『脉訣考証 (1603)』は、『本草綱目 (1578)』や『奇経八脉考 (1577)』の著者で知られる明・李 時珍 (1518～1590) の撰した脉学書である。『瀕湖脉学』は前半の「七言脉訣」と後半の「四言脉訣」の2部構成であり、「七言脉訣」には相対配列された27種の脉状を説明し、「四言脉訣」は張 道中の『崔氏脉訣 (=西原脉訣)』を時珍の父である李 言聞が改変し、篇章を分けて篇題を附したものである。

　また、『脉訣考証』の成書年代は明確ではないが、李時珍の死後に刊行された『本草綱目』の第2版に当たる江西本 (1603) と、他の2書とともに合刊されたものが初刊のようである。『脉訣考証』の内容は、一言でいうと『王叔和脉訣』の全否定であり、六部定位脉診はおろか脉位脉状診までをも、さまざまに反証を挙げて徹底的に否定している。とはいうものの、『瀕湖脉学』七言脉訣のなかに、寸関尺を分割して脉状を診ることが無いかといえば、必ずしもそうではなく、なかには寸口や関上の脉を左右に分けて病証を説明する脉状さえも含まれているのである。

こうした思想的な背景があったということを踏まえることで、『瀕湖脉学』七言脉訣にはなぜ各脉状に対する六部の病証が記載されていないのか、その理由が良く解るのである。したがって、『瀕湖脉学』を解読するためにはこの『脉訣考証』が必需品であり、これなくして『瀕湖脉学』を理解することは不可能であるといえることから、『脉訣考証』の実質的な成立は『瀕湖脉学』以前と見ておいたほうが良いであろう。

　『脉語 (1584)』は『脉学精華』とも呼ばれ、『医方考 (1584)』や『素問呉注 (1594)』および『鍼方六集 (1618)』で知られる明・呉崑の脉診書である。小品ながら、初めて「反関の脉」や「上魚の脉」について言及するなど、中国医学史上でも重要な位置を占める文献でもある。

　本書は2巻に別れ、上巻を「下学篇」、下巻を「上達篇」と命名される。言わば、「基礎篇」と「研究篇」である。上巻は三部（寸・関・尺）の位置の決め方や六部の配当、五臓の平脉や病脉、29種の脉状と24種の怪脉（死脉の類）、婦人・小児の脉法、各病証における宜忌の鑑別などが簡潔にまとめられ、各脉状については六部の主治は言及されず、兼脉（複数の脉状の組み合わせの脉状）については独自の定義をすることが多い。下巻では脉学におけるさまざまな問題について持論を展開している。

　本書の六部配当については、基本的に『王叔和脉訣』に従うも、

　　　天の北を坎と為し、南を離と為し、東を巽と為し、西を兌と為す。外を包む者は乾と為し、中に居る者は坤と為し、人の生と天地と相似る。左手 天の東や、巽の位ここに在り。巽を木と為すが故に、肝木 左関に居す。左関の前を心と為す者は、南の離に法ればなり。左関の後を腎と為す者は、北の坎に法るなり。右手 天の西や、兌の位ここに在り。兌を金と為し、金なる者は肺なり。

　　　『易』に曰く、「乾を天と為し、金と為す」と。是れ肺を金と為して、乾の象有るが故に、右寸に居して高きに在り。右関を脾と為す者は、脾を坤土と為して、位を中に奠む。之を以て肺の下に承く。此れ天高く地下きの義にして、乾坤の象なり。右尺を命門と為す。命門なる者は、火なり。水の位を以てしかも火の位とするは、此れ一陽の二陰を生ずるの義なり。正に坎と成る所以なり。

とあって（下学篇）、易学的解釈によって補強している。

寸		関		尺	
左	右	左	右	左	右
心・(君)火	肺・金	肝・木	脾・土	腎・水	命門・(相)火
南・離	西・兌	東・巽	中・坤	北・坎	北・坎

第10節 『古今医統大全』内経脉候と 『景岳全書』脉神章

　『古今医統大全』(全100巻)は、明の医官・徐春甫が1552年に起稿し、その後10数年を掛けて完成した医学全書である。刊行されたのはさらに10年を経た1570年代の後半と見られる。その第4巻は「内経脉候」という脉診専門巻であり、タイトルの通り「黄帝内経」(『素問』『霊枢』を意味する)をリスペクトして、『難経』や『王叔和脉訣』などに対しては否定的な内容である。この中の「内経三部九候脉法」という篇は『素問』脉要精微論篇を引用して、これまでにない独自の解釈を展開する。

　　又た三焦なる者は、手の少陰の府にして、上下焉に通ずる者なり。『霊枢』に云く、「上焦は霧の如く、中焦は漚の如く、下焦は瀆の如し」と。此れ胸を以て上焦と為し、気の原なり。膈を中焦と為し、血の原なり。腹を下焦と為し、水の原なり。位分同じからずして主治も亦た異り、此れ本文の胸・膈・腹中の候を異にすること有る所以なり。原より手の少陽の経は手の無名指の端に起こり、肘臂の外を行きて肩を循り頭を上り、一支は下りて膻中を絡ひ、胸・膈・腹の三焦に属すれば、則ち下焦の得て専らにす可き者に非ず。専ら右尺を以て之を候ふ可けんや？

　　且つ府の胆に及ばざる者は何ぞや？　則ち肝において之に寄ればなり。府の小腸・大腸・膀胱に及ざる者は何ぞや？　腹中において之を統ぶればなり。抑も是の三府なる者は、皆な腹の下に居りて、宜しく両尺の後半部を以て、左右を分かちて之を候ふ。小腸は心に従ひて左に例ひ、大腸は肺に従ひて右に例ひ、膀胱と小腸と相い通じて其の候を同うすれば、則ち是なり。『難経』等の書は、其の臓腑の高低を舎てて、之を外経の表裏に拘り、左寸を以て心・小腸を候ひ、右寸もて肺・大腸を候ふは、則ち非なり。

　つまり、寸・関・尺がそれぞれ上焦・中焦・下焦に対応するなら、寸口に対して腹部に位置する大腸・小腸が配当されるのはおかしいというわけである。心と肺が左右に配当される根拠は陰陽論にあるので、表裏関係である大腸・小腸も同じ考え方で左右に振り分けられるとしても、それは尺部においてされるべきであるとするのが徐春甫の主張である。

　もし、『霊枢』邪気蔵府病形篇の「尺膚診」の代用として「寸口診」が生まれたとするならば、『素問』脉要精微論篇の尺膚診から五蔵別論篇の「独取寸口診」を介して『難経』十八難の「三部脉診」へと発展し、さらに『脉経』諸篇の「六部脉診」に進化することは想像に難くない。であるとするならば、逆に、『玉函経』や『脉粋』に端を発した新しい「人迎気口診」が運気論と結びつくことで新しい「六部脉診」に発展し、

『三因方』が六部脉診の配当方法として『素問』脉要精微論篇に着目したことで、『古今医統大全』がそれを根拠にこのような臓腑配当を思いついたとしても、それほど奇異な印象を持つ必要はないのである。

尺部への実質的な「大腸・小腸」の配当は、『察病指南』『診家枢要』における各脉状の尺部の病証においてすでに具体的に検討されており、両書ともに「左尺→小腸；右尺→大腸」という傾向は一貫している。換言すれば、『古今医統大全』はこれらの脉診書の記述からその法則性を帰納したに過ぎないともいえよう。

問題は、実は古典自体にあるのではない。この「右尺→大腸」説が近年、その出典として『瀕湖脉学』とされることが多いことである。管見に拠れば、その諸悪の根源は『難経訳釈』(南京中医学院医経教研組 篇著、中国・上海科学技術出版社1961年刊[16])であるようだ。この第2版の邦訳が『難経解説』(戸川芳郎 監訳、浅川要・石田秀実ほか訳、東洋学術出版社1978年刊)である。これらは、十八難の解説として、六部の臓腑配当のバリエーションの参考として3種類の簡単な表を添えているが、原書も訳書もこれについての説明は全くない。その表には「右尺→大腸」説を提唱した医家の名を「李時珍」としているのであるが、これは恐らく、『診家正眼(1642)』の著者である「李中梓」の誤りであろう。李中梓(1588－1655)はまさしく『診家正眼』のなかで滑寿の説をリスペクトする形で「右尺→大腸」説を展開しており、原著者の誰かが、同じ李姓であることでケアレスミスを犯したか、あるいは単なる誤植であった可能性が高い。

しかし、これが『難経校釈』(南京中医学院 校釈；人民衛生出版社1979年刊。この邦訳が林 克 訳：谷口書店1992年刊)になると、「李時珍」から号である「李瀕湖」に変えられており、この時点で何の裏付けも検証も無いままに転用されたことが明らかとなる。

さらに、日本では『難経訳釈』を『難経入門』(遠藤良一 著、オリエント出版社1990年刊)十八難では出典を挙げずに孫引きし、『中医脉学と瀕湖脉学』(川合重孝・川井正久 編著、谷口書店1992年刊)に至っては、「現代中医学で行われている脉診の寸関尺の標準的臓腑配当はほぼ、『瀕湖脉学』や『医宗金鑑』の説にしたがっている」とまで言い切り、名前の部分が人名ではなく「瀕湖脉学」という書名にまで変えられている。また、『一人で学べる脉診習熟ノート（上・下巻）』(船木寛伴編著、たにぐち書店2015年刊)においても『難経校釈』を援用している。

前述したように李時珍は『脉訣考証』の末篇（臓腑部位）にいて、先人の否定論を列

---

16 現代中国語（口語）への翻訳と基礎的な校勘・注解を加えたもの。このシリーズには、ほかに『傷寒論訳釈（上・下冊：1959）』『黄帝内経問素訳釈（1959）』『金匱要略訳釈（1959）』『黄帝内経霊枢訳釈（1986）』がある。

挙してまで六部診そのものを完全に否定しており、同じ人物が著した『瀕湖脉学』が、そもそも明確な臓腑配当を行うなど全くあり得ない話である。にもかかわらず、70年以上も前の誤記を検証もせずに孫引きを重ねるに飽き足らず、ついには在りもしない事柄が、実(まこと)しやかにでっち上げられていったのである。

　私自身は中医学の専門家ではないので詳しくは分からないが、中国語の文献であっても実際の臨床で六部脉診を応用する例はほとんど管見に入らない[17]。多少とも中国医学史を理解しており、漢文がきちんと読めてさえいれば、そもそもこのような間違いが起こるはずが無いのである。いやしくも、学術研究を目的にした論述であるならば、出典を明らかにすることや、先行論文の引用元の真偽を確認するくらいの良識は持ち合わせていたいものである。ましてや、誤った情報を確認もせずに事実無根の話を捏造することなどは言語道断である。関係各位には猛省を期待したいものである。日本も中国も、この問題を長期に渡って放置してきたことは重大であり、その責任を看過すべきではないが、結局のところ、多くの鍼灸家が少しでも正しい認識を持てるように、各位が精励する以外にはない。

　本来、学術研究を志す者は、根拠と論理を尊重する責任があり、これ無くしては何一つ物事が成就しはしない。人間はミスを犯す者であり、誰しも失敗することはある。しかしながら、我々鍼灸家は、いっぽうでは医療人でもあり、ミスを犯せば、そのまま患者の生命を脅かす危険性がある分野でもある。単なる古典の一解釈であろうとも、脉診のような感覚の世界を論じるものであろうとも、鍼灸といえども医療であることには変わりなく、いい加減なことをしても許されるという甘っちょろい世界ではない。常に用心深さや緻密さ正確さには出来得る限り誠実に向き合い続けることが重要であろう。

　『景岳全書(1640)』全六十四巻は、『類経(1624)』の著者としても知られる明末清初の医家・張 介賓(景岳はその号)が撰した医学全書であり、一説には『本草綱目』『証治準縄』とならんで中国３大医書の一つともされる。第１部の総論に当たる冒頭の「伝忠録(３巻)」に次いで、第２部には「脉神章(３巻)」と呼ばれる脉診専門の巻が位置する。その巻中・部位解(二)には、

　　　　左寸は心部なり。其の候は心と心包絡とに在り。南方君火の気を得れば、脾土は生を受け、肺金は制を受く。其れ神明の清濁を主(つかさど)るなり。

　　　　右寸は肺部なり。其の候は肺と膻中とに在り。西方燥金の気を得れば、腎水は生を受け、肝木は制を受く。其れ情志の善悪を主るなり。

　　　　右の二部は、所謂る「上は以て上を候ふ」なり。故に凡そ頭面・咽喉・口

---

17 ただし、古典脉学の専門的な研究書、例えば『中医脉診学』(趙恩倹 主編、天津科学技術出版社1990年刊、第２版・修訂版2001年刊)などは、例外と言える。

歯・頸項・肩背の疾は、皆な此を候ふなり。

左関は肝部なり。其の候は肝・胆に在り。東方風木の気を得れば、心火は生を受け、脾土は制を受く。其れ官禄の貴賤を主るなり。

右関は脾部なり。其の候は脾・胃に在り。中央湿土の気を得れば、肺金は生を受け、腎水は制を受く。其れ財帛の厚薄を主るなり。

右の二部は中に居りて、中焦を候ふ所以なり。故に凡そ脇肋・腹背の疾に於いて、皆な此を候ふなり。

左尺は腎部なり。其の候は腎と膀胱・大腸とに在り。北方寒水の気を得れば、肝木は生を受け、心火は制を受く、其れ陰気の寿元を主るなり。

右尺は三焦部なり。其の候は腎と三焦・命門・小腸に在り。北方天一相火の気を得れば、脾土生を受け、肺金は制を受く。其れ陽気の寿元を主るなり。

右の二部は、所謂「下は以て下を候ふ」なり。故に凡そ腰腹・陰道及び脚膝の病に於いて、皆な此れを候ふなり。

按ずるに：本経に曰く、「上竟上者、胸喉中事；下竟下者、少腹腰股膝脛中事。所以脉之形見上者候上、下者候下」とは、此れ自然の理なり。王叔和の「心与小腸合於左寸、肺与大腸合於右寸」と云ふ自り、以て後人の遂に左の心小腸・右の肺大腸有るの説に至るは、其の謬り甚しきなり。夫れ小腸・大腸は皆な下部の腑にして、自ら当に両尺に応ずるべし。然れば脉の両尺は、左を水位、乃ち真陰の舎と為すなり；右を火位、乃ち元陽の本と為すなり。

とあって、両尺部に大腸・小腸を配当することは『古今医統大全』と同様であるが、その左右の配当が「左尺→大腸；右尺→小腸」であり、『古今医統大全』とは逆になっている。その背景となっている考え方の一つに『難経』三十六難の右腎命門説がある。つまり、右尺が火に属すると考えて、同じく火に属する小腸もここに配当したわけである。

	寸口（上焦）		関上（中焦）		尺中（下焦）	
	左	右	左	右	左	右
『古今医統大全』	心	肺	肝・胆	脾・胃	腎・膀胱・小腸	腎・命門・大腸
『景岳全書』	心・心包	肺・膻中	肝・胆	脾・胃	腎・膀胱・大腸	腎・三焦・命門・小腸

第11節 『診家正眼』と『脉訣彙弁』

　明末清初・李 中梓（1588 – 1655）『診家正眼（1642）』全2巻は、巻一に脉診の総論的内容を、巻二には『瀕湖脉学』の27脉状に「疾脉」を加えた28脉の解説を特集するが、この28脉説は現代中医学でも基礎的脉状として扱われている。

　なお、本書ではこの28脉それぞれに六部の病証についても解説しており、その意味では『察病指南』や『診家枢要』における「六部脉診」の学統を引き継いでいる。このことは『診家正眼』という『診家枢要』をリスペクトした書名にも現れており、また、巻一・内経分発臓腑定位にも、

> 伯仁の見は此に及び、左尺を以て小腸・膀胱・前陰の病を主り、右尺もて大腸・後と陰の病を主ることは、千古の只眼と称す可し。「偽訣｛『王叔和脉訣』の蔑称｝」の誤りは、特に因心と小腸とを表裏と為し、肺と大腸とを表裏と為して、経絡の相ひ表裏を為して、診候に自ら定位有るを知らず。何をか混じふる可きや！ 経に叛く者の一なり。

とあるように、滑寿（「伯仁」は字）を賞賛して、『王叔和脉訣』を非難している。

　ちなみに、「左尺を以て小腸・膀胱・前陰の病を主り、右尺もて大腸・後と陰の病を主る」とは、『診家枢要』の各脉状における尺部の病証が下焦の症状を反映していて、左尺と右尺で明確に区別されていることを意味するものであるが、この傾向は既に『察病指南』においても同様であり、『診家枢要』が『察病指南』のコンセプトを踏襲、または修正した程度に過ぎないものである。おそらく、李中梓は『察病指南』そのものを見ておらず、この発想が滑寿のオリジナルであると誤解してのコメントであろうと思われる。

　本書の巻一・内経分発臓腑定位には、

> 「中附上」なる者は、尺の上に附きて中に居るを言ひ、即ち関脉なり。「左外」なる者は、左関の前半部を言ふなり。「内」なる者は、左関の後半部を言ふなり。肝を陰中の陽と為して亦た背に近きに附し、故に外は肝を候ふを以てす。内は膈を候ふを以てし、一に挙げて、膈は則ち中焦の膈膜にして、胆腑は皆な其の中に在らん。…
>
> 右関の前は、胃を候ふ所以（ゆえん）にして、右関の後は、脾を候ふ所以なり。脾胃は皆な中州の官にして表裏を以て之を言へば、則ち胃を陽と為し、脾を陰と為すが故に、外は胃を候ふを以てし、内は脾を候ふを以てするなり。…
>
> 五臓の位、惟た肺のみ最も高し。故に右寸の前は肺を候ふを以てし、右寸の後は胸中を候ふを以てす。胸中なる者は、膈膜の上 皆な是れなり。…
>
> 心肺 皆な膈上に居るが故に、左寸の前は心を候ふを以てし、左寸の後は

　　　　　膻中を候ふを以てす。膻中なる者は、心包絡の別名なり。
とあって、『素問』脉要精微論篇の尺膚における臓腑配当を基礎に六部脉診の臓腑配当をしているが、特徴的なことは「寸・関・尺」の各部をさらに「前・後」に細分し、実質的に「十二部」として脉診を行おうとしていることである。言わば「十二部脉診」である。これによって、「浮・沈」で「臓・腑（または陰経・陽経）」を分ける必要がなくなったことから、「臓・腑」それぞれの「浮・沈」の脉状における細かな病証鑑別が可能となったのである。

　したがって、直接的な記述は見えないものの、本書の内容を全体的に敷衍すれば、両尺部の臓腑配当も、前半部が「腎（左）／命門（右）」、後半部が「膀胱・小腸（左）／大腸（右）」ということであると推測されるのである。

	寸口（上焦）		関上（中焦）		尺中（下焦）	
	前半部	後半部	前半部	後半部	前半部	後半部
左	心	膻中（心包絡）	肝	膈・胆	腎	膀胱・小腸
右	肺	胸中	胃	脾	命門	大腸

　清・李延昰（えんし）（1628－1697）は、字を期叔といい、『脉訣彙弁（みゃくけついべん）（1666）』全10巻を著し、ほかに『薬品化義』『医薬口訣』『痘疹全書』などの医書、および『南呉旧話録』『放鷴亭集』『崇禎甲申録』などの詩集・雑記もある。父の李中立は明の下級官吏で医家（『本草原始』十二巻を著す）、叔父の李中梓も前掲書および『医宗必読（1637）』『内経知要（1642）』などを著した著名な医家である。李延昰は、若いころには衰退する明朝のために清軍に対する抵抗運動に参加したが、清朝が興ると医家に転身した。また、琴の名手でもあったという。「昰」は「是」の本字で、漢音は「シ」、呉音は「ゼ」と読む。

　ちなみに、書名を「脉訣匯弁（脉訣匯辨・脈訣匯弁・脈訣匯辨）」に作るものがあるが、これは中国語の簡体字「汇」を正字に変換しようとして誤ったものであり、正しくは「彙」字でなければならず、『脉訣彙弁（脉訣彙辨・脈訣彙弁・脈訣彙辨）』が正しい。

　本書は全10巻という、脉診書としては飛び抜けて浩瀚な医書であるが、その内容も出色である。巻一は総論で多くの書論を比較検討するべきという態度を表明して実践している。巻二～六は『脉経』『王叔和脉訣』『瀕湖脉学』『診家正眼』の長所を取って独自の「四言脉訣」を作成して、そこに詳細な注解を施した。巻七は四診合参を推奨して「望診・声診・問診」を論じ、「弁舌（舌診）」を附す。巻八は運気と脉診の関係を解説し、巻九は叔父の李中梓の医案を収録して脉診と湯液治療の実例を示し、巻十では臓腑と十四経穴および気血栄衛などを略述する。

本書の中心にあるものは巻二～六における「四言脉訣」であるが、その主眼は『診家正眼』中の六部脉診を若干の修正を加えつつも強調することにあったものと推測される。李延昰は張道中の「四言脉訣」と李元淳の「四言挙要」の有用性を評価しつつも、両者の長所を生かして独自の「四言脉訣」を完成し、これに李中梓の説を基礎とした詳細な注解を加えることで、李時珍の六部脉診否定論を改めて否定する目的で本書を上梓したのではないかとも考えられる。

　巻二の「四言脉訣」とその注解の中で、

　　　　包絡と心と、左寸の応。惟だ胆と肝とのみ、左関の認むる所。膀胱及び腎は、左尺を定を為す。胸中及び肺は、右寸なること昭彰。胃と脾の脉、右関に在るに属す。大腸並びに腎は、右尺なること班班。

　　　　【包絡と心の脉、皆な左手の寸上に在り。胆脉と肝脉と、皆な左手の関上に在り。膀胱及び腎は、皆な左手の尺上に在り。肺脉は右手の寸上に在り。胃と脾の脉、皆な右手の関上に在り。大腸と腎の脉、皆な右手の尺上に在り。…】

といい、「左寸→心包・心；右寸→胸中・肺；左関→胆・肝；右関→胃・脾；左尺→膀胱・腎；右尺→大腸・腎」としている。また、「命門・右腎に在りては左腎と同じ、但だ内に相火を蔵すのみ」といい、小腸についても『診家正眼』の滑寿の説を絶賛する表現を引用してはいるものの、本人としては、

　　　　所謂る腹なる者は、凡そ大・小腸、膀胱は皆な其の中に在らん。以下の諸部は、倶に左右を言へども此れ独り分かたざる者は、両尺を以て皆な腎を主るなり。

といっており、事実上、「命門・小腸」の六部への配当を認めていない。さらには、「十二部脉診」を廃してもとの「六部脉診」に戻し、より単純な方向に修正しているが、実質的な病証鑑別は、『察病指南』『診家枢要』『診家正眼』における六部の各脉状の違いによって詳細に行われており、清代の脉診の主流ともいえる「六部脉診」すなわち、経絡治療学会でいうところのいわゆる「脉位脉状診」の基礎を築いた文献であるといえよう。

	寸口（上焦）		関上（中焦）		尺中（下焦）	
	左	右	左	右	左	右
『脉訣彙弁』四言脉訣	心包・心	胸中・肺	肝・胆	脾・胃	膀胱・腎	大腸・腎

第12節 「六部定位脉診」と「脉位脉状診」

　六部の臓腑（経絡）配当に関わる諸説は、『古今医統大全』と『景岳全書』をもってほぼ出尽くすことになり、『景岳全書』以後の診脉文献、すなわち『診家正眼』『脉訣彙弁』などは、従来からの諸説のうちのどれをどのような理由で選択したかというバリエーションを問うことに論旨が移っていくと同時に、六部配当そのものにはさほど関心が注がれなくなり、むしろ、各脉状に対して六部配当をどのように臨床応用するかという、六部の各脉状に対する主治証の工夫に、各医家が鎬を削るようになる。

　このように、一口に「六部定位脉診」とはゆうものの、その配当の実態はちっとも「定位」ではなく、多様かつ柔軟で自由な診断法であったことが、お解りいただけたと思う。そして、臨床応用された実際の「六部定位脉診」は、実質的には経絡治療学会が言うところの「脉位脉状診」のことであり、その主戦場は『景岳全書』以後の、清・李　延昰『脉訣彙弁(1666)』、陳　士鐸『脉訣闡微(1687)』、徐　大椿『脉訣啓悟注釈(1764)』などの、主に清代前期の診脉文献によって詳細に語られることになる。これについては稿を改めたい。

　いっぽう、明・李時珍を嚆矢とする「六部定位脉診」否定派も近世中国医学史上、決して少数派とは言えず、文献の数としてはむしろこちら側のほうが多いくらいであるが、その完成度としては、「六部定位脉診」肯定派の精緻さに比べて、若干見劣りがする。現代中医学は、歴史的には日本の江戸・浅田宗伯『脉法私言(1853)』などの日本文献を土台にしつつ、診脉モデルを『瀕湖脉学』に求めたため、これら最も発達した明清期の正統的中国医学の診脉方式を放棄する結果となり、鑑別診断においても問診法に偏重せざるを得なくなってしまっているのである。もし、これらの「脉位脉状診」とその基礎となる明清期の病理思想を自家薬籠中の物にすることができれば、さらに効率的で運用しやすい治療方式の可能性があるだろうに、誠に惜しい限りである。

　現在の経絡治療学会における「脉位脉状診」は、各部の脉状を精査したうえで、改めて所定の「証」の何れに該当するかを鑑別するために使用されるものであるとともに、さらなる病態や病因病機の分析を行うために応用されるべきものであるはずである。しかしながら、現状では、単純な「基本四証」や「寒熱八証」に加えて、「肝実証」の有無を鑑別するまでに止まっており、文献的な根拠も提示されておらず、臨床的なデータの集積も十分とは言えないままである。結局のところ、経絡治療学会が推奨している他の診察法に比べても、特に「脉位脉状診」が優れているといえるだけの成果にはいささか乏しいのが現状であるといえよう。

　したがって、「脉位脉状診」を文献的に根拠づけ、学術的な合理性を確立しようと

するならば、六部それぞれの脉状と各病証を綿密に関連付けた歴代の脉診書を研究し、臨床応用していく必要がある。その文献とは、具体的には『察病指南』『診家枢要』『脉訣彙弁』『脉訣闡微』『脉訣啓悟注釈』などであるが、特に『脉訣彙弁』と『脉訣啓悟注釈』が重要であると思われる。

第二章
「寸口」をめぐる問題

材料もないうちに理論づけをこころみるのは、
大きなまちがいだ。
事実に合う論理を探そうとせずに、
知らず知らずのうちに理論に合うように
事実をねじまげるおそれがあるからだ。

『ボヘミアの醜聞』(「シャーロック・ホームズの冒険」)より

第1節　『霊枢』における「寸口」

　『霊枢』には、「寸口」「気口」「脈口」の３種類の用語が登場するが、どれも「人迎」と対になって使用されることから、基本的には同じ意味であると思われる。ちなみに、「人迎」とは、『霊枢』本輸篇に、

　　　　　　次に任脈側の動脈は、足の陽明なり。名づけて「人迎」と曰ふ。

とあって、人迎穴と同部位の総頸動脈拍動部であることが判る。少なくとも『霊枢』においては、これ以外の部位に規定される記述は見当たらない。

　「寸口」についても、同じく本輸篇に、

　　　　　　経渠を行る。経渠は、寸口の中なり。動じて居らず、経と為す。

とあり、「動じて居らず」とは「動き続けてじっとしていない」という意味であり、これによって「寸口」が「経渠穴を含む橈骨動脈の拍動部」を意味することが判る。また、『黄帝内経太素』（以下、『太素』と略称）巻十一・本輸の楊上善[1]の注には、

　　　　　　寸口の中、十二経脈の渠澮を歴るが故に、「経渠」と曰ふ。

ともある。「渠澮」とは人工の水路を意味し、ここでは「人工物であるかのような基準となるべき水路」というニュアンスを含み、「歴」とは「歴史を刻むように正確に時間が経過する」という意味となろう。したがって、「経渠」とは「十二経脈の状況を正確に探ることができる水路のような場所」という意味であると思われる。

　また、『霊枢』経脈篇には、

　　　　　　経脈なる者は、常には見るる可からざるなり。其の虚実や、気口を以て之を知る。脈の見るる者は、皆な絡脈なり。

と、あるいは同じく寒熱病篇に、

　　　　　　春は絡脈を取り、夏は分腠を取り、秋は気口を取り、冬は経輸を取る。凡そ此の四時、各おの時を以て斉しきと為す。絡脈は皮膚を治し、分腠は肌肉を治し、気口は筋脈を治し、経輸は骨髄を治す。

とあることから、「気口」には「手足の動脈拍動部（に当たる経穴）」を全体的に表す広義の意味もあったかもしれない。

　「寸口」部、すなわち手首に近い橈骨動脈部を診断の材料とする脈診法を「寸口脈診」というが、『霊枢』の中では、「寸口」部だけで何がしかの病態を把握しようという診断思想は、まだそれほどはっきりとした形を取ってはおらず、脈動の大きさまたは勢いを「人迎」部と比較する「人迎脈診」の影に隠れて、ひっそりと記述されているように見える。

---

1 『黄帝医籍研究』（真柳 誠 著、汲古書院2015年刊）では「上」が名、「善」が字であるという。

しかしながら、邪気蔵府病形篇には、

> 故に善く尺を調ふる者は寸を待たず、善く脉を調ふる者は色を待たず、能く参合して之を行う者なり。

とあって、これら「尺膚診」「寸口脉診」「顔面診」の3種の診断法の基盤は共通していて、技術的な難易度または信頼性としては、「尺膚診＞寸口脉診＞顔面診」のようにランク付けされていてはいるももの、これら3種類の診断法を総合的に一体として判断すべきことの重要性を述べているのである。

また、同篇には、

> 色青き者は其の脉絃なり、赤き者は其の脉鉤なり、黄なる者は其の脉代なり、白き者は其の脉毛、黒き者は其の脉石なり。其の色を見て其の脉を得ず、反りて其の相勝の脉を得れば、則ち死す。其の相生の脉を得れば、則ち病已ゆ。

と言いつつも、その直後には、

> 先づ其の五色・五脉の応ずるを定めて、其の病、乃ち別つ可きなり。…其の脉の緩・急・小・大・滑・濇を調へて、病変の定まれるなり。

ともいう。経文全体を通じて解釈すると、実際上は、顔色の五色（または血管の五色）によって五臓の色を定め、それを基に寸口脉では「微・甚」を、尺膚[2]では「緩・急・小・大・滑・濇」を決めることで、病状の五行分類と照合し、それが相生関係か相克関係かによって吉凶を判断するということであったように思われる。そのなかで主たる役割を果たしていたものは「緩・急・小・大・滑・濇」を決定する「尺膚診」のように見えるが、逆に言えば、この段階での「寸口脉診」は、「尺膚診」の代用として、単独の診断が可能なように一応は作られているものの、実際上はあまり機能していなかったのではないかとも推測される。いきおい、診脉部位としても厳密な位置の特定を必要としなかった可能性が考えられる。

一方、その部位については、『霊枢』骨度篇には「肘より腕に至ること、長さ一尺二寸半」とあるので、これが『霊枢』全体はもとより古典文献における基本的な前腕の長さの基準となる。しかも、骨度篇の前腕部の長さの記載がこの条文のみであるので、それは屈側と伸側に長さの差が生じない姿位でなければならず、したがって、肘関節が伸展・回外位で手関節が掌屈背屈中間位の姿位以外はあり得ないことを意味する。ちなみに、上腕の場合は、水平挙上位が原則となろうが、この肢位で脉診を行うことはあまり現実的でなく、実際の脉診は、もっと患者がリラックスしやすい肢位で行われたものと考えざるを得ない。

---

2 「尺皮」ともいう。前腕屈側の皮膚面の状態をいい、伝統的に診断に用いられる。

第二章 「寸口」をめぐる問題

　ちなみに、診脈時の患者の肢位は、仰臥位（背臥位）が原則であったと考えられる。『霊枢』には具体的な肢位についての記述はないが、『素問』脈要精微論篇に、

　　　診法は常に平旦を以てす。陰気 未だ動かず、陽気 未だ散ぜず、飲食 未だ進まず、経脉 未だ盛んならず、絡脉 調匀して、気血 未だ乱れず。故に乃ち有過の脉を診る可し。

とあることから、朝に目覚めたばかりで、まだ交感神経が優位になりきっていない状態の体を診察することを理想としていたようであり、そうなると状況証拠的に、仰臥位で寝具の中にいる状態のままで脉診することが前提であったと考えることが最も納得がいく。その時の診脉肢位も当然、仰臥位で腕が体幹の傍らに位置したままか、肘関節をやや屈曲させて側腹部に載せかけた状態で診ていることになろう。

　古典文献の挿図には、医師も患者もテーブルを挟んで椅子に腰かけて、患者の腕を枕に載せて脉診するものをよく見るが、これは中国の生活様式が大きく変わった唐代以後の椅子テーブル文化のものであり、『素問』『霊枢』の時代とは大きな差があるので、留意するべきである。

　『WHO/WPRO標準経穴部位（日本語公式版）』では、この骨度を「肘窩～手関節横紋：12寸」とし、「出典」を『霊枢』と記載している。これには『霊枢』骨度篇の「12.5寸」説を簡略化したものであるという意味が込められているが、我が国の作者不詳の『鍼灸指南集』[3]という経穴書の「孔最・郄門・支正」の3穴に「腕より肘迄（まで）の一尺二寸の法に付（つけ）る」などの記載に始まることは意外に知られていない。さらに、江戸中期の菊池玄蔵『経絡発明（1753）』はこの骨度を含む独自の骨度法を再編しており、これらに基づいて戦後になって経絡治療家の西澤道允（みちまさ）『臨床東洋医学概論』[4]の骨度法も、『霊枢』の12.5寸説を挙げるものの「一般には一尺二寸、即ち十二等分する」と補足している。この骨度法が簡便であったため、近代には中国に渡って広く利用されたものと推測されるが、その出典が日本にあることを、ついに中国人が知る（または認める）機会はなかったのではないだろうか。

　ちなみに、松元 四郎平（しろへい）『鍼灸孔穴類聚』[5]や本間 祥白（しょうはく）『鍼灸実用経穴辞典』[6]では「前腕1尺説」を推奨している。これは、堀 元昌（ほりげんしょう）（1725 - 62）の『淵々堂挨穴寸尺法』に、

　　　未字号：尺沢より掌後横文に至るは折りて一尺と為す。…
　　　酉字号：曲池より陽渓に至るは折りて一尺と為す。…

3　写本、「鍼灸医学典籍大系」所収、出版科学総合研究所1978年刊：曲直瀬道三の著とする俗説があるが、これにはまったく根拠がなく、実際の作者は不明で成立も江戸前期まで下るものと考えられる。
4　西澤道允（みちまさ）著、一皇漢医道研究所1958年刊。
5　1927年刊、績文堂株式会社1998年復刻。
6　医道の日本社、1955年刊。

とあり、『鍼灸孔穴類聚』経穴尺寸法にも、

> 未：尺沢より太陵に至る一尺 前膞前面の尺度とす。…
>
> 酉：曲池より陽渓に至る一尺 前膞後面の尺度とす。…

とあるように、松元が堀流の骨度法の影響を受けたものであることは明らかである。もちろん、日本鍼灸史上、この説を考案した流派は堀流以外になかったし、それを継承する別の流派も知られていないが、たまたま松元がこの方式を全面的に採用[7]してしまったことにより、突然、近代鍼灸学上の主流に躍り出る結果になってしまったのである。

そもそも、これらの基礎となる『霊枢』骨度篇の尺度は、「人の長さ、七尺五寸なる者」である男性がモデルであると考えられる。山田慶兒『中国医学はいかにつくられたか』[8]の説によれば、この人物は、AD.16年に解剖された王孫慶という謀反人であるらしい。氏の訳による『漢書』王莽伝 (p.87) を紹介することにしよう。

> 翟義の徒党の王孫慶を逮捕したとき、王莽は宮廷医や薬物療法担当医に命じて、腕のいい屠者といっしょに王を切り裂き皮を剥ぎ、五臓を計量し、竹ひごを使ってその脈の道すじをたどり、初めから終わりまでの経路を認知させて、こういった、「これで病気を治療することができる」、と。

当時の1寸はおよそ「2.304cm[9]」であるので、「七尺五寸（= 75寸）」の計測値は「172.8cm」ということになる。しかしこれは、現在のように身長計で測った直線的な計測法での数値ではないはずで、詳細は省略するが、おそらく、直立して、前髪際中央が頂点に位置するように頸部を後屈させた姿勢から、そこを起点として鼻の傍らから頸動脈部を通り、臍の横を下って内果の頂点から地面に至るように、紐状のものを垂らして体幹の前面を通るように計測し、同様に後面も、頭部後屈位で前髪際から頭頂部を超えて背部に紐を垂らして地面に至るまでを計測するという曲線的な数値と考えられる。実験してみると、その紐状のものの弯曲分のロスが3cm弱生じることになり、この差を考慮して、現在の身長計で測った場合を想定すると、実際の身長は「約170cm（≒74寸）」であったと推定されよう。

したがって、『霊枢』で使用されている「寸口」の「寸」字が「1寸」を意味すると仮定[10]すると、前腕全体との相対的距離は「1/12.5寸（= 2.304/28.8cm = 8％；ただし、

---

7 『鍼灸孔穴類聚』は松元の死後に遺族が遺稿を出版したもので、生前の1911年に出版された前著『鍼灸経穴学』の骨度は『霊枢』のままである。

8 岩波新書、1999年刊。

9 『新字源』（小川環樹ら編集、角川書店1967年初版、1994年刊）付録「度量衡表」の説を採用。ほかにも「1寸 = 2.235cm」など、さまざまな説がある。

10 『説文解字（AD.100）』寸部に「寸とは、十分なり。人の手より却くこと一寸の動脈、之を寸口と謂ふ」とある。

約170cmの男性を想定した場合)」でなければならないことは自明であろう。ちなみに、このモデルのリーチ(両手を水平挙上して中指先端間の距離；1尋)は「8尺[11](184.32mm)」となり、身長に比してかなり腕が長いことになる。

　前腕の長さの一方の端の起点となる部位が「肘窩横紋(伸展位)」にあることには異論がないであろうが、問題となるのはその反対側の終点となるべき部位はどこかということである。つまり、「腕に至る」の「腕」とはどこを指すのかということになる。

　後漢末から魏初にかけての劉熙(詳細不明)が著した『釈名』[12]釈形体に、

　　　　腕とは、宛なり。言ふこころは宛屈する可きなり。(「腕」とは「宛」である。
　　　　その意味は屈曲することができるということである。)

とあり、『急就篇(AD. 1世紀後期)』の初唐・顔師古の注には「腕とは、手・臂の節なり」とある。また、晩唐・慧琳の『一切経音義』[13]に「寸口の前、掌の後を腕と曰ふ」とあり、明末・銭雷の『臓腑証治図説人鏡経(1612)』巻八・腹脇手臂図には「臂骨の尽くる処を腕と為す」とある。つまり、「腕」とは日本語で言う「うで」のことではなく、「手関節」を意味し、尺骨・橈骨の下縁と手根骨の上縁との関節裂隙が形成する境界であることが解る。

　ちなみに、両手を広げて水平挙上し、手掌を前方に向けて上肢を最大に伸ばした状態で、両中指の先端の間の長さを「1尋(＝8尺)」とした場合、『霊枢』骨度法では、

　　　　肩より肘に至るは、長さ一尺七寸。
　　　　肘より腕に至るは、長さ一尺二寸半。
　　　　腕より中指本節に至るは、長さ四寸。
　　　　本節より其の末に至るは、長さ四寸半。

となっていて、その合計は「38寸」である。「肩より肘に至る」を「肩関節―肘関節」間とすると「17寸」ではあまりに長すぎるので、「肩甲骨(肩甲棘)内側縁―肘関節」間と考えざるを得ない。これを左右で2倍して「76寸」とし「1尋(＝8尺)」から減ずると、両肩甲棘内端間の距離は「4寸」となり、実際の身体の数値とよく一致する。

　骨度篇の各距離は、経穴の取穴のための相対的な目安などではなく、極めて正確な実測値であると考えないと、このような偶然が頻繁に起こる理由を説明できない。これまでの通説は、計測する起点と終点の解釈を誤った結果であり、また、従来の経穴の取穴法を前提にして牽強付会した結果であって、けっして『霊枢』骨度篇の数値が奇妙なわけではない。したがって、新たな視点で、古典の解剖用語を正しく理解した

---

11 直接的な記載がないことから、『詩経正義』魯頌・閟宮の疏、『甲乙』巻三などから推定した。
12 訓詁書(同類語を集めた辞書)。近似する発音の文字によって意味を解釈する「声訓」を多用する特徴がある。
13 1225部の仏典から難解な字句を挙げて詳細な注釈を付した辞書。

うえで、骨度篇の計測値を正しく反映させた取穴法を再構築する必要があろう。

第2節 「寸口」と太淵穴との関係

　さて、ここから先は、古典に出てくる用語もさることながら、解剖学用語が満載なので、出来れば、なるべく信頼度の高い解剖学書を何冊かお手元に置いていただき、是非、それらの図と見比べながら読み進めていただければ、より理解が深まると思われる。

　『霊枢』本輸篇は、先に挙げた経渠穴の条文の前に、

　　　　魚際に溜る。魚際なる者は手の魚なり、滎と為す。

および、

　　　　大淵に注ぐ。大淵は魚の後一寸、陥なる者の中なり、腧と為す。

とある。魚際穴にいう「手の魚」とは「母指球」のことであり、『黄帝内経素問』(以下、『素問』と略称) 刺禁論篇に「手の魚腹に刺して、内陥すれば腫を為す」とあって、清初・張 志聡の『素問集注 (1670)』には、

　　　　魚腹は、手の大指の下に在りて、魚腹の円壮の如し。手太陰の魚際穴なり。

とあるとおり、当初は「母指球」全体を「(手)魚」とも「魚腹」ともいい、「魚際」とも言ったが、そのコアイメージである母指球中央部が「孔穴」として認識されていたと考えられる。

　「魚際」の「際」とは、本来、「赤白肉際」すなわち、「手掌と手背および足底と足背における皮膚組織の境界線」のことではなく、母指球全体を魚体に、母指を魚尾に見立てたとき、魚体の中央を走る「側線 (魚類の背部と腹部の境界線)」をイメージしたものではないだろうか。『説文解字』阜部に「際とは、壁の会なり」とあり、壁と壁の合わせ目という意味で、転じて「接合部」「境界」という意味となる。もちろん、「魚際」は「手魚の赤白肉際」という解釈があり得ないわけではないが、全体的な辻褄は合いにくくなる。この場合は、やはり「手魚の側線 (→中央)」という意味で捉えるべきであろう。

　したがって、「大淵」穴が「魚の後一寸、陥なる者の中」にあるということは、「大淵の前方1寸」に「魚際」があるということになろう。これらと経渠穴の条文を総合的に解釈すれば、「魚際→大淵→経渠」の距離は互いに1寸ずつで、3穴がほぼ等間隔に一直線上に並んでいたものと考えられる。

　ちなみに、『淮南子』覧冥訓には「詹何の 魚を大淵の中に驚かす」とあって、術数 (当時の先端科学のこと) に長けた詹何 (戦国時代の人) は大きな淵の中の水中の魚ま

第二章 「寸口」をめぐる問題

で驚かしてしまうという。魚際の隣にあるツボは魚の棲む大きな淵という訳である。また、『爾雅』[14]釈天に「太歳 亥に在るは、大淵献と曰ふ」とあり、『淮南子』[15]天文訓にも「太陰 亥に在れば、歳名を大淵献と曰ふ」とあって、古くは「亥」の年の「太歳（年周りの神）」を「大淵献」と言った。十二子の最終である「亥」は12年を一回りとする大きな周期を象徴するものであり、秦時代から前漢初期までは亥の月を正月とする顓頊暦を使っていたこともあって、十二経脉の循環の起点を象徴する意味もあったと考えられる。さらに、『釈名』釈兵には、

> 弓とは穹なり。…其の末を簫と曰ふ。…中央を弣と曰ふ。…簫と弣の間を淵と曰ふ。淵とは宛なり。言うこころは宛曲するなり。

とあって、弓の中央部と先端部の間の部分を「淵」といい、その意味は「宛（湾曲する）」であるという。つまり、「淵→宛→腕→手関節」という図式が成り立つことを意味している。これら3種の意味合いが総合されて「大淵」と命名され、『甲乙経』以後は「太淵」と変化して現在に至る。

中華人民共和国の建国後で文化大革命以前の鍼灸事情を反映する貴重な経穴文献である『鍼灸孔穴及其療法便覧』（池 澄清 編、中国・人民衛生出版社、1959年刊）には、

> 太淵：掌後横紋の頭、橈骨動脈の拍動する処。
> 魚際：大指本節の後、太淵穴の前約1寸の処。
> 経渠：腕横紋の上1寸、橈骨動脈の側ら。

とあり、これらの内容は比較的古典文献の意味する部位に近い。本書は、筆画順（簡体字）に685穴の部位や主治などを列挙した小冊子で、初期の現代中医鍼灸の状況を良く伝えており、戦前の日本鍼灸の影響を強く受けていること、主治証が西洋医学病名の列挙であること、澤田流の諸穴を含む奇穴・新穴が豊富に収録されていることなどを特徴とする。

『霊枢』経脉篇にも、

> 肺、手太陰の脉、…寸口に入りて、魚に上り、魚際を循りて、大指の端に出づ。

とあって、ここでも「魚際←魚（に上る）←寸口」という表現で3種の部位が示されており、この「魚（に上る）」という部分が「大淵」穴でいう「魚の後一寸」に対応していて、「寸口」と「魚（腹）」との境界である「腕→淵」に当たることが解る。

また、『霊枢』邪客篇には若干の欠字があるので、それを『太素』巻九・経脉正別によって補って書き下せば、

> 手太陰の脉、大指の端に出でて、内屈して白肉を循り、本節の後・大淵に

---

14 前漢時代初期に著された訓詁書で、儒教経典を恣意的に解釈させようとする目的で編纂された。
15 前漢初期、漢の高祖劉邦の孫である淮南王・劉安がお抱えの学者に作らせた雑家的思想書。

> 至りて、留まりて以て澹へ、以て外屈して本節を上る。以て下りて内屈して、手の少陰・心主の諸絡と魚際に会して、数脉并せ注ぐ。其の気 滑利にして、壅骨の下を伏行し、外屈して寸口に出でて行き、上りて肘の内廉に至りて、大筋の下に入る。…

となるが、同じ経脉の走行を表現したものであっても、経脉篇の条文よりも複雑であり、経脉篇成立以前の原初的な状態を保存しているものと思われる。

一見しただけでは意味の解らないこの経文も、手掌部の動脈の走行と重ね合わせてみるとその意味が明確になる。

橈骨動脈は、「寸口」付近で浅掌枝を尺側に伸ばした後、手背側に回り込むようにして橈骨茎状突起の上層（陽渓穴）を通過し、合谷穴付近で母指主動脈と深掌動脈弓と吻合する分枝に別れ、母指主動脈は直ぐに母指末端に至る固有掌側指動脈と示指に至る示指橈側動脈に別れる。

一方、尺骨動脈は、豆状骨付近で深掌動脈弓と浅掌動脈弓に分岐するが、両者は各指に向かって分枝を伸ばしてそれぞれの中手指節関節付近で合流する。また、浅掌動脈弓は労宮（PC8主説；第2・3中手骨間）穴付近で橈骨動脈浅掌枝と吻合する。

このような複雑な走行状況を橈骨動脈側から説明を試みた場合、邪客篇の手太陰経脉の記述は意外なほどのリアリティをもって立ち現れてくるのである。

ここに見えているランドマークを整理すると、

> 大指→本節→〔大淵〕→本節→魚際→壅骨→寸口→肘

という順になるが、文中の「大淵」は傍注が伝写の過程で経文に紛れ込んだものと考えるべきであろう。つまり、「大指→本節→魚際→壅骨→寸口→肘」となるべきなのである。

むしろ、〔大淵〕と関連するべきは「壅骨」であろう。「壅骨」とは、『太素』楊上（善）注に「壅骨とは、手魚骨を謂ふなり」とあり、清初・沈 彤の『釈骨（18世紀初）』には「手の大指本節の後の起骨を壅骨と曰ふ」とあって、『霊枢』邪客篇を引用して「壅骨とは、固より、魚際の旁ら、寸口の前に在り」と補足する。つまり、「壅骨」は手根部掌面橈側の膨隆である「舟状骨結節」を指していることになる。

『霊枢』経筋篇の、

> 手太陰の筋、大指の上に起こりて、指を循りて上行し、魚の後に結して、寸口の外側を行き、上りて臂を循り、肘中に結す。

も、基本的に経脉篇と同様の表現である。「経筋」を、「ミオトーム」や最近流行りの「ファシア（アナトミー・トレイン）」のように、「筋膜および筋肉・腱の連結」と捉え

ようとする考えが普及してきているが、その考え方は『太素』巻第五の楊注で既に提出されている。『霊枢』邪客篇に対応する、

　　　　地に林木有りて、人に幕⦅『霊枢』は「募」字に作る⦆筋有り。地に聚邑有りて、人に䐃肉有り。

という経文に対し、楊注は、

　　　　幕は当に膜為るべし。亦た幕とは、覆なり。膜筋とは、十二経筋及び十二筋の外裏膜の分肉なる者にして、膜筋と名づくるなり。…

という。「膜筋」とは、十二経筋とそれを包む結合組織（外裏膜の分肉なる者）であるとしたのである。

　しかし、『素問』皮部論篇には「䐃破れ、毛直ちて敗す」とあり、王冰注に「䐃なる者は、肉の標なり」とあるように、『内経』中で「筋肉（muscle）」を意味する言葉は「䐃肉（盛り上がった肉塊の意味）」であって、「筋」字をただちに「䐃＝筋肉（muscle）」であるとは言いにくいものがあるが、『甲乙』巻三・第二十七に「臂臑は、肘の上七寸、䐃肉の端に在り」とあって、「䐃肉」が「三角筋」であることは明らかである。『説文解字』肉部では「筋とは、肉の力るるなり（力んで筋肉が盛り上がること、またはその状態のこと）」とあり、弛緩した状態ではただの「肉」または「肌」—『説文』肉部に「肌とは、人の肉なり」とある—なのである。

　近年の中国では「筋」を「tendon（＝腱）」、「肌」を「muscle（＝筋肉）」と解しているのでいささか意味を狭く取り過ぎているようである。ただし、「腱」の古字として「笏」の字体があり、『説文解字』肉部では「笏とは、筋の本なり」とあって、この字体を本字として記述している。「笏」字と「筋」字は、字形が極めて似通っているため、筆写した書体ではほとんど区別しがたい。困ったことに『素問』『霊枢』には「腱（＝笏）」の字体は１字も使用されていないので、使用されている文字が本来「笏」字であるのか「筋」字であるのかは、実際には判断できないことになる。また、「笏（＝腱）」の発音は古代においては「温（→溫）」に近く、馬王堆漢墓帛書のいわゆる『足臂十一温灸経』では、「溫」字が「あたたかい」という意味で使用されている１例を除いては、すべて「脉」の意味で使用されていることから、「笏≒温（→溫）≒脉」という図式が成立してしまうことになり、その結果として、『素問』『霊枢』中の「筋」字を「脉」の同類と看做したとしても、問題は生じないものと考えられる。俗に「青筋」などのように「筋」自体に「血管」の意味を含ませる例もある。

　逆に言うと、『内経』中の「脉」概念の中には、「tendon（＝腱）」や「nerve（＝神経）」まで含まれて紛れ込んでいる場合があるとしても何ら不思議ではなく、「経筋」が「経脉」と同類であったとしても、不自然なところは何もないのである。事実、前述した『霊枢』寒熱病篇の「…秋は気口を取り…気口は筋脉を治し…」では、「筋脉」

を治療する部位として「気口」を挙げており、これは手足の動脈拍動部が「筋」にも「脉」にも同様に影響を与えることができる治療点であることを示している。もし、「経筋」が「経脉」とは無関係なシステムであると仮定すると、治療に「気口」が関わる理由をどのように説明するのか困ってしまう。『霊枢』全体を統一的に理解しようとしたとき、「経脉」と「経筋」は完全に同じものではないにせよ、極めて似通った概念であると考えておいたほうが現実的であろう。

したがって、『霊枢』経筋篇の「手太陰の筋」の場合も、「手太陰の経脉」の同類と仮定すれば、「指を循りて上行し」という記述が経脉篇の「魚際（を循る）」に通じていて、「魚の後」が本輸篇における「大淵」穴の「魚の後一寸」の「魚の後」と同じ位置関係にあることから、「指（を循る）→魚後→寸口」という図式は、邪客篇の「魚際→壅骨→寸口」、および経脉篇の「魚際←魚（に上る）←寸口」に対応し、さらに本輸篇の「魚際→太淵→経渠」にも通じていることになる。これらの用語は微妙にコアイメージのずれを生じているので、全体をまとめて順に並べてみると、

大指端(=少商)→(循)指→魚(=魚腹=魚際)→魚後→壅骨(=腕=魚に上る=太淵)→寸口(=経渠)

という図式ができ上がる。『甲乙経』巻三がいう、

　　　　魚際…手の大指本節の後、内側散脉（しりえ）中に在り。

とは、経筋篇の「指を循る」を意識したものであり、魚際穴の本来の部位は「第1中手骨尺側中央（および母指球の中央）で、太淵穴の1寸下方」であると同定でき、同じく、

　　　　太淵…掌後、陥なる者の中に在り。

の「掌後」は、本輸篇の「魚後」に通じるため、太淵穴の本来の部位は「（母指球上縁の）大菱形骨結節と舟状骨結節の間隙で、（手関節を橈屈したときにできる）手関節内側（最遠位）横紋上」ということになり、同様に、

　　　　経渠…寸口、陥なる者の中に在り。

を考慮すれば、経渠穴の本来の部位は「太淵穴の上方1寸の陥凹部で、橈骨動脈上（または橈側手根屈筋の外方）」ということになろう。

「寸口」部は、明らかに動脈上でなければならないが、「太淵」は必ずしも動脈上とは限らない。少なくとも原文には「動脈」とは記載されてはおらず、初期の主な「太淵（または大淵）」穴の部位表現に「動脈」を思わせる記述はほとんどなく、わずかに『難経集注』一難における三国時代（呉）・呂広（りょこう）注の「手の太陰の動脈、太淵なり」、および『素問』気交変大論篇（後漢から唐代初期を経て、五代から北宋初期に成立した運気7篇のひとつ）の「太淵の絶する者は、死して治せず」――この表現は必ずしも動

脈拍動を意味しないが、動脈とも解釈できる―の２例を数えることができるのみである。

　当然ながら、「太淵→経渠」間の「１寸」は、骨度篇による「12.5寸」を分母とすることとなるが、実測してみると「腕橈骨筋停止部の膨隆（＝掌後高骨）[16]」の頂点よりは、「1/12.5寸」の境界のほうがわずかに遠位にずれ込む（１寸の幅が狭くなる）ことが多いようである。『甲乙経』の「陥なる者の中」の記述に従えば、距離[17]よりも陥凹部を優先する必要があるため、実際の部位は「掌後高骨（腕橈骨筋停止部の膨隆）」から遠位方向に移動させて陥凹の中心部（「1/12.5」よりさらに遠位に移動して、実質的には「0.5〜0.7/12.5寸」程度）に取穴しなければならなくなる。

　また、「魚際→太淵」間の「１寸」に対しては、骨度篇の「腕より中指の本節に至るは、長さ四寸」を基準とすることになろうが、敦煌出土の『P.3287（仏・ペリオ文献）』（『亡名氏脉経第一種』とも呼ばれる）のいう、

　　　三分して太淵に属し、以て淵中に魚有り。故に以て三分して上りて魚際を
　　　貫き、魚口に入るなり。太淵従り手の少商の井に上り至るまで五寸有り。故
　　　に淵井の中に五寸の魚を養う。故に魚際と名づくなり。

によって、「太淵→少商」間を「５寸」と看做して取穴することも可能であろう。

　『WHO/WPRO標準経穴部位』では「手関節掌（背）側横紋」を定義して、

　　　手関節を掌屈{陽経は背屈}して、尺骨と橈骨の茎状突起{本来の正しい意味}の遠
　　　位端を結ぶ線上にできる横紋。２本以上の横紋ができる場合、最遠位とする。
　　　　　　　　　　　　　　　（『日本語公式版』経穴部位決定のためのガイドラインp.9）

とあり、LU9（太淵）が、

　　　手関節外側、橈骨茎状突起と舟状骨の間、長母指外転筋の尺側陥凹部。
　　　注：手関節掌側横紋の橈側、橈骨動脈上にある。
　　　　　　　　　　　　　　　　　　　　　　　　　（日本語公式版「肺経」p.30）

とするのは、これらの諸事情を包括的に勘案した上でのものであるといえる。

　ちなみに、『霊枢』邪客篇に登場する「屈」字は、「穴（つぼ）」の語源と考えられ、当初、「屈曲（あるいは分岐する）」血管を治療目標としていたことの名残であろう。

---

16 初期の経絡治療がこの部位を「橈骨茎状突起」と言い慣わして以来、日本でも中国でもこの言い回しが普及してしまっているが、本来の解剖学用語としてはコアイメージの誤認である。本来の「橈骨茎状突起」とは、陽溪（LI5）穴の部位に当たる。正しくこの部位を言い当てるには、せめて「橈骨茎状突起根部の掌側の膨隆」くらいの説明が要る。

17 もっとも、経渠穴の部位の記述には「寸口」とあるのみで、具体的な距離を示す表現はない。

第3節 「寸口」と列欠の関係

　寸口部を部位的により明らかにする上で、「列欠」穴に触れておこう。
　松元四郎平『鍼灸孔穴類聚（1926）』には、当該穴を、
　　　　　橈骨茎状突起の直上にして関脉の傍（かたわら）なる骨の割（わ）れ目の中に在る絡穴なり。
といい、「取穴法」の項には
　　　　　…又（また）腕橈関節の上一寸五分に取るの説あり。
ともある。また、「解剖」の項を現代用語に訳せば、
　　　　　方形回内筋と腕橈骨筋との間、長母指屈筋の外部で、前者[18]に同じ。
となる。これは、『WHO/WPRO日本語公式版』における、
　　　　　LU7（列欠）：前腕橈側、長母指外転筋腱と短母指伸筋腱の間、手関節掌側
　　　　　横紋の上方1.5寸。
とは、明らかに部位が異なっている。この違いはどこから生じたのだろうか。また、「寸口」との関係はどのように考えるべきなのであろうか。
　『霊枢』経脉篇の後半に出てくる別脉（絡脉）部分には、
　　　　　手太陰の別、名づけて列欠と曰ふ。腕上の分間に起こり、太陰の経に並び
　　　　　て、直（すぐ）に掌中に入り、散じて魚際に入る。…之を腕を去ること半寸に取る。
　　　　　陽明に別走するなり。
とある。ただし、『太素』や『脉経』では、「半寸」の語を「一寸半」に作ることから、校勘学上は「手関節の上方1.5寸の陥凹部」とするべきであることが判る。「陽明に別走する」とは、母指球を貫通して示指に連絡しているという意味であり、直行する支脈である「別絡（絡脉）」はそこから分岐して、「掌中（手掌の深部）」へと走行して分散しており、その途中にある母指球付近に「魚際」が位置するものと考えられる。
　『甲乙経』巻二では「半寸」を「一寸」に作っているが、これは伝写の過程で、本来「一寸半」であったものから「半」字が脱落したもので、『霊枢』の場合は「一」字が脱落し、さらに「寸半」が転倒（漢文の用語では「誤乙」という）したものと推測される。
　ちなみに、古典文献中の表記は「列缺」であり、その意味は、『史記』司馬相如伝の注に「列缺とは、天の閃（ひらめき）なり」とあるように、本来は稲光（いなびかり）のこと、またはその神の名であったと思われるが、「缺（かける・へる）」字が「袂（たもと・そで）」字に通じ、「列（つらなる・ならぶ）」字が「裂（さける・開口する）」に通じるために「袖口」がイメージされ、そのイメージに相応しい部位である「寸口に列（つら）なる陥凹部」の意味に解釈されたものと思われる。

---

18 前者とは孔最穴のことで、事実上「橈骨動脈・橈側皮静脈、橈骨神経・前腕外側皮神経」が分布しているという意味。

余談だが、『WHO/WPRO日本語公式版』では旧字体の「列缺」が現在の日本の常用漢字である「列欠」に改められた。「欠」字は、本来は「ケン」と読み、「あくび」の意味の象形文字であるが、古来、「缺(けつ)」の略字としても使用されていた。戦後、文部省国語審議会の答申などに従って、「聽會→聴会」などのように、多くの経穴の用字が常用漢字に改められていったが、なぜか「缺」などの少数の文字が放置されたままになっていたのである。『鍼灸実用経穴辞典』[19]などでは、早くから「欠」字に変更されていたにもかかわらず、多くの鍼灸関係書籍の対応が曖昧なままであった。

今回のWHO経穴標準化に伴い、日本語の経穴名のほとんどが、実情に合わせて、文科省国語審議会の答申に沿う形で常用漢字に改定された。しかしながら、その中で残念だったことは、「GV15（瘂門）」が見過ごされてしまったことで、中国でも使用されている文字を使って「唖門」としたほうが、より現実的であったように思われる。また、「LU4（俠白）」「GB43（俠渓）」の「俠」字は俗字であって、厳密には常用漢字ではない。したがって、本来は正字の「侠」と記述するべきものであるが、PC用の日本語ワードプロセッサーソフトのフォントの多くにこの俗字が採用されていて、実質的には支障がないことが考慮されて、画数の少ない「俠」字を通用したという経緯がある。

さて、「列欠」の位置の問題へ戻ろう。表記については、古典の引用文において、「列缺」と旧字体で表記したほうが理解しやすい場合を除いて、原則的な表記を（日本語版）WHO標準に合わせて「列欠」とし、区別することとする。

『霊枢』経脉篇における別脉（絡脉）としての「列欠」の条文は、その分岐点としての列欠穴から尺側方向に枝分かれして舟状骨の上を通り、短母指屈筋の下に潜り込んで、そこから母指球全体に分散すると解釈できる。これは、橈骨動脈浅掌枝が浅掌動脈弓に吻合している様子を表現したものであろう。同じく邪客篇では、橈骨動脈浅掌枝までもが走行表現に含まれていたので、一層複雑さが増している。

しかし、実際には、「橈骨動脈から分岐して示指に走行する（陽明に別走する）」動脈は示指橈側動脈であって、これは橈骨動脈の末流である母指主動脈から合谷穴付近で別れたものであり、橈骨動脈浅掌枝から分岐しているわけではない。浅掌枝が本流の橈骨動脈から分岐する部位は、手関節の関節裂隙付近（「腕後半寸」）であることが比較的多いが、イレギュラーはさまざまで、腕橈骨筋停止部より近位からの分岐であっても、極めて珍しいというわけでもない。

試みに『〈学生版〉ネッター解剖学図譜（第2版）』[20]の図を例にとれば、「図418」がほぼ舟状骨上縁からで最も遠位から分岐し、「図434」が最も近位からで「高骨（腕橈

---

[19] 本間祥白 著、医道の日本社1955年刊。
[20] 相磯貞和 訳、丸善株式会社2001年刊。

『〈学生版〉ネッター解剖学図譜（第 2 版）』

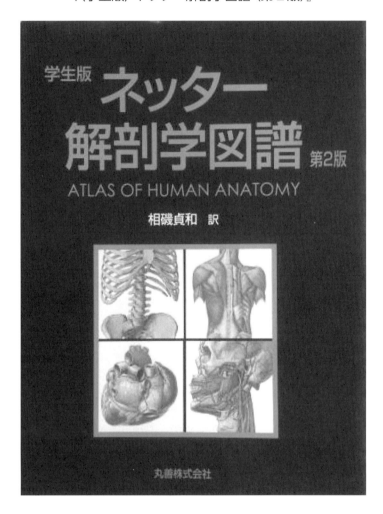

骨筋停止部の膨隆）」上方の陥凹部付近から分岐している。他の図も、舟状骨結節と腕橈骨筋停止部との位置関係を目安に、近位から順番に並べてみると「図430」「図416」「図417」「図429上」「図424」「図429下」「図435上」「図435下」のようになる。

　つまり、図譜（イラスト）を目視してのことではあるが、分岐部が一定の位置に集約されてはおらず、どこから分岐し易いというはっきりした傾向が見られないという状況がご理解いただけよう。

第二章 「寸口」をめぐる問題

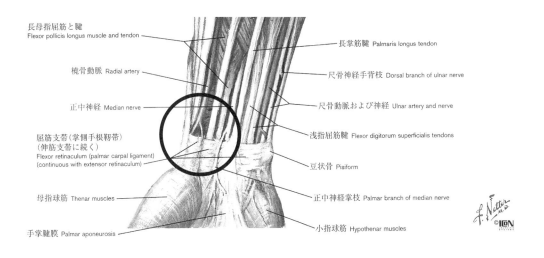

[図416]

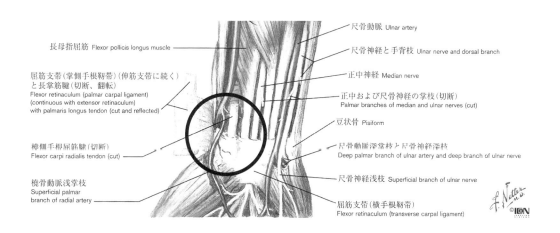

[図417]

109

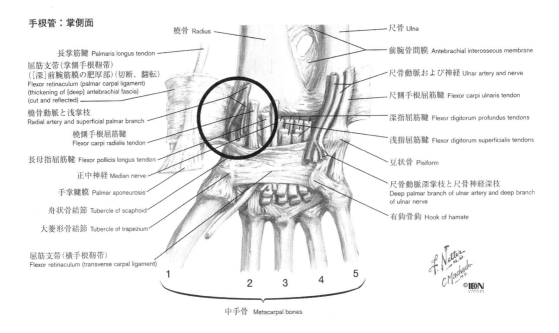

[図424]

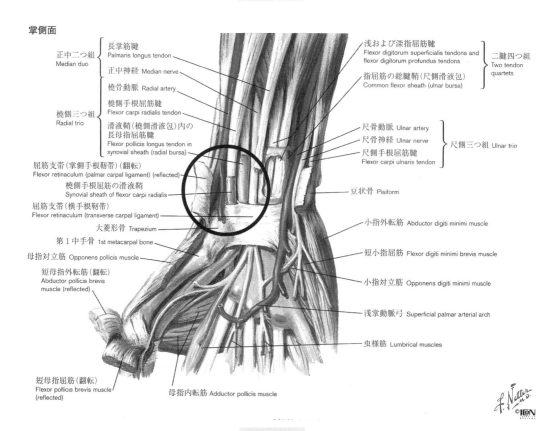

[図430]

第二章 「寸口」をめぐる問題

手関節と手：手掌深層

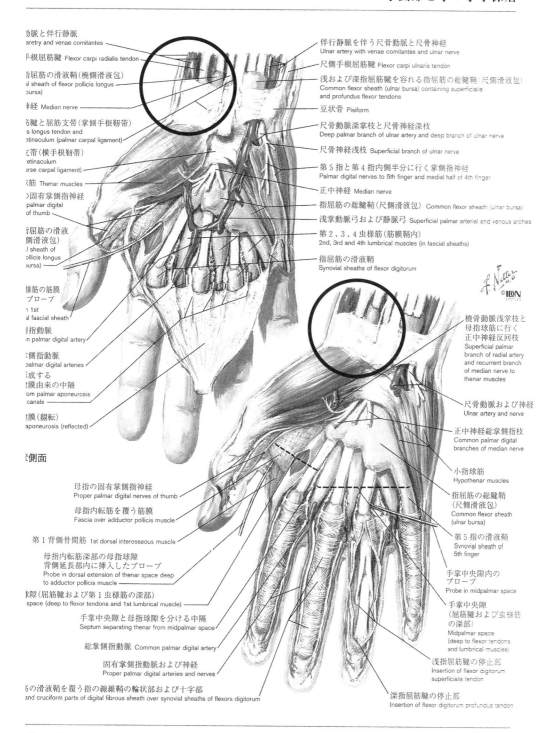

「図429上・下」

図429

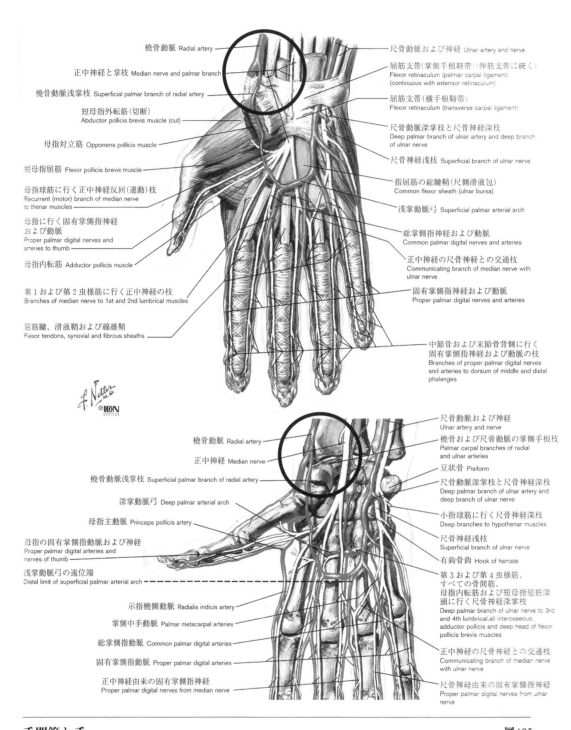

手関節と手   図435

[図435上・下]

これらの図でいえば、「図435上」や「図435下」あたりが『霊枢』の列欠（0.5寸）に近く、「図434」や「図430」は『太素』や『脉経』の列欠（1.5寸）に近いと言えよう。校勘学的には明らかに『太素』や『脉経』のほうに軍配を上げるべきであろうが、臨床的には『霊枢』を一概に誤りと断ずることはできない。

　ひるがえって、「寸口脈診」について思いを巡らすと、寸口部全体のどこからでも橈骨動脈浅掌枝が分岐する可能性があり、いわゆる「双管脉[21]」が想像以上の確率で存在していることも理解できる。松元四郎平は列欠の部位について「関脉の傍(かたわら)なる骨の割(わ)れ目の中」というが、前腕1尺説を基に別説の「腕橈関節の上一寸五分に取る」という記述に従えば、むしろ「尺脉（尺中）」のほうに近くなると考えられる。松元は、太淵を「寸口」、経渠を「関上」としていたので、「関脉」は「尺脉」のミスプリントの可能性もなくはない。

　『甲乙経』巻三では、

　　　　　列欠、手太陰の絡なり。腕上を去ること一寸五分にして、陽明に別走する者なり。

となっていて、『太素』や『脉経』に従っており、以後、これが主流となる。しかし、別脉（絡脉）の走行部分を省略したために、結果的に、メインの経脉部分の、

　　　　　肺、手太陰の脉…大指の端に出づ。其の支なる者は、腕後従り、直ちに次指の内廉に出でて、其の端に出づ。

の記述に関連して解釈され易い状態を生み出してしまった。したがって、本来、経脉に所属するはずである、「腕後」から外側に枝分かれして示指（大腸経）に向かう「支なる」脉を、「手太陰の絡」に変更されてしまう傾向が読み取れる。当初の本流と支流とが伝写の過程で入れ替わり、結果的には、解剖学的に正しい位置に納まってしまうという皮肉なストーリィが展開されていくことには、非常に興味深いものを感じる。

　結局、『甲乙経』の列欠穴の部位は、

　　　　　（前腕の骨度を12.5寸としたとき、腕橈骨筋腱の尺側縁と橈側手根屈筋腱の橈側縁とが形成する溝の中で、）太淵穴の上方1.5寸の高さ（の浅掌枝の分岐部）。[22]

ということになろう。これは、駒井一雄の『経絡経穴学』（春陽堂書店、1939年刊）に、

　　　　　内橈骨筋｛＝腕橈側屈筋｝腱の拇指側、橈骨茎状突起の上内側、長屈拇筋｛＝長母指屈筋｝の外部。

---

21 寸口部中に2本の血管の拍動を感じるもの。山本晃久ら「橈骨動脈拍動部（脈診部位）における双管脉の出現頻度と橈骨動脈の分枝との関係―超音波画像による観察」（明治鍼灸大学紀要『明治鍼灸医学』28号、2001年刊）に拠れば、左右70例中、手指感覚で16例（22.9％）、超音波画像で24例（34.3％）を確認したという。
22 「列缺、手太陰之絡、去腕上一寸五分。別走陽明者。」

とあるのが比較的近い（ここにいう「橈骨茎状突起」は、本来の解剖学的意味でも、「掌後高骨」の誤称でも、どちらでも成立し得る）。

ちなみに、『針灸学』[23]には、

> 腕橈骨筋腱と長母指外転筋腱の間で、前腕外側皮神経と橈骨神経浅枝が支配する。

とあるが、それ以前の中国の鍼灸文献では、日本の部位表現とほとんど変化はなかった。

唐・王燾『外台秘要方（752）』巻三十九・肺人には列欠の別説として、

> 甄権云ふ、「腕の後、臂の側ら三寸、頭｛「指」字を欠く｝を交叉し、両筋骨の罅の宛宛たる中、是れなり」と。

とあり、これを王懐隠の『太平聖恵方（992）』巻九十九の場合は正説と合成して、

> 腕の側らを去りて上ること一寸半。頭を交叉し、両筋両骨の罅の宛宛たる中は、是の穴なり。

とした。北宋・王惟一の『銅人腧穴鍼灸図経（1026）』巻下になると、

> 腕の側らを去りて上ること一寸五分。手を以て、頭指の末を交叉し、筋骨の罅の中。

とされ、元・王国瑞の『扁鵲神応鍼灸玉龍経（1329）』一百二十穴玉龍歌の注では、

> 列欠：大指の直上、手を叉へて、中指の尽くる処に在るは、是の穴なり。

と、同じく六十六穴治証では、

> 列欠：…腕の側ら、手を以て交叉して、食指の尽くる処を取りて、両筋骨の罅の中に在り。

と解釈された。この取穴法は実質的には金元鍼灸を主導した天才鍼灸師の竇黙（漢卿）に由来するもので、当たる指によって示指説・中指説・無名指説の3説があったと考えられるが、さらに元・滑寿が『十四経発揮（1341）』において『銅人腧穴鍼灸図経』を引用し、その「頭指」の語に注釈を施して「当に食指に作るべし（当然、食指であるべきだ）」といったことで、一応の決着を見る。列欠の取穴法として、これらに由来する「両手の虎口（母指と示指の指の股）を交差させて、示指（または中指）の先端に当たる筋骨の溝」とする簡便法が広く行われていたが、中国ではそのためにかえって取穴位置が曖昧になっていた可能性がある。そのような状況が背景となり、橈骨神経外側枝[24]に対して選択的に刺激を加える目的で、意図的に部位を変更しようとしたものと推測されるが、これが近代の日本人の発案であるのか、中国で独自に開発

---

23 中国・上海中医学院編、商務印書館香港有限公司1975年刊。以下、『』を附け、「針」字を採用して『針灸学』という場合は固有名詞としての本書を指す。
24 この神経は第1中手骨の橈側縁を通って少商穴付近に達し、母指の屈筋に作用する。

された手法であるのかは、即断し難い。

　『針灸学』を編纂した当時の上海中医学院では、（密かに）日本の西洋医学的鍼灸を理想とした中西医結合医学が盛んであったようではあるが、結果として、従来説から腕橈骨筋腱を隔てて外側方向に移動させている。本書には古典からの引用はあっても、現在の中医学の中心思想ともいうべき弁証論治は片鱗すら窺うことができないし、完全に病名治療に徹していることも特徴の一つで、科学的鍼灸の立場で見たときには、今日の我々も参考とすべき内容が豊富であり、臨床の手掛かりの宝庫でもある。

　いっぽう、『針灸学』の２年後に刊行された『鍼灸医学―経絡経穴の近代的研究―』[25]の取穴法には、

　　　…短母指伸筋腱と長橈側手根伸筋の間の骨の陥凹中で、太淵穴と経渠穴を
　　　底辺にした三角形の頂点に当たるところに取る。

とある。ここに『針灸学』が参考にされた気配はないが、部位的には一致しているため、偶然『針灸学』と同様の解釈がなされたか、あるいは両者の根拠となるべき共通の解釈が存在しているかのどちらかであろう。

　『鍼灸医学』中の論証は詳細ではあるものの、『太素』と『霊枢』のそれぞれの真の成立年代を知らなかったことによる、書誌学上の初歩的な誤りを発端としており、また、脈管学よりも神経学的な根拠を得ようとするバイアスが強く働き過ぎた結果であるともいえる。

　『針灸学』にも同様の傾向があるために、手関節横紋から1.5寸の距離を保持して、母指およびその屈筋に影響させようとして、「両手の虎口を交差して示指（または中指）端の当るところに取る」取穴法を積極的に利用した結果であると推測される。しかしながら、この取穴法は、手関節の屈曲の角度や虎口の交差の角度によって、どのような位置にでも示指（または中指）頭を当てることができるため、せいぜい高さを大雑把に決める目安にしかなり得ず、どこまで行っても簡便法以上の存在ではないため、これを採用する経穴書には、警戒する必要がある。

　このような神経学的な考え方は、歴史的にはむしろ日本で先行しておこなわれていたはずであり、筆者の管見には入らなかったが、列欠穴においても同様の解釈が『針灸学』以前の日本でも行われていて、それが中国にも伝わったという可能性は捨てきれないのではないかと疑われてならない。

　さらには、この列欠の取穴法に基づき、本来の経脉の走行ルートから表裏経寄りに横に逸らして、絡穴を取穴する傾向が生まれて来たのは、文革期を過ぎた中国で始まったものであろうと思われる。

---

25 竹之内 診佐夫・濱添圀弘 著、南山堂、1977年刊。

第4節 『素問』『難経』と「寸口」

　『素問』の診断法においては、特に「三部九候脉診」が有名であるが、その陰に隠れるようにして「独取寸口診」が誕生している。五蔵別論篇には、

　　　　帝曰く：気口 何を以て独り五蔵の主と為さん。

　　　　歧伯曰く：胃なる者は、水穀の海、六府の大源なり。五味 口に入りて胃に蔵され、以て五蔵の気を養ふ。気口は亦た太陰なり。是れ五蔵六府の気味を以てし、皆な胃より出でて、変じて気口に見るるなり。

とあって、胃から産生された「水穀の精微」が変化したものが、太陰に属する「気口」部に現れると考えられていることが判る。また、経脉別論篇には、

　　　　脉気 経を流れ、経気 肺に帰す。肺は百脉を朝して、精を皮毛に輸ぎ、毛脉 精と合して、気を府に行らし、府 神明を精して、四蔵に留む。気 権衡に帰して、権衡 平を以てす。気口 寸を成して、以て死生を決す。

ともあり、経脉の気が肺に集まることから（肺の脉である）「気口」部によって「死生」を判断できるという。

　上記のごとく、『素問』では「気口」と書かれていることから、一応、『素問』における原初的な「独取寸口診」の考え方を「独取気口診」と呼んで区別しておこう。

　『霊枢』の場合と違って、『素問』の「気口」は「寸口」と全く同義である。ここで初めて「独取気口診」の考え方が形成されたのであって、『難経』一難によって「独取寸口診」が新たに確立したわけではない。

　一難における真の主題は、営気と衛気の流れが同じルートを同じペースで循環するということであり、営気と衛気の違いは、衛気が「脉外」を流れ、営気が「脉中」を流れるだけであることを暗に示すことであって、「独取寸口診」が強調され過ぎる解釈は、『難経』全体の方向を読み誤る可能性があるので注意するべきであろう。

　また、『素問』平人気象論篇に「寸口の太過と不及とを知らんと欲すれば…」とあるように、『素問』では、「三部九候診」を必要としない場合、特に部位が示されていないものは原則的に「独取気口診」であったと考えられる。しかしここでも、「五臓の脉」においては、顔面（あるいは尺膚）の五色によって五臓を定めて寸口部の脉状を見るという、『霊枢』邪気蔵府病形篇の方式が継承されていたと見るべきであろう。もちろん、平人気象論篇の「太過・不及」は邪気蔵府病形篇の「微・甚」から受け継がれたものであろう。

　『素問』における具体的な脉診法の記述はあまり多くはなく、「胃気の脉」の有無を根本にしつつも、「四時の脉（季節の脉）」と「五臓の脉」とを中心にした脉状診的な診断を行っていたものと考えられる。

『難経』二難には、
> 関従り尺に至るは、是れ尺内にして陰の治す所なり。関従り魚際に至るは、是れ寸口内にして陽の治す所なり。故に寸を分かちて尺と為し、尺を分かちて寸と為す。故に陰を尺内の一寸に得、陽を寸内の九分に得て、尺寸の終始は一寸九分たり。故に尺寸と曰ふなり。

とある。つまり、『難経』では、脉診における前腕全体の長さを「尺＋寸口＝１尺１寸」とし、診脉部位を「魚際」—ここでは『霊枢』のいう「魚後」、すなわち手掌と前腕の境界を意味する—から「尺」の方向へ「１分」を除いたところから、「（尺内）一寸＋（寸内）九分」の都合「一寸九分＝1.9/11寸」の範囲と定義しているわけである。

これは、寸部の「0.1/11寸≒0.91％」を除いた「0.9/11寸≒8.18％」で陽を診、尺部の「1/11寸≒9.10％」で陰を診るという『難経』型「独取寸口診」の診脉部位の範囲（1.9/11≒9.09％）を規定している条文である。それ以外の「尺膚」部分の距離は「9/11寸≒81.81％」ということになる。

『難経』で言うところの「関」という部位は、単なる陰陽の境界線でしかなく、診脉部位としては実質的な評価を十分与えられていない。十八難において、
> 三部なる者は、寸・関・尺なり。九候なる者は、浮・中・沈なり。上部は天に法りて、胸より以上、頭に至るの疾有るを主るなり。中部は人に法りて、膈より以下、齊に至るの疾有るを主るなり。下部は地に法りて、齊より以下、足に至るの疾有るを主るなり。

とあって、配当されるべき部位が示されているにもかかわらず、二難をいくら丁寧に解釈しても、「関」部が境界線以上の一定の幅を与えられていることは考えにくいものがある。

「関」とは、前腕全体（11寸）においては「寸部（1寸）」と「尺部（10寸）」の境界であり、診脉エリアである「寸口部（1.9/11寸）」においては「寸内（0.9寸）」と「尺内（1寸）」の境界であり、ここは体幹部における陰臓と陽臓の境界である「膈（横隔膜）」にも例えられる。この部に位置するのが、古典用語としては『脉経』初出の「（掌後）高骨」と呼ばれる、手関節掌側面の上方にある「腕橈骨筋停止部」の膨隆である。

繰り返すが、この部位を俗に「橈骨茎状突起」と称するのは解剖学的には妥当ではない。解剖学的に「橈骨茎状突起」といえば、橈骨の遠位端を意味する用語であり、経穴でいえば大腸経の「陽渓（LI5）」のところからしか触れることができない部位である。

鍼灸界でなぜこのような誤解が蔓延ったのかは大きな謎であるが、その一つの要素としては、松元四郎平が生前に著した『鍼灸経穴学（1911）』では、
> 経渠：前膊前面の下端にして橈骨茎状突起の内側に位し所謂診脉部なり。動

>　　　　して而して居せざるなり。

とあり、松元の遺稿を遺族が刊行した『鍼灸孔穴類聚（1926）』でも前述したように表現は同様であり、両書とも陽渓穴においては「橈骨茎状突起」の語を使用していない。また、中国語でも翻訳されたことで大きな影響力があった玉森貞助『鍼灸経穴医典（1921）』では、

>　　　　経渠：橈骨茎状突起の内側にして、腕後一寸診脈部にあり。

とあるほかは「橈骨茎状突起」の語を使用していない。なお、『鍼灸孔穴類聚』奇穴篇に見える「高骨」[26]にすら、「橈骨茎状突起」の語を使用していないことから、「（掌後）高骨」の訳語として「橈骨茎状突起」を使用した可能性は少なく、この時点では、「橈骨茎状突起」の使用例が１例ずつでしかないため、これを「橈骨の下端部」と解しても、まだ完全な誤りとまでは言い切れない。

しかし、山崎良斎『最新鍼灸医学教科書・第１巻（1929）』になると状況に変化がみられ、

>　　　　列欠：【部位】橈側前膊の下部にして橈骨茎状突起の上内側にあり。
>　　　　　　　【取穴】腕上一寸五分、茎状突起の直上動脈陥中にとる。
>　　　　経渠：【部位】橈骨茎状突起の内側にして内橈骨筋の外部にあり。

と、こんどは列欠穴にも「橈骨茎状突起」が登場する。

おそらく、決定的な誤解が生じた文献は、代々の名灸「穴村の墨灸」の家柄でありながら石川日出鶴丸博士の弟子にして、医師博士で『実験鍼灸医学誌』や『東邦医学』を主幹した駒井一雄が著した『経絡経穴学（1939）』であろう。本書の「第五章 身体各部に於ける経穴の取穴並に表穴法・第四節 上肢所在の経穴位置確定・第二項 前膊部の諸経穴・第三目 前膊第三線上にある諸経穴」に、

>　　　　【孔最】二取穴法（二）‥‥京盲法[27]：本経穴は、橈骨茎状突起より尺沢に
>　　　　　　　向って上ること七寸にある。膊橈骨筋[28]の内縁に於て之を求むとあ
>　　　　　　　る。
>　　　　【列欠】二取穴法（二）‥‥京盲法：本経穴は、橈骨茎状突起の前線に沿うて
>　　　　　　　上ること一寸五分にある。…
>　　　　　　　三表穴法：内橈骨筋腱の拇指側、橈骨茎状突起の上内側、長拇指屈筋
>　　　　　　　の外部にあって、橈骨動脈、外膊皮下神経、橈骨神経前枝が分布する。
>　　　　【経渠】二取穴法（二）‥‥京盲法：本経穴は、前膊全面外束に於いて、橈骨
>　　　　　　　茎状突起の前線を上ること一寸にある。…

---

26 『鍼灸大成』巻九・経外奇穴の「高骨二穴：在掌後寸部前五分」に由来する。
27 現代法特に京都府立盲学校法に準ずる取穴法。
28 腕橈骨筋のこと。

のように記載される一連の「橈骨茎状突起」の用法を見れば、これが「橈骨茎状突起[29]の前外側根部に位置する腕橈骨筋停止部における膨隆」を示していることは明らかである。ここにいう「京都府立盲学校」とは現在もある学校であるが、当時の駒井が取材源としたであろう文献は管見に入らなかった。

　駒井が創刊した『実験鍼灸医学誌』の創刊号（1931）には、当時、弱冠28歳で両国の東京鍼灸学校の副校長格をしていた「柳谷素霊」の名が見え、駒井と柳谷は同志とも師弟とも呼べる関係にあったことが分かる。柳谷が日本高等鍼灸学院長にして拓殖大学漢方医学講座講師のころに著した『鍼灸医学全書・経穴学（1940）』手之太陰肺経では、

> 列欠：前膊の下端、橈骨側にして橈骨茎状突起の上部、腕関節の上方一寸五分の処。
> 経渠：橈骨茎状突起の内側、腕関節横紋の上一寸、脈動する処。
> 太淵：橈骨茎状突起の前下際、腕関節の橈側部にあり。

と「橈骨茎状突起」を駒井の誤用した意味のままに常用しており、同じく手之陽明大腸経では、

> 陽渓：橈腕関節背面の橈側、橈骨下端の陥凹部。

とあって、「橈骨下端」の意味では使用されていない。これを受けた『鍼灸実用経穴辞典』[30]手の太陰肺経も、

> 経渠：【部位】前腕橈側面の下方、橈骨茎状突起中央の内側、手関節の上方1寸のところにある。

とあり、ここに至って誤用が常態化し継承されている事実が確定する。これらの書以前から誤用されていた可能性は否定できないが、どうやら、これを積極的に蔓延させた真犯人は「経絡治療」側の人間であったことは、ほぼ間違いがなかろう。

　この誤用は中国にも飛び火し、ほとんどの中医鍼灸の「腧穴学」にも甚だしい悪影響を及ぼしてしまったのである。WHO/WPRO標準経穴の諸会議において、初めてこの誤解を正し、日中韓の共通認識として修正されたのである。良くも悪くも「経絡治療」が世界に与えた影響には計り知れないものがあると、今更ながら驚嘆せざるを得ない。

　ちなみに、この「橈骨茎状突起」問題は、個人的には鍼灸学校1年のときに解剖学を勉強していた折に、すでに気付いていたが、学校の教員はおろか、臨床家の諸先輩方も、悉く私の意見には同意していただけないままに、20年あまりの間、この誤りを指摘し続けて来たものである。しかしながら、この指摘をすぐにご理解いただ

---

29 解剖学的に正しい意味での「橈骨茎状突起」、すなわち橈骨下端の突起部を意味する。
30 本間祥白 著、医道の日本社1955年刊。

き、修正の方向で検討を加えようとしてくださった方たちこそが「第二次日本経穴委員会」のメンバーであり、さらには標準化会議における中国・韓国の各代表の方々であったことを付記しておきたい。

第5節　『脉経』と「寸口」

　『脉経』全10巻は『王叔和脉経』ともいい、三国・呉（あるいは西晋）の王叔和(しゅくか)が3世紀中葉に編纂した「脉」をキーワードとする総合医書である。脉診の内容を多く含むが、脉診学の専門書とするのは内容を十分理解していないことによる誤解である。各条文は良く古態を保存しているため、校勘資料としても欠かせない文献であるが、鍼灸に関する内容も豊富で、眉衝穴や六腑の背兪、および五臓六腑の募穴は、この書が初出であり、『甲乙』よりも早い。この書には、いくつか異本があったらしいが、北宋時代に国家プロジェクトとして行われた医書校刊事業（「宋改」と通称される）によって1068年に整理・刊行された。現在流布しているすべての『脉経』の版本はこれを基礎としている。

　『脉経』巻一の「分別三関境界脉候所主（三関の境界を分別し脉候の主る所）第三」篇には、

　　　魚際従り高骨【其の骨自(おの)ずから高し】に至り、却行すること一寸にして、其の中を名づけて寸口と曰ふ。寸従り尺に至るを名づけて尺沢と曰ふ。故に尺寸と曰ふなり。寸の後、尺の前を名づけて関と曰ふ。陽出でて陰入ること、関を以て界と為す。陽出づること三分、陰入ること三分、故に三陰三陽と曰ふ。陽は尺より生じて寸に動じ、陰は寸より生じて尺に動ず。寸は上焦を主射(よ)して、頭に出でて皮毛に及び手に竟(おわ)る。関は中焦を主射して、腹より腰に及ぶ。尺は下焦を主射して、少腹より足に至る。　　　（【】内は細字注）

とあって、ここで、初めて「高骨」という言葉が登場する。また、同じく「弁尺寸陰陽栄衛度数（尺寸・陰陽・栄衛の度数を弁ず）第四」では『難経』一難と二難の全文が引用され、独取寸口診の根拠と寸口部を「1.9/11寸」と定義することが述べられるが、『難経』自体には「高骨」という用語やこれに類する概念は全く記載されていない。したがって、「関」の範囲を「寸・尺」それぞれから0.3寸ずつを取り込んで「0.6寸」とすることも『脉経』のオリジナル、またはそれ以前の出典不明の文献からの引用である。『難経』における「関」とは、「寸」エリアの「0.9寸」と「尺」エリアの「1.0寸」の単なる境界線に過ぎず、そのエリアの幅としては「0寸」と考えざるを得ない。したがって、『脉経』は寸口部の診脉方式を、『難経』が定めた「1.9/11寸 ≒ 17.3%」、すなわち

「寸（0.9寸）＋尺（1.0寸）」という2分割から、「寸（0.6寸）＋関（0.6寸）＋尺（0.7寸）＝1.9/11寸」という3分割の分配方式に改めようとしたことが解る。

しかしながら、この『脉経』方式を採用するには2つの問題がある。

1つは、実際の「高骨」の位置が「寸：尺＝1：10」の境界ではなく、それよりもやや遠位にずれていることが多いことである。ちなみに、この認識は20年ほど前に身近な日本人（患者や友人など）の前腕部の長さを数十人規模でサンプリングしてみたときの個人的な経験値に過ぎず、今となってはその時の計測データの保存もなく、ただの印象的記憶でしかない。本来ならば、各人種間での違いも含めて数万人規模の調査が必要なはずであり、ましてや、古代中国の人々がどのような数値であったかについてはもはや推測のしようもない。ただし、木戸らによる一連の報告[31]もこの印象を裏付ける結果であっとことは、私を心強くしたものである。

もう1つは、当人の前腕の長さ（12.5寸）に換算したときに、1本の指の幅が7～8分程度であることが多く、当人より体格の良い患者以外は、同時に3本の指を並べて脉診することがかなり窮屈になってしまうことである。しかしながら、現実的には、これらの問題は、患者の手関節を、少しだけ尺屈および背屈させ、寸口部の指を当てる面積分を確保してしまうだけで解決してしまうレベルのことではある。ただし、このささやかな注意点については、日常の臨床のなかで常に緊張感をもって意識を配り続けることは意外に難しい。

『脉経』方式と似たような考え方をする文献は他にもあり、『難経集注』（『王翰林集註黄帝八十一難経』）二難の楊注が引用する『皇甫士安脉訣』には、

> 掌後の三指を以て三部と為し、一指の下を六分と為して、三部にて凡そ一寸八分なり。

と、同じく二難の楊注が引用する『華佗脉訣』に、

> 寸尺の位、各おの八分。関の位は三分にして、合して一寸九分なり。

と、および同じく同難楊注所引の『王叔和脉訣』にも、

> 三部の位、輒ち相去ること一寸にして、合して三寸と為す。

とある。この『王叔和脉訣』なる書は、高陽生（六朝または五代の人とされる）の撰とされる同名書とは異なると考えられるが、その最古の注解書である北宋・劉元賓の『通真子補注王叔和脉訣（1090）』の「三部須く教ふべきこと指下に明らけし」の注に「惟れ叔和、掌後三寸を用て三部と為す」とあることから、無関係とも言い切れない。これらは、上の2説は『難経』の系統と考えられることから、ベースとなるべき骨度も「11寸」と看做すべきであろうが、『王叔和脉訣』の「3寸」説については『難

31「脉診を初めてはじめる人のために」『経絡治療』誌140－184号、および木戸正雄ら『脉診習得法（MAM）』医歯薬出版社2013年刊。

経』との関係は密接とは言えず、したがって、『霊枢』骨度篇に従って「12.5寸」としておいたほうが無難であろう。

また、『千金翼方』巻二十五・診脈大意第二にも、

> 脈に尺寸有る者は、関従り尺に至る、是れ尺内にして陰の治する所；関従り魚際に至る、是れ寸内にして陽の治する所なり。寸口の位は八分、関上の位は三分、尺中の位は八分にして、三部を合して一寸九分なり。

とあるのは、楊注所引の『華佗脈訣』の系統であることが分かる。

つまり、「三部（寸・関・尺）」の配当方式には『脈経』由来の「寸（0.6寸）＋関（0.6寸）＋尺（0.7寸）＝1.9/11寸」系のほかに、『皇甫士安脈訣』由来の「寸（0.6寸）＋関（0.6寸）＋尺（0.6寸）＝1.8/11寸」系、『華佗脈訣』由来の「寸（0.8寸）＋関（0.3寸）＋尺（0.8寸）＝1.9/11寸」系、および『王叔和脈訣』由来の「寸（1寸）＋関（1寸）＋尺（1寸）＝3/12.5寸」系などがあったことが判る。

『難経集注』とは、南宋時代に成立した『難経』の重要な注釈を集めた文献であるが、成立過程が複雑なので改めて説明しておこう。

紀元1世紀（後半）ごろに『難経』の原著が成立して間もなく、呉（または魏；三国時代）の呂広によって初めて注釈されたもの[32]を基に、初唐の楊玄操が補注改編したもの[33]を、さらに北宋の王惟一が校訂して夏辣が出版した（1026；『天聖難経』）。この刊本が普及したことで、その後に多くの『難経』注釈書が成立することになった。その代表的なものに丁徳用の『注難経（1062）』や虞庶の『難経注（1067）』などがあるが、南宋の李元立らの手によって、これらの諸注釈をまとめ、北宋の石友諒の音注を付して1冊の『難経』の注釈本として再編纂されたものが『難経集注』である。日本には室町期にはすでに伝来していたと思われ、現存するものは室町末期の写本（江戸初期とする説もある）と江戸前期の刊本（1652）の2系統が伝わるのみで、中国ではすでに亡佚していたため、林述斎（1768 – 1841）が刊行した「佚存叢書」[34]所収の「『王翰林集註黄帝八十一難経』五巻」が中国に逆輸入され、「四部叢刊」[35]に収録されて、さらにこれに基づいて加注されたものが「四部備用」[36]に収録されて普及した。これは、俗に「台湾本」とよばれるシリーズである。現在日本で普及している『難経集註』は安政五年版の和刻本に基づき、多紀元胤らが校正した擢攃堂刊本（1800年刊）を日本内経医学会が影印復刻（2000年）したものである。

---

32 これを『黄帝衆難経』という。『脈経』に収録されている『難経』はすべてこれによる。
33 これを『呂楊注難経』という。
34 中国では亡佚した中国古典17種を収録した叢書、1799 – 1809刊。
35 1919年刊、中華民国・張元済らの編なる中国古典叢書で、初編の323種中に収録する。
36 中華民国・陸費逵らの篇による中国古典叢書、351種、上海中華書局1927 – 1931刊。

『脉経』巻一・両手六脉所主五蔵六腑陰陽逆順（両手六脉の五蔵六腑・陰陽・逆順を主る所）第七には、『脉法讚』という後漢末期に成立したと思われる、４字区切りの美しい韻文の歌賦が収録されているが、その前半部分には、

　　　　肝心左に出で、脾肺右に出で、腎と命門と、倶に尺部に出づ。魂魄と穀神、
　　　　皆な寸口に見れ、左は官を主司し、右は府を主司す。左大なるは男に順ひ、
　　　　　　　あらわ
　　　　右大なるは女に順ひ、関前一分、人命の主なり。左を人迎と為し、右を気口
　　　　と為し、神門訣断して、両つながら関後に在り。…　（＿は韻を踏んでいる
　　　　文字）

とあって、「関前一分」を「左人迎・右気口」とし、両「関後」を「神門」とする。

　これは、「人迎気口診」の始まりであると同時に、実は、寸口部に五臓を配当した最初の文献でもあると考えられる。寸口部と臓腑配当の問題は、すでに第一章で詳述したとおりであるが、ここで注目したいのは、「関前一分」において、左（人迎）に「肝・心」を、右（気口）に「脾・肺」を当てたことである。

　本来ならば、これを「六部脉診」型の臓腑配当の解釈とはなり得ないが、わざわざ『脉経』は、『脉法讚』の直後に、

　　心部：左手関前寸口に在るは是れなり。即ち手の少陰経や、手の太陽と表裏
　　　　　を為し、小腸を以て合して府と為し、上焦に合す…。
　　肝部：左手関上に在るは是れなり。足の厥陰経や、足の少陽と表裏を為し、
　　　　　胆を以て合して府と為し、中焦に合す…。
　　腎部：左手関後尺中に在るは是れなり。足の少陰経や、足の太陽と表裏を為
　　　　　し、膀胱を以て合して府と為し、下焦に合す…。
　　肺部：右手関前寸口に在るは是れなり。手の太陰経や、手の陽明と表裏を為
　　　　　し、大腸を以て合して府と為し、上焦に合す…。
　　脾部：右手関上に在るは是れなり。足の太陰経や、足の陽明と表裏を為し、
　　　　　胃を以て合して府と為し、中焦に合す…。
　　腎部：右手関後尺中に在るは是れなり。足の少陰経や、足の太陽と表裏と為
　　　　　し、膀胱を以て合して府と為し、下焦に合す…左は腎に属し、右は子
　　　　　戸と為し、名づけて三焦と曰ふ。

と続けたことで、まとまった１篇の内容として編集されているのである。

　ここで初めて「寸口（狭義）・関上・尺中」という名称が揃って登場してくる。この部分の典拠は不明であるが、これによって、より古い出自を持つ、『脉法讚』本来の「左右の関前一分に肝心・脾肺を配当する」という意味を歪曲し、無理矢理、六部脉診の典拠に見せかけることに成功している。しかも、「腎と命門と、倶に尺部に出づ」の一文は、『難経』三十六難の、

> 其の左なる者は腎と為し、右なる者は命門と為す。命門なる者は謂る精神の舎る所、原気の繋かる所なり。故に男子は精を蔵するを以てし、女子は胞に繋かるを以てす。

と合わせて解釈することで、「右尺」が「命門・三焦」に配当されていることを暗に示す結果となっている。

逆に、『脉法讚』部分では「命門」と言い、他方ではそう言わないことから、これらが最初から同じ文献として記述されたものではなく、『脉経』が編纂された時点で、「命門＝子戸」という考えの下に、意図的に合成されたものであることが窺える。

この解釈から、本来、「三部脉診（片手脉診）」型であったはずの『難経』十八難における、患側のみの経脉配当方式—これこそが「脉に三部有り、部に四経有り」の本当の姿であろう—だったものが、唐初・楊玄操（『呂楊注難経』）によって「六部脉診（両手脉診）」型の、いささか歪んだ解釈が生み出されたのである。

『難経』十八難	
患側の寸部	手太陰・手少陰・手陽明・手太陽
患側の関部	手心主・足太陰・手少陽・足陽明
患側の尺部	足厥陰・足少陰・足少陽・足太陽

『呂楊注難経』十八難の楊玄操注（『難経集注』所収）			
左寸	手少陰・手太陽	右寸	手太陰・手陽明
左関	手心主・手少陽	右関	足太陰・足陽明
左尺	足厥陰・足少陽	右尺	足少陰・足太陽

同時に楊注は二難において、『脉経』型の六部配当をも提示している。この二重性は、それまで三部型（片手）の配当でしかなかった十八難においては、いきなり『脉経』型を当て嵌めるのに躊躇した結果であると思われるが、こちらのほうは『難経集注』の注釈者とされるもう一人の楊氏、すなわち「楊 康侯」のものである可能性も残されている。

この傾向を踏襲したのが『素問』の王冰の注である。さらに王冰は、それまでは片手を用いた診断法であった『素問』脉要精微論篇の尺膚診の経文を大胆に改変して、片腕型から両腕型へ診断方式を書き換えてしまったのである。『太素』にはそれまでの古い状態がよく保存されているが、『甲乙経』の当該部分では『素問』の経文を基に書き換えられてしまっているものと考えられる。北宋時代に国家プロジェクトとして行

われた医書校刊事業[37]によって王冰注『素問』が大いに普及したため、『難経』十八難の解釈も両手型の注釈に完全に取って代わられることになってしまったのである（第一章の図p48を参照のこと）。

第6節　『千金方』と「寸口」

『備急千金要方』巻二十八・平脉大法第一（別伝の『孫真人千金方』では巻二十七）には、

> 尺寸 三関に分かつの法有り、肘の腕中棋文従り掌に至り、魚際の後に到りて、却りて之を十分し、入りて九分を取る、是れを尺と為す。魚際の後文従り却還して十分の一を度り取れば、則ち是れ寸なり。
>
> 又た之を十分して入りて九分の中を取れば、則ち寸口なり。此の処、其の骨自ら高し。故に、陰は尺内の一寸を得て、陽は寸内の九分を得と云ふ。寸口従り入りて却行すること六分を関の分と為し、関の分従り、又た入りて行くこと六分を尺の分と為す。

とある。この文は「関」と「尺」それぞれのエリアの幅は示されているものの、「寸」エリアの幅を示す記述が欠けている。おそらくここには「寸＝0.6寸」という意味の欠字があるものと疑われるが、それを裏付ける資料は管見に入らない。

この文は、『難経』を発展させた形の『脉経』方式を踏襲しつつも、それまで「1尺1寸」とされてきた、肘窩横紋から手掌横紋までの前腕全体の長さを「1尺」とし、脉診部位を「寸（0.6寸）＋関（0.6寸）＋尺（0.6寸）＝1.8/10寸＝18％」という方式に改めた表現となっているものである。また、ここでは明らかに「寸」と「関」の境界部分に「高骨」が位置している。

この方式は、それまでの『脉経』の「1.9/11寸＝寸（6分）＋関（6分）＋尺（7分）≒17.3％」という「高骨（＝腕橈骨筋停止部の膨隆）」の頂点を関部として中指の指腹中央部を当てる方式とは違って、「魚際後文（手関節掌側横紋）」と「高骨」の間に「寸口」を求め、「高骨」を寸部と関部の境界、すなわち示指と中指の間に位置するように、指が当たる部位を微妙に近位に移動させることで、『脉経』方式の部位上の問題を一気に解消することに成功しているのである。

『千金方』全30巻は、唐初の道士である孫思邈が652年ごろに撰した医学全書的処方集であるが、伝存するものには主に2系統ある。北宋時代の林億らの手によって大

---

37 「宋改」と通称される。

幅に改変・校訂・補注されて1066年に刊行されたもの[38]に基づき、1147～1200年に再刊された『備急千金要方』が日本に現存する（一部補刊）。また、「宋改」を経ないまま、南宋時代（13世紀初頭）に民間から刊行された『(新雕)孫真人千金方』（一部欠巻）も日本に伝存する。

また、巻末の巻二十九・巻三十は鍼灸専門巻であり、孫思邈の先輩格である甄権（しんけん）の『明堂三人図』[39]を中心にまとめられているが、それ以外の各巻にも大量の鍼灸記事が含まれている。

なお、『素問』『霊枢』由来の条文のほとんどは『甲乙経』からの引用であると考えられているが、検証は不十分である。

『備急千金要方』の原文は当初の原型を留めないほどに、相当に改変されており、旧態を窺うには『孫真人千金方』を軸に、『外台秘要方』や『医心方』所引部分などによって校勘する以外にない[40]。本稿に引用した部分は『孫真人千金方』に基づき、『備急千金要方』で校勘したものを書き下したものであるが、その詳細は省略した。

結局、この論争は、最初に中指で高骨を按（お）さえるか（『脉経』方式）、高骨に拘らずに最初に示指で寸口を押さえるか（『千金方』方式）という形で、後世まで持ち越されることになり、いまだに最終的な結論を見るに至っていない。

指の当て方として、最初に記述された文献は、恐らく北宋・劉元賓の『補注通真子脉要秘括（1076）』下指法歌であろう。そこには、

　　　尺寸俱（とも）に関上従り論じ、陽奇陰偶と古人云（い）ふ。俱に魚際従り三指を安じ、
　　　三部もて都（すべ）て寸九[41]分に来（きた）る。

とあり、示指・中指・薬指の3指を揃えた状態で、患者の掌後横紋から1分離れたところに示指腹の橈側縁を当て、「高骨」に拘泥せずに一気に寸・関・尺の三部を決めてしまおうとするものであると解釈できる。劉元賓は『王叔和脉訣』の最古の注釈者であるが、『王叔和脉訣』の原文そのものにはこのようなニュアンスは感じられない。「高骨」に言及しない定位法は、結果的には、むしろ『千金方』に近いと言えよう。

また、江戸・多紀元簡（もとやす）の『脉学輯要（1795）』には、南宋・楊士瀛（しえい）の『察脉真経（13世紀中葉）』を引用して「是れ必ず先づ寸口を按じ、次に関に及び、又た次に尺に及ぶ」という。これも、3本の指の位置を一気に定めてしまうか、順番に決めていくかの違いだけで、劉元賓の手法と同じく、『千金方』方式に分類されよう。しかし、この方式を採用する文献はこれ以降ほとんど見られなくなってしまう。

---

38 これらの国家プロジェクトを「宋改」という。
39 図そのものは伝わっていない。
40 なぜか、各巻の順番は『千金翼方』鍼灸巻（巻二十六～二十八）の30篇のほうが『孫真人千金方』よりも旧態の巻次に対応している。
41 原文は「九寸」に作るが、文義が貫通しないので乙正した。

一方、北宋・朱肱(しゅこう)の『傷寒類証活人書(1108)』巻二・八「問診候之法(候を診るの法を問ふ)」には、

> 凡そ初めて指を下(おろ)すこと、先づ中指端を以て、按じて関位を得れば、即ち斉(ひと)しく前後の二指を下して、三分の脉と為す。

とある。これは、最初に中指を高骨に当てて関上を定め、その後に示指と薬指を添えて寸口と尺中を決める方法であり、『脉経』の趣旨に合致している。この流れが、元・張道中の『崔嘉彦(さいかげん)脉訣(14世紀初頭)』の、

> 初めて脉を持する時、其の掌を仰(あお)がしめ、掌後の高骨、是れ関上を謂ふ。関前を陽と為し、関後を陰と為す、陽は寸に陰は尺に、先後に推し尋ぬ。寸関と尺と、両手に各おの有り、高骨を揣得して、上下左右す。男女の脉同じく、惟だ尺のみ則ち異なり、陽は弱く陰は盛ん、此に反すれば病至る。
>
> (＿は韻を踏む文字)

に反映して「高骨＝関上」と断定され、この『崔嘉彦脉訣』が明・李時珍『瀕湖脉学(1564)』に「四言挙要」として一部改編されて収録されたことから中国で広く行われ、以後の中国では主流となっていくことになる。

第7節　日本伝統医学と「寸口」

ただし、日本では少し事情が違ったようである。

室町幕府、8代将軍足利義政(あしかがよしまさ)の時代に、半井明親(なからいあきちか)(？－1547)という医者がいた。半井家は、平安時代から続く医家である和気(わけ)氏の名門で、『医心方(いしんぽう)』を代々伝えてきた家柄でもある。

その「明親」さんは、16世紀の初頭に中国に渡り、明の武宗(ぶそう)帝の病を治したとされ、師事した熊宗立(ゆうそうりつ)[42]から神農像と銅人形をプレゼントされて、帰国した後、中国の皇帝から賜ったロバを後柏原天皇(ごかしはら)に献上したとされる。カルテ集『和気記抄』を著し、父・道三(どうさん)(？～1507；曲直瀬道三とは別人)の『周監方』を補訂したとされる。日本の医学史の中ではヒーロー扱いされても良さそうな人物であるが、出生年も不明であり、詳しいことは解らない。

この半井明親の号を「春蘭軒」という。著者不詳の『増補脉論口訣(1683)』という本には「半井流切紙ニ曰ク」として一文が引用されている。その末尾に「半井道三、其の子春蘭軒澄玄ヨリ予ニ伝(ツタフ)マデ習(ナラヒ)ノ第一ナリ」とあって、この「切紙(弟子に渡す

---

[42] 明代の著名な医家であり、医学関係を中心に出版業も営んでいた。

ための秘伝のメモ）」が道三・明親親子の手から伝わったものであることが判る。その内容は以下のとおりである。

　　寸関尺ト云ウ事、昔ノ人長（タケ）高キ事、当代ニ越エタリ、肱（ヒヂ）ノ内（ウチ）大縮（シハ）ヨリ手頸マデ昔人（ムカシビト）ハ一尺一寸也（なり）。然ル間（アヒダ）寸脉（みゃく）ト云、関脉ハ一尺ト一寸トノ間ノ関ナリ、尺脉ハ一尺ノ内ナル故ニ尺脉ト云ナリ。一尺一寸ノ間ニ高骨ト云骨（ホネ）アリ、其（ソノ）骨ノ上ヲ取ルニ非（アラ）ズ、其骨ヲ探リ得テ指ヲ尺ノ中ヘヲロス也、高骨ニヒツソエテ指ヲアツル也。此（コノ）条他家ニ高骨ノ上ヲ診（ト）ルト云、大ニ誤（あやまり）ナリ。

つまり、高骨の真上に中指腹の中央が来るやり方は良くないので、中指を高骨よりも近位にずらして「寸（＝示指）」と「関（＝中指）」の間に高骨が来るようにポジショニングするということである。この方式は、「関」の位置を定めてから、そのあとに「寸」と「尺」を決めているので、順序としては『傷寒類証活人書』や『崔嘉彦脉訣』と同じであるが、「寸」と「関」の間に高骨が位置する結果となるという意味では、『千金方』と同じことになる。

これはおそらく、元・斉徳之（せいとくし）の『外科精義（1335）』が鍵となる。巻上・論持手訣消息法には、

　　大凡（おおよ）そ脉を診るに、先（ま）づ中指を以て掌後高骨を揣（さぐ）り按（お）さえ、骨下を関と為して、其の関位を得。然る後に斉しく両の左右二指を下す。

とあり、『王叔和脉訣』診候入式歌に、

　　掌後高骨を号して関と為し、骨下関脉の形は宛然たり。

とあって、熊宗立の『勿聴子俗解脉訣大全（1437）』にも、

　　手掌の背後、高骨は是れ関位なり、手を翻転すれば則ち高骨の下、是れ関脉にして、形状の宛然たるに在るなり。

と注する。

歴代の『王叔和脉訣』の注釈書は「骨下関脉」の解釈については特にはっきりとしたものはないが、多くの場合、「高骨が指腹の直下にあるところの関位の脉」という意味に解釈されていると看做すべきであろう。「宛然」とは一般には「ちょうど・そのまま」という意味で使われるので、ここでは「高骨が字の如く高くなっている」ということを現わしているのであろうが、「宛」は「くぼみ」の意味もあることから、これを「凹んでいる状態」と解釈し、「骨下」を「高骨より下方（近位）にある部位」とし、「宛然」を「陥凹部」と捉えれば「半井流切紙」のようになるわけである。劉元賓注と熊宗立注の間に『外科精義』があるので、熊宗立の解釈は斉徳之を踏まえたものである可能性もないではない。熊宗立注の真意が「半井流切紙」のようであったかどうかは、熊宗立注だけを見る限りは否定的な方向に傾かざるを得ないが、「半井流切紙」の状況証拠的価値を尊重することにおいては、「なるほど、そういう意味だったのか！」

と妙に腑に落ちるものがあることも確かである。なにせ、半井明親は熊宗立の直伝を受けていたはずであるから、この解釈に矛盾がない以上、権利問題としては一応、有効であろう。

しかしながら、同じく熊宗立の手になる『勿聴子俗解八十一難経(1438)』にはそのような可能性を臭わせる記述が皆無であることから、やはり、熊宗立自身が「半井流切紙」のような解釈をしていたとは考えにくいものがあり、逆にその点から「半井流切紙」の信憑性が疑われる可能性も出てくるのである。少なくとも、熊宗立の直伝を受けた半井明親の解釈であるとは考えにくいものがある。

この『増補脉論口訣』(全5巻)という本は、書誌学的には極めて胡散臭い本で、書肆が、さまざまな文書の切れ端を勝手に繋ぎ合わせて「でっち上げ」たものであると推測せざるを得ない。だからといって、内容が全くデタラメかというとそうでもなく、むしろ、書誌学や医学史に精通している指導者の下であれば、初心者にはちょうど良いくらいのものではある。

当時、京都の五条寺町通りには本屋(版元)が軒を連ね、ハンドブックタイプの実用書を中心に半ば共同で出版事業を営んでいたが、この書の序文を認めた「玉池斎(=梅村 弥右衛門)」もその一人である。このような本のなかには、既刊の本を混ぜ合わせて、別の本の序文をくっつけた悪質極まるもの[43]もあるが、それに比べれば善良なほうである。しかし、この書の巻三の末尾に、たまたま「診候の薬註」という「雖知苦斎(=曲直瀬道三)」の切紙が収録されていたことから、1982年に経絡治療学会がこの書を復刻した時に、「曲直瀬道三 新鐫増補脈論口訣 全五巻 経絡治療学会刊」と大書して扉にしてしまった。これが、一応、〔非売品〕だったために、大恥を掻くことだけは辛うじて免れたが、あえてこの書を引用されたい方はこれらの点を是非ご注意いただきたいものである。

また、山 延年の『脉法手引草(1770序・1746附録)』には「寸(0.6寸)+関(0.6寸)+尺(0.7寸)=1.9/10寸=19%」という方式で記述されているが、

> 関部は…すなわち手の内踝とおぼしき骨の傍らなり。是を関骨といえり。…滑伯仁は一尺一寸と為して註すといえども、秦越人の本旨に非ずとしるべし。 (岡部素道校閲本より)

とある。ちなみに、医道の日本社の1963年刊行の岡部素道校閲本は著者名を「山延年」とするがまったくの誤りである。当時、中国人風に苗字の一文字だけで記述するのが流行していたことから、「山」字が付く苗字だったことが分かるに過ぎない。読み方は「やま・のべとし」とすることもできようが、中国ふうに音読みで「さん・え

---

43 例えば、18世紀末ごろの中国の『勉学堂鍼灸集成』など。

んねん」とするのが妥当である。この件に関して森ノ宮医療学園・はりきゅうミュージアムの横山浩之先生に教えを請うたところ、森ノ宮医療大学大学院教授の長野 仁先生から頂いた資料であるとして、『新潟県医学史覚書』[44]をご紹介いただいた。それに拠れば、「山 延年」なる人物は曲直瀬 正珪の門人で越後白河藩の医師「山上 養貞（まなせ しょうけい）」であり、他に『脉法手引草後篇』『産物押葉車』などの著書があるらしい。

『脉法手引草』の内容は、「秦 越人（『難経』の作者とされる）の本意でない」とする根拠は全く解らないが、「前腕1尺説」を採用している以上、中指の位置は高骨より近位に移動することは疑いない。しかし、「骨の傍ら」という言い回しは、「半井流切紙」のように高骨（＝関骨）から完全に中指を外してしまうのではなく、多少は指に掛かっていそうなニュアンスである。これを受けて『鍼灸経絡治療』[45]「寸関尺三部の取り方」には、

　　　　脈を診するには、まず術者の右手の中指で患者の左手の橈骨動脈をさぐり、その部の橈骨茎状突起の高い所（昔は関骨といっていた）にその中指をあて、その高骨より肘の方へわずかに指をずらす心持でうかがう。

とあり、『鍼灸治療の真髄』[46]「診断の方法」でもほとんど同じ文章が出てくる。やはりここでも、「高骨」と「橈骨茎状突起」の区別が付いていないが、近位に「わずかに指をずらす」方式は『脉法手引草』と同じであると看なければならない。

なお、浅田宗伯の『脉法私言（1853序・1881再刻）』では、高骨をもって関部とするという『傷寒類証活人書』の方式を紹介してはいるものの、

　　　　三指を用うるは三部の義を候うに非ず。二指は足らず四指は余り有り、其の中を執るのみ。　　　　（たにぐち書店1994刊、長谷川弥人校注本より）

とあって、寸関尺の部位そのものに拘る必要はないとしている。おそらく、これが明治以降では日本の漢方界の脉診法のスタンダードになっていったものと考えられ、昭和初期に経絡治療が出現するまで、「三部脉診」も「六部脈診」も、表立って主張されることはなかったのであろう。

一方、中国でも日本と同様に、伝統医学そのものが衰退していったが、当時、最高水準に達していた幕末期の日本伝統医学が中国でも歓迎されていたこともあり、結局、生き残った手法は、寸関尺に拘らない日本流（浅田流）の簡便な脉診法だったのではないだろうか。後に、中国で伝統医学が復活して脉診法が盛んになり、李時珍の『瀕湖脉学（1564）』を基本テキストとして採用されたが、本書の脉状診が基本的に片手で診る「三部脉診」の系統ではあるが、緊脈と散脈のみは寸口部を左右に分けてそ

---

44 蒲原 宏 著、新潟雪書房、1993年刊。
45 岡部素道 著、績文堂、1974年刊。
46 岡部素道 著、績文堂、1983年刊。

れぞれに病証を配当していることから見て、実際には、寸関尺に拘らない「脉状診」を中心とした日本流の脉診法が中国に逆輸入されて主流となったまま、今日に至っているものと考えられる。

第三章
「経絡治療」をめぐる問題

自身の能力と判断に従って、
患者に利すると思う治療法を選択し、
害と知る治療法を決して選択しない。

「ヒポクラテスの誓い」より

第1節　経絡治療と「寸口」

　「経絡治療」といえば、「六部定位脉診」がことに有名であり、「六部定位脉診」といえば「経絡治療」の代名詞であるともいえる。しかし、「六部定位脉診」という言葉は、明・張 世賢（ちょうせいけん）『図注八十一難経（1510）』十八難の挿入図に由来するものであり、本来は診脈部位である寸口部において臓腑に配当された「六部（左右の寸・関・尺の総称）」それぞれの各脉状を診察するためのものであり、経絡治療における六部の「浮・沈（重按→陰経・臓；軽按→陽経・腑）」および「虚・実（強・有力→実；弱・無力→虚）」を相対的に診断するための用語ではなかったが、経絡治療の創始者たちがこれを自分たちが作り上げた脉診法の呼び名として定着させたものである。

　経絡治療を理解するために、その形成過程における創始者たちの試行錯誤の歴史があり、臨床方式においても紆余曲折があったであろうことを念頭に置きつつ、いわゆる「六部定位脉診」の方式が採用されるに当たって、先人たちが残した文献を繙（ひもと）いて行くことで、その変遷やバリエーションのありようを追体験してみようと思う。

　「経絡治療」の事実上の創始者にして、創始者グループのリーダー格であった柳谷素霊（1906 - 1959）は『鍼灸医術の門』（医道の日本社、1948年刊）において、

　　　…寸口というのは、腕関節横紋の上位であり、ここに1本の指腹をあてる。
　　　関上はその次ぎに、つまり橈骨茎状突起の前側になるところに、寸口にあて
　　　た指とならべてつける。尺中は同様、関上につけた指にならべてつける訳で
　　　ある。つまり、示指、中指、環指を三本そろえてその指腹を橈骨動脈部につ
　　　けるようにするのである。

という。この手法は南宋・楊 士瀛（ようしえい）『医脉真経（1262）』に由来する方法と見られるが、ここには根拠となるべき文献の引用がないことから、かえって、この方式が柳谷の師ともいうべき八木下 勝之助 翁（ちなみに、「翁（おう）」とは70歳を超えた老人に対する敬称である）からの直伝であることを想起させる。

　八木下翁が終生座右の書としたとされる江戸中期・本郷正豊『鍼灸重宝記（1718）』には、

　　　医者の示指のあたる所を寸部とし、中指のあたる処を関部とし、無名指の
　　　あたる所を尺部とす、これを三部といふ。

とある。条文の主旨としては単に指と寸関尺の位置関係を説明したものに過ぎないが、八木下翁は実践に際して素直に文字通りに記述された順序に従って指を当てて行ったものと推測され、結果的には、『千金方』方式および「楊士瀛→半井流切紙→脉論口訣」の手法を選択していたと推測されるのである。

　しかしながら、柳谷素霊の高弟である岡部素道と井上恵理は、師の法式を素直には

受け継がなかったようである。井上恵理の弟子に当たる本間祥白が著した『誰にでもわかる経絡治療講話』（医道の日本社、1949年刊）では「前腕１尺説」を採ってはいるものの、

　　　　　橈骨茎状突起の内側の経渠穴の所を関上または略して関と言い、…

とあることから、実質的には旧来の『脉経』方式を選択していたことになる。ここでも「橈骨茎状突起」の誤りを犯しているが、周辺の状況証拠からも井上恵理と本間祥白は同様の診脉法式であったと考えられる。

　結局、経絡治療の初期の実質的な臨床上の指導者であった柳谷素霊は八木下勝之助の手法を踏襲して『千金方』方式を採用する結果となり、本間祥白は旧来通りの『脉経』方式を選択した。

　また一方では、岡部素道は『脉法手引草』からヒントを得て、両者の中間的な方式を編み出したといえる。まさか、柳谷素霊と本間祥白にオリジナルの先を越され、しかたなく中間的な方式を採らざるを得なかった、な〜んてことはなかったと信じたい。

　これらの、いわゆる「六部定位脉診」における寸口部の位置の違いを、とりあえず、「柳谷方式」「本間方式」「岡部方式」と呼んで区別しておこう。また、現代中医学で一般的に用いられている方式（脉状診）も、その典拠から「浅田方式」としておこう。

　「脉診は名人が診ても各自証が違う」という話があるが、私に言わせるならば、当てるべき指のポジショニングの方式がそれぞれ違っているわけで、結果が違って診断されるのはむしろ当然であり、全く同じ結果になるほうがかえっておかしいのである。

　私自身は、30年前から通い始めた経絡治療学会が主催する「鍼灸経絡治療夏期大学」の折に手解きを受けたのが「岡部方式」であった。当学会は、岡部素道・素明両会長が主導されていたわけであるから、考えてみれば当たり前のことである。

　また、『経絡治療のすすめ』（首藤傳明 著、医道の日本社、1983年刊）にも、「半井流切紙」を引用しつつも、

　　　　　中指を大腸経の方から肺経の方へ持って行き、橈骨茎状突起の一番高い所から少し肘関節すなわち尺中の方へ心持ち下りた所に、かすかな陥凹部が感じられる、その所を通って動脈と直角に交わる点に中指腹が当たるようにする。…『講話』[1]の指の当て方は湯液流で正しくない。

とあり、基本的には岡部方式で、本間方式には批判的であることが解る。ここでも「橈骨茎状突起」の誤りを犯しているが、ここまで来れば、もう「経絡治療の伝統的陰語

1　本間祥白『だれにでもわかる経絡治療講話』のこと。

第三章 「経絡治療」をめぐる問題

（または方言）」としか言いようがない。いずれにしても、私自身が、初心者のころに最も親しんだ診脉文献の一つに『経絡治療のすすめ』があったことはここで表明しておこう。

私の臨床経験上も、岡部方式で手ほどきを受けたことで何の疑問もなく過ごしてはいたが、「脉位脉状診[2]」の研究と臨床応用を模索するにあたっては、『脉経』由来の本間方式が最も好都合な脉診であるという印象を持つに至った。柳谷・本間・岡部の3方式でそれぞれ脉位脉状診をしてみると、三者三様で、見える世界がびっくりするほど全く違っていたのである。私にとっては、この中で最もしっくりいっていたのが、本間方式であり、古典の病証記述との関係も整合性を得やすかったのである。しかし、これが「基本証（寒熱証も含む）」だけの比較脉診の場合は、ちょっと都合が悪くなる。比較脉診だけの場合、本間方式は、岡部方式や柳谷方式とは明らかに違ってくる。

私個人の日々の臨床経験のなかでは、「比較脉診」は主に岡部方式を、中医方式を含む「脉状診（祖脉を含む）」と「人迎気口診（井上雅文流の真似ごと）」は柳谷方式を、「脉位脉状診」は本間方式で行っていた。わざわざこのような面倒なことをしていたのは、それぞれの脉診法は理論も法則も違い、哲学（見ようとする世界）も違うからであり、自分の頭を切り替える意味でも私自身には必要なことであった。今の自分が、何を考え、何をやろうとしているのかを、自分自身にきちんと言い聞かせないと、病態把握も、治療方針もすべてがウヤムヤになってしまいそうだったので、目的を明確にする必要に迫られてやっていたことなのである。

ところが、私が2010年に急性大動脈解離を患ったことにより、術後しばらくは後遺症によって手指感覚が麻痺していたため、「遅・数」くらいなら分かるものの、それ以外の「祖脉」のレベルすら怪しい状態であった。脉診以外、具体的には腹診や問診を総合することでなら、証を決めることはギリギリ可能ではあったが、脉診だけで基本証を診断することさえ、当時は完全に諦めていたほどである。しかし、術後1年を経過した頃（まさに、東日本大震災の年である）になって、さまざまに試行錯誤するうちに、ひょっとすると柳谷方式なら、基本証くらいは何とかいけそうな気がして来たのである。しかもそれは、正統派の「経絡治療学会」の「六部定位脉診」ではなく。いろいろと「ズル」や「ゴマカシ」、「裏技」を駆使してデッチ上げたものであったが、結果的には、とっくに忘れかけていた昔懐かしい方法に酷似していたのである。

なお、言い訳めいたことにはなるが、このような発想あるいは手段は、決してその場凌ぎの出鱈目ではなく、言わば「創意工夫」とか「知恵」と呼ぶべきものである。あ

---

2 「脉位脉状診」は経絡治療学会が1997年に学会テキスト『日本鍼灸医学（経絡治療・基礎編）』を上梓したときに命名された用語であり、中国医学的な伝統用語としてはこの方式を「六部脉診」または「六部定位脉診」というべきであろう。

る目的を達成するために通常の過程や手段を用いていないだけであり、目的そのものは結果的に達成されることになるからである。注意しなければならないことは、確実性の高そうな手段を選ぼうとするあまり、最も重要なはずの目的自体を見失ってしまうことである。つまり、「手段のためには目的を選ばない」という本末転倒の状態となったしまうことを最も恐れたわけである。

　また私は、鍼灸学校を卒業して直ぐに整形外科系の病院の理学療法科に就職し、比較的自由に鍼灸治療を行える環境に身を置くことができたものの、臨床を始めてまもなく、患者さんを治療し過ぎて、刺し手の示指腹に肉刺（まめ）が出来てしまい、弾入の時に痛くて痛くて治療ができなくなってしまったことがあった。そのころ私は、管鍼法によって切皮置鍼するという経絡治療学会の治療方式以外には治療法を知らなかったので、他に何をして良いのかも解らず途方に暮れていた。それでも世はバブルの真っ最中で、毎日毎日、患者さんは外来だけでも200人ほども来ていたので、自分の患者さん（入院患者を含め、自分担当の鍼治療の患者は毎日30〜50人ほどであった）をこなすだけでも（技術も伴わず、もはや治療と呼べるレベルではなかったが）、指の痛みとストレスでパニックを起こしかけていた。

　たまたま、そのころ鍼灸経絡治療夏期大学で特別講師を始められた篠原孝市先生と出会い、古典文献を研究する篠原先生の勉強会（後の「日本鍼灸研究会」）に参加させていただいた。その勉強会の時に、私の臨床の悩みを打ち明けたことがあったが、その勉強会のカリキュラムには臨床の基礎的な手解きをする内容も組み込まれていて、井上雅文流の「人迎気口診」と「接触鍼」を、ほんの基礎的な部分のみだったが、ご指導いただいたのである。そのお蔭で、初歩的な接触鍼をマスターさせていただき、私は危ういところで苦痛から解放されて、治療を続けることができたのである。

　そのころに篠原先生から教わった診脈部位は、当時は私の不勉強によって岡部方式と同じと思い込んでしまっていたが、本来、「人迎気口診」は原理的には柳谷方式でなければならないはずである。そこで、考えを改めて柳谷方式で六部定位脈診をやってみると複雑な脈状の情報が単純化されて、病後当時の私の鈍麻した手指感覚でも何とか基本証の診断ができそうな具合であった。そこで私は、とりあえず暫くの間は、この方式で脈と証の問題を乗り越えようと考えたわけである。

　その脈診方式というのは、左右の「寸・関・尺」同士の強弱をそれぞれ比較して、「寸・関・尺」の左右差から証を導き出すものであった。ちょうど、篠原先生ご自身が『医道の日本』誌において簡潔に表にまとめておられるので、引用させていただきたい。（次頁の表）

第三章 「経絡治療」をめぐる問題

[六部定位脈診の各部の比較と陰経の虚証]

六部の脈の強弱比較	証
①右三部＜左三部	肺虚
②左三部＜右三部	肝虚
③右関寸＜左関寸	肺虚
④左関寸＜右関寸	肝虚
⑤左寸＞右寸、右関＞左関	腎虚
⑥右寸＞左寸、左関＞右関	脾虚
⑦左寸最強	肺虚または腎虚
左関＞右関、左尺＞右尺	脾虚
右関＞左関	腎虚
⑧左関最強	脾虚または肺虚
右寸＞左寸、右寸＝左寸で左尺＞右尺	脾虚
左寸＞右寸、右尺＞左尺	肺虚
⑨右寸最強	肝虚または心包虚
右尺＞左尺、左寸＝左関、左寸＞左関	肝虚
左尺＞右尺、左関＞左寸	心包虚
⑩右関最強	肝虚または腎虚
右寸＞左寸、	肝虚
左寸＞右寸、左尺＝右尺	腎虚

（『医道の日本』誌2014年4月号、篠原孝市「臨床に生かす古典No.24」六部より）

　この表の詳細は原本に当たっていただくとして、五行の相生・相剋関係をうまく利用することで明快に説明が付く。ただし、これは、篠原先生の師である井上雅文が考案した「人迎気口診」と併用するべき「六部定位脈診」を説明したものであり、岡部方式（「経絡治療学会」方式）の証立てによる「基本四証（肝虚証・脾虚証・肺虚証・腎虚証）」の枠組みとは根本的に違い、第5の証としての「心包虚証」が入っていることが特徴である。
　「経絡治療」の初期段階では、『脈経』以来の伝統であった「浮沈（軽按・重按）」による「臓腑（あるいは陰経・陽経）」の区別を、特に『難経本義』（実際には岡本一抱『難経本義諺解（1706）』）の影響によって重要視され、六部それぞれの脈状の「浮沈・虚実（有力・無力）」を調整することを主眼としていたが、次第に陰主陽従の思想から六臓（または六陰経）が主となり、さらに、『霊枢』邪客篇に由来する「心は病まず」という原理によって「心虚証」が除かれることとなったのである。

しかしながら、この方式は陰陽五行説における「五臓理論」を根本的に否定する可能性を孕む危険な思想でもあり、いっぽうで『難経』六十九難の五行穴を治療の主体としつつ、返す刀で「君主之官」でもある「心」を五臓理論から事実上除外してしまうという暴挙を認めることとなるのである。以前であっても現在でも、経絡治療学会の指導者たちはこの矛盾について合理的な説明を迫られることになるが、「心に虚無し」と唱えるだけで未だに説得力のある説明を聞いたことがない。

　私自身も、いつしか指導する側に回ってしまってはいるが、この矛盾を解消するまでには至っておらず、むしろ、個人的な臨床方式の比重においては、他の経絡治療家に比べて、六十九難の選穴法式には消極的なほうに属するであろうと思っているくらいであるから、五行説否定論者と見られかねない状況ではある（もちろん実際にはそうではないが）。

　さて、岡部流と井上流は基本的に同じ道を歩んできたといえようが、岡部素道が晩年に提唱した「浅刺・多穴・置鍼」方式が浸透するに連れて、両者は袂を分かち、特に経絡治療学会が２代目会長の岡部素明（素道の子；放射線科の医師）に代わったころから、治療思想や診脉法と証決定をめぐって盛んに議論され検討された結果、単純化の方向へ集約されて、「基本四証（その当時はこの名称もなかった）」が証概念の中心となり、それまでは「心包虚証（→右尺無力）」[3]を含めて証立てしていたものを、無理矢理に「肝虚証」や「脾虚証」へ振り分ける結果となっていったように、私個人には見えていたのである。[4]

　それまでの整合性のある五行の相剋関係を崩さない限り、「五臓」から「心」を除いて「四臓」には変えようがなく、つまりは、私が篠原先生から教えていただいた左右の寸・関・尺同士を対にしてそれぞれの左右差を比較する方式を、経絡治療学会の基本四証に基づく方式に応用しようとする場合、さらにいくつかのルールを変更しなければ適用させにくいことになってしまうのである。そうでなければ、脉診結果が「心虚証（左寸・左関の虚）」や「心包虚証（右尺・左寸の虚）」であるときには、経絡治療学会の「基本証」が成り立たなくなってしまうのである。つまり、経絡治療学会の基本証の設定には、初歩的な学理においてすでに破綻してしまっている可能性があるため、原理的に矛盾がないように修正しておく必要が生じることになるのである。

3　理論上はあり得たはずであるが、さすがに「心虚証（→左寸無力）」を主証に立てる方はおられなかった。
4　井上流の系統では、いまでも「心包虚証」が証として存在している。

第2節 「タイヤキ療法」入門

第1項 「タイヤキ療法」とは

　「経絡治療」とは、戦前（昭和10年代）に日本で新たにシステム化された日本型伝統鍼灸医学であり、その理論は、古代中国に端を発する中国哲学および中国伝統医学理論に基づいている。

　「経絡概念」を生理病理観・治療観の中心に据えて考えようとしたことが命名の由来であるが、当初は「経絡的治療法」と呼ばれていて、後に省略されて「経絡治療」と呼び慣わすことが一般的になったのである。なかには、さらに省略されて単に「ケイラク」ということさえあるが、これではもはや「治療」ですらなくなりそうで、個人的にはあまり好きな言葉ではない。

　「経絡治療」は、心身の違和（疾病）を経絡の変動と捉え、その変動を調整することによって自然治癒力を喚起し、その違和を解消または軽減に導くことを目的とする鍼灸治療である。経絡の変動は「虚・実」として捉え、その変動を病態としてパター化することによって「証（東洋医学的な症候群またはそれを類型化したもの）」として把握し、主として「経絡・経穴」への「鍼灸」の施術（補瀉）によって、経絡の平衡状態を改善することを通して、心身の違和、もしくは症状の緩和および疾病の治癒に導くことを目標とする「随証療法」である。

　診断の目的は、主として、経絡の変動を類型化した「証」に従って治療方針を決定することにある。経絡変動の本態は流行する「気血」であり、気血の生成変化は「臓腑」に起因する。また、「病邪」の侵襲・発生は「五臓」における「精気の虚」が背景であると考えるため、病邪を本質的な原因とは看做さない。

　治療に当たっては、疾病を引き起こした原因（伝統的には「病源」「病本」「病因」などという）およびその発生メカニズム（これを「病機」という）に基づいて、それらに起因する問題を除去するために経絡全体の平衡を調整することを主眼とする「本治法」と、症状の緩和のために変動した経絡を調整すること主目的とする「標治法」が並行して行われる。

　また、治療スタイルにおいては、鍼術が主体であり、灸術その他は補助的に扱われることが多い。創成期の経絡治療では「単刺術（および刺鍼中に手技を加える）」が基本であったが、1970年代の後半ごろからは「浅刺多穴置鍼術（切皮置鍼）」が主流となった。さらに現在では、各流派で主たる用具や手法が異なるが、次第に術式の混淆が進行しつつあり、多種類の技術をマスターしている術者が多くなってきている。

　いわゆる「タイヤキ療法」とは、20世紀の末期、晩年の岡部素道が考案した「細鍼

浅刺多穴置鍼術」を揶揄して名付けられた蔑称であるが、可愛らしい名称でもあり、今では「タイヤキ」そのものが世界各地で独自に普及・発展してきている経緯もあるので、21世紀の今日としては「蔑称」ではなく、むしろ「愛称」として十分通用するものと考え、積極的に推奨して行きたいと考えているのである。

　当時の岡部素道は、治療室に20台ほどのベッドを並べて、まず患者を仰臥位で安静にさせて脉診などに拠って証を定め、全身のいたるところに細い鍼で置鍼術を行い、次から次へと順番に治療していった。一通り置鍼が終わったころには、お弟子さんたちが初めに置鍼した患者の鍼を抜いて腹臥位にさせて休ませて置き、今度は背面に多くの置鍼を行うのである。すべての患者に伏臥位での置鍼をし終わったころには、最初の患者は、再び仰臥位に戻され、仕上げの調整と検脉を行って治療が終了となる。最後の患者の治療が終わったころには、次のローテーションの患者が仰臥位になって治療を待っているという方式である。この間約90〜120分くらいであろうか。

　治療効果もさることながら、この治療方式の画期的なところは、均一性と経済性である。もちろん、これを実現するには、確実で素早い診察と、片面それぞれに数分ほどで数10本の鍼を全身に打てるだけの技術があることが前提となるが、1日当たり4〜5回転もできれば、最多では100人ほどの患者を治療することになり、鍼灸治療としては極めて効率的な治療方式である。

　この治療方式を見学した鍼灸師は、どのような印象を受けるか想像してほしい。患者が次々にベッドに並べられて、しばらくすると端から順番にコロコロと裏返しに回転させられていくのである。まるで「鯛焼きを焼いているようだ」と思った方がおられても何の不思議もないと思うであろう。ましてや、足元に赤外線ランプでも当てられていたら、まさに「言いえて妙」である。

　当時の金額で年間1億円近くを売り上げる鍼灸院は、そう多くはないわけで、嫉妬交じりに「岡部の治療は患者を鯛焼きのように扱っている」と陰口を叩くものが現れて、いつのまにかこの「タイヤキ療法」なる言葉が、密かに定着してしまったもののようのである。

　なお、灸術を要する患者や治療時間のかかる患者、新患および急患などは、別にベッドを用意しておき、通常モードの患者と並行してその都度対応していたという。

第2項　「タイヤキ療法」と経絡治療学会

　私が初めて「経絡治療」、および「経絡治療学会」を知ったのは、鍼灸学校1年の夏休み明けであった。2学期が始まって学校に行くと、クラスの人気者だったK君（今では交友関係もなく何をされているかも存じ上げない）が、当時、熱海で行われてい

た「鍼灸経絡治療夏期大学」なる講習会に参加したことを面白おかしく話をしているところだった。このとき初めて「脈診によって証を立てて行う鍼治療」の存在を知ったのである。やってみせるというのでモデルにもなり、習いたてのにわか経絡治療家の治療も体験してみた。そのときは特に何の愁訴もなかったので、どのような治療効果があるのかはわからなかったが、思いのほか気持ちが良かった印象を微かに記憶している。この得も言われぬ気持ちよさこそが、他の鍼灸治療とは根本的に異なるものであろう。

　翌年の夏、親に頼み込んで費用を捻出してもらい、こんどは私も夏期大に参加した。当時は、岡部素道初代会長が亡くなって、ご子息で医師の岡部素明先生が２代目会長に就任されたばかりのころである。全国から名立たる講師の先生方が集結しておられ、今の私であれば欣喜雀躍・狂喜乱舞していたはずであるが、駆け出しの私は、悲しいかな、ほとんどどなたのことも存じ上げなかったのである。

　当時の経絡治療学会はまさに「タイヤキ療法」が主体のころであり、基本となる証も「肝虚証・脾虚証・肺虚証・腎虚証」の４種類しかなく、脈診も「虚実（→強弱）」のみを判断して証を決定すればよいという極めて単純な方式であり、治療も『難経』六十九難方式で主証となる経絡の母穴と母経の自穴（肝虚証であれば曲泉・陰谷）を使うオーソドックスな本治法以外は、たとえば仰臥位であれば上から下に向かって「攅竹・懸釐・風池・曲池・郄門・中脘・天枢・関元・足三里・三陰交・足臨泣」などに絨毯爆撃のように切皮して５〜15分ほど置鍼して置くだけであり、伏臥位であれば同様に「天柱・肩井・肺兪・心兪・膈兪・脾兪・腎兪・大腸兪・委中・承山・崑崙」などに行うだけであった。もちろん、これらの置鍼部位は病態や愁訴の程度によって標治法として適宜アレンジされるが、基本的には刺鍼中の手技もほとんど行われないことが極めて特徴的である。

　六十九難方式の本治法も、その他の標治法も、手技も刺激量も一定であり、基本的には補瀉の区別すらない（一応、すべて補法という建て前ではある）。本治法の選穴の中には六十九難方式のほかに原穴・絡穴・合穴などが使用されるほか、兪募穴も時に本治法として使用されることがある。また、標治法では治療家個人の個性が前面にできおり、愁訴部位の局所治療を行うこともあれば、敢えて経絡を介して遠隔的に行う場合もあり、いわゆる特効穴が使われることもあった。本治法と標治法には特に技術的な区別もなく、上から順に刺鍼して行き、たまたま本治法に当たる穴に打てばそれが本治穴と看做されるのである。

　当時、学会テキストに指定されていた『鍼灸経絡治療』（岡部素道 著、績文堂1980年刊）から、「腰痛」の治療を要約するとおよそ以下のようになる。

　　①足少陰の証：脈状沈緊、左尺・右寸が虚。腰が冷え、項背尻に引いて痛み、

下腹部や足にも冷えが及び、小便頻数。足太陽経に反応が顕著。
【治療】：腎兪・志室・大腸兪・中極・陰谷・尺沢・太渓・復溜・崑崙・飛揚・委中・膀胱兪

②足厥陰の証：脉状弦、左関・尺が虚。痛みが側面に発し、側脇部に引き攣って移動し易い。足少陽経に反応が顕著。キヤリ腰に多い。
【治療】：肝兪・腎兪・次髎・章門・風市・陽陵泉・陽輔・中封・行間・肩井・環跳・風池

③足太陰の証：脉状緩、右関が虚。食欲不振で食物の味がない、筋肉柔らかで両手足が重だるい、熱っぽくて臍部に圧痛。足陽明経に圧痛が顕著。
【治療】：脾兪・腎兪・中脘・天枢・関元・小腸兪・三陰交・地機・公孫・足三里・梁丘・下巨虚・内庭

④手太陰の証：脉状沈緊、右寸・関が虚。肌がザラザラ、肩背が重く痛み、小便頻数、寒がり、臍の右に圧痛。
【治療】：尺沢・中府・肩井・肺兪・中脘・滑肉門・天枢・大腸兪・腎兪・陰陵泉・手三里・足三里・三陰交・公孫

⑤瘀血の証：日中軽く、夜間重い。
【治療】：肝兪・章門・中脘・天枢・関元・腎兪・気海・次髎・風市・三陰交・陽輔・血海

　さすがに基本四証のみでは治療がしにくかったと見えて、第5の証として「瘀血の証」（現在の経絡治療学会でいう「肝実証」）が加えられているが、これを刺鍼中の手技なしに切皮置鍼だけで治療してしまうわけである。

　実は、その気になりさえすれば、一見、単純な切皮置鍼に見えても、押手と弾入時の刺手の力加減や、置鍼時の鍼に回旋（回転方向による補瀉）を加えて繊維を絡ませて置いたり、抜鍼時のタイミング（呼吸の補瀉）や後揉捏（開闔の補瀉）の有無、あるいは鍼の形状や材質を使い分けるなど、いくらでも補瀉法を施すことは可能ではある。しかし、岡部素明先代会長をはじめ岡部流継承者の実技を見学したり、モデルを志願して体験した限りにおいては、補瀉手技を加えていた印象はまったくなかった。

　「経絡治療学会」は、一つの流派の集まりなどではなく、経絡治療系の多数の流派が混在している状態の学会で、夏期大の講師たちの手技も考え方もさまざまであることは今でも変わっていない。講師陣は時に、単刺術もあれば、補瀉を目的とする刺鍼中の手技もあり、各種灸法なども行っていて、標治法には学会としての決まった方式、若しくは共通したコンセンサスが形成されていなかったようにも見えていた。結局のところ、このような状況は、陰陽会を主宰する池田政一先生が招聘されて学会全体と

しての学理が整備され、経絡治療学会の基本テキストである『日本鍼灸医学（経絡治療・基礎編）』の初版本が刊行される1997年ころまで続いた。

夏期大で行っている初学者向けの講習は、基本的にテキストの方式に従っているため、一応の統一性が保たれており、受講者も学びやすく工夫されているが、4年目以後の受講者が学ぶ「研修科コース」では、実にさまざまなジャンルや手法を習得できる仕組みとなっており、ここに至って受講者が初めて「経絡治療学会」が単なる流派ではないことを実感できるのである。

この『基礎編』テキスト自体には明確な記述はないが、学会内部では具体的な指導方法が推奨され、あるいは指導者のための講習も行われており、実質的には「本治法」に対しては接触鍼法を用い、「標治法」に対しては従来どおり浅刺置鍼術を用いるという原則が確立している。したがって、『基礎編』テキストが普及した時点で、学会の中で主導的な立場であった岡部流の「タイヤキ療法」が事実上の終焉を迎えたことにはなる。

第3項 「タイヤキ療法」の功罪

経絡治療系の各流派は、主として「六部定位脈診」において証を確定し、『難経』六十九難の母子補瀉の方式によって治療するということについては、共通の認識があるが、それ以外の診察手段や治療スタイルについては、実に多くのテクニックがあり、実際の治療を見れば、とてもひとつの学術運動から分岐・発展したものであるとは、信じがたいほどである。就中、「タイヤキ療法」のスタイルには、

① 主訴に対する効果と無関係に、独特の幸福感とリラックス感が得られやすい。
② 愁訴が多様であるとき、病態が複雑なときにアプローチしやすい。
③ 極めてマスターしやすく、他の治療システムと併用しやすい。
④ 初心者には間口が広く、上級者には奥が深い。

という優れた長所がるため、学校の臨床教育にも最適なのである。

あるいは、周囲から抱かれる経絡治療に共通する偏見としては、

① 「六部定位脈診」が難しく、限られた人しか習得できない。
② 西洋医学的な知識に疎く、非科学的である。
③ 他流の臨床方式に関心を示さず、流派間の交流に消極的で、閉鎖的な印象がある。
④ 各流派によって定義される用語の意味が違う。特に「証」概念の違いが著しい。

などの内容を耳にすることがあるが、これらのことがらについては、全くの誤解であり、事実とは異なる。

①については、脉診のための教育システムが十分に整備されていなかったためであるが、現在ではかなり改善されており、しかるべき文献や講習会なども少なくないので、食わず嫌いにならずに、気軽に体験してみるべきである。それでも難しいと感じている方は、本書の技術的な内容をお読みいただければ、臨床応用が可能となる程度には、すぐにマスターできることをお約束したい。

②については、鍼灸師自身の個人的な問題であり、「経絡治療」のせいではない。強いてアドバイスをするなら、西洋医学的な知識に疎い先生からは西洋医学の知識を学ばないようにすれば良いだけである。

③についても、実際に各流派の主宰する学会や日本伝統鍼灸学会などの学術大会に参加してみれば、このような認識が事実でないことがお分かりいただけよう。各流派の経絡治療家は流派としても個人的にも意外に交流しているものである。

しかし、最も懸念されるのが④である。本来、古典文献に根拠を求めているのが、伝統医学であることは理の当然であろう。したがって、古典文献を研究した結果として伝統医学を標榜している以上、あらゆる質問に対しては、回答の根拠として古典文献に基づいて解釈されたものによって、合理的に説明されるべきものであるはずである。もしこれが不可能であるというならば、それはもはや経絡治療ではなく、伝統医学ですらない。各流派とも得意不得意があり、それぞれが理論的に弱い部分を抱えていて、その辺りの綻びが各流派の説明の違いに現れているのではないかと、個人的には推測している。いずれにしても、流派間で齟齬する問題は大いに交流して議論を深めれば、自ずと補い合うことになり、自然に氷解して行くはずである。

ただし、まったく欠点がないわけでもない。「タイヤキ療法」のシステムには、確実に欠点も存在する。すなわち、

① 簡単すぎて飽きてしまうので、モチベーションを維持しにくい。
② とりあえず間に合うので、それ以上の向上を目指さなくなる。
③ 古典派といいながら、古典を勉強しなくても治療できるので、古典や医学史を知らな過ぎる。
④ 科学・現代医学を勉強しない言い訳にしようとする。

などである。つまり、「タイヤキ療法」さえマスターしてしまえば、とりあえずそれ以上の研鑽の必要がなくなってしまうというのが、最大の欠点なのである。もちろんこれらは、鍼灸師個々人の資質の問題ではあるが、「タイヤキ療法」があまりに便利なため、ついつい怠け心が出て来てしまいがちになるのが人情というものであろう。

第4項　経絡治療の概要

　現在の学会テキストの内容に私の個人的な解釈を加えつつ、大まかに経絡治療の診断と治療の手順を要約してみようと思う。

　前述したとおり、「経絡治療」とは、戦前（昭和10年代）に日本で新たにシステム化された日本型伝統鍼灸医学であり、古代中国に端を発する中国哲学および中国伝統医学理論に基づいている。

　「経絡」とは『霊枢』経脉篇を基礎に、その周辺概念である『霊枢』本輸篇・経筋篇・経別篇・営気篇・衛気行篇などの諸篇に基づいた「気血営衛」の通り道のことであり、「十二経絡」を中心に様々なバリエーションがる。この「経絡概念（そこを循環する気血概念も含む）」を生理病理観・治療観の中心に据えて人体の生命活動としての動的平衡を考えようとすることが命名の由来である。

　「証」とは単なる症候群ではなく、治療方針の決定にも直接影響し、また逆に、治療方針の変更によって異なる証が導き出される可能性がある流動性をも内包しており、主観と客観の狭間にある概念でもある。そのような意味も含めて、経絡治療を「随証療法」ということもある。

　当初の経絡治療は「十二経脉の虚実」のみを捉えて、これを以て「証」とする「単純なものであったが、各経脉の虚実に対して順列・組み合わせを行えば「証」の数が天文学的な数字に上るため、次第に原理的な少数選択への道を余儀なくされた。さらには、「証」の本体が「経絡」なのか「臓腑」なのかが議論となり、ついに「証」を「陰主要従」の原則に基づいて「陰経」または「五臓（心包を含む）」を証概念の中心にする方向へと向かった。

　おおよそ、ここまでは各流派に共通した原理であり、その後の解釈においてそれぞれに分岐が発生して行くのである。したがって、「経絡治療」はこの時点までは伝統的鍼灸療法復興運動であり、正確には「鍼灸流派」とは呼ぶべきでない。流派としてそれぞれがここから旅立っていくことになるが、古典の解釈や治療思想の違いが各流派を形成していったのである。

　現在の経絡治療学会では、経絡変動の本態は流行する「気血（精気）」であり、気血の生成変化は「臓腑」に起因する。また、「病邪」の侵襲・発生は「五臓」における「精気の虚」が背景であると考えるため、病邪を本質的な原因とは看做さない。

　治療に当たっては、疾病を引き起こした原因（病源or病本）およびその発生メカニズム（病機）に基づいて、それらに起因する問題を除去するために経絡全体の気血の平衡を調整することを主眼とする「本治法」と、症状の緩和のために変動した経絡を調整すること目的とする「標治法」が並行して行われる。

また、刺鍼のスタイルにおいては、創成期の経絡治療では「単刺術」が基本であったが、1970年代以後は「浅刺多穴置鍼術（切皮置鍼）」が主流となった。さらに、各会派で主たる流儀が異なるが、次第に術式の混淆が進行しつつあり、多種類の技術をマスターしている術者が多くなってきている。
　「タイヤキ療法」の診断システムには大きく分けて、「六部定位脉診」と「切経（経絡上を触診する）」があり、「切経」には「撮診（経絡上の皮膚を指先で軽く撮んで過敏点・鈍麻点を探る）」や「経穴診（井穴・滎穴・原穴・合穴・背兪穴・募穴などの変化を診断する）」が重視されていたが、現在の『基礎編』テキストでは「腹診（学会独自のもの）」や「背候診（一般的なもの）」も重視される。
　「問診」も重要視されるが、現代中医学ほどには理論化・臨床化されてはいない。しかしながら、臨床的には「良好な睡眠」「良好な食事」「良好な排泄」ができていることを最も重視し、その実現のために原因を究明して最善の対処を検討することが求められる。
　また、『基礎編』テキストでは「祖脉診」「脉状診」「脉位脉状診」においても、経絡治療的な「証」を決定することに主眼が置かれているため、精緻な病態把握が行えるほどのシステムにまでは発達していない。
　経絡治療における「精気の虚」とは、各五臓に蔵されている「精気」、あるいは経絡を循環する「精気」が虚することによって心身のバランスが崩れ、これによって病理状態（「病理の虚実」という）が発生して「経絡の変動」が起こるとされる。この「経絡の変動」の原因について、現行テキストではその病理状態を「寒熱（および虚実）の発生」と表現される。つまり、たとえ「外邪の侵襲」が疾病の起点となっていたとしても、病理としてはあくまで「精気の虚」が根本原因であり、そこから何らかの「病因」が契機となって「病理の虚実」に至り、その結果「経絡の変動」となって病証が成立すると同時に「寒熱の発生」によって身体にはさまざまな兆候が惹起されるのである。
　このような病理観は、中国でも日本でも、伝統医学文献の中には直接的な記述が管見に入らないため、古典文献に基づいて説明するための合理的な解釈は提示されていない。疾病の発生メカニズムにおける伝統医学的な整合性においては現代中医学のほうが遥かに優れているが、いざ現実に両者を比較して治療をしてみると、何か騙され誤魔化されてでもいるかのようにいつの間にか治ってしまう経絡治療の優しい味わいは捨てがたく、また、治療後にはっきりと改善された感覚が爽快な中医鍼灸の味わいも魅力的である。強いて評価するならば、合理性・再現性においては中医鍼灸に軍配が上がるも、その親しみ易さや修得の容易さにおいては経絡治療に一日の長があり、正直いって甲乙つけがたい。
　ちなみに、「精気の虚」とは、古典文献の内容としては具体的に如何なるものであ

ろうか。

『霊枢』陰陽繋日月篇には、

> 故に足の陽なる者は、陰中の少陽なり。足の陰なる者は、陰中の太陰なり。手の陽なる者は、陽中の太陽なり。手の陰なる者は、陽中の少陰なり。
>
> 腰より以上なる者を陽と為し、腰より以下なる者を陰と為す。其の五蔵に於けるや、心もて陽中の太陽と為し、肺もて陽中の少陰と為し、肝もて陰中の少陽と為し、脾もて陰中の至陰と為なし、腎もて陰中の太陰と為す。

とある。ここにいう「太陽・少陽・太陰・少陰」とは経絡における陰経・陽経のことではなく、『易経』にいうところの「四象」の分類、すなわち「老陽・少陽・老陰・少陰」のことである。なお、「至陰」については一般に解釈される「極まった陰」ではなく、「陽から陰に至る（境界の位置）」の意味でなければ、合理的には解釈しにくい。

また、『霊枢』本神篇には、

> 肝は血を蔵して、血は魂を舎す。肝気虚すれば則ち恐る。実すれば則ち怒る。
>
> 脾は営を蔵して、営は意を舎す。脾気虚すれば則ち四支　用いられずして、五蔵　安らかならず。実すれば則ち腹脹して経溲　利せず。
>
> 心は脈を蔵して、脈は神を舎す。心気虚すれば則ち悲しむ。実すれば則ち笑ひて休まず。
>
> 肺は気を蔵して、気は魄を舎す。肺気虚すれば則ち鼻塞がりて利せず、少気す。実すれば則ち喘喝して胸盈ちて仰息す。
>
> 腎は精を蔵して、精は志を舎す。腎気虚すれば則ち厥す。実すれば則ち脹す。
>
> 五蔵　安らかならざれば、必ず五蔵の病形を審らかにて、以て其の気の虚実を知り、謹しみて之を調ふるなり。

ともある。さらに、肝については、『霊枢』脈度篇には、

> 肝気は目に通じ、肝和すれば、則ち目は能く五色を弁ずるなり。

とあり、『素問』五蔵生成論篇にも、

> 故に人臥せば、血は肝に帰す。肝は血を受けて能く視、足は血を受けて能く歩む。掌は血を受けて能く握り、指は血を受けて能く摂る。

とある。同じく気交変大論篇には、

> 東方は風を生じ、風は木を生ず。その徳は敷和、その化は生栄、その政は舒啓、その令は風、その変は振発、その災は散落なり。

とあり、五常政大論篇にも、

> 発生の紀は、是れを啓陳と謂う。土は疎泄し、蒼気は達し、陽和すれば化

を布き、陰気 廼ち随ひ、気を生じて淳化し、万物以て栄ゆ。其の化は生、
　　　其の気は美、其の政は散、其の令は条舒、…。

とある。したがって、肝は血を蔵し、その力によって気血を疏泄し、昇発・条達・舒展・発陳する働きがある。

　脾については、『素問』経脉別論篇に、

　　　飲 胃に入れば、精気を遊溢し、上りて脾に輸る。脾気 精を散じて、上りて肺に帰す。水道を通調して、下りて膀胱に輸る。

とあり、同じく陰陽応象大論篇には、

　　　故に清陽は上竅に出て、濁陰は下竅に出づ。清陽は腠理に発し、濁陰は五蔵に走る。清陽は四肢に実ち、濁陰は六府に帰す。

とあることから、水穀の精微と清陽の気を昇らせて上竅や肺・四肢に送り、濁陰を六腑に送る働きがある。これを『素問』王冰注ではこれを「運化」（運輸・気化の意）といった。

　心・肺については、『素問』経脉別論篇に、

　　　食気 胃に入れば、濁気 心に帰して、精を脉に淫ぐ。脉気 経に流るれば、経気 肺に帰して、肺は百脉に朝し、精を皮毛に輸る。

とあり、水穀から脾胃で抽出された濁陽の気である精微は心に帰して、陽気が極まって陰血を生じ、脉気となって肺の「宣発粛降」[5]の作用によって経絡を介して全身を巡って皮毛の隅々まで潤し、再び肺に集まて循環するのである。

　腎については、『素問』六節蔵象論篇に、

　　　腎なる者は、主蟄・封蔵の本、精の処なり。

とあり、腎は、真陰を蟄蔵する根本で、経絡を介して五臓六腑の精気を貯蔵する場所であるため、そこから真陽である命門の気を発生させることができるのである。

　したがって、これらの要素を大まかにまとめると、「**肝と脾は気を昇げ、肺と胃は気を降ろし、心と腎は気を替える**」という働きがあるということになろう。

　これらの内容を表にしてみるとおよそ以下のようになる。

五臓	五臓の陰陽	精気の性質	精気	五臓の虚
心	陽中の太陽	陽極陰転	神	なし（失神および死）
肺	陽中の少陰	陰気の降下	気（宗気・衛気・経気）	肺気虚
脾（胃）	陰中の至陰	陰中の陽気	陽（胃気・営気・津液）	脾陽虚
肝	陰中の少陽	陽気の上昇	血	肝血虚
腎（命門）	陰中の太陰	陰極陽転	陰（精・津液）	腎陰虚

---

5 「宣布（行き渡らせる）」「発散」「粛殺（引き締める）・粛清（清める）」「降下（引き下げる）」の意。

また、陰陽・昇降の気の性質から分類し直すと以下のようになる。

精気	精気の性質	五蔵と精気
陽気	陽中の陽気	心（→陽極まって陰気を生じる）
	陽中の陰気	肺（陰気を宣発粛降させる）
陰気	陰中の至陰	脾（陽気を昇清させる）・胃（脾に代わって陰気を降濁する）
	陰中の陽気	肝（陽気を昇発舒展させる）
	陰中の陰気	腎（陰気を納気する）・命門（→陰極まって陽気を生じる）

　つまり、経絡治療学会では、五臓に蔵されている「五神・五志」や経絡を循環する「気血営衛」を「精気」と言っていることになる。しかし、学会がいう「精気の虚」だけでは病証そのものが成立するほどには体調が崩れることはなく、せいぜい「ちょっと疲れた」程度の状態に過ぎず、休憩や食事、睡眠などによってすぐにも回復できるものである。

　これに、何らかの「病因」、すなわち「外因（外感の病邪の侵襲）・内因（精神的なストレス）・不内外因（その他の疾病原因のすべて）」の「三因」のいずれか（あるいは本来身体に内在している恒常性維持機能を上回る内外の影響因子）が加わることで、疾病が発生し、病証が成立する。経絡治療学会ではこの状態を「病理の虚実」と表現し、これによって各種の病候（具体的な症状を含む身体各所の兆候）が惹起されるが、その病理を説明する用語として「寒熱の発生」と称する。「虚実」といわずに不自然な「寒熱」という言葉を使用する理由は、「外邪」を疾病の本質とは看做したくないという経絡治療独自の思想（あるいは偏見）によるものである。これは一見不合理にも見えるが、経絡治療家たちは外邪を原因とする表実または裏実病証にも軽微な補法のみの手技で果敢に立ち向かい、時に効を奏している。

　個人的な意見としては、素直に瀉法を用いれば楽であると思うこともあり、実際にそうすることが多いが、敢えて補法のみで穏やかに治療することもある。特に虚弱な体質の方や慢性疾患の方が風邪を引いた場合、あるいは瘀血体質の妊婦さんなどには、経絡治療法式のほうに利があるようである。

　したがって、「精気の虚」を基礎に病証を構築しておくことは、『素問』評熱病論篇の、
　　　邪の湊（あつ）まる所、其の気 必ず虚し、陰虚する者は、陽 必ず之に湊まる。
という病理原則から言っても理解しやすいものであるはずである。「経絡」には「五神・五志（真蔵の気）」「水穀の精気（胃気）」「宗気（呼吸の精気）」などに基づく「気血営衛」が循環しており、この「気血営衛」こそが経絡治療的「精気」の本体であると考えられ、これを陰陽論的に分類すると、中医学でいう「陽気」と「陰液」ということになり、「陽気」は「陽（肝陽・脾陽・腎陽・衛気・元気など）」と「気（神気・肺気・胃

気・宗気・営気など）」に、「陰液」は「陰（肺陰・腎陰・胃陰・津液など）」と「液（心血・肝血・腎精・脳髄・経脈中の血など）」に分類できる。五蔵の性質からこれらの「精気」との関係を考えたとき、最も関係が密接なものを組み合わせれば、「肝⇔血」・（「心⇔神」）・「脾⇔陽」・「肺⇔気」・「腎⇔陰（津液・精）」という関係が成立することになる。ここから「心」を除くと、「肝・脾・肺・腎」の四臓が残り、これらの精気の本体である「血（肝）・陽（脾）・気（肺）・陰（腎）」の精気の虚を「基本証」とすることで、経絡治療の「基本四証」という病証観が醸成されることになったと考えられる。したがって、心を除く五臓の名を冠して命名されてはいるものの、その本質は「肝虚証（＋血虚証）」「脾虚証（＋陽虚証）」「肺虚証（＋気虚証）」「腎虚証（＋陰虚証）」ということになっているのである。

　これらの精気の性質から、経絡治療における基本証とその内訳を整理してみると、以下の表が完成する。

基本証	主経	表裏経	関連蔵府	関連する気血	精気の陰陽
肝虚証	足厥陰経	足少陽経	肝・胆	血・（精）	陽中の陰気
（心虚証）	（手少陰経）	（手太陽経）	（心・小腸）	神・血・（気・津液）	陽中の陽気（→陰気）
（心包虚証）	（手厥陰経）	（手少陽経）	（心包・三焦）		
脾虚証	足太陰経	足陽明経	脾・胃	気・血・津液	陰中の至陰
肺虚証	手太陰経	手陽明経	肺・大腸	気・（津液）	陰中の陽気
腎虚証	足少陰経（任脉・衝脉）	足太陽経（督脉・帶脉）	腎・膀胱・（命門・女子包）	津液・精	陰中の陰気（→陽気）

　現在の経絡治療学会の理論では、基本証のうち「心虚証」を除外して、気を昇らせる働きがある臓である「肝虚証」と「脾虚証」に振り分けてしまったため、五蔵と五行の関係が崩れてしまったが、その分、証構造が単純化したことで、診断と治療がシンプルになるという利点も生まれたのである。

　これに、「寒熱証」を重ね合わせて「寒熱八証」とし、さらに外邪性の「陽実証（外風証と外熱証；経絡治療では外寒証も外熱証に分類される）」と、内傷性の「陰実証（＝瘀血証；＝肝実証）」を加えて以下のような証の系統図が完成する。

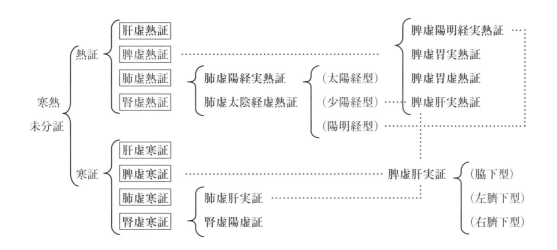

［経絡治療の証型系統図］

　現在の経絡治療学会における「本治法」は、①先天・後天の気の増進、②五臓の精気の虚への補益、③変動した経絡の調整などを目的とし、主として特定経穴（周辺の反応部位を含む）に鍼を当てて補的な手技の「接触鍼法」を用いることが多い。これに、本治法の効果を補助する目的で兪募穴や絡穴・郄穴・八会穴・八宗穴などを適宜加えて置鍼術を施すことがあり、これらをまとめて「本治法補助穴」などという。

　また、実際には、「陰実証」[6]や「陽実証」[7]に対する処置を行うことがあるが、これらについては本治法とも標治法ともいわず、特に用語も定められていない。原理的には原因に対する対処であるので「本治法」とするべきではあるが、「精気の虚」に対する治療ではないため、経絡治療的な世界観からして、素直に「本治法」とは呼びにくいからであろう。したがって、ここでは実証に対する瀉法的手法（必ずしも瀉法とは限らない）については、仮に「準本治法」と呼んでおくこととしたい。

　「標治法」では、症状の軽減を目的に行う、①局所（皮毛・肌肉・筋骨）、②関連腧穴（近隣穴・特効穴）、③関連経絡（経脉・絡脉・経筋に対する循経取穴）に対する施術[8]が、各自のセンスや考え方で行われている。

　治療に当たっては、「本治法（準本治法を含む）」と「標治法」が並行して行われ、こ

6　経絡治療学会では「陰実証」を「肝実証」または「瘀血証」のみとするが、臨床的には中医学でいう「気滞」や「痰飲」の一部も含まれる広い概念である。
7　経絡治療学会では「実熱証」を「陽実証」と呼ぶが、そこには傷寒による「表寒証（裏に入ると化熱する）」や内傷による「裏熱証（主に肝実熱）」も含まれる。
8　『日本鍼灸医学（経絡治療・臨床編）』では、各症状に対して証ごとに推奨される経穴はあるが、それらに全体的な法則性があるわけではない。

れを「標本同治」という。原則として、「本治法」を主とし「標治法」を従とするが、症状が激しい場合や急性病では「標治法」を主とし「本治法」を従とすることもある。

　具体的な治療のスタイルとしては「鍼治療」が主、「灸治療」が従であるが、どちらも重要である。「鍼」は原則として「細い鍼（0.12〜0.16mm）」を使い、原則的には皮下に浅く（約2〜6mm）留め置く「浅刺置鍼術」が行われるが、現在では本治法に対してのみ接触鍼法を施すことが多い。

　経絡治療では深刺による刺鍼中の手技を使用することが少ないため、各位のセンスで皮膚の反応を重視しつつ取穴部位が選択されることが多い。そのために施術対象となる部位もいきおい皮膚層が中心となる。刺入深度も鍼管から1mmほど龍頭を覗かせているくらい（約3〜4mm）のことが多く、銀鍼を使用した場合には刺鍼した針のほとんどが倒れて龍頭の先端が皮膚に接触しているものである。

　このことは、外胚葉由来である皮膚を刺激することによって、同じ外胚葉由来である脳や神経とも密接な呼応関係にあるであろうことが示唆される。皮膚からの微弱な鍼刺激を通して脳や神経にその微妙な刺激を伝えることによって、あたかも間接的に脳に刺鍼しているかような状況を醸成しているとも考えられるのである。いたずらに筋肉などに深刺して強刺激を加えるよりも、浅刺による微細な刺激によって反射的に脳の機能を活性化させるほうが、より大きな効果を期待できる場合もあるのであろう。

　なお、「タイヤキ療法」の場合は、同じ経穴を使用したとしても、すべての経穴が切皮置鍼で処置されることになり、はじめは仰臥位で上から下に順番に刺鍼して行き、置鍼に必要な時間が過ぎたら抜鍼して、伏臥位になって同様に上から下に刺鍼して行くのである。このとき、少なくとも外見的には、本治法の経穴だろうが局所だろうが全く区別なく、絨毯爆撃的に均一に行われることになるのである。

第5項　学校教育と経絡治療

　私が入会した当時の経絡治療学会指導部の間では、より多くの鍼灸師を大同団結させようとして治療法式の単純化を目指す方向と、もっと古典に準拠した学術的で精緻な治療法へと発展させようとする方向とが対立しており、エライ先生方が夏期大学の会場（熱海の「暖海荘」という巨大ホテル）のあちらこちらで激論を交わしているのを垣間見ることがあった。当時のこととて、講師陣の半数は日中でも素面ではない様子ではあったが、大多数の方々の経絡治療に懸ける情熱には並々ならぬものがあり、その真剣さ真摯さには感激したものである。

　私が初めて夏期大学に参加したのは1986年のことであり、その後の10年間ほどは、

学術的な向上への模索が燻ぶりつつも、結局のところ単純化路線を走り続けていたようであった。

このころに掲げられていたスローガンは「《手から手へ》伝えて行く」ということと、「《食べていける》鍼灸師を造る」ことだった。特に後者は、何となく外聞が悪くて夢のない言葉に感じて、当時の私は違和感を持って聞いていたし、新興宗教をモジって「厚腹の家学」などとも揶揄されてもいたのであるが、さまざまな技術や知識を身に付け、いろいろな経験を積んできた今になって振り返ってみると、この《食べていける》ということがどれほど核心を突いていたかが、身に染みて実感できるようになってきたのである。

現今の鍼灸教育を考えたとき、最も重要かつ必須の事項は、医療連携において医師とのコミュニケーションが取れるだけの最低限の基本的な西洋医学的な知識とその運用技術の修得である。これがなければ医療人としては不適格であり、実質的には無資格者と同様である。

しかしながら、これさえ修得すれば鍼灸師として一人前になれるかというと、全くそうではない。前世紀の鍼灸師は圧痛点を探索してトリガーポイントが発生している筋肉や結合組織に施術するだけで、ある程度の経営が成り立っていたので問題はなかったが、今世紀に入ると鍼灸の受療人口が急速に低下してきたことに加え、トリガーポイント療法の適合患者層がより安価で手軽な整形外科やペインクリニックのほうに流れてしまっており、前世紀で一般的だった圧痛点治療だけでは鍼灸師が《食えない》時代となってしまったのである。特に整形外科領域の発達には目覚ましいものがあり、超音波診断装置によって癒着した筋・筋膜層を的確に診断し、そこにピンポイントで麻酔薬を注入して筋・筋膜リリースを行う治療法は、並みの技量しかない鍼灸師とは比べ物にならない効果と確実性を発揮する。しかも、健康保険が使えて料金も安く安心して通院でき、治療時間も長くないと来れば、この領域に鍼灸師や柔道整復師が太刀打ちできるような隙はほとんどなくなりつつあるのである。

したがって、これからの鍼灸師が主戦場とすべき領域としては、整形外科以外の疾患、特に内科および皮膚科や耳鼻科、婦人科や小児科などの慢性疾患か、あるいはスポーツや美容・リハビリテーション領域でのパフォーマンスの向上を目指すしかなくなってきているのである。これらの諸領域は生化学検査や画像診断が不可欠であるために医療連携が前提であるが、患者の不定愁訴を含む多様な愁訴の改善やQOLの向上においては、鍼灸治療がまだまだ活躍できる余地が多分にある。医師との連携がより緊密であれば、さらにターミナルケアや精神科領域・介護医療領域、場合によってはER領域でさえ介入できる可能性があるのである。

このような現状を鑑みたとき、現在の日本の鍼灸教育や臨床指導は何を目指すべき

であろうか。

　近年の傾向として、日本の鍼灸教育の内容はドラスティックに中医学化してきており、今世紀に入ってからは、急速に経絡治療系の教育内容が排除される傾向にある。昨今の「東洋医学概論」や「東洋医学臨床論」などの東洋医学系科目には「経絡治療」の内容は概要すらほとんど説明されておらず、たとえ記載があってもまったく不正確なものでしかない。

　さすがに、西洋医学的な内容はある程度充実しており、最新研究なども反映された状況になってはいるものの、明治以来の日本の鍼灸研究者や鍼灸教育関係者が積み重ね発展させてきたことについては、ほとんど何の説明も評価も顕彰もされていないのでは、先人たちの努力が浮かばれないばかりか、日本が世界の鍼灸学術に大きく貢献してきた実績に対してさえ、日本の鍼灸師が誇りを持つことができなくなっているのである。

　もちろん、いまや世界の国々の9割で行われている中医鍼灸を軽んずる積りはさらさらなく、この流れはむしろ必然であって、日本の鍼灸教育においても中医学を導入する必要を否定するものではない。しかしながら、中国本国では、西洋医学の大学とほぼ同じレベルの内容を5年過程で教育されており、かなり濃密なカリキュラムのもとに行われているのである。同様に、韓国の韓医大学では6年過程であり、台湾の中医学大学でも7年過程となっている。つまり、東アジアの伝統医学先進国では西洋医学の大学と同レベルの高度な教育が行われており、日本においても、中医鍼灸が臨床実績を背景として学術理論が整備され、合理的な根拠と再現性を持った診断・治療の技術を修得させるためには、西洋医学の大学と同程度の高度な教育を行うことが必須条件である。

　したがって、中医学教育のための国家標準教科書のようなスタンダードなハードウエアが存在しない以上、日本で真っ当な中医鍼灸を育てることなど、制度的には絶対に不可能なことなのである。仮に現在のような教育密度で中医薬大学なみのレベルをこなそうとすれば、全課程を修了するまでには最低10年は必要となる計算である。小手先のみで教育カリキュラムの充実を図ったくらいでは、なまなかに中医鍼灸を学校教育に導入することは、日本の鍼灸教育にとってあまりにリスクが多く、しかもあまりに報酬が少ない結果になりはしないかと、老婆心ながら心配している。

　明治以来、連綿と蓄積・発展させてきた西洋医学的な鍼灸方式は、日本が誇るべき極めて有効な治療法ではあるものの、その範囲は慢性の運動器疾患に限定されるきらいがあり、また、治効理論においても臨床効果を十分に説明できないという致命的な問題を孕んでいるため、この方式を主軸とするには対外的には、いささか説得力に乏しい。

はやい話が、現代中医鍼灸の優れた点を掻いつまんで利用しつつも、経絡治療のシステムを充実・発展させて行くことこそが、日本の鍼灸教育にも、ひいては日本鍼灸自体にも裨益する最も現実的な選択であろうと思うのである。日本の鍼灸における臨床教育は、事実上、経絡治療を主軸として、そこに学術的・理論的な裏付けを積み上げていくこと以外には選択肢がないものと考えざるを得ないのである。

経絡治療には様々な流派があり、診断と治療のバリエーションも豊富ではあるが、治療の安全性や確実性、技術習得や臨床評価の容易さなどを考慮したとき、結局のところ、最も現実的な選択として「タイヤキ療法」に帰着させたくなってしまうのは、経絡治療、とりわけ「タイヤキ療法」によって育てられてきた私自身の我田引水なのであろうか。

第3節 「経絡治療」と「四部脉診」

第1項 「経絡治療」の全体像

私は、大病を患ったことが切っ掛けとなって、「四部脉診」によって基本四証を決定するという「六部定位脉診」の簡便法を試みるようになった。これは、半井明親（？−1547）や柳谷素霊（1906−1959）が行っていた脉診方式を再現することによって、従来の複雑な「六部定位脉診」を簡素化することが可能になったことによるところが大きい。

また一方では、病後はほとんど臨床を行う機会がなくなり、鍼灸学校の教員養成課程の教員として専念する環境となったが、これによって、これまでの臨床経験を踏まえたうえでのさまざまな角度からの文献研究を行う機会に恵まれたおかげで格段と視野が広がり、以前よりも注意深く思索することができるようになってきたことも、一面の事実である。

そのような思索生活の末に立ち現れてきた、私が個人的に考える「経絡治療」の形は、以下の4種類の治療法の総称であるべきであるという認識であった。

  ①内経療法：いわゆる経絡治療の本治法、および兪募穴・原穴による臓腑病治療。
  ②外経療法：繆刺・巨刺などの井穴刺絡法、および臓腑に関わらない経脉病（いわゆる経筋病）の滎兪穴による波及経治療。
  ③内絡療法：八脉交会穴を主とする奇経治療、およびVAMFITなどの六腑を主とする合穴（下合穴を含む）・絡穴による波及経治療。

④**外絡療法**：局所的治療および刺絡法やトリガーポイント療法を含む疏経通絡治療。

①は従来通りの「経絡治療」の本治法に準じた治療方法である。

②は経絡治療学会が提唱しているいわゆる「波及経」の治療方式であるが、これには3系統の治療が含まれており、区別する必要があると考えている。

3系統の一つ目は、『霊枢』邪気蔵府病形篇にいう「滎輸は外経を治す」に基づく治療法であり、「経絡」や「経筋」に波及して各種の症状を起こすが、「臓腑」とは直接的な関連性がないという特徴がある病態群である。これは篠原昭二先生[9]が提唱するいわゆる「経筋治療」の類のことである。篠原昭二先生はこの理論に『霊枢』経筋篇を重ねて解釈されている。さらには、井穴治療系のシステムも、このカテゴリーに含まれるものとする。

③は3系統の二つ目の治療スタイルで、『霊枢』邪気蔵府病形篇にいう「合は内府を治す」に基づく治療法である。これは、陽経や六腑（および奇恒の腑）に波及したもの（私はこれを「内絡病」と呼んでいる）で、陽経の合穴（下合穴を含む）を主な治療対象とする。この治療法は木戸正雄先生[10]が提唱されており、木戸先生はこれに『霊枢』根結篇の内容を重ねて解釈され、頸入穴[11]などをも診断・治療に応用されている。

④は3系統のうちの三つ目の治療法である。慢性的な気血の停滞であれば症状を現している局所やその経絡上（「外絡病」と呼ぶこととする）に刺絡療法やトリガーポイント療法を行うことが簡単で確実な治療法であり、これによって波及経への影響を修正できるものと考えている。[12]

このように経絡系統に関わる4種類の治療法を系統的に整理することで、経絡治療の全体像と治療目的が明確となると思い至ったのである。

なお、「波及経」が絡んでくると病態が複雑になり、本治法と標治法の関係性が単純ではなくなるため、「四部脈診」のみでは対応できなくなる場合も少なくない。したがって、「四部脈診」が絶対的な脈診法と思い込むのは禁物である。この脈診方式はあくまで初心者用の簡便法に過ぎないのである。四部脈診はこれらのうち、①の「内経治療」に特化した診断法であり、それ以上のものではない。

むしろ、これまで脈診をしてこなかった脈診初心者の方や他の流派（脈診方式）の方には、この簡便法で十分間に合うはずであり、誤診が少なく、マスターするのが早

---

9 『誰でもできる経筋療法』（篠原昭二著、医歯薬出版2005年刊）がその代表である。
10 『変動経絡検索法（VAMFIT）だれでもできる経絡的治療』（木戸正雄著、医歯薬出版2003年刊）がその代表である。
11 俗にいう「頸の絡穴」のことで、「天柱（足太陽）・天容（足少陽）・人迎（足陽明）・天窓（手太陽）・天牖（手少陽）・扶突（手陽明）」の6穴をいう。
12 『図解経筋学─基礎と臨床─』（西田幸一著、東洋学術出版社2008年刊）がその代表である。

くて馴染みやすい。しかも、他の治療法と併用してもまったく差し支えないので、この方法で経絡治療の世界を一度体験されてみて、お気に召していただけた場合には、更なるステップアップを目指して本格的に通常バージョン経絡治療を勉強していただければ良いのである。

第2項　「四部脉診」方式の導入

　経絡治療の系統に属する流派は現在も多数あり、それぞれに活発に活動してはいるが、全体的な傾向としては、徐々に学校教育からも締め出され、メディアへの露出も尻すぼみの観がある。

　その最大の原因は、結局のところ、「六部定位脉診」が難し過ぎることと、経絡治療の診断治療システム自体が「六部定位脉診」に頼り過ぎてしまっており、「四診合参」とはいいながらも、それ以外の診断システムが十分には機能していないことであろう。

　初心者が経絡治療に興味を持ったとしても、この「六部定位脉診」の理論が理解しにくく、脉診を行っても指導者の診断結果と異なっていたり、周囲の仲間たちと違った結果が出てしまうと、突然自信が持てなくなって、「自分には経絡治療は向かないんだぁ」と思うようになって、経絡治療そのものを諦めてしまうのである。

　経絡治療は、治療方式としては非常に優れているのに、その入り口である「六部定位脉診」のハードルが高すぎるイメージがあるために（少なくともそのような先入観を抱かれやすいために）、敬遠されてきた結果と考えられるのである。

　しかしこれは、十分に配慮された指導書が作成されなかったり、各流派間での統一見解や共通認識を示せていないなどの背景はあろうが、「六部定位脉診」をもっと簡単にマスターできるようにしてしまえば、多くの問題が一挙に解決できてしまうはずである。

　そもそもの問題は、「基本証が4つしかないのに、なぜ6か所も脉診をする必要があるのか」ということである。とにかく、「基本四証」のいずれかを選択するためだけならば、もっと確実で簡単な方法を構築することは不可能ではないはずである。

　このような観点から導き出された新しい脉診法の一つの試みとして、「四部脉診」を紹介したい。

　経絡治療夏期大学など、折々にこの方法の指導をさせていただいたものであるが、受講された方は、脉診初心者の方であっても、長年経絡治療を実践してこられた方でも、ほとんどの方がマスターするのに1時間もかからないのが常である。そして、なかにはこの方式をすぐに気に入り、「四部脉診」以外では経絡治療をする気がないと

までいう方までもいらっしゃった。

ただし、この方式が好きかどうかは別であり、たとえマスターしてもこの方法を継続して臨床に活用したいと思うかどうかは臨床家個個人の問題であるが、いずれにしても、一度はこの方式をお試しいただいて、その効果を、他の方式と比べてみては如何であろうか。

さらに本書では、「四部脉診」に付随する寒熱病証を含む「八綱分類」および「肝実証（気滞・血瘀）」の鑑別法や理論的な根拠についても十分説明しており、ご興味のある方は一度は目を通してみてほしいものである。

脉診を簡略化してしまいさえすれば、経絡治療、とくに「タイヤキ療法」システムほど安全で多様な効果があり、技術的にも容易に習得できる鍼治療はない。

私個人は、さまざまな鍼灸治療法を経験し、習得してきてはいるものの、「もし経絡治療に出会っていなかったら」、と考えると果たして鍼灸師としてやっていけていたのか訝しく思うことがある。好奇心が旺盛なせいか、目新しい流行りの治療法にはすぐに跳び付きたい質であるので、興味の赴くままに手当たり次第に何でも試してみたし、やりだすと凝り性なのでトコトンやってしまうが、しばらくすると、結局、経絡治療に戻って行ってしまうことになるのである。

他の治療法と併用する場合でも、経絡治療を介入させるかどうかで全く結果が違ってくる。それは、他の治療法による効果が、本治法が介入することでより効果が安定し、その持続時間も長くなる。何より、治療全体のまとまりが強まるため、受療後の患者の満足感に差が出てくるのである。

さらに、「四部脉診」を行うことで証の鑑別が容易となり、精緻な病態分析が可能になるので、患者に病状を説明したり、健康管理のための指導を行ううえでも役に立つことが多くなることも、その特徴の一つである。

次章では「四部脉診」の概要を説明したい。

第四章
「四部脉診」の試み

子曰(のたま)はく、学びて思はざれば則(すなわ)ち罔(くら)し、
思ひて学ばざれば則ち殆(あやう)し、と。

『論語』(為政第二)より

第1節 「関」の字義

　「関」字の旧字体は「關」で、「關」字の構造は「門＋䎛」であり、「䎛」は「丝＋卝」である。大徐本『説文解字』絲部に、

　　　䎛とは、絹を織るに絲に従ひて杼を貫くなり。絲の省に従ひ、卝の声。

とあり、「丝」は「絲（「糸」の旧字体）」の省略形であることから、「卝」は「毌（カン→貫）」と同じく、「つらぬく」意であることが解る。「卝」とは本来「髦（幼児の束髪）を簪で刺し貫いて止める」形である。同じく門部には「關とは、木を以て門戸を横持するなり」とあり、「閂」の意が原義である。ここから「閉じる（『淮南子』覧冥訓注）」「戻機（『後漢書』張衡伝注）」「隔てる（『史記』梁孝王世家注）」「竟上門（『礼記』王制注）」「貫く（『漢書』王嘉伝注）」などの意味が派生し、さらにこれを人体にまで敷衍させて「大きな関節（→膝関・膝陽関）」や「大腿骨体（→髀関）」「臍（→関元・石関・関門）」などを意味するほか、「耳・目・口」などの人体の要所までをも意味するようになったのである。[1]

　『霊枢』九鍼十二原篇には、

　　　粗は関を守り、上は機を守る。

および、

　　　大鍼なる者は、尖は挺の如く、其の鋒は微かに員くして、以て機関の水を写{=瀉}するなり。

　　　五蔵に六府有り、六府に十二原有り、十二原は四関に出でて、四関は五蔵を主治す。

とあり、同じく根結篇には、

　　　奇邪　経を離るれば、勝げて数ふ可からず。根結を知らざれば、五蔵六府、関を折りて枢を敗り、闔を開きて走る。陰陽大いに失して、復た取る可からず。

とあり、禁服篇にも、

　　　寸口四倍なる者は、名づけて内関と曰ふ。内関なる者は、且つ大にして且つ数なれば、死して治せず。

とあり、脉度篇にも、

　　　陰気大いに盛なれば、則ち陽気栄ふる能はざるが故に関と曰ふ。陽気大いに盛んなれば、則ち陰気栄ふる能はざるが故に格と曰ふ。陰陽倶に盛んなれば、相ひ栄うるを得ざるが故に関格と曰ふ。関格なる者は、期を尽くし得ずして死するなり。

1　ちなみに、その他の「関」字を持つ経穴名、すなわち「上関・下関・膈関・腰陽関」などは「関所」の意味で使用されているものと思われる。

などとある。

　また、『素問』でも「関」字は多出するが、どれも『霊枢』の用例と基本的には同様の意味であり、水熱穴論篇の、

> 腎なる者は、胃の関なり。関門 利せざるが故に、水を聚めて其の類に 従(したが)ふなり。

がいくらか目を引くくらいであろう。いずれにしても、原義としての「境界」という意味以外には、およそ寸口部の「関上」とは無関係に見える。

　やはり、『難経』二難にいう、

> 尺寸なる者は、脉の大要会なり。関従(よ)り尺に至るは、是れ尺内にして陰の治する所なり。関従り魚際に至るは、是れ寸口内にして陽の治する所なり。

および、十八難にいう、

> 三部なる者は、寸・関・尺なり。九候なる者は、浮・中・沈なり。上部は天に法(のっと)りて、胸より以上、頭に至るに疾有るを 主(つかさど)るなり。中部は人に法り、膈より以下、齊(へそ)に至るに疾有るを主るなり。下部は地に法り、齊より以下、足に至るに疾有るを主るなり。

の「関」字こそが「関上」の語の由来であると考えられる。十八難に拠れば「関」部は「横隔膜→臍部」というエリア（後に「中焦」と混同とされる）を担当するが、二難では「寸・尺」すなわち「陰陽」の境界に過ぎない。この二つの問難には微妙なニュアンスの違いがあり、これらの溝を埋めるには『脉経（250?）』の登場を待たなければならない。

　『素問』陰陽応象大論篇に、

> 善く診る者は、色を察して[2]脉を按じ、先づ陰陽を別かち、清濁を審らかにして部分[3]を知り、喘息を視、音声を聴きて苦しむ所を知り、権衡規矩を観て病の主る所を知るなり。尺寸を按じ、浮沈・滑濇を観て病の生ずる所を知り、以て治すれば過つこと無く、以て診れば則ち失せざるなり。

とある。『太素』巻三・陰陽大論では、楊上（善）がこれに注釈して、

> 濇とは、所勅の反[4]にして、滑ならざるものなり。人の両手、関従り魚に至ること九分を寸と為すなり。関従り尺に至ること一寸を尺と為すなり。尺寸の終始、一寸九分を尺寸と為すなり。凡そ「脉を按ずる」者は、寸口を按じて五蔵六府・十二経脉の気を得て、以て善悪を知るなり。又た尺部を按じ

---

2 『太素』は「察色」の2字が無い。
3 『太素』は「候」に作る。
4 「所勅」とは、中国古来の発音表示法で「反切法」といい、反切上字の「所」は「声母（子音）」を、反切下字の「勅」は「韻母（母音＋韻尾＋四声）」を表し、合わせて「ショク」という音となることを意味する。

て善悪を知るを得るは、此の大経に依りて竟に関部無きなり。関なる者は、
　　尺寸の分かるる処にして、関自ら地無し。秦越人に依りて、寸口を陽と為し、
　　地を得ること九分、尺部を陰と為し、地を得ること一寸なれば、尺寸の終始、
　　一寸九分にして、亦た関の地無し。
　　　華他(か だ)云ふ、尺寸関の三部は各おの一寸有りて、三部の地、合して三寸有り、
　　と。未だ此の言の何に依拠する所なるかを知らず。王叔和・皇甫謐等の各説
　　同じからざるも、並びに関の地有りて、既に依拠すること無く、行ひ用ふ可
　　からざるなり。
　　　但(た)だ関部のみ無きを言ふを得ず、然れども是れ尺寸の分処にして、自ら其
　　の地無し。脾脉は中に在りて、病有れば寄りて尺寸の両間に見(あら)はれ、至りて
　　脉経の中に下り、具(つぶさ)に是非を定むるなり。脉を按ずるの道は、先づ陰陽・清
　　濁を別かちて、部分を知り、以て次いで声色を察して、病の苦いむ所・在る
　　所を知るなり。始めて尺寸を按じて、浮沈等と四時の脉を観て、以て病源を
　　識るなり。

という。楊上も「関の地無し」といっていて、『難経』二難の説に従い、関上部の幅を
認めておらず、基づくべき根拠がないとして、『(呂楊注)黄帝八十一難経』二難の楊
玄操注に由来する華他(佗)・王叔和・皇甫謐の３説(現行の『難経集注』に見える。)
をことごとく批判している。また一方では、「脾の脉は中部にあるので、病があれば
尺寸の中間の部分に現れるし、(中焦から肺経に入り)脉経にも影響する」ともいう。
つまり楊上は、指の幅の分としての「関上」部は認められないが、面積が限りなくゼ
ロに近い境界線としての「関」部の存在を認め、その部分の脉状に「脾脉」が反映さ
れるとしていたのである。

第２節　「関」と「関上」

　実際に、「関上」という語が、初めて現存する文献に登場するのは、『張仲景方
(傷寒雑病論)』系の最古の文献である『脉経』からであり、その一部は『諸病源候論
(610)』などにも引用されている。『脉経』巻七・巻八に多出し、現行の『(宋板)傷寒
論(1065)』や『金匱要略方論(1066)』にも用例があることから、原『張仲景方』が成
立したとされる３世紀初頭にはすでに「関上」の語は、術語としては一般化していた
ものと推測される。
　『難経』二難が成立した時点では、「関」は単なる「尺・寸」の境界としか定義されて
なかったことになるが、十八難では事実上、診脉部位としての「寸・関・尺」の地位

が与えられ、それぞれアリアとしての「上焦・中焦・下焦」が配当される。しかし、二難の経文は『脉経』巻一第四に呂広(りょこう)の注と共に引用されているが、十八難は『王翰林集注黄帝八十一難経』(南宋時代に成立;『難経集注』とも略称される)所引の楊玄操注(唐初)が確認できる最古の史料であることから、唐代初期以前に確実に存在したという証拠がないため、資料価値としては二難に比べて格段に落ちるという恨みがある。

縦(よ)しんば、十八難が『難経』成立時点で存在していたと仮定しても、患側を主とする「三部脉診」であったことを考えると、「患側三部脉診」こそが原『張仲景方』の時代(『難経』と『脉経』の間、後漢末期ごろ)に一般化していた脉診法と考えるべきであろう。

いっぽう、『脉法讃』の「人迎・気口・神門」診には「関前・関後」の語はあっても「関上」の語は見えない。『脉経』では、「関上」の語そのものは『脉法讃』の直後に配置される原「六部定位脉診」系の条文など(左右の「関上」部である「肝胆・脾胃」の部位)のほか、原『張仲景方』系文献を含む「三部脉診(脉状診)」に多く出現する。

「関上」の語を定義する上で最も重要な部分は、『脉経』巻一・分別三関境界脉候所主(三関の境界と脉候の主る所を分別す)第三の、

> 魚際従(よ)り高骨【其の骨は自づから高し】に至りて却行すること一寸、其の中を名づけて寸口と曰ひ、寸従り尺に至るを名づけて尺沢と曰ふ。故に尺寸と曰ふ。寸後尺前を名づけて関と曰ふ。陽出でて陰入るに、関を以て界と為し、陽出づること三分、陰入ること三分なるが故に三陰三陽と曰ひ、陽は尺に生じて寸に動じ、陰は寸に生じて尺に動ず。
>
> 寸は上焦を主射して頭及び皮毛に出でて手を竟とす。関は中焦を主射して腹より腰に及ぶ。尺は下焦を主射して少腹より足に至る。

である。この条文は『脉経』には極めて珍しい王叔和自身によるオリジナルの文章である可能性が比較的高いものの、この時点ではあくまで「関」であり「関上」ではない。しかし、ここに至って初めて「寸・関・尺」の三部の部位、即ち、

① 『難経』由来の「上腕長1尺1寸」説を認めること。
② 『難経』由来の「寸」の概念を魚際から高骨[5]までの1寸とすること。
③ 魚際から尺沢に向かって0.1寸を除いたところから「寸(0.6寸)・関(0.6寸)・尺(0.7寸)＝1.9/11寸」という三部の幅を個別に規定したこと。
④ 個別に規定された三部に、対象エリアとなる「上焦・中焦・下焦」を配当したこと。

など、それぞれの意味合いを明確に再定義したことが、『脉経』の特徴の一つとして

---

[5] 「掌後高骨」ともいい、橈骨掌側面の橈骨茎状突起根部で腕橈骨筋停止部の最も掌側方向に突出している部分のこと。

第四章 「四部脈診」の試み

挙げることができよう。

早い話が、『難経』二難にいう「関」の部が「高骨」の部位に当たると主張したいがために、『難経』の引用に先駆けて「関＝高骨」という世界観を形成するための定義付けをする必要があったのであろう。『脉経』では、この条文の後に『難経』の一難・二難・三難の条文が順番通りに引用されていることから、少なくとも楊玄操が篇次（或は内容までも）を改変してしまう前のこの時点[6]でも、『難経』の冒頭部分はさほど大きな変更はされていなかったものと考えられる。

同じ『脉経』でも、原「六部定位脉診」系の部分（巻一第七、巻二第一・第二）では、共通して「関上」という語を使用し、右手を「脾・胃および足太陰・陽明」、左手を「肝・胆および足厥陰・少陽」に配当している。『脉経』では、「関上」の語そのものには「三部」の指幅を直接規定する条文を残してはいないが、前述した巻一第三の条文によって、「関（＝高骨）⊃関上」という図式が、前提条件として与えられているものと解釈できよう。

また、『太素』巻十一・気穴（『素問』血気形志篇に該当）および『医心方』巻二第二所引の『素問』では、肺輸・心輸に続く第3の背兪穴の右側に「肝輸」を、左側に「脾輸」を配しており、原初的な『素問』『霊枢』（便宜上これを『内経』と呼ぶ）系の医学のなかにも古文説の五臓観[7]を持っていたものが含まれていた可能性が高いが、一方、『史記』倉公伝では右手の脉を「脾（診籍⑦）」、左手の脉を「肝（診籍⑱）」としていることから『脉法讚』の人迎気口神門診と同じく今文説系の五臓観を有していたものと考えられる。前漢期が古文学派と今文学派が対立して互いに競い合った時代とすれば、後漢期は白虎観会議[8]に象徴されるように、両者が歩み寄った時代と言えよう。

『脉経』所引の原「六部定位脉診」系の文献は、いずれも「寸口（または人迎・気口）」は「左：心・小腸（手少陰・太陽）／右：肺・大腸（手太陰・陽明）」、「関上」は「左：肝・胆（足厥陰・少陽）／右：脾胃（足太陰・陽明）」であり、「尺中（または神門）」は左右共に「腎・膀胱（足少陰・太陽）」を原則として配当されることから、『内経』や『難経』が育んできた「三焦論」的世界観と、倉公伝や『脉法讚』の医学が継承する今文説的世界観とを融合させて作り出された診脉法であると推測でき、原「六部定位脉診」を脉診理論の中核に据えることで『脉経』全体の統一感を演出しつつ、さらにその延長線上に理想像を描いて見せることを目的に編輯された可能性が高いのである。

『脉経』が、なぜこのようにわざわざ用語の全体的な整合的を求める必要に迫られ

---

6 『難経集注』楊玄操序には、旧来の条文の順番を整理し直したという内容が含まれている。
7 「木→脾」「火→肺」「土→心」「金→肝」「水→腎」という配当の五臓観。漢代には現在よく知られる「今文五臓説」と大論争となった。
8 AD 79年に洛陽の「白虎観」に当時の代表的儒学者を集めて、今文説と古文説の統合を図ろうとした会議。このときまとめられた文献が、班固『白虎通義』である。

たかといえば、①『難経』、②『脉法讃』、③原『張仲景方』、④原「六部定位脉診」などの『脉経』所引の各文献が「関」や「関上」という互いに関連する用語を使用しつつも、それぞれの定義するところが微妙に異なっていたがために、それまでの個々の文献のままでは全体的な統一を欠く状況が存在していたためと考えざるを得ない。

　『内経』や『難経』の世界観では、五臓の陰陽観からすれば「心・肺」は膈上の臓器であるので陽に属し、「肝・脾・腎」は膈下の臓器であるので陰に属するはずである。これが『脉法讃』の

　　　　　肝・心は左に出で、脾・肺は右に出づ。腎と命門と、倶に尺部に出づ。

および、

　　　　　関前一分は、人命の主なり。左は人迎と為し、右は気口と為す。神門決断して、両つながら関後に在り。

を基準に考えるとすると、境界としての「関」は中焦と下焦の間に位置することなり、その直後に配置された原「六部定位脉診」の文章とは、厳密に言えば矛盾する内容であることが解る。

　『脉経』は、これらの矛盾する内容を敢えて一つの文章であるかのように接合して、全体の統一感をより強固なものにしようとする編集方針であったことが良く解る例である。

　逆にいえば、本来の原「六部定位脉診」系文献における境界としての「関」は、上焦と中焦の間に位置したことになる。つまり、『難経』二難の境界としての「関」の定義を前提として『脉経』所引の原「六部定位脉診」系の文章を読めば、境界としての「関」は上焦と中焦の間に存在することになり、診脉部位としての「関上」は「（掌後）高骨」よりも中枢側に配置せざるを得なくなるのである。

　『太素』巻十五・五蔵脉診には、

　　　　　尺内の両傍らは、則ち季脇なり【関従り尺沢に至るを尺と為すなり。季脇の部、当に尺の中央の両傍らに在りて、尺外の両傍らには在らざるべし。季脇に病有れば、当に此の処に見るべし】。尺外は以て腎を候ひ【尺中の両傍らの外は、以て両腎を候ふ。病有れば当に此の部に見はるべきなり】、尺裏は以て腹中を候ひ【尺内自り両の中間は攝べて腹中を候ふ】、跗上は以て胸中を候ふ【跗は当に膚と為すべし。古は字を通用するが故に、跗と為す耳。当に尺裏より以上、皮膚は以て胸中の病を候ふ】。

　　　　　前は前を候ひ、後は後を候ふ【当に此の尺裏の跗の前は以て胸腹の前を候ひ、跗の後は以て背後を候ふべし】。跗上は、鬲上なり【当に尺裏の跗上の皮膚は以て鬲上を候ふべきなり。一に'竟上'と曰ふは、疑ふらくは錯なり】。鬲下なる者は、腹中の事なり【当に尺裏の膚上より以下は、以て鬲下の分と

為すべし。即ち腹中の事なり】。

とある（【 】内は楊注）。この考え方を敷衍させれば、『難経』二難でも「寸」を「跗上（＝膈上）」と看做して「胸中」を窺(みな)い、それ以下を「尺裏（＝膈下）」と看做して「腹中」を診るように解釈することができる。「胸中」を「上焦」とすれば、少なくとも「腹中」は「下焦」にあることは自明であるし、この段階で「中焦」部分を「胸中」か「腹中」かに配当しなければならないとすれば、やはり「腹中」に属するものと答えざるを得ない。

したがって、『難経』二難でいう「寸」と「尺」の境界である「関」を、『太素』五蔵脉診に投影すれば「胸中」と「腹中」の境界である「鬲（＝膈）」と対応することになり、『脉経』にいう「関上」は「脾胃・肝胆」に配当されるため「中焦」に対応することとなるが、当然のことながら、これらはすべて「膈下」に位置している。

『素問』脉要精微論篇には、

　　尺内の両傍らは、則ち季脇なり【尺内とは、尺沢の内を謂ふなり。両傍らとは、各おの尺の外側を謂ふなり。季脇は腎に近くして、尺 之を主るが故に、尺内の両傍らは則ち季脇なり】。

　　尺外は以て腎を候ひ、尺裏は以て腹中を候ふ【尺外とは、尺の外側を謂ふ。尺裏とは、尺の内側を謂ふなり。次に尺外の下の両傍らは則ち季脇の分にして、季脇の上は腎の分、季脇の内は則ち腹の分なり】。

　　附の上、左の外は以て肝を候ひ、内は以て鬲を候ふ【肝は賁を主る。賁とは、鬲なり】。右の外は以て胃を候ひ、内は以て脾を候ふ【脾は中に居るが故に、内を以て之を候ひ、胃は市と為すが故に、外を以て之を候ふ】。

　　上附の上、右の外は以て肺を候ひ、内は以て胸中を候ふ【肺葉は外に垂るるが故に、外を以て之を候ひ、胸中は気管を主るが故に、内を以て之を候ふ】。

　　左の外は以て心を候ひ、内は以て膻中を候ふ【心は膻中を主るなり。膻中は則ち気海なり、噫なり】《新校正云ふ「詳らかにするに王氏は膻中を以て噫と為すなり。疑ふらくは誤なり」と》。

　　前は以て前を候ひ、後は以て後を候ふ【上の前とは、左の寸口を謂ふ。下の前とは、胸の前、膺より気海に及ぶを謂ふなり。上の後とは、右の寸口を謂ふ。下の後とは、胸の後、背より気管に及ぶを謂ふなり】。

　　上の竟上なる者は、胸喉中の事なり。下の竟下なる者は、少腹・腰股・膝脛・足中の事なり【上の竟上とは、魚際に至るなり。下の竟下とは、尽尺の脉動の処を謂ふなり。少腹とは、胞の気海にして、膀胱に在り。腰股・膝脛・足中の気の動静は、皆な其の近遠及び連接の処所の名目を分かちて以て之を候ひ、其の善悪を知るなり】。

とある(【 】内は王冰注、《 》内は新校正注)が、王冰注『素問』の脉要精微論篇は、まさにこのような解釈のもとに経文そのものが改変されたものと考えられる。むしろ、楊玄操が『難経』を注解するにあたって、『脉経』の世界観に影響されることによって、患側のみの「三部脉診」であった『難経』を「六部脉診」に読み替え、さらに王冰が『脉経』や楊玄操注『難経』に影響されて『素問』を改竄し、王冰注『素問』に影響された後代人が王冰注『素問』に合わせて『甲乙経』の経文を改竄したという作業仮説を設定すれば、各文献同士の文字間の矛盾が、かなりの部分で解消されることになる。

したがって、「六部脉診」であっても、「中焦」に配当されるべき「肝・胆(または足厥陰・少陽)」および「脾・胃(または足太陰・陽明)」も、「関(=高骨)」の位置を「膈」と看做して、これより近位に「関上」エリアを設定するほうが、『脉経』以前の基本古典の世界観を尊重させることにならないだろうか。

第3節 「関尺同調現象」の発見

ここからは、少しの間、私の個人的な臨床経験の話にお付き合いいただかなければならない。ただし、これはあくまで個人的な印象に過ぎず、なんら客観的な検証を経たものではないことを、はじめにお断りしておきたい。

私は、「寸口・関上・尺中」の三部のバリエーション(本間・岡部・柳谷の各方式)が、脉状診も含めて診脉時にどの程度の違いが生じるかを、長年、実際の臨床を通じて検証してきた。その結果、左右の三部における各方式は、脉状診においてはそれぞれ微妙に異なり、単按するときは本間方式がもっともクリアにコントラストが現れ、総按する場合には柳谷方式が最も統一的に三部を一体の脉状として感知しやすいという印象を深くした。その際、脉象と病証との関係も、それぞれに結び付けやすいように思われたことも付け加えておきたい。岡部方式では、本間方式と柳谷方式の中間的な位置付けといえよう。

いっぽう、各方式で六部定位脉診を行うと、三部それぞれの左右同士を比較した場合には、概ね同様の結果を得ることができたが、最も左右差が安定的に現れやすかったのは柳谷方式であり、岡部方式がこれに次ぎ、本間方式は、関上部が「高骨」によって他の部よりも左右の脉差において不安定さが強調されやすい分だけ、他の方式より熟練を要するという結論に至った。早い話が、「高骨」を示指と中指の間に挟むようにする柳谷方式のほうが、総按で行う脉状診であっても、左右同士を比較する六部定位脉診であっても、最も安定した結果を得やすいということであった。

総按するときに一体感のある脉状が得やすくなる理由は、脉状が不安定になりやすい「高骨」部分を示指と中指の間に挟み込むことによって上手い具合に緩衝され、三部全体が一本の安定した脉道として捉えやすくなるからであろう。
　逆に、この方式は脉位脉状診にはやや不向きで、単按する場合であっても、六部それぞれの脉状診において違いが分かりにくくなるのである。総按すると、さらにその差が弁別しにくくなる。
　慣れてしまえば、どの方式であっても同様の結果になる可能性がないわけではないが、脉診以外の方法で客観的な比較検証ができない以上、結果的に診断が異なったとしても何ら不思議ではないのである。
　より安全な選択としては、特に初心者の場合は、柳谷方式で脉診されることをお勧めしたい。『脉診習得法（MAM）』（木戸正雄編著ほか、医歯薬出版2013年刊）も、この柳谷方式の脉診法に属するポジショニングであると考えられる。診脉部の指の当て方については、奇しくも、私個人の経験的印象が木戸先生と同じ結論にはなったが、木戸先生の診脉法を単に真似たわけではなかったことを弁解するために、これまで長々と論述してきた部分があったかもしれないことは、あえて否定はしまい。
　さて、このような結論を得るに及んだことで、私の診脉法の興味が、少なくとも一時期は、柳谷方式に傾いていったのであるが、臨床経験を重ねるに連れて、私はちょっとした小さな発見をした。それは、考えてみれば至極当然なことではあった。本間方式に比べて、「寸・関・尺」の部位を指の幅半分ほど中枢側にずらす柳谷方式の場合、関上部の脉差と尺中部の脉差がかなり高い確率で同調する傾向があるということであった。
　つまり、関上同士の強さを比べた場合、右が強く左が弱かったときには、高い確率で尺中の脉も右が強く左が弱い結果になりやすく、関上の脉差が左右逆の場合には、尺中も関上に同調して逆になるということである。つまり、関上部の左右差がそのまま尺中部のそれと同じ結果となるのである。私はこれを「関尺同調現象」と呼ぶことにしたのである。
　私は、「かなりの確率」とは言ったが、「すべて」とは言っていない。つまり、常にこの現象が起こっているわけではなく、個人的な印象としては、およそ「85%」前後、「ひょっとするとそれよりももう少し多いかもしれない」程度である。したがって、この現象自体を臨床応用しようとした場合、15%ほどの確率で当てが外れてしまうことになるかもしれないのである。この数字は無視できるものではないが、かと言って「85%」の高確率を利用しないでいるのはもったいないのである。しかも、初心者が「六部定位脉診」をマスターしたいと思った場合には、その前段階としてすぐに「仮免」状態に昇格できてしまう「ウラワザ」としては、まことに都合がいい現象なので

ある。

第4節　「基本四証」の正体

　経絡治療学会の診脉方式は基本的に岡部（素道）流に属するが、21世紀になって池田政一先生の理論の影響を受けて両者の融合状態となった。これを野合と批判するものもあるやに聞くが、私個人は「止揚的発展段階」と位置付け、さらに多様に進化する過程の一局面であると捉えている。その一局面の基礎理論において、基本証は「肝虚証・脾虚証・肺虚証・腎虚症」の「基本四証」であるとされている。そしてこの場合の「虚」というのは、「肝・脾・肺・腎」の四臓における「精気の虚」ということになっている。

　それ以前の「経絡の虚実」、すなわち各経における「経気」の量的多寡とする伝統的な経絡治療の解釈とは異なり、「精気」の意味する比重を「経気」よりも「臓気」のほうに置き、その減衰状況（虚）に焦点を当てようとしたわけである。このような解釈はそれ以前に全くなかったわけではなく、蔵象論的により本質的なものに基礎を置こうとしたものであり、「経絡弁証」よりも「臓腑弁証」のほうに比重を置く現代中医学の考え方とも共通する思想である。

　いっぽうでは、十二経の虚実を定量的に判断してそれを平行ならしめるという極めてシンプルな病理思想が軽視される傾向を残念がる向きもないではないが、現在の経絡治療学会ではこの考え方を「波及経」理論として補助的に取り込んでいるため、大きな問題とはなっていない。

　もちろん、『霊枢』邪客篇には、

　　　心なる者は、五蔵六府の大主なり、精神の舎る所なり。其の蔵 堅固にして、邪の容ること能はざるなり。之を容るれば則ち心傷れ、心傷るれば則ち神去り、神去れば則ち死せん。故に諸邪の心に在る者は、皆な心の包絡に在り。包絡なる者は、心主の脉なるが故に、独り焉に腧無し。

とあって、「心」の身代わりとしての「心之包絡（＝心包?）」という準臓器があることにより、本来ならば、「心包虚」あるいは「手厥陰経虚」の病症がなければならない。事実、井上系経絡治療では主証のひとつとして「心包虚」があるが、現在の経絡治療学会ではこれを基本証としては想定していない。

　東洋医学の根幹思想に五行説がある以上、「五臓」はあくまで「5個」でなければならないはずであり、伝統的には「心包」を「相火」とし、「心」の「君火」の代用として第6の臓を例外的に認めているが、あえて五行説を無視して「4臓」としてしまうの

は、伝統医学としては甚だ都合が悪い。現在の経絡治療学会では、これについて十分な説明がされているとはいいがたく、いっぽうでは選穴理論として五行説の権化のような『難経』六十九難方式を採用しておきながら、返す刀で「心虚（および心包虚）」を無視するという矛盾を犯しているのである。

またいっぽうでは、実績として、あえて「心虚（あるいは心包虚）」を想定しなくとも、臨床的に大きな問題が生じていないという経験的な集積もあり、これまでの成果を台無しにするわけにもいかないという板挟みの状態に陥っているのである。

したがって、これらの問題を理論的に解消しないままでは、いくら臨床的に効果があろうとも経絡治療学会方式の優位性を、大手を振っては主張しにくいものがあり、「精気の虚」について、十分な理論的な裏付けをする必要があるのである。

では、各臓が所蔵する「精気」とは一体、何物であろうか。

『霊枢』九鍼論篇には、

> 五蔵：心は神を蔵し、肺は魄を蔵し、肝は魂を蔵し、脾は意を蔵し、腎は精志を蔵するなり。

とあるが、「五志（五神ともいう）」の「神・魄・魂・意・精志」のことをいうのであろうか。それとも、単一の生命エネルギーのようなものが体内を循環しており、その各臓における量的多寡の類型のみを「肝・脾・肺・腎」で表しているのだろうか。

確かに、初期の経絡治療では「十二経絡の虚実」を証概念の基礎としていたので、これのみをリスペクトしようとすれば、その本質は「経気」でなければならない。しかし、それでは部分的な経絡の走行上の問題に対しては説明が可能かもしれないが、全身が関連するダイナミックな病態変化を説明するのには不向きであろう。「経気」の変化や個別の症状にのみ捕らわれて全身の病態変化の状況を見逃し、木を見て森を見ない治療をしてしまう恐れが内在してしまうことになる。このような状況を回避するために証名に「臓（肝・脾・肺・腎）」の名を附し、「経気の虚」ではなく、「精気の虚」と呼ぶことにしたのであろうと理解している。

『霊枢』本神篇には、

> 肝は血を蔵し、血は魂を舎す。肝気虚すれば則ち恐れ、実すれば則ち怒る。
>
> 脾は営を蔵し、営は意を舎す。脾気虚すれば則ち四支用ひられずして五蔵安からず、実すれば則ち腹[9]脹して経溲利せず。
>
> 心は脉を蔵し、脉は神を舎す。心気虚すれば則ち悲しみ、実すれば則ち笑ひ休まず。
>
> 肺は気を蔵し、気は魄を舎す。肺気虚すれば則ち鼻塞がり[10]利せずして気

---

9 『太素』巻六・失名巻首はこの字がない。
10 『太素』は「鼻塞」を「息」1字に作る。

> 少くなく、実すれば則ち喘喝し、胸盈ちて[11]仰息す。
>
> 腎は精を蔵し、精は志を舎す。腎気虚すれば則ち厥し、実すれば則ち脹して五蔵安からざるなり。
>
> 必ず五蔵の病形を審らかにして、以て其の気の虚実を知り[12]、謹しみて之を調ふるなり。

とある。「心」が脈拍と「神（意識状態）」をコントロールしているという考え方は、失神時には脈拍が極端に弱々しくなるという経験的事実から導き出されたものであろうことは、容易に想像される。また、『素問』逆調論篇には、

> 夫れ水なる者は、津液に循ひて流るるなり。腎なる者は、水蔵にして津液を主り、臥と喘とを主るなり。

とあって、この場合の「水」とは実質的には「尿」を意味すると考えられるが、同時に「津液」、即ち体内の水分代謝をコントロールしているとする認識は、腎機能障害による尿の排泄機能の低下に伴って、顔面および全身の浮腫やいわゆる腎臓喘息が起こりやすくなるという病理現象と関係すると思われる。病理解剖も生化学的検査も不可能なこの時代に、なぜ、これらの現象が「腎」と関わりがあると結論付けられていたのか、全くもって不可解であり、まさに「東洋の神秘」としか言いようがない。

いずれにしても、このような経験の集積の記録を土台にして、「肝の精気」は「血」と、「脾の精気」は「営」と、「肺の精気」は「気」と、「腎の精気」を「精」および「津液」と強い関連があると規定することで、それぞれの「魂・意・魄・精志」である「四臓の精気」に結びつけられたものと考えられるのである。

ちなみに、「営」とは『霊枢』営気篇に、

> 営気の道は、穀を内るるを宝と為す。穀 胃に入れば、乃ちこれを肺に伝えて、中に流溢し、外に布散す。

とあり、また同じく営衛生会篇にも、

> 人は気を穀に受く。穀 胃に入りて、以て肺に伝与す。五蔵六府、皆な以て気を受く。其の精なる者を営と為し、濁なる者を衛と為す。

とあるように、胃に取り込まれた「水穀（飲食物）」から「水穀の精微」が発生して「肺」に昇り、経絡を介して全身を循環する「営気」のことであり、主として「脾」の働きによって営まれるところであって、中医学でいう「脾の昇清作用」または「脾陽」、すなわち「脾の陽気」を背景とする気（物質および作用）である。

これは本来、消化液の分泌や消化管の蠕動運動および大便の排泄を主とする「胃の降濁作用」または「胃陰」、すなわち「胃の陰気」と対を成す働きであり、どちらか一

---

11 『太素』は「憑」に作る。
12 『太素』はこの後に「而」字が有る。

方が盛んで、他方が衰えてしまうと、途端に変調を来してしまうものではある。しかしながら、「胃の降濁作用」自体も「脾の昇清作用」の結果によってエネルギーを得ていると考えられることから、その本質は臓である「脾」に帰するものと考えられる。これらの作用をエネルギーの面から捉えたものを「後天の気(『類経』)」とか「胃の気(『素問』)」などともいうのである。

　原『霊枢』が成立した時代は、「膀胱」と表裏関係であるという以外に「腎」が泌尿器であるという認識は薄かったものと推測される。おそらく、戦国時代以前の古代においては、「腎」は「外腎」、すなわち「睾丸」を意味していた可能性が高く、五行説が発展したことで、「内腎」すなわち「kidney(腎)」が「五臓」の一つとして採り入れられた段階でも、「睾丸」の持つ「精を蔵する」作用が引き継がれたものであろう。「腎」が「水蔵」として「津液」をコントロールする泌尿器であるという認識は、現伝の『霊枢』には具体的な記述が見えないことから、原『素問』の時代になって発見されたものであると考えざるを得ない。

　『素問』上古天真論篇にいう、

　　　　腎は水を主り、五蔵六府の精を受けて之を蔵す。故に五蔵 盛んなれば、乃ち能く写(しゃ)す。

とは、「津液」を集めてコントロールする「腎陰」の作用と、排尿をコントロールする「腎陽」の作用とを簡潔に表現している。上古天真論篇にはほかに「生殖作用」を「腎気」と表現する条文もある。また、同じく六節蔵象論篇には、

　　　　腎なる者は、蟄(ちつ)を主り、封蔵の本、精の処なり。

とあり、原『霊枢』の腎の生理機能を発展させ、「腎陽」の働きを補強している。「主蟄(蟄を主る)」とは、冬の間に冷気が侵入しないように虫(昆虫ではなく蛇や蛙の類のこと)が巣穴を塞いで身を守る働きを意味するものであり、「封蔵」とは、蔵の中に収蔵した宝物が盗み出されたいように封印することを意味する。どちらも外部からの「防衛作用」を意味するものであるが、「封蔵」にはある種の「固摂作用」の意味をも含まれている。

　明・張 介賓『景岳全書(1640)』雑証謨・脾胃(論脾胃)には、

　　　　精血の司は命門に在りて、水穀の司は脾胃に在り。故に命門は先天の気を得て、脾胃は後天の気を得るなり。是れ水穀の海を以て、本より先天を頼りて之を主ると為し、而して精血の海も又た、必ず後天を頼りて之を資(たす)くると為すなり。

とあって、「先天の気(腎陽)」の所在である「命門(精血の海)」と「後天の気(脾陽)」の源である「脾胃(水穀の海)」とは、互いにエネルギーを供給し合い依存し合う関係であり、「脾陽」が十分に作用するためには「腎陽」が必要であることが説明されてい

る。しかし、ここでは、「後天の気」から「先天の気」にエネルギーが補充されるためには「津液」や「五臓六腑の精」を集める「腎陰」の作用も必要であることが省略されているので、前述の上古天真論篇の内容を参照しておく必要があろう。

『素問』五蔵生成論篇には、

> 故に人 臥(ふ)さば、血は肝に帰す。肝は血を受けて能(よ)く視(み)、足は血を受けて能く歩む。掌は血を受けて能く握り、指は血を受けて能く摂(つま)む。

とあって、「肝」と「血」の関係を良く表現している。また、同じく五常政大論篇の、

> 発生の紀は、是れを啓陳(けいちん)と謂ふ。土は疎泄されて、蒼気は達し、陽和すれば化を布(し)き、陰気 廼(すなわ)ち随ひ、気を生じて淳化し、万物 以て栄(さか)ふ。

という「木年の大過」の理論を応用して、後代には、「肝」の作用であるいわゆる「昇発・舒展・条達・疏泄」の働きを「肝気」と呼び、「蔵血（帰血）」などの陰的な働きを含む「血（血中の津液も含む）」を「肝血」と呼ぶようになったが、五蔵生成論篇がいうように「肝」の主体があくまで「血」であることは言うまでもなかろう。

『霊枢』営衛生会篇には、

> 人は気を穀に受け、穀は胃に入り、以て肺に伝え与え、五蔵六府、皆な以て気を受く。其の清なる者を営と為し、濁なる者を衛と為す。

とあり、同じく動輸篇には、

> 胃を五蔵六府の海と為す。其の清気は上りて肺に注ぎ、肺気は太陰よりしてこれを行(めぐ)らす。其の行るや、息を以て往来す。

と、陰陽清濁篇には、

> 気の大別は、清き者は上りて肺に注ぎ、濁れる者は下りて胃に走る。胃の清気は上りて口に出で、肺の濁気は下りて経に注ぎ、内(い)りて海に積(つ)む。

とある。これらは「胃」から出た「水穀の精微」のうち、清浄なものは呼気として「肺」から排出されて、慓悍な濁気は「衛気」として「肺」から経脈を巡り「気海」に集積されるとされる。

また、『素問』水熱穴論篇には、

> 秋なる者は、金 始めて治め、肺 将(まさ)に収殺せんとして、金 将(まさ)に火に勝たんとす。

とあって、「肺」の陰気には火熱を制御する粛清作用があることをいう。なお、「肺」が「五臓六腑の華蓋」などと言われるように、内臓の最上位に位置することから、肺から全身に気を巡らすことは、全体的に見れば肺の気を下降させることをも意味し、有酸素運動などにより大小便の排泄が促されやすいことなどもこの作用に含まれる。これらを総合して中医学では「肺」の働きを「宣発粛降」などと一口に言うことが多いが、陽性の機能である「宣布作用」「発散作用」や、陰性の機能である「粛殺（粛清）作

用」「降下作用」というように、それぞれ独立した名称を与えて区別するべきであろう。

　「肝」の「血」は、蔵されることによって疏泄作用を発揮して必要な個所に「肝血」を条達するための「肝気」を生み出し、必要がなくなる夜間にはまた「血」を「肝」に戻してスタミナを蓄えようとする。「脾」の「陽」は、「命門の火」からエネルギーを供給されて「胃」の「水穀」を「水穀の精微」に変えて肺に送り、肺から経絡を介して「気・血・津液」が全身に送られる。「肺」の「気」は、「天の清気」から摂り込んだ「呼吸の気」と脾から受け取った水穀の精微を「気血営衛」に変化させて経絡をめぐらせ、全身の隅々にまで行き渡らせる。「腎」の「陰」は、「五臓六腑の精」と「津液」を集めて「腎精」や「腎陽」に転化し、肝血や脾陽を助ける。

　また、この際、「心」が蔵する「脉気（脉動を起こす力）」を媒体として行う診断法にあっては、「反関の脉」などの解剖学的イレギュラーなどを例外とすれば、「脉」で診断が行えるほどの状態でありさえすれば、生命エネルギーの活性状態を反映するが、意識や精神活動を主宰する「心神」においては、正常な意識状態にある場合には、大きな問題が発生している恐れはないと看做して、「証」の対象から除外されたと考えるべきであろう。

　さて、これまで説明してきたように、「肝・脾・肺・腎」はそれぞれに個別の作用を持つ「精気」を有するが、各蔵の精気はさらに「陰陽」や「気血」などに細分できるものの、「肝」は「血」と、「脾」は「陽」と、「肺」は「気」と、「腎」は「陰」と、より親和性が高い関係にあることがお解りいただけたであろうか。つまり、「基本四証」は「肝・脾・肺・腎」そのものではなく、各臓が内蔵している精気であるところの「血・陽・気・陰」を意味しているのであり、それらのうち、各臓とより親和性のある「肝血・脾陽・肺気・腎陰」をコアイメージとしているだけのものなのである。

　したがって、基本証の数としては、「五臓の数」ではなく、「精気の種類の数」である「四種類」と数えることが、より相応しいのである。経絡治療の先人たちは、既に古典文献に記載されている内容を熟知しており、臨床経験を通してこれらの理論の概略を掌握していたものと推測されるが、古典文献を熟読していた彼らにとっては、教養のあるものなら言わずもがなの、わざわざ声高に唱えるまでもない一般常識であったのであろう。

第5節 「四部脉診」の提唱

第1項 「四部脉診」と「基本四証」

　ここで、1つの疑問が浮かんでくる。すなわち「なぜ、基本四証を決めるために、六部定位脉診が必要なのか」ということである。

　いわゆる「寒熱八証」を決定するためにならば、「2×2×2＝8」で、左右の「寸・関・尺」同士の脉差を比べる方式も肯けよう。しかし、実際には「基本四証」をベースにして、これに「遅数（現実には主に心拍数で判断される）」を加えて「寒熱」を振り分けていることが多いようである。

　臨床上、心拍数に基づいて「寒熱」を判断することには、存外リスクを伴いやすい。

　一つには、多くの患者が病的な心拍数（頻脈は100回/分以上、徐脈は50回/分以下）には至らないケースがほとんどであり、二つには、一般的には年齢が高くなるにしたがって心拍数が低下する傾向があるとされ、三つには、いわゆるスポーツ心臓の人たちでは40～50回/分ということも珍しくないなど、病証と直接かかわりがないと思われる不確定要素が多過ぎるのである。仮に平均的とされる「60～75回/分」からはみ出た心拍数を基準として「寒熱」を決めたとしても、その妥当性については疑問が残る。

　もし、治療の前後に、常時、血圧を計測する習慣がある臨床家（当然そうするべきである）であれば、普段の心拍数に比べて誤差以上の変化が認められた場合は、普段と違った緊張感をもって慎重に診断と治療を行うべきであり、場合によっては専門医の受診を勧めることも必要であろう。しかしこれは、心拍数と「寒熱」の問題ではない。

　したがって、証の「寒熱」を振り分ける場合には、他の四診を駆使して総合的に診断されるべきであるが、各症状に対する病機理論（疾病の伝統医学的発生メカニズム論）を十分に理解していないと、かえって誤診に繋がるケースもないではない。

　たとえば、手足の末端の冷えを訴える場合などはどうであろう。確かに、多くの場合、冷えた手足を温めれば症状の改善を図ることができるが、これを単純に「寒証」と決めつけてしまって良いものであろうか。逆に、手足が火照る人は「熱証」だけで良いのであろうか。

　低体温症のように身体の内部まで冷え切っているのであれば、たとえ火照り感を訴えていたとしても「熱証」の可能性は取りあえず考えなくて良いが、体内に熱が停滞している状態にもかかわらず、交感神経の亢進によって毛細血管の収縮が起こり、末端の血行不良を起こしている場合は、注意を要する。この場合の病態の本質は体内に蓄積された「内熱」である。これが何らかの原因によって急性的に現れた病態ならば、

心拍数もやや上がる傾向にはあるものの、慢性的に継続した場合は「鬱熱」となり、かえって心拍数がやや低下することもないではない。いずれにしても交感神経の興奮を鎮めて手足の血流を回復し、「内熱」を外部に誘導・放散させる必要がある。その手段の一つとして冷えている部分を温めて毛細血管を広げることは問題ないのであるが、温め過ぎるとかえって「内熱」を体内に溜め込ませる結果になり、誤治に繋がりかねない。胃炎や十二指腸潰瘍などでも、胃脘部付近の体表が冷たくなっている人が多いが、たとえ「遅脈」傾向であるとしても、これを「寒証」と診て温め過ぎると症状を悪化させてしまうことがある。この場合、身体内部の問題を外表で診断する危険を考慮しなければならないのである。

　個人的には、最も簡便で誤診の少ない方法として、「舌質」の「紅白」の度合いによって「寒熱」の鑑別を行う方法を提唱しているが、飲食物の摂取傾向や二便の状態などでも判断が可能であるので、ご興味のある方はお試しいただきたいものである。

　では、「寒熱」を振り分ける必要がなく、「基本四証」のみを決定する場合においては、なにも、「証」という4つの箱のいずれかに放り込めばすむことに、わざわざ6箇所も脉をみる必要があるのか、ということが問題となり得る。つまり、「2×2＝4」で2部位の左右同士を比べるだけでも、「基本四証」だけなら決定できるかもしれないということである。

　ここで、「関尺同調現象」の存在が重要な意味を持ってくる。柳谷方式による「関上」と「尺中」の左右差が同調するということがある程度の確からしさを持つと仮定した場合、あえて「尺中」の左右差を判断しなくとも、「関上」のみで推定できるとすれば、事実上の「2×2＝4」の「四部脉診」が成立してしまうことになりはしないのだろうか。

　首藤傳明先生のベストセラー『経絡治療のすすめ』（医道の日本社1983年刊）のP.37には「基本四証（原書には陰虚証と記される）」の各脉図（図14　陰虚証の型）が掲載されているが、そのうち「肺虚証」の両尺の左右差がないように描かれている以外は、他の3つの証においては「関尺同調現象」を裏付けるように図示されていることがご理解いただけよう。個人的には、首藤師が岡部方式の脉診法を行っているために、「肺虚証」の尺部における左右差が明確に現れなかったものと推測している。

　さらに、各証の図の「尺」部を隠してみても、

　　　　　肝虚証＝「寸：左＜右 ／ 関：左＜右」[13]

　　　　　肺虚証＝「寸：左＞右 ／ 関：左＞右」

---

[13]「寸」は寸口部、「関」は関上部を、「左」「右」とは患者の側の左右を意味する。不等号（「＜」「＞」）は、相対的な強弱の差を表す。以下同じ。

腎虚証＝「寸：左＞右 ／ 関：左＜右」
脾虚証＝「寸：左＜右 ／ 関：左＞右」

という関係が成り立つように表現されているのである。
『経絡治療のすすめ』を借りて図示すると以下のようになる。

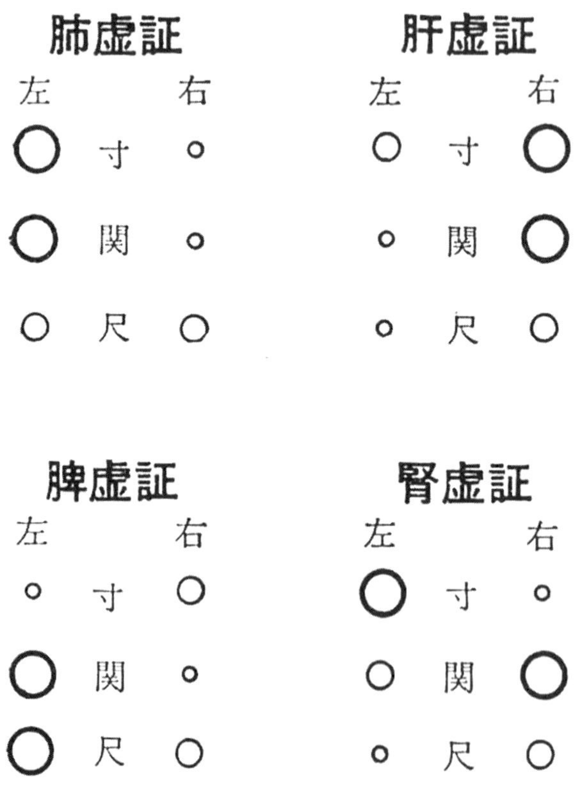

```
        肺虚証              肝虚証
      左      右          左      右
      ◯  寸  ∘           ◯  寸  ◯
      ◯  関  ∘           ∘  関  ◯
      ◯  尺  ◯           ∘  尺  ◯

        脾虚証              腎虚証
      左      右          左      右
      ∘  寸  ◯           ◯  寸  ∘
      ◯  関  ∘           ◯  関  ◯
      ◯  尺  ◯           ∘  尺  ◯
```

図 14　陰虚証の型

『経絡治療のすすめ』（首藤傳明 著；医道の日本社1983年刊、p37）より

[四部脈診の証型]

証	肝虚証			脾虚証			肺虚証			腎虚証		
患者の	左	差	右	左	差	右	左	差	右	左	差	右
寸口（関前一分）	弱	＜	強	弱	＜	強	強	＞	弱	強	＞	弱
関上（関後一分）	弱	＜	強	強	＞	弱	強	＞	弱	弱	＜	強
尺中	―	―	―	―	―	―	―	―	―	―	―	―

したがって、これらの事象を具体的にマニュアル化してみると、以下の3つの行程を順番通り行うだけで、誰でも簡単に、安定的に「基本四証」を決定することができるようになるのである。

　　① まず、「寸口」部の強弱の左右差を判断する。（この時点で、もし「左＜右」であれば「肝虚証」か「脾虚症」のどちらかであり、「左＞右」であれば「肺虚証」か「腎虚症」のどちらかであると推定できる）

　　② つぎに「関上」部の強弱の左右差を判断する。（「関上」のみで左右差を診た場合、もし「左＜右」であれば「肝虚証」か「腎虚症」のどちらかであり、「左＞右」であれば「肺虚証」か「脾虚症」のどちらかであると推定できる）

　　③ ①と②の組み合わせによって「基本四証」を決定する。

　以上のような診脉方式を、便宜上「四部脉診」と呼ぶことにしている。

　脉診の形式からいうと『脉経』所引の『脉法讃』のいう「人迎気口神門診」に極めて近いが、五臓配当の形式においては『脉経』所引の3種の原「六部定位脉診」とのいいとこ取りの状態となっているところに、若干の相違点があるため、これらと区別するために、取りあえず仮称しているに過ぎない。

　このような省力化がなぜ可能なのかというと、通常の方式に比べて、指の位置が近位側に移動しているため、その分、より下位の部（寸は関、関は尺）の影響を受けやすい環境にあることによる。もし、「寸口」と「関上」がどちらも左側が虚した状態（左＜右）であるならば、本来の「六部定位脉診」であれば「左寸→心」「左関→肝」であり、相生関係の2臓（陰経）の虚の場合は生まれる側（子）の名称をもって証名とするという原則に従って、「心虚証」としなければならないところである。しかしながら、このような場合でも、経絡治療学会方式ではそもそも存在しないとされているはずの「心虚証」とすることはできないわけなので、初心者ならずとも混乱してしまい、「そんなはずはない。私が間違っているんだ」と思い込んで自信を失くして、経絡治療の治療法式自体からも距離を置いてしまう結果となる臨床家が少なくないのである。相対的な「脉差」を診ていることになっているので、このような現象は必ず、しかも、かなりの頻度で起こってしまうはずなのに、である。

　しかし、四部脉診では、一見「心虚証」に感じられた場合でも、「左寸」には「左関（肝）」が影響し、「左関」には「左尺（腎）」が影響するため、「肝虚証」の脉象が反映していると考えることで、「心虚証」と診断してしまうのを避けることができるのである。

　また、「寸口」の脉差で右側が虚していて（寸：左＞右）、「関上」では逆に左側が虚していた（関：左＜右）場合、「右寸→肺」「左関→肝」となって相克関係の2臓（陰経）の虚と診てしまうと証が決めにくくなり、より虚した状態に思えたうちのどちら

181

かから証を選びたくなってしまうが、「左関」には「左尺（腎）」が影響していることを考慮することで、「肺」と「腎」の相生関係の2臓（陰経）の虚の場合と同様の論理形式で「腎虚証」という答えを導き出すことができる。

おまけに、「尺中」の臓腑（経絡）配当の長い混乱、若しくは対立の歴史、すなわち「右尺→命門」説か「右尺→心包」説かについての判断においても、両尺の部位の意味合いのウェイトを軽減することで、その混乱の渦中に立ち入らずに済むことにもなる。早い話が、四部脉診が単純で習得が極めて容易であるだけでなく、理論的にも混乱が生じにくいというメリットもあるのである。

特に、初心者が脉診を初めて行う場合は、四部脉診で基本証を決定することに慣れ、そのうえで次なるステップアップを目指すべきである。基本証が決まれば、次は四診を駆使して「寒熱証」を決定して、「寒熱八証」に細分することができるようになる。「寒熱八証」から、さらに、「虚実・表裏」を鑑別して「八綱」を定め、「陽実証（外邪）」や「陰実証（瘀血）」などの有無を明らかにして、最終的な証型を決めて行くのである。これらをすべて行えるようになってから、改めて本格的な「六部定位脉診」を勉強し直しても全く問題ないし、あるいは「心虚証」や「心包虚証」を設定し直したほうが良いかどうかを検討してみるのも面白いのではないだろうか。

このような手順を踏んで、経絡治療の証が決定されてゆくのであるが、それ以上の精緻な病証分析をしたいのであれば、さらに「祖脉診」や「脉状診」をマスターし、最終的には「脉位脉状診」ができるようになることが目標となる。本来の伝統的な「脉位脉状診」のことを「六部定位脉診」というが、これは本来、主訴のある部位を「六部（患側の寸・関・尺）」のいずれかに投影させ、その部の脉状（多くの場合、複数の脉状の組み合わせである「兼脉」が主体となる）から病機と病証を導くための診断法なのである。

しかしながら、実際の臨床上は、「基本四証」と「八綱」のうちの「陰虚証・陽虚証・陽実証・陰実証」を鑑別できれば、最低限の治療ができるものである。「陰虚証・陽虚証」は「寒熱八証」が分かれば問題なく治療方針が決定できるし、「陽実証」は主として発熱性の感染症、すなわち「外感熱病」の類なので、比較的鑑別は容易である。

もっとも厄介なのが「陰実証」であるが、経絡治療学会方式ではその成因を「瘀血」のみとし、その証を「肝実証」に限定している。しかしながら、実際の臨床では「裏実熱証タイプ」は「脾虚肝実熱証」に、「裏実寒証タイプ」は「脾虚肝実証・胸脇苦満型（気滞証）」「脾虚肝実証・左下腹部圧痛型（血瘀証）」「脾虚肝実証・右下腹部圧痛型（古い瘀血or痰瘀互結証）」「肺虚肝実証（腎虚証＋血瘀証）」などに細分される。

なお、各部の左右差の程度を表現しようとする場合は、原理的には、

「　　　まったく等しい場合　　　：＝」

「微妙な差しか感じられない場合：≧」
「ある程度差を確かめられる場合：＞」
「　差がはっきりとわかる場合　：≫」

の４段階となるべきである。しかしながら、科学的・客観的によく考えてみれば、本来、同じ心臓から拍出された血流が、左右でさほど距離も変わらない同じ太さ・同じ弾力の橈骨動脈に到達したときに、その血圧はおろか、感触でさえ左右に差ができると考えることのほうがどうかしているわけで、通常はまったく差がないものと考えざるを得ず、そもそも脉差診なる診察法が存在できる余地はないはずなのである。

にもかかわらず、経絡治療家たちは、科学的・客観的な常識を乗り越えて、オカルト紛いの診断法に情熱を燃やしてきたのである。ハタから見れば、一見、不可解な行為に見えてしまい、「なんと胡散臭いことをやっているんだろう！」と思われたとしても仕方がないように感じるかもしれない。実際に、鍼灸学校の学生だったころの私は、再三、そのような思いに駆られたものである。

私は、本来、（少なくとも専門家以外には）まったく同じとしか感じられないはずの脈動から、何等かのごく微細な感触を感じ取り、あるいは感触の中に新たなバイアスを作り出して無理矢理診断を下す（つもりになる努力をする）ものという理解のもとに、このような一見バカげた練習を繰り返しているうちに、だんだんと本当に脉差が分かるようになっていったのであった。

つまりは、「脉差診」というシステム自体が、左右全く同等であるという状態を許さない構造になっているので、無理やりにでも判断を下さなければ前に進めなくなってしまうのである。例えて言えば、先に右足を出せばいいのか、左足を出せばいいのか分からずに、いつまでも立ち竦んでいるようなものなのである。どちらが正解かなど考えなくてもいいから、とりあえず適当に決めて、前に進むことこそが大事なのである。「問題」字体で悩むより、兎に角「解決策」を考えたほうがより現実的であることを理解するべきである。

したがって、脉差診を行う上での前提として、科学的な常識であるはずの「まったく等しい場合：＝」は、絶対にあってはならない判断であることを認識し、どんなことをしてでも他の「微妙に差を感じる場合：≧」「ある程度差を確かめられる場合：＞」「差がはっきりとわかる場合：≫」の３種のなかに当て嵌めなければならないことになる（程度の差についてはともかく、左右差を確定することが第一義である）。

経絡治療を志す者は、まずこの全くもって非科学的な不条理を受け入れることから始めなければならないのであるが、実を言えば、実際に脉差診の訓練を受け入れて、ある程度習熟してしまいさえすれば、手指感覚が磨かれて行き、あり得ないと思われていた左右差を感じ分けることが苦労なくできるようになってしまうものなのである。

私はこのような状態を、科学的な理性を捨て去って迷信の世界に没入してしまったとは考えず、本来の人間の感性は正しい努力によって機械的なセンサーの世界を凌駕することができるようになったものと解釈したい。しかしながら、その前提として左右の指の当て方が、できうる限り均等であることが要求されるべきであり、それを達成したものだけが踏み込める世界であると信じている。

第2項　「指の当て方」の検証

　診脉部への具体的な指の当て方などについては、古典文献に詳しい記述は見えず、近代でも柳谷素霊『鍼灸医術の門』（医道の日本社1948年刊）以前の文献は管見に入らなかった。近代鍼灸においては、脉診から治療方針を導き出すという発想そのものがほとんどなかったものと考えざるを得ず、唯一の例外は、岸原鴻太郎『類経色脉篇』（半田屋出版部1933年刊）が、張介賓『類経（1624）』巻五・巻六の「脉色類」を概略書き下して若干の注釈を加えたものがあるのみであるが、岸原がここに収録された脉診法を実践していたという証拠は何もない。

　『鍼灸医術の門』では、「示指、中指、環指を三本揃えてその指腹を橈骨動脈部につけるようにするのである」とあるが、本間祥白『誰にもわかる経絡治療講話』（医道の日本社1949年刊）の図では、左右の差はないものの、患者の前腕の長軸方向に対して術者の指がかなり斜めに当てるように描かれている。

　山下詢『脉診入門』[14]には、

　　　このとき注意すべきことは、診察時と、治療後の脉の条件が同一でなければならないことである。…患者の手の位置は、仰臥させて、下腹の、上前腸骨棘の上縁の辺に置くと安定する。…患者の手は、前腕から手掌にかけてまっすぐに保ち、腕関節を屈曲してはならない。…

　　　術者は患者に対して、診察しやすい側に位置するべきである。右利きの者は患者の右側に、左利きの者は患者の左側に位置したほうがよい。その理由は腹診のときに、右利きは右から、左利きは左からのほうが診察しやすいからである。

などとあり、また、

　　　浮脉とは、…。すなわち、表面の皮膚部と、中間の肌肉部との間に指頭を置くことによってよく触れることになる。

とあることから、山下は「指腹」ではなく「指頭」によって脉診していたことが分か

---

14 医歯薬出版1982年刊。

る。また、岡部素道『鍼灸治療の真髄』（績文堂1983年刊）では、

> 八木下先生は患者を坐らせて脈を診ましたが、私はだいたい患者を仰臥させて、患者の左側にいて脈を診ます。…患者の両手は、ちょうど臍の上に合うように、ゆるやかな状態で腹の上に置く。そして患者におおいかぶさるように左肘を張り出します。…そして指先を腱（総指伸筋腱）に触れます。この腱に沿って指先を揃えるわけです。…指先の爪に近い方が敏感な人もあれば、指腹の敏感な人もあります。それぞれ敏感な個所を使うべきです。…

などとあり、現在、北辰会[15]などで広く行われているいわゆる「合掌脈診」は、すでに岡部も行っていた手法であったことが分かる。また、首藤傳明『経絡治療のすすめ』[16]では、

> 「患者には安静の体位を与えること。仰臥位で手を自然の形で腹部に置かせること。術者は両足を開いて、下腹に力を入れる。両手には力を入れぬ。指先には絶対に力を入れないこと。親指を陽池に置く。正確に置く。親指を使う。親指を押し進める気持ちですること」（井上恵理・大分講演）
>
> ついでながら、拇指を置く位置であるが、私のように指の長いものにとって、陽池では不便なことがあり、小腸経に近くずらしたり、時には腕骨穴に当てるとよく見られることがある。各自の指の長さで一番よい所を決めるとよい。

という。初版『日本鍼灸医学（経絡治療・基礎編）』[17]では、

> 指の当て方は、まず関上に中指をあてる。次いで関上と腕関節横紋との間に示指を入れる。ただし、手根骨に示指があたるのはよくないので、その時は心もち指を肘よりにずらせる。…
>
> 脈診部に直角に指をあてるのがよい。指が斜めにならないように気をつける。
>
> 脈診部に指をあてる時は、最も敏感な部分をあてる。…ただし、自分の指先の脈の拍動を感じる人は、自分の脈か患者の脈かわからないことがあるので指腹で診るのがよい。

などといい、増補改訂版『日本鍼灸医学（経絡治療・基礎編）』[18]では、

> …まず母指を陽池穴に当てて、それを支点とする。…指頭で診ると、指を沈める時に腕をつかむ感じになり、力がはいりすぎて微妙な脈の変化が診ら

---

15 1979年、藤本蓮風氏を代表として旗揚げされ、2009年「一般社団法人北辰会」となった鍼灸流派。
16 医道の日本社1983年刊。
17 岡部素明・池田政一ほか、経絡治療学会1997年刊。
18 大上勝行ほか改訂、経絡治療学会2008年刊。

れない。…

ともいう。

　診脈部への指の当て方について、現在、最も詳細かつ正確な記述は『脈診習得法（MAM）―だれでも脈診ができるようになる―』[19]であろう。本書の出現によって、経絡治療方式の診脈方は格段に修得しやすくなったといえる。したがって、基本的には木戸先生のMAM方式に従っていただいて問題ないと、私は考えている。しかしながら、身近に指導者がいない状態では、まだまだ初心者にはハードルが高く、少しだけ脈診に興味がある人が、独力ですぐにも誰にでもマスターできるというほどには単純化されていないことは、やや残念である。

　そこで、最小限の知識でも、一定の手順に従うだけで「経絡治療（モドキ）」ができるようにマニュアル化したものが、「四部脈診」方式なのである。特に初心者が、主として「四部脈診」によって「基本四証」を決定するだけであれば、この程度でも十分役に立つものであることは確約できる。

　その手始めとして、患者の左右の橈骨動脈を確実に均等に触察しておくことが大前提となるため、脈診を行うための術者側の指の当て方や脈診をするときの安定した姿勢づくりが必要となってくる。この脈診フォームが左右均等になっていなければ、診断そのものが覚束なくなる。したがって、私が通常行っている脈診フォームの方式を紹介したい。脈診をする環境によってそれぞれに違いがあるので、ケース・バイ・ケースでお試しいただきたいものである。

　それは、およそ以下のような手順で行われる。

A：椅子に腰かけた状態で、テーブルを挟んで患者の正面で行う場合：
　① 患者との間にテーブルや机がある場合には、まず、患者が腰掛けている椅子やテーブルの高さが、患者の体格に適しているかを確認しておく。不適切であればふさわしいものに変える必要がある。
　② 患者にはやや深めに腰かけさせて、軽く背もたれに上半身を預けた状態で、前腕を回外させて両手を前に出し、両肘をテーブルに着かせる。
　③ 術者は、正面から右手で患者の左手を、左手で患者の右手を軽く把持して、診脈部位が患者の心臓の高さに来るように調節する。（このとき患者の肘関節を120～90°程度に保つ。）
　④ 術者は姿勢を正して患者との距離を適切に保ち、術者の母指で患者の陽池穴付近を下から支え、母指のみで患者の前腕を支えられるようにバランスを

---

19 木戸正雄 編著、医歯薬出版2013年刊。

とる。さらに小指を軽く屈曲させて爪甲部を患者の外関付近に軽く当てると安定しやすい。（このとき術者もテーブルに肘を着けていてもよい。）
⑤　このとき術者の示指・中指・薬指の３指は完全に宙に浮いた状態であるので、そこから、適切な診脉部位を探り当て、適切な角度・圧度で触れることができる。このとき３指の指先をそろえて一直線になるようにする。
⑥　指が当たる角度は患者の皮膚表面に対して30～45°程度がよく、指頭と指腹の中間ぐらいに橈骨動脈の拍動を感じるようにする。（指を寝かせすぎて指腹だけで診れば脉幅が分かりやすいが深さが分かりにくく、指を立てすぎて指頭だけで診れば深さは分かりやすいが脉幅が分かりにくくなる。）

B：同じく、テーブルがない場合：
①　向かい合って互いの右手と左手で行うのはAと同様である。
②　診脉部位が患者の心臓の高さに来るように、患者の前腕を回外位にさせ陽池穴に術者の母指を当て、拇指のみで下から支えてバランスを取る。
　　また、脉診専用枕スタンドを使用する場合は、患者の心臓の高さに枕をセットし、患者の両手を軽く回外させて枕に乗せ、術者は向かい合って患者の両手をそれぞれ上外側から把持する。
③　以下、Aの④～⑥と同様である。
④　なお、一度に両手で行うことが困難な場合は、術者は患者の左右の傍らに沿って、患者に対して90度の位置に腰掛け（または立ち）、患者と同側の手で患者の手を下から持ち上げて支え、反対側の手で片方ずつ脉診を行うとよい。（この場合の指の当て方はCの④⑤に準じる。）

C：患者がベッドで仰臥位の場合：
①　鍼灸専用ベッドで行う場合は、基本的には術者が立位で行うが、ベッドが広めの場合は患者に術者寄りに寝てもらうとよい。マッサージ用の低床ベッドで行う場合は、術者がベッドと同じ高さの丸椅子などに腰かけて行うほうがよく、患者が寝ているベッドの端に腰掛けたりすることは感心できない。
②　患者は仰臥位でリラックスできる姿勢で安静にし、回外位にした両手の手関節を上前腸骨棘に乗せるようにしておく。
③　術者はできるだけ脊柱を真っ直ぐに保ち、あまり患者に覆い被さり過ぎないように意識して、自然な動作で両手を横にずらすだけで患者の診脉部位を把持できる位置に自分の腰の位置を調整し、体側を軽くベッドに接触させる。

④　患者の両前腕は回外位のままとするが、手関節は中間位かやや背屈やや尺屈ぎみのほうが窮屈にならずに診やすくなる。

⑤　術者の母指は患者の尺骨茎状突起根部背側の膨隆部の橈側に当て、小指を屈曲して爪甲部を偏歴（LI6）のやや遠位付近に当てて位置を安定させる。このとき術者から見て遠いほうの脈を取る側の肘を軽く張り出させると左右の指の当てる角度に差が少なくなる。

⑥　Aの⑥と同様である。

D：患者が床（布団・畳）で仰臥位の場合：

① 和室で布団の上に寝ていたり、畳の上に座布団を並べて寝ていたりする場合は、術者が立位で施術することができない。このような場合は、仰臥位の患者の臍の高さの傍らに術者の膝が位置するようにしゃがみ込むことになる。

　術者が患者の左側に位置していれば、術者は患者の頭部方向に体を向けて、左膝を患者の左腕のそばに突き、患者の右に居れば右膝を突くことになる。そのとき膝を突く側の足はつま先立ちの状態で、その踵の真上に自分の肛門が乗るようにし、反対側の足は膝の傍らに立ち膝の状態で下腿はほぼ垂直になるように身構える。

② 膝を突いた足に重心を残しつつ、患者の両手首をそれぞれに把持して脈診を行うが、その指の当て方はCの①〜⑥に準じる。

以上が、脈診時に術者が心掛けるべき姿勢の概要である。動作を言葉で表現するのは大変難しく、動画などを使用するほうが理解しやすいものではあるが、かえって何となく分かったように気がしてしまって、練習しないで済ませてしまうことも多いため、「分かりやすい」ものほど危険でもある。大事なことは、自分が納得でき、治療結果に反映されるまで、しっかりと練習できるかどうかなのである。何事も、成果を得るには、準備が必要なのである。

また、たとえ「四部脈診」を行うだけであろうも、尺中の脈を全く見ない、あるいは尺中の部位に薬指を当てがおうともしないのは感心できない。将来、通常の六部定位脈診や脈状診をしようとしたとき、変な癖を付けてしまうのは技術の向上の妨げになってしまうからである。四部脈診を行う前段階として、左右六部の拍動の位置だけでも、きちんと把握する習慣を着けておきたいものである。

フォームとポジショニングに気をつけながら、丁寧に集中力をもって繰り返すことが肝要であるが、その際、自分があたかも名人にでもなったかのような主観的な自信

と、僅かなミスも許すまいとするかのような客観的な観察力をも、同時に身に付ける心構えも必要である。

　自分自身を思い通りに動かそうとする場合は、高い理想を持って、自分が先ずどこを目指そうとしているかをイメージすると同時に、自分自身がいま現在どのような状況や能力であるのかを客観的に観察して、理想を実現するには今何をするべきかを考え、一つ一つ課題をクリアして行くための計画を練って、少しずつ実行していくことである。

　集中力があるに越したことはないが、頑張り過ぎると続かないことのほうが多い。現実には妨げになる要因が、外部環境的にも内部環境的にも少ないほうが珍しいので、むしろ障害は誰にでも付き物であると考えていたほうが良い。何であっても、そこを突破しないと欲しいものが手に入らないので、少しずつ計画を実行していくことで、理想に近づこうとすることこそが、最も現実的な手段なのである。

　人間という生き物は、同じことを繰り返さないと学ばないという性質があるものであるから、身に付けるまで、何度も何度も繰り返して訓練するより外には、うまい方法はないのである。せめて、効率良く計画的に行うことで、「10万回の反復練習が必要なものが、1万回で済ますことができるようになる」、くらいが関の山であろう。

第五章
「四部脉診」と五行

あなたが望む世界を見るためには、
あなた自身がその変化になりなさい。
前進したいなら、歴史を繰り返すのではなく
新しい歴史をつくろう。
私たちの祖先が残した遺産に、
新たな良きものを加えよう。

ガンディのことば

第1節 「四部」と「五行」の関係

第1項 五臓と五行の関係

　現在の岡部流[1]、特に経絡治療学会系の経絡治療では、肝虚証・脾虚証・肺虚証・腎虚証の「基本四証」を主証としていて、「心虚証」や「心包虚証」を立てないことを原則としており、四部脉診もこれに倣った方式である。

　だからといって、中国伝統医学において五臓を論じるということは、五行理論と無関係でいることは許されない。したがって、いくら『霊枢』邪客篇において、

　　　　少陰は、心脉なり。心なる者は、五蔵六府の大主なり、精神の舎る所なり。
　　　　其の蔵は堅固にして、邪 容る能はざるなり。之を容るれば則ち心傷れ、心
　　　　傷るれば則ち神去り、神去れば則ち死せん。故に諸邪の心に在る者は、皆な
　　　　心の包絡に在り、包絡なる者は、心主の脉なり。故に独り焉に腧無し。

とあり、さらに、

　　　　其の外経病めども、蔵は病まず。故に独り其の経の掌後鋭骨の端を取り。
　　　　其の余脉 出入・屈折することと其の行の徐疾は、皆な手少陰心主の脉の行
　　　　の如きなり。

とあるからといっても、決して心虚証や心包虚証を排除する根拠とはなり得ていないのである。

　しかしながら、井上流などを参考に、あえてや「心包虚証（あるいは心虚証でも）」を設定して治療した場合でも特に問題なく治療することが可能であるし、それらの証候を岡部流方式で弁証し直せば、肝虚証や脾虚証に分類されることが多くなるだけで、長年の個人的な臨床経験を顧みても、どちらか一方が、ことさらに都合が悪くなるような問題は、特に生じていなかったように思う。

　臨床上で支障がないからといって、五行理論を無視することにでもなれば、今度は『難経』六十九難方式そのものの存在意義が問われてしまうことになり、何らかの合理的な説明を着けないままで見過ごしてしまうわけにはいかないであろう。

　『素問』陰陽応象大論篇に、

　　　　天地なる者は、万物の上下なり。陰陽なる者は、血気の男女なり。左右な
　　　　る者は、陰陽の道路なり。水火なる者は、陰陽の徴兆なり。陰陽なる者は、
　　　　万物の能始なり。

1　現在行われている岡部流の系統としては、初期系では経絡治療学会 馬場道敬 副会長（兼 九州支部長）、後期系では日本伝統医学研修センター主宰の相澤 良 先生、北里大学 東洋医学総合研究所 漢方鍼灸治療センター所属の小山 基 先生などである。

とあるが、これはなにも、脉診について述べたものではない。天地・陰陽の全般的な思想原理を述べているものであるため、人体の生理や脉診にも関係がある（少なくともそのように解釈が可能である）ので、簡単に解説しておくことにする。

　　　天地が万物の上下に位置するように、陰陽という原理は万物に貫通しているものである。人間の男女にも陰陽があるように、一人の人間の気血にも陰陽がある。また、人体の左右を支配する肝木と肺金にも陰陽があって一定の経路を通って肝気（膈下の臓は陰に属す）は上り（上昇する気は陽に属す）、肺気（膈上の臓は陽に属す）は下る（下降する気は陰に属す）ものであり、人体の上下を支配する心火（膈上の臓は陽に属す）と腎水（膈下の臓は陰に属す）にも陰陽があって上った陽気が極まると心火の働きで陰気が兆し（陽極まれば陰に転ず）、下った陰気が極まると腎水の働きで陽気が兆す（陰極まれば陽に転ず）ものである。このように万物と同様に人体における気血の交流・変化の根源もまた陰陽なのである。

　『素問』陰陽応象大論篇の経文をこのように解釈できると仮定した場合、人体において左右の部位の違いは、基本的に肝木と肺金の働きの違いに還元できるものと考えることができよう。これを原理として左右の寸口部（寸・関・尺の全体）を診たとき、全体的に「左＜右」であれば「原理的肝虚証」を、「左＞右」であれば「原理的肺虚証」を想定することは理に適っているといえる。

　そもそも、なぜ五行理論が五臓の機能に対して応用が可能であるのかについては、清・何 夢瑶の『医碥（1751）』巻一・雑証の「五蔵生尅説」にいう、以下の文を引いておこう。

　　　…飲食 胃に入れば、脾は其の精英の気を運行するを為し、諸蔵に周布すると日ふと雖も、実に先づ上りて肺に輸ぐ。肺は先づ其の益するところを受けて、是れが為に脾土は肺金を生ず。

　　　肺 脾の益するところを受くれば、則ち気 愈旺して、水を化して下降し、沢すこと百体に及びて、是れが為に肺金は腎水を生ず。

　　　腎 肺の生ずるところを受くれば、則ち水 愈足して、命門の火の蒸す所と為し、気を化して上昇す。肝は先づ其の益するところを受けて、是れが為に腎水は肝木を生ず。

　　　肝 腎の益するところを受くれば、則ち気 愈旺して、上りて心陽を資せ、発して光明を為して、是れが為に肝木は心火を生ず。

　　　脾の能く飲食を運化する所以の者は、気なり。気 寒ゆれば則ち凝滞して行らず、心火を得て以て之を温むれば、乃ち健運して息まず、是れが為に心火は脾土を生ず。

此れ五蔵相生の気機なり。

さらに続ける。

　肺は心の上に在りて、心火の上炎すれば、肺は其の傷らるるを受けて、此れを心火の肺金に尅つと為すなり。脾胃の熱を積むに由り、或ひは肝腎の相火に由り、或ひは本経の鬱熱に由るが若きは、皆な心と渉はること無きなり。

　腎陰の太いに盛んにして、寒気の上衝すれば、心は之を悸と為す。或ひは腎の寒ゆること甚だしくして、其の龍火の上乗するに逼まれば、心は之を煩と為す。皆な腎水の心火に尅つなり。飲水の過多にして、停畜して行らず、心火の安んぜずして悸に逼まらるるが若き者は、腎と渉はること無きなり。

　脾気の燥なるに過ぎれば、則ち腎水 其の涸れて潤ひを失ふ所と為す。或ひは湿なるに過ぎれば、則ち腎水 其の壅がりて流れざる所と為す。皆な脾土の腎水に尅つなり。他蔵の燥、外感の湿の若きは、脾と渉はること無きなり。

　肝木の疎泄すること太過なれば、則ち脾胃の之に因りて気虚し、或ひは肝気の鬱結すること太甚なれば、則ち脾胃の之に因りて気滞す。皆な肝木の脾土に尅つなり。耗散に致るに自り、凝滞に致るに自りて、他蔵の府の致す所に由るに及ぶが若き者は、肝と渉はること無きなり。

　…濁陰は肺従り右に降れば、則ち胸中曠くして太虚の若く、窒塞有ること無くして、清陽の以て肝従り左に昇るを得。是れを降有り昇有りと謂ふ。若し濁陰の胸中に壅満して、下降するに肯ぜざれば、則ち肝気の遏められて、昇ぼらんと欲すること能はずして、是れを降りる無く、昇る無しと謂ふ。肺金の粛斂すること太過なれば、秋有りて春無く、是れを純だ降りるのみにして昇らずと謂ふ。無降無昇・純降不昇は、皆な肺金の肝木に尅つなり。肝木の自ら沈み、或ひは他蔵の寒鬱に因るが若きは、肺と渉はること無きなり。

此れ五蔵相尅の病情なり。

　不足なれば、則ち其の生ずるを欲し、太過なれば、則ち其の尅つを欲す。故に木の土を疎らんとすれば、脾の滞れるをして以て行らしめ、金の火を得んとすれば、肺の寒ゆるをして以て解せしめ、腎は脾の健運するを得て、水をして泛濫の虞れを無からしめんとし、肝は金の斂抑するを得て、木をして疎散の患ひを無からしめんとす。人は但だ之を生ぜんとするを生と為すを知るのみにして、之を尅たんとするを生と為すを知らず。

　心火の偏勝すれば、則ち肺金に尅ち、腎水の充足すれば、則ち火を制する所有るが若し。金に尅たざるを但らにせずして、且つ脾を温めて以て金を生ぜんや。余蔵もまた此れと同じくして之を論ず。此れ平人の病無きは、実

に五蔵の互いに相ひ尅制するに由るが故に、偏勝して災と為すに至らざるなり。…

上記の文を引用することで、五蔵の相生・相剋についての説明は事足りよう。
　また、『脉経』巻三・肝胆部第一には、

　　　　肝は木を象り…其の相は冬三月【冬に水の王ずれば木は相】、王は春三月にして廢は夏三月【夏に火の王ずれば木は廢】、囚は季夏の六月【季夏に土の王ずれば木は囚】、死は秋三月【秋に金の王ずれば木は死】。（【 】内は注文）

などとあるように、五行ベクトルの関係性においては既に伝統的な順位付けが確定している。ただし、『脉経』巻三の注文を見れば分かるとおり、その順位付けには、事実上２種類の方式が提示されている。
　これを『脉経』巻三の他の五臓部分の「①王＞②相＞③廢＞④囚＞⑤死」と合わせて、経文部分と注文部分をそれぞれ表に起こしてみると以下のとおりになる。（網掛け部分は肝胆部の内容に対応する）

[『脉経』巻三経文型　王相廃囚死表]

五行	②相	①王（旺）	③廃（休）	④囚	⑤死
木（肝・春）	水	木	火	土	金
火（心・夏）	木	火	土	金	水
土（脾・季夏）	火	土	金	水	木
金（肺・秋）	土	金	水	木	火
水（腎・冬）	金	水	木	火	土

[『脉経』巻三注文型　王相廃囚死表]

五行	②相	①王（旺）	③廃（休）	④囚	⑤死
木（肝・春）	火	木	水	金	土
火（心・夏）	土	火	木	水	金
土（脾・季夏）	金	土	火	木	水
金（肺・秋）	水	金	土	火	木
水（腎・冬）	木	水	金	土	火

　この２つの表を比べてみると、主軸となる「王」の列に変化はないが、「相」の列と「廃」の列、および「囚」の列と「死」の列の関係がそれぞれ入れ換わっており、つま

るところ各段それぞれが五行の相生の順番か、その逆の順番[2]かの違いであることが分かる。

さて、そもそも五臓の虚実病証は、「心虚証」や「腎実証」も含め、原理的には「五臓×虚・実」という10種類の病証型態が存在し得るはずである。これら10種の五臓虚実証に対し、『難経』六十九難の、

　　　　虚する者は其の母を補ひ、実する者は其の子を瀉す。当に先んじて之を補ひ、然る後に之を瀉すべし。

という理論を当てはめた場合には、どの様な病理構造を想定しうるだろうか。

この後に及んで『難経』六十九難の母子補瀉説を持ちだすのもいささか不自然さを禁じ得ないが、六十九難は母子補瀉説を主題とした内容ではなく、

　　　　不実不虚にして、経を以て之を取る者は、是れ正経 自 ら病を生じて、他邪に中らざるなり。当に自ずから其の経を取るべし。故に経を以って之を取ると言ふなり。

という正経自病の治療こそが主題であると考えられ、経脉の五行と五行穴の関係に拘泥せずに、一元的に「経金穴・経火穴」を用いて補瀉するという意味であろうと思われる。したがって、本当の意味での母子補瀉説は、迎随補瀉説と統合された七十九難の、

　　　　仮令へば心病は、手の心主の兪を瀉す、是れを迎へて之を奪ふと謂ふ者なり。手の心主の井を補ふ、是れを随ひて之を済ふと謂ふ者なり。

と考えるのが妥当なはずである。ここでは慣習に従って、「七十九難」方式のことを、便宜上「六十九難」方式と呼んでおくことにする。

そもそも、『難経』十八難は「六部定位脉診」について書かれたものではなく、患側を使っての「三部脉診」であったものが、さまざまな六部脉診の試みを経て、右尺命門説と右尺心包説に集約されていったものであり、その変遷の過程はすでに詳述している。

わざわざ、この母子補瀉説（六十九難または七十九難方式）を基礎とする五行論上の問題は、既に『難経』を離れて、『脉経』の「六部定位脉診」において新たなコンセプトで再定義され、歴代の『難経』や『王叔和脉訣』の注釈書を経過するなかで醸成されたものを、その背景にしているのである。

なお、「五臓」には原則として「心包」は含まれないが、七十九難の内容を見るまでもなく、『霊枢』本輸篇に代表される多くの古典文献中には、実質的に「心・手少陰」ではなく「心包・手心主経（＝心包経）」の病証（診断と治療を含む）に置き換えられ

2　このような「木→水→金→土→火→木」という関係を「逆生（関係）」などということもある。

ていることが多いので、ここでは一体不可分のものとして扱うこととする。

ちなみに、現代中医鍼灸においては、精神疾患と関わりが深い問題は「心・手少陰」の病証として、心臓そのものや冠動脈および大血管と関連する問題は「心包・手厥陰」の病証とすることが多い傾向が窺われるが、このような住み分けを直接的に根拠付ける古典文献は管見に入っていない。私個人としても、「心包絡」とは「心を包絡する血管」のことと解釈して、「冠動脈」の疾患は「心包・手厥陰」の病証とするべきであろうとは、臨床的にも特に問題がないとは考えているが、そのような根拠を古典文献中には見出せていない。

このいわゆる母子補瀉説を念頭において、『脉経』における2つの「王相廃囚死」を見直してみると、前者は「囚」（最弱の「死」に次いで弱い）から最弱の「死」が生じ、「相」（最強の「王」に次いで強い）から最強の「王」が生じる関係であり、後者は最強の「王」から「相」（「王」に次いで強い）が生じ、最弱の「死」から「囚」（「死」に次いで弱い）が生じる関係であることが分かる。つまり、前者は最弱の「死」から見ればその母である「囚」を補う場合に説明しやすく、後者は最強の「王」から見ればその子である「相」を瀉す場合に説明しやすいのであるが、互いに補瀉を同時には説明しにくいという難点がある。

『脉経』における経文の「王相廃囚死」に基づいて、五臓の各虚証において「相生・相剋」を関係図に表わしてみると以下のようになる。これらの図では、五臓の相対的なエネルギーの量を「〇」の大きさで表わし、それぞれの五行相生・相剋の関係とその影響力の強さを「➡」の太さで表わしている。

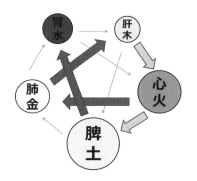

『脉』経・肝虚証：脾土＞肺金＞心火＞腎水＞肝木

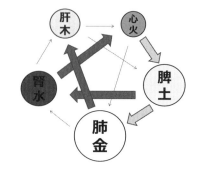

『脉』経・心虚証：肺金＞脾土＞腎水＞肝木＞心火

『脉』経・脾虚証：腎水＞肺金＞肝木＞心火＞脾土

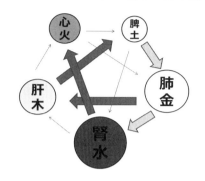

『脉』経・肺虚証：肝木＞腎水＞心火＞脾土＞肺金

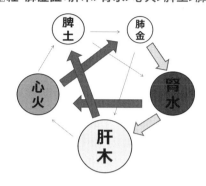

『脉』経・腎虚証：心火＞肝木＞脾土＞肺金＞腎水

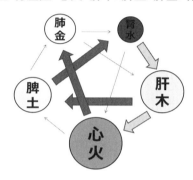

　私は、五行説の現代的な意味として、動的平衡に対する恒常性のモデルとして再評価し、その論理構造を哲学的（または数学的）に検証・研究するべきであると考えている。五行説の場合、相生説は物事を促進する関係を表わし、相剋説は物事を抑制する関係を表わしているものと再定義したとき、各五行の間で２重に循環するシステムを設定することで、それぞれに動的平衡が保たれる関係を表わすための最小単位のモデルではないかと考えているのである。

　この関係論に基づいて、動的平衡を維持するには必ずエネルギーの供給が前提となるが、これらの相生・相剋のベクトルが多く機能しているほど供給されたエネルギーを効率よく活用することができ、このベクトルが少なくなればなるほど供給されたエネルギーが活用されない状態を反映しているという作業仮説を立ててみたのである。

　なお、この証型の場合は「相生２個：相剋３個：不生３個：不剋２個」の関係であり、「（相生＋相剋）／（不生＋不剋）＝１」であるので、軽微とはいえないまでも、不可逆的な病的状態とまでは言えないくらいの状況、すなわち、経絡治療でいうところの「精気の虚」と「病理の虚実」の中間レベルの病証であると考えることができよう。

たとえ症状の現れ方が激しいものに見えても、治療法を間違えなければ確実に全快させることができる疾患と看做し得るわけである。

これらの五臓虚証を「六部定位脉診」に当てはめ、各部位の有力・無力の程度を「①最強＞②強＞③平＞④弱＞⑤最弱」で表現した脉式を表にまとめると以下のようになる。（ただし、両尺中の配当については、『脉経』に従ってともに腎部とし、便宜上、左右差がないものとしておくことにする）

[『脉経』巻三の経文による五臓虚証の脉式表]

虚証	肝虚証		心虚証		脾虚証		肺虚証		腎虚証	
左右	左手	右手	左手	右手	左手	右手	左手	右手	左手	右手
寸口	強	平	最弱	最強	弱	強	平	最弱	最強	弱
関上	最弱	最強	弱	強	平	最弱	最強	弱	強	平
尺中	弱	弱	平	平	最強	最強	強	強	最弱	最弱

この脉式表は、「最強」部とその相克関係にある「最弱」部（および「弱」部）の関係が維持されているので、一見すると何の矛盾もないように見えるが、最初に挙げた『素問』陰陽応象大論篇の「左＝肝；右＝肺」の理論に抵触することになる。すなわち、両尺を除く左右の寸口と関上がともに「左＞右」であれば「肝実証」または「肺虚証」であり、ともに「左＜右」のときは「肺実証」または「肝虚証」であるべきであるという蓋然性から逸脱してしまうのである。脉式表でいえば、「肺虚証」は適合しても「肝虚証」は不適合となる。

同様に、『脉経』における注文の「王相廃囚死」の関係についても、前述の経文のものと同じ要領で、それぞれの五臓の状態を図で表わすと以下のようになる。

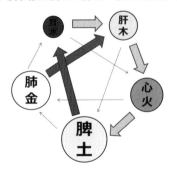

『脉』注・脾実証：脾土＞肺金＞心火＞肝木＞腎水

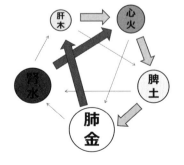

『脉』注・肺実証：肺金＞腎水＞脾土＞心火＞肝木

200

第五章 「四部脉診」と五行

『脉』注・腎実証：腎水＞肝木＞肺金＞脾土＞心火

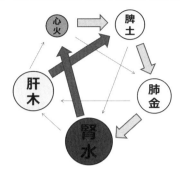

『脉』注・肝実証：肝木＞心火＞腎水＞肺金＞脾土

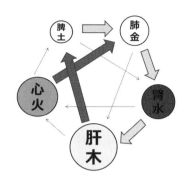

『脉』注・心実証：心火＞脾土＞肝木＞腎水＞肺金

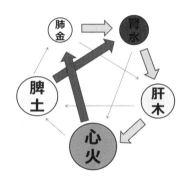

　なお、この証型では、「相生3個：相剋2個：不生2個：不剋3個」の関係となり、こちらも「(相生＋相剋)／(不生＋不剋)＝1」であるので、中間レベルの病証であると推測される。

　さらに、「六部定位脉診」での各部位の強弱を脉式で表わすと以下のようになる。この方式であれば、「肺実証」も「肝実証」も、「左＝肝；右＝肺」の条件に適合した状態で運用できることになろう。

[『脉経』巻三の注文による五臓虚証の脉式]

実証	脾実証		肺実証		腎実証		肝実証		心実証	
左右	左手	右手	左手	右手	左手	右手	左手	右手	左手	右手
寸口	平	強	弱	最強	最弱	平	強	弱	最強	弱
関上	弱	最強	最弱	平	強	弱	最強	最弱	平	強
尺中	最弱	最弱	強	強	最強	最強	平	平	最弱	最弱

第2項　新「王相廃囚死」表

　さて、私が30年前ほどに篠原孝市先生からご指導いただいた脉診法は、六部定位のうちで相対的に最も有力（最強）な部位と、その相尅関係にある連続した2つの部位との関係を目安にするというものであった。相対的に、相生関係にある連続する無力な2箇所を見出そうとするのではなく、最強の1箇所から逆算して基本四証を割り出そうという、逆転の発想である。

　たとえば、左寸口（心火）が最も有力（最強）な部位と想定されたとき、それが尅する五行（肺金）とそれが尅される五行（腎水）とが相対的に無力（弱・最弱）な部位であり、それらは相生関係になるということになる。したがって、最強の部位が確定すれば自動的に虚証のタイプも決まってしまうのである。ただし、腎水（特に左尺）が最強の場合は、理論的には「脾虚証」となり、肺金（右寸）が最強の場合は「心虚証」となるが、どちらも通常の臨床上では起こり得ないとされていてるために、便宜上、肺金（右寸）が最強の場合を「脾虚証」と看做すとものである。[3]

　では、左右の寸口部を比較したとき、左寸口が実であるなら、右寸口は相対的に必ず虚していなければならないのは自明であるが、左右の尺中の状態が確認されていないにも拘らず、なぜそれが「腎虚証」であると言えるのだろうか。それは、心火が最有力であるという条件によって左寸口が左関上よりも相対的に有力であることも同時に意味しているという考えが、その基本にあるからである。

　しかしながら、この時、一つの疑問が浮かんでくる。もし、左寸口のほうが左関上より弱いとしても、左右の関上同士を比べて左関上よりも右関上のほうがさらに弱い場合はどのように判断すればよいのか、と。

　同様に、右関上部（脾土）が最有力のとき、それが尅する五行（腎水）とそれが尅される五行（肝木）が相対的に無力となって「肝虚証」と診断されるが、相対的に右関上（脾土）よりも右寸口（肺金）のほうが弱いとしても、さらに左寸口（心火）のほうが右寸口（肺金）よりも有力である可能性があり得ないわけではないのである。

　臨床上は、確かにこのようなケースは起こりうるし、どのような理論にウェイトを置くかによって解釈に分岐の可能性が出てくることも、ある意味当然である。すなわち、『素問』陰陽応象大論から導き出した「原理的肝虚証」からは「肝虚証」と「腎虚証」に別れる可能性もあれば、「肝虚証」と「脾虚証」に別れる可能性があり、同様に「原理的肺虚証」からは「肺虚証」と「脾虚証」に、あるいは「肺虚証」と「腎虚証」に別れる可能性である。

3　この方式での不合理な点を最終的に整理して、マニュアル化したものが、第三章・第1節（経絡治療と「寸口」）における篠原先生の表（p139）である。

しかしながら、このような場合でも、先の「王相廃囚死」のような五行の相生・相剋理論を駆使すれば、一応の理論的な説明は可能なのである。

「肝虚証」という証型では、当然、五臓のうちで最も「肝木」が虚していなければならないし、「六部定位脉診」では左関部が最弱であることが条件となる。肝木が虚する原因はその母である腎水が肝木を生じさせることができない状態であるからである。また、腎水が肝木を生じさせられない原因は脾土が旺気しているために、腎水が剋される状態にあるからであり、脾土が旺気する原因は、肝木が虚したために脾土の旺気を制御できなくなっているからである。

このような場合にまず考えやすいのが、脾土の子である肺金を瀉して脾土の旺気を解放しつつ、肺金が過剰に肝木を剋することを抑制することではあるが、この方法では虚した腎水を補うことができないのでリスクを伴いやすい。また逆に、肺金を補って腎水を助けようとしても、今度はかんじんの肝木を剋してしまうことになりかねないのである。この時に、心火を補って肺金が肝木を抑制する働きを制御するという七十五難方式を選択する可能性もあり得るが、脾土を暴走させるリスクを伴うので条件としては限定されてしまう。もちろん、心火を瀉して肝木を消耗させることは論外である。当然ながら、「肝虚証」では肝木と腎水を補いつつ、場合によっては脾土に軽く瀉法を行うことによって相対的なバランスを調整するくらいで丁度良い場合が多い。

これらを図示すると以下のようになる。

肝虚証図 ①：水不生木

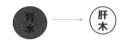

肝虚証図 ②：木不剋土＋土剋水

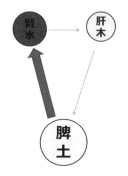

肝虚証図 ③：火不剋金＋金剋木

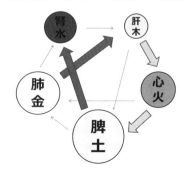

「肝虚証図③」の特徴は、五臓の相対的なエネルギーの量の順位を「①脾土＞②肺金＞③心火＞④腎水＞⑤肝木」としている点である。この図は、先に示した『脉経』における両「王相廃囚死表」の「土（脾・季夏）」の段とは順位が異なっている。

私の理解するところとしては、最強部位とその相剋関係にある２部位に対し、母子補瀉説による補法を行う場合には、前述の両「王相廃囚死」表では何かと不都合であり、『脉経』経文の表では「相」と「廃」の順位を入れ替えるか、『脉経』注文の表の場合は「囚」と「死」の順位を入れ替えるかする必要が生じてしまうのである。したがって、ここに古典文献にはない、新たな「王相廃囚死」表を設定する必要が生じることになる。

これを表にして以下に示す。（網掛け部分は肝虚証の証型に対応する）

[新補法型 王相廃囚死表]

五行	②相	①王（旺）	③廃（休）	④囚	⑤死
木（肝・春）	火	木	水	土	金
火（心・夏）	土	火	木	金	水
土（脾・季夏）	金	土	火	水	木
金（肺・秋）	水	金	土	木	火
水（腎・冬）	木	水	金	火	土

第３項　五臓虚証の証型と脉式

上記の新しい王相廃囚死表を土台として、五臓の虚証の証型をシミュレートすれば以下のようになる。

肝虚証の証型：脾土＞肺金＞心火＞腎水＞肝木

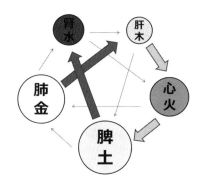

肝虚証の証型：脾土＞肺金＞心火＞腎水＞肝木

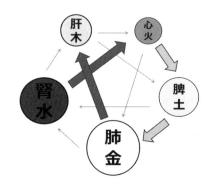

脾虚証の証型：腎水>肝木>肺金>心火>脾土　　肺虚証の証型：肝木>心火>腎水>脾土>肺金

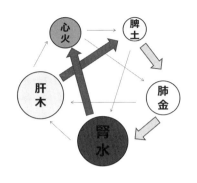
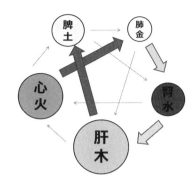

腎虚証の証型：心火>脾土>肝木>肺金>腎水

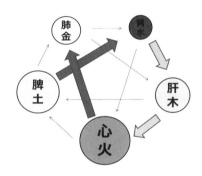

　なお、この証型では、「相生2個：相剋2個：不生3個：不剋3個」の関係となり、「（相生＋相剋）／（不生＋不剋）＝2/3」であるので、全体的な生命エネルギー活動としては、前掲の2者に比べて低下状態にあることが疑われる。まさしく「病理の虚実」に発展した状態といえるものである。

　また、これら五臓の虚証の証型における新しい関係図に基づき、脈式表を新たに作成すると以下のようになる。

[新方式に基づく五臓虚証の脈式表]

虚証	肝虚証		心虚証		脾虚証		肺虚証		腎虚証	
左右	左手	右手	左手	右手	左手	右手	左手	右手	左手	右手
寸口	平	強	**最弱**	最強	**弱**	平	強	**最弱**	最強	**弱**
関上	**最弱**	最強	**弱**	平	強	**最弱**	最強	**弱**	平	強
尺中	弱	弱	強	強	最強	最強	平	平	**最弱**	**最弱**

これらの図と表は、「肝虚証」以外の四臓の虚証においても、「肝虚証」の証型に合わせて、相対的な五行の関係をそのまま維持しつつ、五行の強弱の順位だけを表に従って順にスライドして配当したものであり、「六部定位脉診」における五臓の脉位に対して、各証型に基づいて脉の強弱を振り分けたものに過ぎないが、論理的には首尾一貫して不都合はないと言い得よう。
　この脉式表に基づけば、『素問』陰陽応象大論篇の左右理論に適い、なおかつ各五臓の虚証における病証機序を五行論的に説明しやすくなる。
　ちなみに、「肝虚証」の病状としては、『脉経』巻二第一には、

　　　左手の関上、陰絶する者は、肝脉無きなり。癃し遺溺して言ひ難く、脅下に邪気有りて善く吐くを苦しむ。

とあり、同じく第二にも、

　　　左手の関上の脉、陰虚する者は、足の厥陰経なり。病むこと脅下堅く寒熱し腹満して飲食を欲せず、腹脹ること悒悒として楽しまず、婦人は月経利せずして腰腹痛むを苦しむ。

とある。同様に「心虚証」では第一に、

　　　左手の関前寸口、陰絶する者は、心脉無きなり。心下毒しく痛み掌中熱して時時善く嘔し口中傷爛(はげ)するを苦しむ。

および第二に、

　　　左手寸口、人迎以前の脉、陰虚する者は、手の厥陰経なり。病むこと悸恐して楽しまず、心腹痛みて以て言ひ難く、心の寒ゆるが如き状にして恍惚とするを苦しむ。

とあり、「脾虚証」でも第一に、

　　　右手の関上、陰絶する者は、脾脉無きなり。少気して下利し、腹満して身重く、四肢動かさんと欲せずして善く嘔するを苦しむ。

および第二に、

　　　右手の関上の脉、陰虚する者は、足の太陰経なり。病むこと泄注して腹満・気逆し、霍乱・嘔吐し、黄疸・心煩し、臥するを得ずして腸鳴するを苦しむ。

とあり、「肺虚証」では第一に、

　　　右手の関前寸口、陰絶する者は、肺脉無きなり。短気・欬逆して喉中塞がり、噫逆するを苦しむ。

とあり、第二に、

　　　右手寸口、気口以前の脉、陰虚する者は、手の太陰経なり。病むこと少気不足して以て息し、嗌乾きて津液を朝(あつ)めざるを苦しむ。

とある。また、「腎虚証」の場合は、『脉経』巻二第一には、

  左手の関後尺中、陰絶する者は、腎脉無きなり。足下熱して両髀裏急し、精気の竭少すること労倦の致す所なるを苦しむ。

  右手の関後尺中、陰絶する者は、腎脉無きなり。足逆冷して胸に上搶して痛み、水に入りて鬼を見、善く厭寐し、黒色の物来りて人上を掩ふを夢むを苦しむ。

とあり、同じく第二にも、

  左手の尺中、神門以後の脉、陰虚する者は、足の少陰経なり。病むに心中悶して下に重く足腫れて以て地を按ずる可からざるを苦しむ。

  右手の尺中、神門以後の脉、陰虚する者は、足の少陰経なり。病むに足脛小弱にして悪風寒し、脉代にして絶へて時に足に至らず、寒えて上重く下軽くして行くに以て地を按ずる可からず、少腹脹満して胸脅に上搶して痛み肋下に引くを苦しむ。

とある。『脉経』巻二では、両尺がともに腎部に配当されているために左右2種類の腎虚証の病証が備わっているのである。

第4項　五臓の虚証と「四部脉診」の関係

　もちろん、経絡治療学会系の経絡治療では「心虚証」は設定されていないが、五臓の虚証を論じる上では、これらすべてを想定できなければ、論理的に破綻してしまい、学術的には成り立たなくなってしまう懸念がある。そこでこの論理形式を利用する以上は、通常の臨床上では遭遇しにくいとしても、常に論理的な矛盾は解消する努力をしておく必要があるだろうと考える。当然ながら、これは人体の疾病を対象にしているわけであるから、臨床応用においても破綻してはならないし、もし例外が生じるとすれば、その都度、病理説明と鑑別診断の基準が必要となり、その場合の治療方針が示せなければお話にならない。少なくとも『医碥』五蔵生尅説の論述は、その蓋然性において補完し得るものと考えることができよう。

　では、「四部脉診」ではどのように考えるべきであろうか。

　これまでの五臓の虚証の証型と各脉式のパターンを踏まえ、「六部定位脉診」の脉式から「四部脉診」に必要な要素、すなわち、寸口同士と関上同士の相対的な有力・無力の左右差を抽出して図示すると以下のようになる。

[五臓虚証と「四部脈診」の関係]

五臓虚証	寸口	関上	最強部	最弱部	次弱部
肝虚証	左＜右	左＜右	右関	左関	左寸
心虚証	左＜右	左＜右	右寸	左寸	左関
脾虚証	左＜右	左＞右	両尺	右関	左寸
肺虚証	左＞右	左＞右	左関	右寸	右関
腎虚証	左＞右	左＜右	左寸	両尺	右寸

　このように「四部脈診」では、「肝虚証」と「心虚証」が同じパターンとなるので、実際上は「肝虚証」と看做されることになる。逆にいえば、この方法では「肝虚証」と「心虚証」の区別が付かないことになり、ましてや、寸口部のポジショニングが他の方式と異なって、やや近位にずれていることで、かえって「心火（左寸）」と「肝木（左関）」とのコントラストが和らいでいることも相俟って、より一体的な診断方式になってしまっているのである。しかしながら、幸か不幸か、岡部流の経絡治療では「心虚証」が設定されていないので、この方式を採用しても全く矛盾を生じないことになってしまう。また、相対的な強弱差についても、「肝虚証」では「寸・関：左＜右」、「肺虚証」では「寸・関：左＞右」であり、『素問』陰陽応象大論篇の理論とも適合することととなる。

　この方式を『脈経』の「王相廃囚死」のパターンに当てはめようとすると、経文タイプでは「肺虚証」と「腎虚証」が同一のパターンとなり、注文タイプでは「脾実証（肝虚証と同型）」と「肺実証（心虚証と同型）」が同一のパターンとなる。経文タイプで「四部脈診」を運用すると、「肺虚証」と「腎虚証」が統合されて「心虚証」が独立してしまうので、岡部流の経絡治療スタイルには応用できず、注文タイプでは「肝虚証（脾実証と同型）」と「心虚証（肺実証と同型）」は統合されるものの、最強部と最弱部の関係を維持できなくなってしまうことになる。

　以上のことから、新たな「王相廃囚死」表を運用することで、原理的には、全ての五臓の虚証においても経絡治療の「基本四証」の診断においても「四部脈診」が成立し得ることを説明しやすくなることがお解りいただけよう。逆にいうと、無理矢理に『脈経』型の「王相廃囚死」表だけを順守して運用しようとすると、経絡治療システム自体が破綻してしまいかねないことになるのである。

　そもそも、臨床的に遭遇しにくいからと言って、事実上、「心虚証」を外してしまうことは、五行理論そのものを否定してしまうことに等しい行為であり、そうなれば当然、「母子補瀉」でさえ成り立たなくなってしまうはずである。このように、岡部流経絡治療には論理的に致命的な欠陥を内包していることは自覚しておかなければな

らないが、習得しやすく、しかも臨床上、極めて効果的であるという最大のメリットも忘れてはならないのである。

したがって、五行理論に重点を置かない経絡治療理論を再構築する必要があり、そこに裏技的な臨床応用の試行錯誤の結果として、「四部脉診」へと繋がっていくのである。少なくとも、「基本四証」を決定するためだけであるならば、「四部脉診」のほうが修得も鑑別もしやすく、しかも臨床上、何の問題も生じないのである。

第2節 「四部脉診」と五臓の実証との五行論的関係

第1項 陰実証の証型と脉式

現在の経絡治療学会方式では五臓の陰実証については、「脾虚肝実熱証」「脾虚肝実証」および「肺虚肝実証」以外の病証は設定されていない。陽実証としては各経絡や六府の「実熱証」が随所で言及されているが、陰実証の本体を「瘀血」としているために、病証としては「肝実証」の系統に限定されてしまうのである。

しかしながら、中医学の弁証法がそうであるように、「瘀血」以外の他の陰実証を設定し直して経絡治療的に運用することは不可能ではない。ただし、この方法を臨床応用するに当たり、常に十分に有効かつ効率的であるとは言いがたいものがあり、ケース・バイ・ケースと考えて、全体的な状況を考慮したうえで応用するべきであろう。

では、「脾虚肝実熱証」と「脾虚肝実証」の場合を考えてみよう。

どちらも「脾虚証」をベースとしつつも、寒熱の上では相対的に差があるので、証の名称として2つに分けられている。だからといって「脾虚肝実証」が常に「寒証」であるとは限らないが、「脾虚肝実熱証」は常に「熱証」であることは間違いない。しかし、ここでは、ひとまず「寒熱病証」のことは棚上げにして、「脾虚」と「肝実」の関係に着目して考えてみたい。

まず、「脾虚証」であるが、その証型と脉式についてはすでに図示してあるので、参照されたい。

「脾虚証」と「脾虚肝実証」との違いは何であろうか。

通常の「脾虚証」は、心火が脾土を生じることができず、脾土が腎水を制御できなくなるために旺気した腎水が心火を過剰に抑制してしまうことで発生する証型であるのに対し、「脾虚肝実証」は旺気した肝木が直接脾土を尅することで形成される証型である。この時、「脾虚肝実証」では、同時に脾土が虚することで腎水が制御されな

くなっているので、旺気した腎水が心火を抑制してしまい、その結果として心火が脾土を生じさせることができない状態でもあることから、通常の「脾虚証」の証型も内在する形にもなっているので、2重の意味で脾虚が起こっているのである。また一方では、肝木は腎水の気を奪い、腎水は肺金の気を奪うため、疲弊した肺金は過剰な肝木を制御できず、肝木はますます盛んになってしまっているのである。

これらの関係を図示すると以下のようになる。

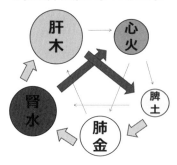

これらの関係を踏まえ、「脾虚肝実証」の証型をモデルとして他の陰実証も合わせた新たな脉式表とその根拠となる証型をまとめると、以下のようになる。なお、この証型では、「相生3個：相尅2個：不生2個：不尅3個」の関係となる。

[新方式に基づく五臓実証の脉式表]

虚証	脾虚肝実証		肺虚心実証		腎虚脾実証		肝虚肺実証		心虚腎実証	
左右	左手	右手	左手	右手	左手	右手	左手	右手	左手	右手
寸口	弱	平	最強	最弱	強	弱	平	最強	最弱	強
関上	最強	最弱	強	弱	平	最強	最弱	強	弱	平
尺中	強	強	平	平	最弱	最弱	弱	弱	最強	最強

第五章 「四部脉診」と五行

脾虚肝実証の証型

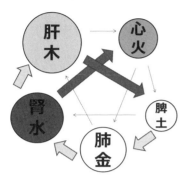

肺虚心実証の証型

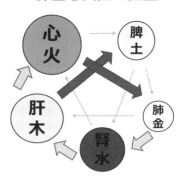

腎虚脾実証の証型

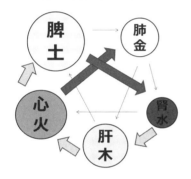

肝虚肺実証の証型

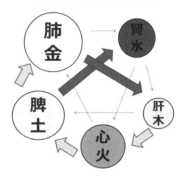

心虚腎実証の証型

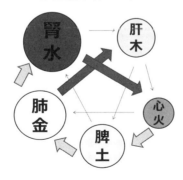

211

この時、「四部脈診」においては、「脾虚肝実証」も単純な「脾虚証」と同じパターンになってしまうが、「六部定位脈診」の場合には、最強の部位が両尺（腎水）から左関（肝木）に代わることがその特徴となる。病態が陰実であるので、この時の最強部の脈状も「沈実脈」の系統に属するべきものとなるが、問診などの他の四診を駆使して「瘀血」のサインを見付けてしまえば、「四部脈診」によって「脾虚証」であることを条件に、「脾虚証＋瘀血・胸脇苦満」という判断から「脾虚肝実証」を導き出すことは十分可能である。

　なお、『日本鍼灸医学（経絡治療・基礎編）』脈位脈状診（「証別の脈証」p227）のごとく、右の寸口部を「平脈」とすることは、上に示した脈式でも分かるとおり、至極当然のことと考えることができるが、南宋・陳言の『三因方（1174）』巻一・脈偶名状には、

　　　沈なる者は…気口と相ひ応ずれば、則ち血 腹蔵に凝る。
　　　実なる者は…気口と相ひ応ずれば、則ち気血 脈を壅ぐ。

とあり、右の寸口部の沈・実脈も「気滞・瘀血」の傾向を表す場合がある。もちろんこれは、『脈経』巻二第一に、

　　　左手の関上、陰実なる者は、肝の実なり。肉中痛み動ずれば善く転筋する
　　　を苦しむ。

とあり、巻二第二にも、

　　　左手関上の脈、陰実なる者は、足厥陰経なり。病むに心下堅満にして、常
　　　に両脇痛み、自ら忿忿として怒るが如き状を苦しむ。

などとあるように、左関上部が最強であることを前提とするべきものではあるが、「気滞・瘀血」の程度によっては右寸口が沈実傾向を表す可能性は否定できないし、臨床上でも実際に右寸口が沈実系の脈状の場合に遭遇することある。このようなときは通常の「脾虚肝実証」の治療に加えて、肺経の太淵や孔最および尺沢、あるいは表裏経の合谷・上巨虚などを瀉法すると効果的であることが多い。

　また、病理や病状が「脾虚肝実証」に相応しい状況でも、脈診上は「寸口：左＞右」となって「肺虚肝実証」になっていることもあることから、「肺虚肝実証」と看做されることもあり得る。しかし、このような場合は、通常行われるような「腎虚証＋瘀血証」として七十五難の南北補瀉説（肺・腎の補、肝・心の瀉）を適応せずに、あえて「肺虚寒証（脾・肺の補）」と「肝実証（肝・心の瀉）」としたほうが効果的な「肺虚肝実証」もあり得るということである。

　以上のような「脾虚肝実証」の証型を踏まえて、瀉法をより意識した「王相廃囚死」表を作り直すとすれば、以下のようになる。（網掛け部分は「脾虚肝実証」の証型に対応する）

第五章 「四部脈診」と五行

[新瀉法型 王相廃囚死表]

五行	③相	②王（旺）	①廃（休）	④囚	⑤死
木（肝・春）	水	木	火	土	金
火（心・夏）	木	火	土	金	水
土（脾・季夏）	火	土	金	水	木
金（肺・秋）	土	金	水	木	火
水（腎・冬）	金	水	木	火	土

ついで、五臓の実証と「四部脈診」との関係を以下に図示する。

[五臓実証と「四部脈診」の関係]

五臓虚証	寸口	関上	最強部	次強部	最弱部
脾虚肝実証	左＜右	左＞右	左関	両尺	右関
肺虚心実証	左＞右	左＞右	左寸	左関	右寸
腎虚脾実証	左＞右	左＜右	右関	左寸	両尺
肝虚肺実証	左＜右	左＜右	右寸	右関	左関
心虚腎実証	左＜右	左＜右	両尺	左関	左寸

　この場合も、「肝虚（肺実）証」と「心虚（腎実）証」は統合されてしまい、実質的に「基本四証」の病証型態は保持されることになり、『素問』陰陽応象大論篇の左右理論も適応される。
　また、『脈経』巻二第一には、

　　　　左手の関前寸口、陰実なる者は、心の実なり。心下に水気有りて憂恚もて
　　　　之を発するを苦しむ。

といい、巻二第二にも、

　　　　左手の寸口、人迎以前の脈、陰実なる者は、手厥陰経なり。病むに閉して
　　　　大便利せず、腹満し、四肢重く、身熱するを苦しむ。胃の脹るを苦しむは、
　　　　三里を刺す。

などとあるように、左寸口部が最強である病症は存在し得るし、『三因方』巻一・脈偶名状にも、

　　　　沈なる者は…人迎と相ひ応ずれば、則ち寒 陰経に伏す。
　　　　実なる者は…人迎と相ひ応ずれば、則ち風寒 経を貫く。
　　　　滑なる者は…人迎と相ひ応ずれば、則ち風痰潮溢す。

などとあるように、実際の病理としては「心実証」ではなく「心包実証」とはなるが、陰実証としての「肺虚心実証」の病症型態は存在し得るし、もちろん、外邪性の陽実証としての「肺虚陽経実熱証」もこの証型となる。

ちなみに、呼吸機能が低下したり、気管支炎や肺炎が長期化した場合などは「肺虚証」の証型になりやすい。

第２項 「脾虚肝実熱証」と「肺虚肝実証」の証型と脉式

では、「脾虚肝実熱証」の場合はどうであろうか。

一般論として、「傷寒病[4]」の場合は、太陽病に始まり、陽明病や少陽病に変化するとされるが、経絡治療では、これらを一括して「肺虚陽経実熱証」と呼び、事実上これを「太陽病・少陽病・陽明病」の病態に合わせて「太陽経型・少陽経型・陽明経型」とし、初期の外感病の治療方式を３分している。したがって、この傷寒太陽病の病証に対しては「肺虚陽経実熱証（太陽経型）」として治療されるが、傷寒陽明病の病証に対しては「肺虚陽経実熱証（陽明経型）」から「脾虚陽明経実熱証」および「脾虚胃実熱証」の範囲内で処置されることが多い。

同様に、傷寒少陽病の場合も「肺虚陽経実熱証（少陽経型）」から「脾虚肝実熱証」として治療されるが、多くの場合、「肺虚陽経実熱証（少陽経型）」の説明は省略されるが、「落枕（＝寝違え）」などの「経筋病」における非感染性の疾患にも応用できるので、理解しておくと便利である。

また、傷寒少陽病から傷寒厥陰病に病伝した場合でも「脾虚肝実熱証」に属し、最終的には「肝虚寒証」に進行して行くことになるというのが一般的な解釈であろう。

ほかにも、表証でも裏証でもない「半表半裏証」や、「少陽経筋病」などに属する場合には、たとえ雑病（発熱性の感染症を除外した一般病証のこと）であっても実熱性の証候があれば「脾虚肝実熱証」のカテゴリーで対処されることがある。

『日本鍼灸医学（経絡治療・基礎編）』脉位脉状診（「証別の脈証」p227）では、「脾虚肝実熱証」の脉位脉状診図は「寸口：左（弦・虚）＜右（弦）」および「関上：左（弦・実）＞右（弦・虚）」となっているが、『三因方』巻一・六経中傷病脉に、

> 少陽の傷風は、左手の関上と人迎と、皆な弦浮にして散なり。弦なる者は、足少陽の脉なり。浮なる者は、傷風の脉なり。散なる者は、病至るなり。其の証は、身熱して悪風・自汗し、項強わばりて筋満す。
>
> 足厥陰の傷風は、左の関上と人迎と、皆な弦弱にして急なり。弦なる者は、

---

4 「悪寒・発熱・頭痛」などを主要症状とする「寒邪」が主体の外感温熱病で、「六経弁証」が適用される病態。

厥陰の脉なり。弱なる者は、風脉なり。急なる者は，病変ずるなり。其の証、自汗・悪風して倦し、小腹急痛す。

とあり、また同じく脉偶名状には、

弦なる者は…人迎と相ひ応すれば、則ち風走りて痛むところに注ぐ。気口と相ひ応ずれば、則ち飲積みて疼むところに溢らす。

とあって、人迎脉（＝左寸）が実脉（浮脉でも沈脉でも）を呈することがあることが報告されている。雑病の病証ならいざ知らず、傷寒少陽病という外邪性の半表半裏の病態を基本病証とする「肺虚陽経実熱証（少陽経型）」から「脾虚肝実熱証」にかけては、『三因方』の如く、左寸（心火）と左関（肝木）が連動して実脉を呈していなければ、病態論としては少々具合が悪いわけである。

したがって、「肝実熱証」の場合、左関（肝木）が最強となるべき脉式であることは理解しやすいが、やはり、左寸（心火）も連動して「寸口：左（弦・実）＞右（弦・虚）」または「寸口：左（弦）＞右（弦・虚）」という状況が想定されて然るべきである。つまり、「肺虚陽経実熱証（少陽経型）」から完全に裏証に分類されるべき「脾虚肝実熱証」の証型にまではまだなりきっていない、半表半裏証に属する「脾虚少陽経実熱証」や「肺虚肝実熱証」のような証型も想定されていてしかるべきであろう。

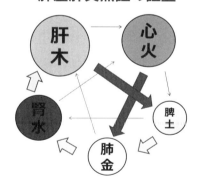

肺虚肝実熱証の証型

肺虚肝実熱証の脉式

部位	左手	右手
寸口	強	弱
関上	最強	最弱
尺中	平	平

裏証である「脾虚肝実熱証」も、熱証であれば心火が旺気する可能性は十分にあり得るので、その証型と脉式は上図のようになる可能性もあるが、この場合は「肺虚肝実熱証」と呼ぶに相応しい。これこそが『脉経』巻三第一の注文の「肝実証」の証型であり、その脉式である。この証型では、「相生３個：相剋２個：不生２個：不剋３個」の関係となり、「（相生＋相剋）／（不生＋不剋）＝１」である。

本来の裏証としての「脾虚肝実熱証」であれば、脉式も「脾虚証」を基本としなければならず、そのためには心火（左寸）よりも肺金（右寸）のほうが相対的に有力でなければならなくなり、同時に腎水よりも心火が相対的に有力で、実質的に熱証を呈する状況が必要となる。この条件を設定するとすれば、以下のような証型と脉式にならざるを得ない。

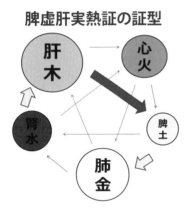

脾虚肝実熱証の証型　　　　脾虚肝実熱証の脉式

部位	左手	右手
寸口	平	強
関上	最強	最弱
尺中	弱	弱

　この証型はこれまでのものと違って、「相生２個：相剋１個：不生３個：不剋４個」の関係となり、「（相生＋相剋）／（不生＋不剋）＝3/7」であるので、相生および相剋の数が最も少なく、不生および不剋が最も多い証型であり、生命エネルギーの活動状況も不活発で、臨床的にもかなり深刻な状況が窺われる。このような病証の場合、通常の生体反応を利用した母子補瀉説では対応しがたく、個別の問題をそれぞれ独立させて対処する必要に迫られて然るべきである。このような病証を通常の「脾虚肝実熱証」として扱われるべきものではないため、傷寒厥陰病のような、より重篤なモデルに限定して運用するべきであると考えられる。このタイプに類する厥陰病証と、その変証と想定される陰実証の脉式表を以下に示す。

［厥陰病証の変証と想定される陰実証の脉式表］

虚証	脾虚肝実熱証		肺虚心実熱証		腎虚脾実熱証		肝虚肺実熱証		心虚腎実寒証	
左右	左手	右手	左手	右手	左手	右手	左手	右手	左手	右手
寸口	平	強	最強	最弱	弱	平	強	最強	最弱	弱
関上	最強	最弱	弱	平	強	最強	最弱	弱	平	強
尺中	弱	弱	強	強	最弱	最弱	平	平	最強	最強

このような状況であっても、「四部脉診」のパターンは正常に機能しているが、最強と最弱の関係はもはやほとんど保たれていない状態となる。基本証としての正しい診断は「四部脉診」で可能であるとしても、通常の母子補瀉説による治療は十分な効果を上げられない危険性を考慮する必要のある病態であるといえよう。

最後に、古い瘀血タイプの「肺虚肝実証」の証型をシミュレートしておこう。

以下に、その証型図と脉式表を示す。

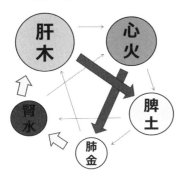

肺虚肝実証の証型　　　　　肺虚肝実証の脉式

部位	左手	右手
寸口	強	最弱
関上	最強	平
尺中	弱	弱

　この病態は、「脾虚肝実証」によって生じた「瘀血」が慢性化し、老化とともに古くなったものである。この証型では、「相生2個：相剋2個：不生3個：不剋3個」の関係となり、「(相生＋相剋)／(不生＋不剋) ＝ 2/3」であるので、先に挙げた『脉経』巻三の注文タイプの「肺虚肝実証」よりも活動エネルギーが低下している状況が窺える。注文タイプの「肺虚肝実証」は単純な「肺虚証＋瘀血」と看做すことができ、治療も脾土と肺金をともに補いつつ、瘀血を処理することで対応できるが、この古い瘀血タイプの「肺虚肝実証」では、証型図を分析すれば「肺虚証＋腎虚証＋瘀血」という複雑な病態になっていることが理解できる。したがって、単純な「肺虚証＋瘀血」として治療しても「腎虚証」の問題を処理できなくなってしまう懸念が生じる。それゆえ、経絡治療では『難経』七十五難方式の南北補瀉説を利用し、「肺虚証＋瘀血」と同時に「腎虚証＋虚熱」を処理しようという戦略が選択されるのである。

　証型の組み合わせのパターンは120通りあり（5! = 120）、10種類の五臓虚実病証と掛け合わせれば、理論上は全部で1,200種類の病態ということになる。これに「十二経脉」や「十五絡脉」など病態を重ね合わせると、天文学的な数に膨れ上がってしまいそうであるが、大抵は五行分類が可能であり、実際に分析するに当たっては五行相互の関係に収斂されて行くので、さほど困難な状態ではないように思う。

第六章
臓腑学基礎論

いかにも互いの心に叶うがよし。
しかれども、叶ひたがるは悪しし。

『南方録』(覚書)より

第1節　蔵象学基礎論

第1項　「臓腑」の歴史

　「蔵象」という言葉は『素問』六節蔵象論篇から出たものである。明・張介賓『類経』巻三（蔵象類）・蔵象には、

> 象とは形象なり。蔵は内に居りて、形は外に見ゆるが故に蔵象と曰ふ。

と注解しており、体内にあって隠れて見えない内臓諸器官の働きが、さまざまなサインとして身体の外側に現れ出て来ることを意味している。

　また、「解剖」という言葉は、『霊枢』経水篇の、

> 夫れ八尺の士の若きは、皮肉　此れに在り、外は度量切循して之を得可く、其の死は解剖して之を視る可し。其の蔵の堅脆、府の大小、穀の多少、脉の長短、血の清濁、気の多少、十二経の多血・少気はと其の少血・多気と、其の皆な血気多きと、其の皆な血気少なきと、皆な大数有り。

から出ているが、『霊枢』腸胃篇や『難経』四十二難などには内臓諸器官の形状や大きさについての詳細な記述が見られる。そのほとんどが現代の肉眼解剖学上の数値と近似的な一致を見るのであるが、現代解剖学上の「脾臓」の数値とは、「脾」の大きさ（約2倍）や重さ（5〜6倍）がなるなど、若干の不一致も存在するのである。

1）「蔵府」の字義

　「臓腑」と書くこともあるが、古典の世界では「蔵府」と書かれることが多い。

　「蔵（ザウ；サウ）」字は、「藏」が正字で、「艹＋臧」、「草で覆い隠す」または「青草を取り入れる納屋」を示した形声文字で、「爿＋合」の形声である「倉（サウ：穀物を入れる蔵、シャウ：悲しみ憂える）」と同系統の字である。古くは「臣＋戕」の形声で「臧（ザウ・サウ、しもべ・はらわた）」と書いた。「戕（シャウ、傷なう）」は「爿＋戈」の形声で、「爿（シャウ、だい・ベッド・ゆか）」には「しまい込む・奥深い」意が含まれ、「創（サウ、きずつける・はじめる）」や「槍（サウ・シャウ、やり・いたる）」とも同系統の字である。

　したがって、「藏」とは「大事な物を傷付けないようにしまい込んで置くための蔵」を意味する。「臣」はもともと「下を向いた目」の象形で「召し使い・下僕」を意味した。「臧」字にも「体格の優れた下臣」の意味があり、「壮（サウ、若者・盛ん・傷なう）」に通じる。一説に、「臧」は「体壁で覆い隠され、奥深くにしまい込まれている内臓（腎）」ともいう。

　「蔵（＝臓）」の働きとしては、

①　精神活動を分担して統御維持する。
②　感覚器官や運動器官を分担して統御維持する。
③　六府や奇恒の府との協同作業により消化吸収活動及び排泄活動・生殖活動を統御維持する。
④　先天の気（父母の気）・後天の気（天地の気）を基とし、経絡ネットワークを通じて、精神的・肉体的全生命活動を統御維持する。

などがある。

「府」は、「广＋付」で「蔵・役所・都市」を意味する。「广（ゲン）」は「屋根」を示す象形文字で、広く「建築物」を表す。「付（フ：つく・引っ付く）」は「人＋寸」の会意文字。「寸（スン）」は「又（ユウ；右・手・佑ける）」に指を示す「丶」を加えて、「指一本・摘む」意を表す。「付」は「人の衣服を摘んでぴったり寄り添う」意となる。また、「封（フウ・フ・ホウ）」に通じて「閉じ込める」意が含まれる。一説に、「付」は、「斧（フ）」「夫（フ）」に通じて「大きい・広い」意があるともいう。

したがって、「府」は「ぴったりと寄せて収納するための倉庫」という意味から「書庫・宝物庫」を指すようになり、ひいては「大きな建物・都市」をも示す。

ちなみに、「倉」字は蔵一般あるいは主に米蔵を指し、「廩」字も米蔵・穀物倉庫を意味する。「庫」字には車庫・武器庫の意があり、「庾」字は野積みの簡易穀物倉庫のことである。

『素問』などでは「胕」字が「腐（＝肉＋府）」と同じ意味で使うことがあるが、これを「腑」字に作ることがある。「内臓」を示すようになったのは「臓」よりも「腑」字のほうがやや早くて六朝から隋唐に使われ出し、「臓」字のほうは唐の終りから五代にかけて使用され始めたものと考えられる。

「臓・腑」は、本来は、経典文献や医経（『素問』『霊枢』など）に倣って「蔵・府」と書くべきところを、便宜上、「肉（→月）」を増し加えて「内臓」の意味に限定する目的で使用され、それが定着したものである。

中国伝統医学上は「蔵・府」と記述することが望ましい。日本ではしばしば、西洋医学的な意味での「内臓」の訳語（心臓・肝臓・腎臓など）として「臓・腑」を使い、中国伝統医学上の概念としては「蔵・府」を用いるなどの使い分けがなされることもあるが、事実上、現代語として「腑」字がほとんど用いられていないため、このような使い分けは難しい。

かえって、時代小説などでは、江戸時代の特殊な表現を強調する目的で、「胃の腑」「腑分け」など「内臓」を意味する言葉の一部に使われることがあるくらいである。

したがって、伝統医学上も「臓・腑」と表記することを原則とするべきであるが、最初から「蔵・府」と表記されているものをわざわざ「臓・腑」に替える必要はなく、

現代中医学の表記はやり過ぎであるばかりか誤解を生じる危険性すらあるので、留意しておかなければならない。

本書では、内臓を意味する場合は基本的に「臓腑」と表記するが、古典文献の引用については原文の記載のままに扱い、そのほかの場合は「蔵」または「府」と記述している。

2）「臓腑」の意味
①肝・胆：

「肝」は「肉+干」の形声で、「干」は「大きな柄の付いた盾」の象形といわれるが、実は、肝の形を表してもいる。肝には「幹」に通じて「大きい・主要・中心」、「悍」に通じて「気が強い」「勇ましい」「速い」などの意味が含まれる。

肝は血を蔵して、必要に応じて各臓各部に分配している。睡眠時など、各部が血を必要としないときは、血は肝に帰ることになる。したがって、肝気が虚したときは、血が停滞したり、血が肝に帰らないために不眠になり、夢を見ることが多くなる。また、肝が担当する精神活動である魂は、神の積極性を補助する機能であるため、これが衰えると集中力が持続しなくなり、甚だしい時は、意識の昏迷を招く。これらは出血や疲労等により血自体が不足しても起こることがある。

> 肝は血を受けて能く視、足は血を受けて能く歩み、掌は血を受けて能く握り、指は血を受けて能く摂(と)る。　　　　（『素問』五蔵生成篇）
> 食気は胃に入りて、精を肝に散じ、気を筋に淫(そそ)ぐ。　（『素問』五蔵別論篇）

「胆」は、もともと「但（はだぬぐ）」の別字であり、または「膻（漢タン・呉ダン；はだぬぐ、セン；なまぐさい）」の俗字だったが、古くから「膽（→胆）」の意味に代用されていた。また正字である「膽」は「肉+詹（广+八+言；くどくど言う）」の形声で、「贍（セン；満たす）」「湛（タン；たたえる）」などに通じて、「胆」が精汁を蓄えていることも示している。

肝気がまだ盛んな状態で血が虚すと、肝気が上逆してイライラしたり、怒りっぽくなったりする。肝の精神活動は、時間を掛けて計画的に難題を処理し、慎重に戦略を練るのには向くが、思い切りよく決断して直ちに実行するためには、胆気が必要になる。従って胆気が衰えると決断力が鈍って臆病になったり、胆汁が漏れて口苦を生じる。こういう状態を「肝っ玉（＝胆）が小さい」と言われるが、逆に肝気が虚して胆気が盛になると、浅はかな考えで「大胆」な行動をするようになるのである。

「肝」は、陰陽説に基づけば、横隔膜より下部に位置する「膈下の臓」であるので「陰臓」に属し、気を上昇・発散させる働きがあるところから「牡蔵（＝陽臓）」と呼ばれる。これらの特性を合わせて「陰中の少陽」または「陰中の陽」ともいう。

「肝」は、五行説としては、今文説では「木」に、古文説では「金」に属するが、医学関係においては、原則として今文説が採用されている。

「四書五経」の一つである伝説集的歴史書『尚書』周書・洪範に、
　　　　三に曰く木…木を曲直と曰ふ…曲直は酸を作す。
とあり、『素問』四気調神大論篇にも、
　　　　春三月、此れを発陳[1]と謂ひ、天地俱に生じ、万物以て栄ふ。
とあって、「昇発・舒展」の特性があり、「肝」はその特性を体現しているとされる。また、「木」は、季節では「春」に、一日の時間帯としては「朝」に、色は「青」に、腑では「胆」に、五官では「目」に配当される。

「肝」は「魂」という神気を蔵し、「将軍の官」ともいわれ、複雑な情報を論理的に考慮して計画を立案する思考の中枢である。生命活動が失われると、「魂」はある種の人格を保ったまま人体から離れ、漂いながら二十八宿[2]の「鬼宿（かに座の散開星団）」に集まるとされる。

「胆」は「腑」で、正字では「膽」と表記される。「肝」の「臓」と表裏をなして、ともに「木」に属する。「胆」は「精汁（胆汁）」という一種の「精気」を蔵していることから、他の「六腑」と区別され、「奇恒の腑」にも属する。また、「胆」は「中正の官」とも呼ばれ、決断力の中枢とされる。

②心（心包・膻中）・小腸：

「心」は「心臓」の象形文字。「沁」や「滲」に通じて「しみいる」意がある。藤堂明保は「血管を通して全身に沁み渡らせる」としたが、「心」の音には「入り込む」意はあっても「行き渡る」意はない。むしろ「慘」に通じて「神気が心中にじわじわ沁み込む」意と取るべきである。

心は五臓六腑の主催者で、意識活動の根本である。心が蔵している「神」が虚すると文字通り「失神」し、甚だしいときは死に至る。従って、生きている以上、甚だしく心が虚した状態が存在しないことから、「心に虚無し」ともいわれる。『霊枢』邪客篇に、
　　　　少陰は、心脉なり。心なる者は、五蔵六府の大主なり、精神の舎る所なり。

1　古い殻を脱ぎ捨てて、新しい芽吹きを起こすこと。『太素』巻二・順養の楊注は「陳とは、旧なり。言ふこころは春三月に草木の旧根・旧子は皆な発生するなり」と、『素問』王冰注「春陽　上升すれば、気潜りて発散し、庶物を生育して、其の姿容を陳ぬ。故に発陳と曰ふなり」と、『類経』の張介賓注では「発とは、敬くなり。陳とは、故きなり。春陽　上升すれば、庶物を発育して、故きを敬きて新しきに従ふ。故に発陳と曰ふ」という。
2　古代中国やアラビアの天文学でいう白道（月の軌道を天球図に投影したもの）上にある28の星座群のこと。インド占星術では1つ減って「二十七宿」となる。

> 其の蔵は堅固にして、邪容る能はざるなり。之を容るれば則ち心傷れ、心傷るれば則ち神去り、神去れば則ち死す。故に諸邪の心に在る者は、皆な心の包絡に在り。包絡なる者は、心主の脉なり。故に独り腧無きなり。

とあって、「心」が病気になりそうなときは「心之包絡」が身代わりとなって邪を受けるという。「心之包絡」とは「心包」のことである。

意識が正常な人は「心虚証」と見える診断結果の場合も、実際は「心包虚証」であるとされ、また多くの場合、肝の「蔵血・行血の作用」や脾の「昇清・運化・裹血(かけつ)の作用」など、心以外のメカニズムのどこかに支障を来していないかを先ず考えるべきである。

しかし、手少陰経の諸穴を用いて効果がある病証も少なくないので、あまり拘ることはないが、本治法としては、脾病証では手厥陰経と手太陽経を使い、肝病証では手厥陰経と手少陽経所属の経穴を使うことが多いことも事実である。

「腸」は「肉＋昜」で、「昜」は「旦＋勿」、「勿（はた）」に「旦（あさひ）」が当たるさまを表しており、「暖かい」意がある。また、「長」や「暢」に通じて「伸びる・長い」意がある。

小腸は上部では「幽門（幽門部のこと）」で胃と繋がり、下部では「闌門（回盲部のこと）」で大腸と連接しているため、胃から受け取った「糟粕」を大腸に輸送する働きをしている。「糟粕」とは、胃で腐熟された水穀（飲食物）から「水穀の精微」を抽出した後の残滓のことである。

「受盛」とは、「受けて器に盛り付ける」という意味で、胃から受け取った糟粕を、小腸内にしばらく留め置くことであるとされる。「化物」とは、元の状態とは違った物質に変化させることを意味し、大腸に送り出されるときには「屎（糞便）」に変化させることである。

「泌別清濁（清濁を泌別す）」とは、「泌」は「滲み出る」ことで、「別」は「分ける」ことであることから、「清（水分→小便）」と、「濁（固形物→大便）」を分ける機能をいう。小腸から泌別された水分は、不要な分は腎と三焦の作用を借りて膀胱に送られるが、必要な分は体内で再利用されるため、「小腸は液を主る」ともいわれる。これらの機能が失調すると、大小便に異常が生じる。

また、心と表裏関係にあることから心の影響を大きく受け、心火が小腸に及ぶと小便が濃くなり、排尿困難や排尿痛が現れることもある。

「心包」は、『太素(675)』巻八・経脉連環の楊上善注に、

> 心の外に脂有りて、其の心を包裏す。名づけて心包と曰ふ。

とあり、『十四経発揮(1341)』巻中・手厥陰心包経之歌の注にも、

> 心包絡【右腎の配】：心包絡は心の下、横膜の上・毛竪膜の下に在り。横

　　　　膜と相い粘きて黄脂の裏む者は、心なり。其の脂膜の外に細筋膜の糸の如き
　　　　有りて心肺と相い連なる者は、心包なり。…君火は名を以てし、相火は位を
　　　　以てす。手厥陰は君火に代わりて事を行ふ。

とある。『太素』も『発揮』も、「心包」を「心嚢（とそれを取り巻く脂肪組織）の細い血管」と理解していたようである。ただし、現代中医学では精神疾患に対しては心経の諸穴を、冠動脈を含む心蔵疾患に対しては心包経の諸穴が使用されることが多いことから、事実上、「心包絡＝冠動脈」と解釈しているものと考えられる。「心包絡」の字義としては「心を包んでいる絡脉」の意であるから、むしろ現代中医学の解釈のほうが臨床上も理解しやすい。

　「膻中」は「上気海」であり、「気会」であり、足厥陰経の「結穴」でもある。「膻」とは「肉＋亶」で、「亶」は「靣＋旦」である。「靣」は「こめぐら」を意味し、「旦」は「音符（漢タン・呉ダン）」で「たいら」の意味を含む。また、「膻（漢タン・呉ダン）」は「胆（膽とは別字）」と同音・同意であり、「上半身」全体を意味する。したがって、「膻中」とは「上半身（頭から臍まで）の中央に位置する平坦な部位で、米蔵のように気を湛えていることころ」という意味がある。

　また、『素問』霊蘭秘典論篇に、

　　　　膻中なる者は、臣使の官なり、喜楽 焉より出づ。

とあるように、膻中にある心包の気が虚すると「喜び」「楽しみ」の感情も起こりにくくなり、くよくよ思い悩んだり、考えが纏まらなくなって、結果的には脾虚証になりやすくなる。

　『太素』の楊注には、膻中穴を心包の募穴、大杼穴を心包の背兪穴と看做す記述がある。また、沢田流でも膻中穴を心包経の募穴としたが、大杼の説を採用していなことから『太素』からの影響ではなく、偶然に類似の発想であったものと推測される。この沢田流の説を経絡治療が採用したことにより、学校教科書もこれに倣って日本で「膻中募穴説」が大いに普及した。

　現代中医学でも初期のうちは日本を真似て膻中募穴説を採用していたが、前世紀の末から今世紀の初期にかけてはこれを否定した。しかし、最近になって再びこの説を採用しだしたが、その経緯や学術的根拠は明らかにされていない。おそらく、日本の真似をすることに引け目を感じていたものの、近年の中国の大国としての自信が、日本への警戒感を喪失させてきた結果であろうと思われる。

③脾・胃：

　「脾」は「肉＋卑」で、「卑」は円く平たい柄つきの酒器に手を添えた象形文字であり、「平」に通じて「平たい」意があり、「并」通じて「従う」意がある。「脾」は「胃に

付着した平たい杯のような臓器」を指す。

「胃」は「肉＋口＋※」の会意文字と言う。「口＋※」は胃袋の中に点々と穀物が入っている様子を示す象形と考えてよい。また、「胃」は「囲」に通じて「囲む・取り巻く」意があり、「回」に通じて「廻る」意がある。胃は、胆を除いたいわゆる「伝化の府」の中で、最も高い位置にあり、糟粕を受納してその伝導をコントロールしている。従って、大腸や小腸の不調が胃に原因することも少なくない。

「脾」と「胃」は「穀物倉庫の管理者」である。飲食物を総称して「水穀」と言うが、この水穀を最初に受け入れるのが穀物倉庫の「胃」であり、この出し入れや配送を管理するのが「脾」である。消化と吸収、並びに大便の生成と排泄には「胃」が、吸収された栄養分の分配運搬および水分代謝の一部には「脾」が大きく関わっている。「脾は甘を欲す（『素問』五蔵生成）」とも言い、甘味は脾と相性がよい。しかし、この甘味は本来、穀物そのものの甘味や澱粉が糖化したものを意味している。脾が虚してくると、肌肉が衰え肉付きが悪くなるか、肌肉に締まりがなくなりブヨブヨした感じになり、脾気を補おうとして甘味を好むようになる。うまく補えればよいが、取り過ぎると肉を生じ過ぎたり、甘味が湿邪を生じる。

脾には津液を気化して運行させる働き（運化）もあり、それは表裏関係である胃において最も発揮される。脾気が充実していれば、湿邪を受けてもこれを取り除くことができる。また、脾は水分や水穀の精微を営気に変化させて上昇運搬する働きがあり、胃は水穀を受納熟成して、その濁気を降下させる働きがある。

> 蓋し水穀　胃に入れば、其の濁なる者は渣滓と為し、下りて幽門に出で、大・小腸に達して糞を為し、以て穀道を出づ。其の清なる者は、倐ち焉より化して気と為り、脾気を根拠として肺に上昇す。（明・虞搏『医学正伝』惑問）
> 胃は受納を司（つかさど）り、脾は運化を司る。一たび納め、一たび運びて、精気を化生す。津液 上昇して、糟粕下降すれば、斯れ病無きなり。
> （明・王綸『明医雑著』枳朮丸論）

脾は、腎から津液と命門の相火を、心から神気を補給して活動しているので、そのバランスの崩れ方でさまざまに変化する。中央に位置するため、肺と違ってその変化は緩慢である。湿邪に弱く、湿邪が入ると更に活動が鈍る。特に、湿邪と寒邪が重なった時のダメージが大きい。

④肺・大腸：

「肺」は「肉＋屮＋八」である。ただし、「巿（十＋冂；ハツ）」と「市（亠＋巾；シ）」とはまったくの別字である。

「巿（ハツ）」は、現在の字形では、「エプロン状の布」を示す象形文字である「巿（フ

ツ）」と全く同じ字形であるが、本来、「宋（ハツ）」は「屮＋八」の形声文字で「双葉が開く」意を表す。また、「八」や「別」「廃」に通じて「二つに分かれる」意があり、「発」や「勃」に通じて「盛んなさま」をも意味する。従って、「肺」は「二股に分かれた臓器」を表している。一説に、「宋（ハツ）」は休むことなく盛んに活動する「肺」の形状そのものを示す象形文字であるという。因みに「市（シ）」は、もともとは「止＋冂」からなる形声文字だったが字形が変化したため「宋（ハツ）」に似た。

現在の日本では、原則として「肺（月＋亠＋巾）」と表記されて、本来の「肺（月＋十＋冂）」のような筆画で表記されることは極めて少ない[3]。

「肺」には「心」を助けて「気」を行らせる働きがある。心より地位は低いが主導権はむしろ肺のほうにあることも示唆している。また、「肺」には「傅（フ）」や「敷（フ）」「布（フ）」に通じて「敷き詰める・行き渡らせる」意味がある。肺気の充実によって、気血を全身に行き渡らせることができ、生体の正しいリズムが生まれる。

現代中医学ではこれらの働きを「宣発粛降（宣布・発散・粛殺・降下の略）作用」と呼び、その働きを細かく分類して概念を明確にしているが、肺が単独で作用しているという印象をも与えてしまいがちである。臨床上は、必ず他の臓腑との関係性を考慮に入れておく必要があるので、経絡治療ではこのような表現は好まれず、「外出・内入」という穏やかな表現にとどまる。実質的には、西洋医学上の肺のガス交換作用だけでなく、細胞レベルでのガス交換や発汗を含む皮膚の温度調節、体液の量や質（ミネラルなど）の調整などの機能をも包含していると考えるべきである。

しかしながら、『難経』三十二難では、

> 心なる者は血、肺なる者は気。血を栄と為し、気を衛と為す。相ひ随がひて上下するは、之を栄衛と謂ふ。経絡を通行して、外を営周す。故に心肺をして膈上に在らしむなり。

とあって、ともに横隔膜より上に位置する心肺が共同作業で気血営衛を運行させていることを強調しており、同じく、四難には、

> 呼は心と肺とに出で、吸は腎と肝とに入る。呼吸の間、脾は穀味を受くるなり。其の脉は中に在り。

とあって、「天気（清気・呼吸の気ともいう）」が肺に取り込まれること自体を否定するものではないが、呼吸でさえ肺だけが担当しているわけではなく、呼気は「心肺」が、吸気は「肝腎」が行っているとしている。

また、『素問』経脉別論篇には、

> 胃に入った固形食物から出る気は、濁ったものは心に行き、清らかなもの

---

3 ただし、『諸橋大漢和辞典』のような伝統的な漢和辞典では従来の筆画のまま（肉部の4画）に表記されている。

> は経絡に注ぎ、全ての脉は肺に集まる。肺は集めた精気で皮毛を潤す。…水分は胃に入ると精気を増し、雲状に変化して脾に上り、精気を発散して肺に帰る。肺は、水分を調節しながら、膀胱に水分を送る。

とあり、肺は経気の循行と水分代謝にも深く関わっていることが分かる。したがって、後代には、明・趙献可『医貫 (1717)』五行論に、

> 凡そ津液は、皮膚の内を潤布する者にして、皆な井泉の水なり。夫れ水に許(もと)の同じからざるが如きこと有れども、之を総じて大海に帰す。天地の水は海を以て宗と為し、人身の水は腎を以て源と為す。而して其の能く昼夜息まざる所以(ゆえん)の者は、以て其れに一元の乾気有りて太極と為すのみ。此れ水中の五行なり。

とあって、「腎は人身の水源」であることを前提とするが、清・汪昂『医方集解 (1682)』清暑之剤第十一・清暑益気湯では、

> 肺を水の上源と為し、火旺じて金を克すれば、則ち金は水を生ずる能(あた)はず。

などとも言われ、肺が「水の上源」であるとしている。

胃に送られた水穀から「水穀の精微」と呼ばれる食物エネルギーのエッセンスが上焦に立ち上って行き、肺に取り込まれた「天気」と出会って「胸中」で「宗気」となり、心の陽気によって「血」に変化（赤化という）する。「陽中の陽」である心が命じることで、「肺」が「陰気」のもとである「血」を生成させ、経脉全体の「血気」の運行をコントロールしている（肺は百脉を朝す）。これを現代中医学では、西洋医学の影響を受けて「心」の「推動作用」としてしまっている。この変更によって心臓のポンプ作用を説明する中医学的根拠を得ることができるという利点も多いが、本来の主体である「肺」の作用をないがしろにしてしまったことによる弊害も少なくない。

肺は陽臓であり、気を蔵して中が空虚で軽く、臓腑の中では最も上に位置する。そのため、肺が気をめぐらすと言うことは「気を降ろす」ことと同じ意味になる。また、外界と接しており、外邪の侵襲を受けやすく、その反応も激しく素早い。

胃から送られた水穀の精微が小腸で清濁を泌別され、清なるものは膀胱へ送られて尿（「溺(にょう)」や「溲(そう)」とも書く）となり、濁なるものは「大腸」へ送られて糞便（「屎(し)」ともいう）となる。大腸は、日本古語では「くそぶくろ」といい、大便を溜めておく器官であるが、『太素』巻八・経脉連環には「是れ津を主りて生ずる所の病なる者は、…」とあり、楊上善注に「津とは、汗なり」とあることから、大腸からも水分を吸収されることで、体内水分や汗とも関連があると考えられている。

⑤腎・膀胱：

「腎」は「肉＋臤」で、「臤」は「堅（かたい）」や「緊（引き締める）」に通じて「堅く

引き締める」という含義がある。五臓の中でも「腎」は肉質が緊密であり、腎にも堅く引き締める作用がある。

　また、脾胃で化成された「水穀の精微」も「気血営衛」となって肺から経絡を循り、各臓腑に供給されるが、その余ったものは精気となって腎に貯蔵される。腎精が充実すれば髄を生じて脳を養う。精気の充実は発育・成長・記憶および生殖機能の充実を意味し、水分代謝や呼吸機能をコントロールしている。

　「膀胱」は元は「旁光」とも書いていた。「旁」には「広がる」、「光」には「ふくらむ」意がある。体内の水分は「水穀の精微」とともに肺から経絡を通じて全身を循り、または大腸・小腸から吸収されれて、三焦から膀胱に蓄えられてやがて排泄される。一部は汗などにもなる。これらのメカニズム全体と水分の保留と排泄をコントロールしているのが腎であり、その代行者として三焦（下焦）がある。

　父母の先天の精を受けた胎児は、母体の気血を受容しつつ成長し、腎にその精を蓄えて生まれてくる。生命活動の主催者は心の神気であり、その命令を心包が各臓腑経絡に伝える。

　口に入った水穀は咽から胃に入って、命門の陽気を受けた脾の昇清作用によって腐熟され、地の気である水穀の精微を肺に送り出す。胃の降濁作用によって小腸に排出された残滓は糟粕となって清濁を泌別され、清なるものは尿となって膀胱から排泄され、濁れるものは屎（大便）となって大腸から排泄される。大腸・膀胱は主に屎尿を溜め、必要に応じて三焦が排泄する。

　天の清気である呼吸の気は、胸中の宗気によって喉から肺に入り、肺は脾から受けた水穀の精微と混ぜ合わせて赤化し、経絡中に気血を送り出して全身に巡らせる。

　肝は経絡の気血を蔵して精汁を胆に蓄え、夜間は睡眠を制御し、日中は心神の求めに応じて全身の必要な個所に必要な分の気血を疏泄する。

　脾は運化作用によって気血営衛を各臓腑に分配し、バランス良く満たされた臓腑からはその余剰分を精として腎に蓄える。

　腎精の余剰分は骨髄から脳に蓄えられ記憶などの意識活動の一部を分担し、成長期には後天の気の助けを借りつつ生殖能力を高めるのである。

3）　今文説と古文説

　孔子[4]の学統によって連綿と受け継がれていった儒教は、秦の始皇帝によるいわゆる「焚書坑儒」によって、最大の存続の危機を迎えた。儒者たちは焚書から逃れるために2種類の方法でこれに対した。自ら抗儒に合わないようにすることはもちろんで

4　姓は孔、諱は丘、字は仲尼（BC552 – BC479）、春秋時代の思想家で儒教の創始者。

あるが、一つはすべての経典を暗記し、一つはすべての経典をどこかに隠したのである。

　新しく「漢（前漢）」が興ると、儒者たちは漢の正式な書体である「隷書」によって経典を復元したが、隠したはずの経典のほうは長らく出現することはなかった。しかし、漢の第7代皇帝である武帝の末年（BC89）に、孔子の旧宅の壁が妙なる音楽とともに崩れると、そこから秦以前の公式書体である「篆書」の一種である「科斗文字」で書かれた一連の経典群が突如として現れたのである。これを古い書体の経典の意味で「古文」といい、復元された新しい書体で書かれた経典を「今文(きんぶん)」という。

　本来、同じ内容でなければならない両経典群には、随所に相違があって、学者たちを大いに悩ませることになり、古文派の学者と今文派の学者で両漢（前漢と後漢）を通じて論争の種になった。後漢の第3代皇帝である章帝の時代の建初四年（AD79）には、首都である洛陽の「白虎観」という建物に両派の学者が一堂に会し、会議を行って一応の統一見解をまとめた。これを『漢書』の編者でもある班固にまとめさせたものが『白虎通義』（または『白虎通徳論』）と呼ばれるものである。

　さて、ここで最も論争を招いたものの一つが、「五臓」の五行配当に関するものであったのである。通常、我々は「肝（木）・心（火）・脾（土）・肺（金）・腎（水）」という五行配当が身についており、これに疑問を持つようなことはない。この五行配当は、実は「今文五臓」といわれるもので、中国医学の五行説は「白虎館会議」以後に統一されたものであると考えられている。

　「古文五臓」の五行配当は「脾（木）・肺（火）・心（土）・肝（金）・腎（水）」となっており、「腎水」以外はすべて異なった内容となる。すでに統一されているのであれば、古文五蔵などの知識は必要ないと思われるかもしれないが、実際は、まったく無視するわけにもいかない。

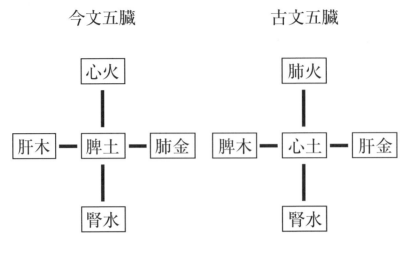

[「今文五臓」と「古文五臓」]

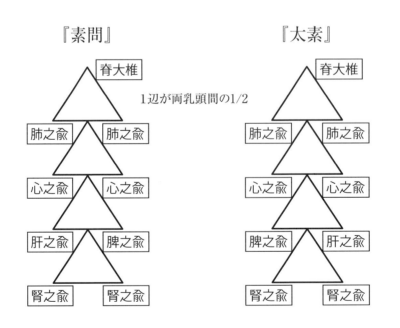

[『素問』と『太素』の背兪]

『素問』血気形志篇には、

  背兪を知らんと欲すれば、先づ其の両乳の間を度（はか）りて、之を中折し、更に他草を以て度りて、半ばを去（す）て已（や）て、即ち両隅を以て相ひ拄（ささ）ふなり。

  乃ち挙げて以て其の背を度るに、其の一隅をして上に居らしめ、脊の大椎を斉しからしめ、両隅は下に在り。其の下隅に当る者は、肺の兪なり。

  復た、下ること一度（たび）すれば、心の兪なり。復た下ること一度すれば、左｛『太素』および『医心方』所引『黄帝素問』は「右」字に作る｝角もて肝の兪なり、右｛『太素』および『医心方』所引『黄帝素問』は「右」字に作る｝角もて脾の兪なり。復た下ること一度すれば、腎の兪なり。

  是れを五蔵の兪と謂ひ、灸刺の度なり。

という。しかしながら、『太素』巻十一・気穴で当該条文を見ると、「左（肝）」と「右（脾）」が入れ替わった状態、すなわち「右（肝）／左（脾）」となっており、『医心方』巻二・諸家取背輸法第二所引の『黄帝素問』でも同様の状態なのである。したがって、本来の『素問』[5]も、『太素』や『医心方』と同様に「右（肝）／左（脾）」となっていた可能性が高く、王冰が改定時に改竄したものと考えられるのである。

もし、これが何らかの事実を反映していたものとすれば、『霊枢』背腧篇の、

  胸中大腧は杼骨の端に在り、肺腧は三焦｛『太素』は「椎」字に作る。｝の間に在り、心腧は五焦の間に在り、膈腧は七焦の間に在り、肝腧は九焦の間に在り、脾腧は十一焦の間に在り、腎腧は十四焦の間に在り。皆な脊を挟さみて相ひ去ること三寸の所にして、則ち得んと欲して之を験（けみ）するに、其の処を按じて、応ずること中に在りて痛み解くれば、乃ち其の腧なり。

という背兪穴の配置も、改めて見直す必要があろう。ここにいう「肺（三椎）→心（五椎）→肝（九椎）→脾（十一椎）→腎（十四椎）」の順番は、『太素』『医心方』にいう「肺（第1三角両端）→心（第2三角両端）→肝（第3三角右端）→脾（第3三角左端）→腎（第4三角両端）」の位置関係と共通する世界観のなかで形成された可能性が大きくなるのである。

このような考えのもとに、実際の解剖学的な五臓の位置関係を投影すると、両肺は最上部にあり、その直下中央には心臓があり、右側に肝臓が、左側に脾臓があって、左右の腎臓が最下部に位置していることとは、偶然ではないことに気が付かされる。すなわち、「古文五蔵」は、実際の解剖学的位置を観察して得た内容を基礎に、五行配当されたものであったことが理解できよう。

---

5 『隋書』経籍志・医経類には「『黄帝素問』九巻【梁は八巻】」とあり、六朝の梁時代に編纂された『七録』という図書目録には「『黄帝素問』八巻」とあり、これが王冰注『素問』の原本である全元起注『素問訓解』であるとされている。

第2項　「命門」の変遷

　「命門」という用語は、中国医学のなかで様々な意味で使用されてきたが、その微妙な意味の揺れが、そのまま中国医学の医学思想の歴史を反映してきたことも事実である。したがって、「命門」の歴史を知ることは中国医学の歴史とその奥深さを知る手掛かりともなるので、その変遷には留意しておく必要がある。

1）　目命門説

　『霊枢』根結篇には、

　　　　太陽は、至陰に根ざし、命門に結す。命門なる者は、目なり。

とあり、また同じく衛気篇にも、

　　　　足太陽の本は跟より以上 五寸の中に在り、標は両つながら命門に絡ふに在り。命門なる者は、目なり。…

とあるように、元来、「命門」は「目」の意味であったことが分かる。

2）　右腎命門説

　それが『難経』三十六難になると、

　　　　腎の両つなる者は、皆な腎には非ざるなり。其の左なる者を腎と為し。右なる者を命門と為す。命門なる者は、精神の舎る所、原気の繋かる所を謂ふなり。故に男子は精を蔵するを以てし、女子は胞に繋かるを以てす。故に腎に一有るを知るなり。

とあり、同じく三十九難にも、

　　　　五蔵 亦た六蔵有る者は、腎に両蔵有るを謂ふなり。其の左を腎と為し、右を命門と為す。命門なる者は、精神の舎る所を謂ふなり。男子は精を蔵するを以てし、女子は胞に繋かるを以てす。其の気は腎と通ず。故に言ふところは蔵に六有るなり。

とあって、『素問』を飛びこえて唐突に「右腎命門説」が登場してくるのである。

3）　腎間命門説

　また、少し遅れて成立したと考えられる作者不詳『明堂孔穴』を収録する『甲乙経（4世紀中葉の成立）』巻三・第七（背の第一椎自り督脉を循行して脊骶に至る）には、

　　　　命門は、一に属累と名づく。十四椎節の下に間に在り。督脉の気の発する所なり。伏して之を取る。刺入すること五分、灸すること三壮なり。

とあり、同じく巻三・第十九（腹も鳩尾自り任脉を循り下行して会陰に至る）にも、

>　石門は、三焦の募なり。一名利機、一名精露、一名丹田、一名命門。臍の下二寸に在り。任脉の気の発する所。刺入すること五分、留むること十呼、灸すること三壮なり。女子は禁じて刺す可からず、中央に灸すれば不幸なれば人をして子を絶やししむ。

とある。これらは言わば「腎間命門説」を反映した命名である。この説は実は、『難経』八難に、

>　諸もろの十二経脉なる者は、皆な生気の原に係る。所謂る生気の原なる者は、十二経の根本を謂ふなり、腎間の動気を謂ふなり。此れ 五蔵六府の本、十二経脈の根、呼吸の門、三焦の原たりて、一に守邪の神と名づく。

とあることを背景としているが、本来、別々の理論であったはずの「腎間の動気」および「三焦の原」と、「右腎命門説」とを融合して修正しようとした結果と考えられる。この考え方を基礎として、『素問』刺禁論篇の、

>　鬲肓の上は、中に父母有り。七節の傍ら、中に小心有り。

という難解な一文を解釈するのに、張介賓は『類経』巻二十二（鍼刺類）・刺害六十四において、

>　人の脊骨は共に二十一節にして、上自りして下れば十四節の間に当り、下自りして上れば是れを第七節と為す。其の両傍らなる者は、乃ち腎兪穴にして、其の中は則ち命門の外兪なり。人は生ずるに陽気を以て本と為し、陽の上に在る者は、之を君火と謂ひ、君火は心に在り。陽の下に在る者は、之を相火と謂ひ、相火は命門に在り。皆な真陽の在る所なり。故に「七節の傍ら、中に小心有り」と曰ふ。

と注解して、「小心」を「命門（の相火）」のことであるとした。

4）右尺命門説

また、『脉経』巻一・第七（両手の六脉は五蔵六腑・陰陽逆順を主る所）では、

>　『脉法讃』に云ふ、「肝・心は左に出で、脾・肺は右に出で、腎と命門と、俱に尺部に出づ。魂・魄・穀神は、皆な寸口に見れ、左は官を主司り、右は府を主司る。左の大なるは男に順ひ、右の大なるは女に順い、関前一分は、人命の主なり。左を人迎と為し、右を気口と為し、神門もて決断するに、両つながら関の後に在り。…」。

とあり、これに続く下文には、

>　腎部、右手の関後尺中に在るは、是れなり。足の少陰経なり。足の太陽と表裏を為し、膀胱を以て合して府と為し、下焦に合して関元の右左に在りて、腎に属す。右を子戸と為して、名づけて三焦と曰ふ。

とある。これを『難経』の「右腎命門説」を背景に解釈すれば、これは「右尺命門説」の最初の文献ということになるが、下文は「命門」とは言わずに「子戸」といい、本来は『脉法賛』とは別々の文献だったものを無理矢理結合させている様子が窺えるものの、「右腎」と「三焦」が表裏関係であることを示唆してもいる。

　南宋期の成立と考えられる李元立撰『難経集註』所引の丁注は、北宋・丁徳用『難経補注（1062）』を収録するものであるが、その三十六難の丁注には、

> 丁曰く：命門なる者は、諸もろの神精の舎る所、原気の繋かる所なり。故に男子は精を蔵し、女子は胞に係かるなり。「是れ腎に一有るを知るなり」とは、其の言たり。命門なる者は、右尺には非ざるなり。人の主命の門と為すなり。腎は水に属するが故に、其の右尺を以て相火と為して、君火の命を行ふを知る。今ま亦た命門と名づくるは、腎の命門には非ざるなり。蓋し名を同くして義を異とするなり。

とあって、『難経』の「右腎→命門」という図式が、単なる名称の変更ではなく、「左寸→心の君火」と密接な関係があり、「君主の官」たる「心の君火」の命令を代行するための「相火」の部位である（対角線上の位置にある）「右尺」にたまたま配当されただけであって、単に「右腎命門説」だから「命門」が「右尺」に配当されたわけではないとする。つまり、『王叔和脉訣』によって定説化された「右尺命門説」を真っ向から否定したことになり、丁徳用はその結果として「右尺心包説」を唱えて、以後、「右尺命門説」と「右尺心包説」が対立・並行することになったのである。

　同じく、『難経集註』三十六難所引の虞注は、北宋・虞庶『難経注（1067）』を収録さしたものであり、楊玄操の原注[6]に対して解説されることが多い。そこには、

> 楊曰く：腎は両つながら有りと雖も一腎には非ず。故に『脉経』に曰く「左手の尺中を腎の脉と為す。右手の尺中を神門の脉と為す」と。此れ其の義なり。腎なる者は、人生の根本。神門なる者は、元気の宗始。故に精神の舎る所なり、神門も亦た命門と云ふなり。

> 虞曰く：経に「右を命門と為し、元気の係かる所なり」と云ひ、『脉経』に「三焦と表裏を為す」と言ふ。三焦は又た三元の気を主る。此に准ひて之を推せば、三焦は自ら命門の起こる所なり。手少陽の火に属し、心包・手厥の火を配して表裏を為す。其の理は明らかならん。

という。ここでいう「三焦と表裏を為す」とは「命門と三焦が表裏関係にある」という意味であり、前述の『脉経』巻一・第七の『脉法賛』およびその下文の右尺の条文を一体として解釈したもので、さらに「三焦は自ら命門の起こる所なり」とすることで、

6　三国時代の呉・呂広注『黄帝衆難経』に、唐初の楊玄操が補注した『黄帝八十一難経註』を、北宋の王惟一が校訂して刊行されたいわゆる『呂楊注難経（1026）』における「楊注」のこと。

「命門」と「三焦」の関係を明確にした。また、「手少陽」と「手厥陰（心包）」が表裏関係であることは『難経』十八難を前提に、『脉経』巻一・第七を結びつけた結果でもある。

さらに、五代（または六朝）・高陽生『王叔和脉訣』の現存最古の版本であり、且つその最古の註解書でもある北宋・劉 元賓（りゅう げんぴん）『通真子補注王叔和脉訣（1090）』巻一・診候入式歌には、

　　　　左は心・小腸・肝・胆・腎【…】、

　　　　右は肺・大腸・脾・胃・命【右とは、右手なり。右手の寸口は肺脉にして、大腸脉の出づる所、関上は脾脉にして、胃脉の出づる所、尺中は命門・三焦[7]の出づる所なり。故に総じて「右は肺・大腸・脾・胃・命」と云ふ。言ふところは、肺と大腸と、脾と胃と、命門と三焦の脉は、皆な右手より出づるなり。三焦を言はざる者は、亦た其の間に在ればなり】。

といい、また、同じく腎蔵歌一においても、

　　　　両耳通ずれば竅と為し、三焦は附きて斯れに在り【腎は其の耳を候ふが故に、「通ずれば竅と為す」と云ふ。三焦は命門に配して表裏と為す。…】。

とある。これは『難経』虞庶注の思想を受けたものと考えられ、これによって「命門」と「三焦」が表裏関係であるという考え方が定着することとなった。

5) 心包命門一体説

元・李杲『蘭室秘蔵（1276）』巻中・婦人門・経漏不止有二論に、

　　　　女子の悪血を漏下し、月事 調はず、或いは暴かに崩して止まず、多く水漿（にわ）の物を下すを治するは、皆な飲食の節ならず、或ひは形体を労傷し、或ひは素（もと）より心気の不足すること有るに由れり。飲食労倦に因れば、心火をして脾に乗ぜしむるに致り、其の人必ず怠惰して臥すことを嗜み、四肢 収（おさ）まらずして、困倦乏力し、気の無くして以て動ずれば、気短上気して、逆急上衝す。其の脉は緩にして弦急、之を按じて洪大。皆な中指の下にて之を得るは、脾土の邪を受くればなり。

　　　　脾は周身を滋栄するを主（つかさど）る者なり。心は血を主り、血は脉を主る。二者は邪を受くれば、病は皆な脉に在り。脉なる者は、血の府なり。脉なる者は、人の神なり。心は主らずして、包絡をして之に代わらしむ。故に曰く「心の脉は心系に属するを主る」と。心系なる者は、包絡・命門の脉なりて、月事を主る。脾胃の虚して心包の之に乗ずるに因るが故に、漏下して月事 調は

---

7 原文は、誤って「大焦」に作るが、文義に従って改めた。

　　　　　ざるなり。

とあって、「心包」が「女子胞」「命門」と連動していることで、「心」が「血脉を主る」ことに準じて「命門が月事を主る」とし、脾胃が虚するとこれに乗じて「心火（→心包→命門の相火）」が過剰となって漏血が止まらなくなるという。この病理の主体が「命門」なのである。つまり、ここで展開される理論は「心包命門一体説」である。

6） 両腎命門説

明・虞　搏（ぐ　たん）『医学正伝（1515）』巻一・医学或門（第十二問）に、

> 日く：元気の盛衰は同じからざるのみ。夫れ人に生の初め有るや、先づ二腎を生じ、号して命門と曰ふ。元気の司どる所は、焉れ性命の繋ぐ所なり。是の故に腎の元より盛んなれば則ち寿延し、腎の元より衰ふれば則ち寿夭するは、此れ一定の理なり、と。

といい、同じく第十四問にも、

> 夫れ両腎は固（もと）より、真元の根本・性命の所関と為す。水臓と為すと雖も、而して実に相火有りて其の中に寓す。水中の龍火に象（かたど）り、其の動に因りて発するなり。愚意は当に両腎を以て総号するを命門と為し、其の命門穴は正に門中の棖（ほこだて）を像りて、開闔を司どるの象なり。

という。これらは左右の腎の総体として象徴的に「命門」を設定しており、「両腎命門説」代表するものである。

7） 膵臓命門説

明・李時珍『本草綱目（1578）』巻五十・獣之一・豕に、

> 胰：【音は「夷」、亦た「胊」にも作る。】
> 時珍が曰く「一に腎脂と名づく。両腎の中間に生じて、脂に似て脂に非ず、肉に似て肉に非ず。乃ち人物の命門にして、三焦の発原する処なり。肥ゆれば則ち多く、瘦せれば則ち少なし。蓋し頤は之を養頤するが故に、之を頤と謂ふ」と。

とある。「胰」とは、「（豚の）膵臓」のことである。

杉田玄白らの『解体約図（1773）』[8]には、「膵臓」のことを「大機里児（キリール）」[9]と命名して「華人の未だ説かざる所の者、蛮名の直訳。胆に連なり飲食を和す」としたが、すで

---

8 『解体新書（1744）』の前年に刊行されたプレビュー的図録集のこと。
9 「キリール（klier）」とはオランダ語で「腺」のことであり、「大キリール」は「大きな腺」、すなわち「膵臓」の意味とした。ちなみに、原著ではオーソドックスに「パンクレアス（pancreas）」であったが、訳者たちは正確に翻訳することができず、当該名を使って代用したもの。なお、「膵」字は、宇田川玄真（1769－1834）『医範提綱（1805）』において「パン（全）クレアス（肉）」の意味を取って造字されたもの。

に東晋・葛洪（283？－343）の原著とされる『肘後備急方』には、巻四・第二十六（卒かに心腹の堅きを症ふを治するの方）所引の、

> 『勝金方』膜外の気塊を治するの方：延胡索【多少に限らず末を為す。】・猪胰【一具もて切りて塊子を作し、炙熟す。】、薬末を蘸して之を食す。

を始めとして、6種の用法が収録されており、そもそもが、当初から「華人の既に説く所」だったことが分かる。

さて、問題は、李時珍が「人物の命門」としたことである。「左右の腎臓の間にあって、脂肪（の塊）のようでいて脂肪ではなく、肉（塊）のようで肉ではない」という表現は、解剖をしたことがあるものなら誰でも納得するような、まさに「言い得て妙」いうべき「膵臓」の表現そのものであろう。

8） 命門太極説

明・趙献可『医貫（1617）』巻一・玄元膚論・内経十二官論には、

> 三焦なる者は、上焦は霧の如く、中焦は漚の如く、下焦は瀆の如し。名有れども形無く、諸気を持するを主り、以て三才に象どる。故に呼吸昇降して、水穀腐熟し、皆な此の通達せるを待つ。命門と相ひ表裏を為す。上焦は…肺は諸脈を播けば、即ち膻中・気海の宗気を留むる所は是れなり。中焦は…即ち腎中の動気にして、有にも非ずして無にも非ず、浪花の泡影の如きは是れなり。下焦は瀆の如くして、其の気は胃の下脘に起こり、回腸に別れて、膀胱に注ぐ。出づれども納めざるを主り、即ち州都の官にして、気化すれば則ち能く出づる者は、下焦の之を化すればなり。
>
> 腎に二つ有りて、精の舎る所なり。脊膂の十四椎の下、両傍ら各おの一寸五分に生ず。形は豇豆の如くして、相ひ并わせて脊外に曲附す。黄脂の包裹有りて、裏は白くして外は黒し。各おの二条を帯ぶる有り。上の条は心包に系かり、下の条は屏翳を過ぎ、穴の後に脊骨に趣く。両腎は俱に水に属すれども、但だ一辺は陰に属して、一辺は陽に属するのみ。越人が「左を腎と為し、右を命門と為す」と謂ふは、非なり。
>
> 命門は、即ち両腎の各おの一寸五分の間に在りて、一身の中に当る。『易』の所謂る「一陽は二陰の中に陥る」なり。『内経』に曰く「七節の旁ら、小心有り」とは是れなり、名づけて命門と曰ふ。是れを真君真主と為し、乃ち一身の太極にして、形無くして、両腎の中に見はるる可し。是れ其の安宅なり。其の右の旁らに一小竅有るは、即ち三焦なり。三焦なる者は、是れ其の臣使の官にして、命を稟けて行はる。五蔵六腑の間を周流して息まず、名づけて相火と曰ふ。相火なる者は、言ふこころは天君の無為にして治め、宰相の代

りて天行の化するが如し。此の先天・無形の火は、後天・有形の心火と同じからず。其の左旁らに一小竅有りて、乃ち真陰・真水の気なり。亦たも形無く、上行して脊を夾み、脳中に至りて髄海を為す。其の津液を泌して、之を脉に注ぎ、以て四支を栄し、内りて五蔵六腑に注ぎ、以て刻数に応ず。亦た相火に随ひて周身を潜行す、両腎の後天・有形の水を主る所と同じからず。但だ命門は、無形の火にして、両腎に形有るの中に在りて、黄庭を為す。故に五蔵の真と曰ひ、惟だ腎を根と為すのみ。

　褚斉賢に云ふ「人の初生は胎を受くるに、任の兆に始まり、惟だ命門先づ具はる。命門有りて然る後に心を生じ、心は血を生ず。心有りて然る後に肺を生じ、肺は皮毛を生ず。肺有りて然る後に腎を生じ、腎は骨髄を生ず。腎有れば則ち命門と合して、二数備はる」と、是れを以て腎に両岐有るなり。命門を十二経の主と為すを見る可く、腎に此れ無くんば、則ち以て作強無く、而れば技巧出でざらん。膀胱に此れ無くんば、則ち三焦の気化せず、而れば水道行らざらん。脾胃に此れ無くんば、則ち水穀を蒸腐する能はず、而れば五味出でざらん。肝胆に此れ無くんば、則ち将軍に決断無く、而れば謀慮出でざらん。大・小腸に此れ無くんば、則ち変化行はれず、而れば二便閉じん。心に此れ無くんば、則ち神明昏し、而れば万事に応ずること能はざらん。正に所謂る主の明かならざれば、則ち十二官危かるべきなり。

とあり、同じく形象図にも、

　　両腎は倶に水に属し、左を陰水と為して、右を陽水と為す。右を以て命門と為すは非なり。命門は両腎の中に在り。命門の左辺の小黒圏は是れ真水の穴。命門の右辺の小白圏は是れ相火の穴。此れ一水一火の倶に形無くして、日夜潜行して息まず。両腎は、人身中の一太極を合成して、上自り数へて下ること十四節、下自り数へて上ること七節に在り。

という。内容的には「腎間命門説」や「小心命門説」に属するが、『易経』に基づいて、生命の根源を命門に求める考え方は、思想的なスケールがこれまでとは格段に違うことから、これは「先天命門説」あるいは「命門太極説」とでもいうべきものであり、これによって、張介賓らによる後代の「温補学派」を醸成することとなる。

　このように「命門」はさまざまな意味で使用され、かつ変遷してきたが、伝統医学においては過去を過ぎ去った無意味なものとして認識されることはなく、それまでの歴史をすべて保存したまま、時代によっても序列されることなく、それぞれが常に並列的に等価値として扱われるという特徴があり、「命門」もまた例外ではない。したがって、どれが正しいというわけでも、どれが最新であるということもないので、こ

のような用語を使用する場合は、歴史のバリエーションをすべて並列に認識した上で、どのようなケースではどれが最も相応しいかを、使用目的に合わせて常に考え続ける習慣を身に着けておく必要があるのである。

第3項 「臓腑」および付属器官の種類と定義

「臓腑」ひとつとってもさまざまな呼び方があって、時代や文献によっても種類や定義が異なり、また、付属器官についても各種の名称がある。ここではそれらを簡単に解説しておきたい。

①九蔵（五神蔵＋四形蔵）：
『素問』三部九候論篇に見られるもので、「三部九候脉診」に伴う蔵象理論と思われるが、詳しくは説明されていない。「五神蔵（肝・心・脾・肺・腎）」と「四形蔵（頭角・口歯・耳目・胸中のこと。または、胃・大腸・小腸・膀胱とする説もある）」に分けられる。

②五蔵六府：
『霊枢』各篇に多出するほか、『素問』金匱真言論篇に代表される最もオーソドックスな臓腑概念であり、五蔵は「肝・心・脾・肺・腎」、六府は「胆・小腸・胃・大腸・膀胱・三焦」とする。

『素問』『霊枢』以後では、この定説を前提とした立論が多いが、隋唐時代以前はそうでないこともある。例えば、『素問』五蔵別論篇の「伝化の府」は「胆」の替わりに「魄門（直腸）」がはいり、『韓詩外伝』佚文では「三焦」の替わりに「喉嚨（気管）」または「咽喉（食道と気管）」が入る。

古代中国の陰陽思想の中には陰が「空間→五」、陽が「時間→六」という対応関係がしばしば見られる。当時は経脉の数も「陰経→五」「陽経→六」であり、「五陰六陽」の思想のほうが「五蔵六府」よりも古い。五臓六腑は「五陰六陽」の思想に臓腑概念を当て嵌めた結果成立したと考えられる。

また、1年が12ヶ月であることから、左右の六陽経を合わせて12ヶ月に対応させていたが、「十一脉」時代には気血が循環するという考え方はなく、気血を循環させる思想を実現させるには経脉をもう1本増やして「十二経脉」にすることが最も合理的である。これに経脉と臓腑の属絡関係が結びついて今日知られている『霊枢』の「十二経脉」説が形成されたと考えられる。

この十二経脉に五臓六腑を対応させたとき、一臓足りない分を「心包」として臓に

昇格させたものが「六臓六腑」である。

③奇恒の府・伝化の府：

『素問』五蔵別論篇に見られる。「脳・髄・骨・脈・胆・女子胞」は、「地気（陰気）」を生じて蔵するところとして五臓に準じた扱いをし、「奇恒の府」とした。「奇恒の腑」は五臓との協同作業により、生命力の保持や生殖、あるいは精神活動の一部を分担している。また、「胃・大腸・小腸・三焦・膀胱・魄門（直腸）」の六腑は「天気（陽気）」を生じるが、蔵さずに輸瀉する「伝化の府」であるとする。「伝化の府」は五臓との協同作業により消化吸収および排泄を行う。

したがって、「五臓六腑」に「奇恒の腑」を合わせて、「伝化の腑」を省略するのは大きな誤りであり、是正するべきである。

④五蔵五府：

六腑から「三焦」を除いて五臓に各腑を対応させたもので、『難経』三十九難に見える。後世では、臓腑と十干が関連付けられる場合に用いられ、五臓は肝（乙）・心（丁）・脾（己）・肺（辛）・腎（癸）、五腑は胆（甲）・小腸（丙）・胃（戊）・大腸（庚）・膀胱（壬）となる。

⑤脳：

『霊枢』大惑論篇に、

> 五蔵六府の精気、皆な目に上注して之を精と為す。…筋骨・血気の精を裹(か)擷(けつ)して脉と并せて系と為し、上りて脳に属し、後きて項中に出づ。しりぞ

とあるように、「五蔵六府の精気」や「筋骨血気の精」「脉」は「目」に注ぐとともに、「脳」ともつながっているのである。

古代中国医学でも、既に「脳」が精神活動や生命活動と深い繋がりがあることは知られていたが、一神教的文化が稀薄であったために、絶対的な脳と身体との支配・非支配的な関係を受け入れなかった。「心」は、「君主の官」であり、意識活動の根本と見做されてはいるが、むしろ会議における「議長」や「司会進行役」、或いはオーケストラにおける「指揮者」のような役割をシンボライズしたものと考えたほうがよい。

中国の歴史上、一神教的支配を実現させた支配者は「始皇帝」以外にはいないといってよく、古代中国社会は組織構造上では意外に「民主主義」的要素も併存していて、特に中国哲学においては共通して民主主義・平和主義・平等主義が貫かれている。

第六章　臓腑学基礎論

⑥女子胞：

『素問』五蔵別論篇には、

> 脳・髄・骨・脉・胆・女子胞、此の六なる者は、地気の生ずる所なり。皆な陰を蔵して地に象るが故に、蔵して写さず、名づけて奇恒の府と曰ふ。

とあり、『難経』三十六難には、

> 命門なる者は、謂る精神の舎る所、原気の繋かる所なり。故に男子は以て精を蔵し、女子は以て胞に繋かる。

とある。『難経』にいう「胞」も、「女子胞」を意味しており、「女子胞」とは、妊娠していないときは月経を主り、懐妊後は胎児を保護し発育させる臓器であるとされる。

また、妊娠していないときは心と手太陽の脉が月経を主っており、胎児が女子胞にいるあいだの栄養供給は、主に衝・任の二つの奇経によって行われているが、1カ月ごとに「肝→胆→心包→三焦→脾→胃→肺→大腸→腎→膀胱」の順に各経脉が胎児を養うともされる。

したがって、衝脉・任脉および関係する経脉が虚すると、女子胞を滋養・固摂することができなくなるため、流産（胎漏・堕胎・小産）や妊娠中のトラブルが発生しやすくなる。

⑦膈：

「膈」は「鬲」とも表記される。「横隔膜」のことで、陽臓（心・肺）と陰臓（脾・肝・腎）を分け、咽（食道）を通る水穀（飲食物）を胃に留めて逆流しないように維持する働きがあり、『難経』十八では「上焦」と「中焦」の境界とされる。『霊枢』経脉篇では「足太陽経」以外のすべての経脉が膈を通過し、営衛生会篇では「咽」のほかに「上焦（下大静脉）」「中焦（下行大動脉）」がこれを貫くとある。また、『霊枢』背腧篇では、第七椎の両傍一寸半に「膈腧」を有して、五臓に準じた扱いであり、『難経』四十五難では「血会」とされる。

⑧廻腸・広腸：

『霊枢』骨度・営衛生会・腸胃・平人絶穀・五癃津液別の各篇に見える。「廻腸」とは「小腸」のこと、「広腸」とは「大腸」のこと。

⑨募原・膜原：

「募原」は『霊枢』百病始生・歳露論、および『素問』瘧論篇に見える。「膜原」は『素問』挙痛論に見える。『太素』はどちらも「幕原」に作る。横隔膜に分布する小絡のことで、王冰注では「鬲募の原系」といい、『類経』では「脂膜」ともいう。「腸間膜」や

「膵臓」との説もある。

⑩七衝門：

『難経』四十四難に見える。「飛門（唇）・戸門（歯）・吸門（咽喉；咽門ともいう）・賁門（胃の上口）・幽門（胃の下口）・蘭門（回盲部）・魄門（肛門）」の消化管における各境界のことを言う。

第2節　『霊枢』の臓腑論

第1項　五臓と経脉の陰陽

『霊枢』陰陽繋日月篇には、

> 故に足の陽なる者は、陰中の少陽なり。足の陰なる者は、陰中の太陰なり。手の陽なる者は、陽中の太陽なり。手の陰なる者は、陽中の少陰なり。
> 腰より以上なる者を陽と為し、腰より以下なる者を陰と為す。
> 其の五蔵に於けるや、心を陽中の太陽と為し、肺を陽中の少陰と為し、肝を陰中の少陽と為し、脾を陰中の至陰と為し、腎を陰中の太陰と為す。

とあり、『素問』金匱真言論篇には、

> 故に曰く、「陰中に陰有りて、陽中に陽有り」と。平旦より日中に至るは、天の陽にして、陽中の陽なり。日中より黄昏に至るは、天の陽にして、陽中の陰なり。合夜より鶏鳴に至るは、天の陰にして、陰中の陰なり。鶏鳴より平旦に至るは、天の陰にして、陰中の陽なり。故に人も亦た之に応ず。
> 夫れ人の陰陽を言へば、則ち外を陽と為し、内を陰と為す。人身の陰陽を言へば、則ち背を陽と為し、腹を陰と為す。人身の蔵府中の陰陽を言へば、則ち蔵なる者を陰と為し、府なる者を陽と為す。肝・心・脾・肺・腎の五蔵を皆な陰と為し、胆・胃・大腸・小腸・膀胱・三焦の六府を皆な陽と為す。
> …
> 故に背を陽と為し、陽中の陽は心なり。背を陽と為し、陽中の陰は肺なり。腹を陰と為し、陰中の陰は腎なり。腹を陰と為し、陰中の陽は肝なり。腹を陰と為し、陰中の至陰は脾なり。
> 此れ皆な陰陽・表裏・内外・雌雄にして、相ひ輸して応ずるなり。故に以て天の陰陽に応ずるなり。

と、同じく六節蔵象論篇にも、

心なる者は、生の本にして、神の変なり。其の華は面に在りて、其の充は血脉に在り、陽中の太陽と為して、夏気に通ず。

　　肺なる者は、気の本にして、魄の処なり。其の華は毛に在りて、其の充は皮に在り、陽中の太陰と為して、秋気に通ず。

　　腎なる者は、主蟄・封蔵の本にして、精の処なり。其の華は髪に在りて、其の充は骨に在り、陰中の少陰と為して、冬気に通ず。

　　肝なる者は、罷極の本にして、魂の居なり。其の華は爪に在りて、其の充は筋に在り、以て血気を生ず。其の味は酸、其の色は蒼、此れを陽中の少陽と為して、春気に通ず。

　　脾・胃・大腸・小腸・三焦・膀胱なる者は、倉廩の本、営の居なり。名づけて器と曰ふ。能く糟粕を化して、味を転じて入出する者なり。其の華は唇の四白に在りて、其の充は肌に在り。其の味は甘、其の色は黄。此れ至陰の類にして、土気に通ず。

　　凡そ十一蔵、取りて胆に決するなり。

とある。

　『霊枢』陰陽繋日月篇にいう「太陽・少陽・太陰・少陰」とは、経絡名におけるそれではなく、『易経』由来の陰陽論に基づく「四象」すなわち「老陽・少陽・老陰・少陰」のバリエーションである。手足の経絡では、手を陽、足を陰として、手の陽経は「陽中の陽（→太陽）」、手の陰経は「陽中の陰（→少陰）」で、足の陽経は「陰中の陽（→少陽）」、足の陰経は「陰中の陰（→太陰）」という理屈である。同様にこの理論で五臓を陰陽に分類すると、「膈下の三蔵（九鍼論）」を陰、膈上の二蔵を陽として、その機能から見て、膈上にあって陽の働きをする「心」を「陽中の陽（→太陽）」、陰の働きをする「肺」を「陽中の陰（→少陰）」で、膈下にあって陽の働きをする「肝」を「陰中の陽（→少陽）」、陰の働きをする「腎」を「陰中の陰（→太陰）」としたものである。

　しかし、『素問』六節蔵象論篇にいう「太陽・少陽・太陰・少陰」は、経絡名におけるそれであり、『霊枢』の陰陽観をなぞりつつ、独自のアレンジを加えたものである。なお、『素問』金匱真言論篇では、単に「陰・陽」のみの記載しかなく、ある意味、「四象」に基づくべきか、「経絡」に基づくべきかを判断しかねているように見える。

　また、三者に共通する用語に「至陰」がある。『霊枢』陰陽繋日月篇では、膈下にありながら陰陽中間の働きをする「脾」は「陰中の至陰」とするが、『太素』巻二十一・九鍼要解とその楊上善注には、

　　陰中の至陰は、脾なり。其の原は大白に出づ。大白、二。【土を四蔵の陰の至極と為すが故に至陰と曰ふなり。】

とあり、同じく巻三・陰陽雑説にも、

> 腹を陰と為し、陰中の至陰は、脾なり。【脾は腹中の至陰の位に居りて、以て四蔵を資くるが故、陰中の陰と為す。】

とあって、同文の『素問』金匱真言論篇の経文に対する王冰注にも、

> 【脾を陰蔵と為して、処を中焦に位す。太陰の陰に居するを以ての故に、陰中の至陰と謂ふなり。『霊枢経』に曰く、「脾を牝蔵と為す」と。牝とは、陰なり。】

とある。さらに、『太素』巻十一・気穴にも、

> 腎なる者は、至陰なり【至とは、極まりなり。腎なる者は、陰の極まりなり】。陰なる者は、盛水なり【陰気は水を舎すが故に、盛水と曰ふ】。

とあり、同文の『素問』水熱穴論篇の経文に対する王冰注にも、

> 【陰なる者は、寒を謂ふなり。冬月は至寒にして、腎気の合応するが故に、「腎なる者は、至陰なり」と云ふ。水は冬に王ずるが故に、「至陰なる者は、盛水なり」と云ふ。】

とある。つまり、「至」とは「極まり」の意味であり、「至陰」とは「至極の陰」ということになろう。これは至極一般的な解釈であり、それ以外の解釈は管見に入らない。したがって、「至陰」には、「脾」に掛かる用法と「腎」に掛かる用法があるということで、特にはどちらも矛盾はないようにも見える。

しかしながら、「脾」に掛かる用法のなかには、『素問』痺論篇の、

> 冬に此れに遇ふ者を以て骨痺と為し、春に此れに遇ふ者を以て筋痺と為し、夏に此れに遇ふ者を以て脉痺と為し、至陰に此れに遇ふ者を以て肌痺と為し、秋に此れに遇ふ者を以て皮痺と為す。

のように、ほぼ「長夏」と同義で使用される場合もあり、この用例を無理矢理「究極の陰」という意味には取りにくく、『素問』六節蔵象論篇の「脾・胃・大腸・小腸・三焦・膀胱なる者は、倉廩の本、営の居なり。…此れ至陰の類にして、土気に通ず」でさえ、「究極の陰」ではなく、「至陰→長夏（または土用）」としたほうが解釈しやすくなろう。つまり、「脾」に掛かる「至陰」については、「至とは、極まりなり」では解釈しないほうが良いということになってしまうのである。

ちなみに、『霊枢』営衛生会篇には、

> 衛気 陰を行くこと二十五度、陽を行くこと二十五度にして、分かちて昼夜を為す。故に気は陽に至りて起こり、陰に至りて止む。故に「日中にして陽隴なるを重陽と為し、夜半にして陰隴するを重陰と為す」と曰ふ。故に太陰は内を主り、太陽は外を主る。各おの行くこと二十五度にして、分かちて昼夜を為す。夜半を陰隴と為し、夜半後にして陰衰と為し、平旦に陰尽きて陽気を受けん。

とある。これは昼夜の境を陰陽の気の盛衰で表現したもので、衛気が陰（夜）から陽（昼）に至る時点で経絡を25回循環し、陽（昼）から陰（夜）に至る時点で五臓を25回循環する状況を説明している。

つまり、ここにいう「至陰」「至陽」という用語は「（陽から）陰に至る」「（陰から）陽に至る」という意味にほかならない。おそらく、経穴名の「至陰（足太陽経から足少陰経に至る）」「至陽（椎骨の下部の陰から上部の陽に至る）」も「陰陽の境目に至る」という意味合いであると思われる。

したがって、「腎」に掛かる「至陰（至とは、極なりなり）」以外は、「陰陽の境目に至る」という意味に解釈したほうが合理的であり、横隔膜に隣接する「脾」はまさに「陽から陰に至る」位置にある臓なのである。

第2項　本神篇と脈度篇

『霊枢』本神篇は、各種の精神活動と臓腑の関係を専門的に解説する篇章であり、『霊枢』中の他の臓腑論の基礎でもあり、『霊枢』以後の古典文献中の臓腑論の基礎ともなっているので、中国医学の臓腑論全体を理解する上で重要な役割を担っている。

特に、注意するべきは、「臓腑中心主義」であり、精神活動といえどもその例外ではあり得ないことである。これは現代医学では精神活動の主体が「脳」であり、その他の活動をコントロールする上でも「脳」が主体的に支配しているという考え方とは根本的に異なっている。このような伝統的な中国医学思想を理解しない限りは、日本の伝統医学を含む東アジア全体の伝統医学を正しく理解することができなくなってしまうほどに重要な事象であることを認識しておかなければならない。

デカルト（René Descartes；1596 - 1650）の『方法序説（1637）』[10]は、近代西洋科学思想の根本原理を解いたものとして、つとに有名であるが、この思想は実はキリスト教原理主義に基づいたものであることを知るものは、意外に少ない。つまり、「唯一絶対神」が世界を完璧にプログラムしたものであると仮定すれば、神がこの世のスイッチを押した（創造した）時点ですべては神の意思通りに現象が起こり続けて行くはずである。であるとすれば、この世の森羅万象の法則を突き止めることで神の意志を理解することができるはずである、というわけである。

この思想に乗っかったことで、多少の不具合を被っているのが、実は西洋医学分野であり、脳科学分野なのである。もっとも、両分野の方々からすれば何の不具合も無いと断言されるのであろうが、視座を変えてみると意外に脆弱な面が見えてくるので

---

10 正しくは『理性を正しく導き、学問において心理を探求するための方法の話。加えて、その試みである屈折光学・気象学・幾何学』という。当初は異端審問を恐れて偽名で発行されていた。

ある。

　まず、脳や神経の機能について、「支配」「被支配」という用語を使用すること自体がそもそもの問題となる。元来、原始的な生物は神経組織を持たないで生活していることは周知の事実である。進化の過程で神経組織が現れたことで生物の個体レベルでの活動効率が飛躍的に向上したが、人間の細胞であっても、細胞レベルでは環境さえ調えれば生き延びることは可能である。つまり、生物の基本構造として神経細胞が必ずしも絶対的な存在ではないはずである。

　にもかかわらず、生物学の応用領域である医学では、「脳死」の人体は部品として再利用されることはあっても、「脳移植」という思想は医学思想のなかではタブー視されているのが現状である。直ちに根拠を示すことはできないが、「脳組織は（部分的に）移植しても拒絶反応を起こしにくい」という噂を耳にしたことがあり、もしこれが本当だとすれば、脳死の人間に対して脳移植を行うことができればすべて事足りるはずである。しかしながら、このような考え方は現在の西洋医学には存在しないのである。当然ながら、現在の医療技術では脳移植を全面的に可能にできるほどには進歩してはいないが、それをいうなら臓器移植が完全に安全な方法になる以前から多くの臓器移植が試みられてきた事実は全く説明できないことになる。

　つまり、西洋医学は純粋にキリスト教（一神教）的な医学であり、「絶対神」を象徴する「脳」については、一見無宗教的に見える現代医学ですらこの呪縛から解放されることはないように思われる。したがって、医療における哲学的自由を確保するには、「心」を主宰としつつも、精神活動を含む心身の機能全体を臓腑が分担するという伝統的な中国医学思想をカウンターカルチャーとして習得しておくことは、医学研究の上でも、医療活動を実践する上でも非常に重要な要素となってくることは、一医療者として自覚しておくべきであろう。

　特に、伝統的な臓腑機能を排除し、できるだけ西洋医学的生理機能に準拠しようとしている現代中医学を無批判に受け入れることには、注意を喚起しておきたい。

　さて、『霊枢』本神篇には、

　　心、忧惕思慮すれば、則ち神を傷り、神傷るれば則ち恐懼自失して、破䐃して肉を脱し、毛悴へて色夭しければ、冬に死す。

　　脾、愁憂して解けざれば、則ち意を傷り、意傷るれば則ち悗乱して、四肢挙がらず、毛悴へて色夭しければ、春に死す。

　　肝、悲哀動中すれば、則ち魂を傷り、魂傷るれば則ち狂忘して精ならず、精ならざれば則ち人に当たるに正しからず、陰縮みて筋攣り、両脇の骨挙がらず、毛悴へて色夭しければ、秋に死す。

　　肺、喜楽に極り無ければ、則ち魄を傷り、魄傷るれば則ち狂し、狂なる者

は意存らず、人の皮革焦げ、毛悴へて色夭しけらば、夏に死す。
　　腎、怒ること盛んにして止まざれば、則ち志を傷り、志傷るれば則ち喜く其の前言を忘れ、腰脊　以て俛仰・屈伸する可からず、毛悴へて色夭しければ、季夏に死す。恐懼して解せざれば、則ち精を傷り、精傷るれば則ち骨痠みて痿厥し、精時に自ら下る。
　　是の故に五蔵の精を蔵するを主る者なり。傷る可からず、傷るれば則ち守を失ひて陰虚し、陰虚すれば則ち気無く、気無ければ則ち死せん。

とあり、各種の感情の過剰は各五臓の精を傷り、各臓の「陰虚」を誘発し、その臓が尅される季節に「死」という状態となる。「死」とは、必ずしも生命活動の終焉を意味するもののみではなく、五行が同調する時期を「王（旺）」と呼び、生まれる関係の季節を「相」といい、生む関係の季節を「休」、尅する関係の季節を「廃（囚）」というものであって、「死」とはその内の「尅される関係の季節」であるに過ぎない。「死」の意味は「止」に通じて、「生命活動のボトムの時期」ほどの意味に捉えておくべきであり、必ずしも「死」そのものを予言するものではない。

　また、同じく脉度篇には、

　　五蔵は、常に内より上の七竅を閲するなり。
　　故に肺気は鼻に通じ、肺　和すれば則ち鼻　能く臭香を知らん。心気は舌に通じ、心　和すれば則ち舌　能く五味を知らん。肝気は目に通じ、肝　和すれば則ち目　能く五色を弁へん。脾気は口に通じ、脾　和すれば則ち口　能く五穀を知らん。腎気は耳に通じ、腎　和すれば則ち耳　能く五音を聞かん。
　　五蔵の不和なれば則ち七竅　通ぜず、六府の不和なれば則ち留まりて癰を為す。

という。これは、五臓と所属の「七竅（鼻×1・舌×1・目×2・口×1・耳×2）」との関係を言ったもので、五臓の虚は所属する七竅の機能低下を招くということである。ここでいう「舌」と「口」の違いは興味深い。「舌」は純然たる味覚のことを言うが、「口」の場合は、単なる味覚のことではなく、「でんぷん[11]」が口中で咀嚼されて唾液に含まれる消化酵素によって化学変化を起こし糖化されて行く過程で、各穀物の諸成分と混じり合い、それぞれの独特の微妙な味わいが生まれることを感じ分ける能力を意味しているのである。

　現代社会では、調理法が進歩したことで、食材を思い通りに軟らかくすることが可能になり、また、柔らかくて咀嚼する必要がないことが一つの美味しさの基準にもなっている。しかしながら、この脉度篇の「脾（→口）」の理論を借りれば、「噛まな

---

[11]「澱粉」。糖質の一形態で、ここでは加熱によって糊化（アルファー化）されたものをいう。

い」という食習慣自体が「(口→)脾」の虚を助長する可能性を示唆しており、逆に「脾虚」の体質や病状を持つ患者に対して、生活指導を行う上での重要なヒントを与えてくれているのである。

さらに、前述の『霊枢』本神篇の下文には、

　　肝は血を蔵し、血は魂を舎(やど)す。肝気虚すれば則ち恐れ、実すれば則ち怒る。
　　脾は営を蔵し、営は意を舎す。脾気虚すれば則ち四支 用いられずして五蔵 安からず、実すれば則ち腹脹して経溲 利せず。
　　心は脉を蔵し、脉は神を舎す。心気虚すれば則ち悲しみ、実すれば則ち笑 休まず。
　　肺は気を蔵し、気は魄を舎(み)す。肺気虚すれば則ち鼻塞がりて利せずして少気し、実すれば則ち喘喝して胸盈ち仰息す。
　　腎は精を蔵し、精は志を舎す。腎気虚すれば則ち厥し、実すれば則ち脹し五蔵安からず。
　　必ず五蔵の病形を審らかにして、以て其の気の虚実を知り、謹みて之を調ふなり。

ともあり、五臓の気の虚実の基本について述べられている。前文の内容を踏まえて解釈すれば、感情のアンバランス（傷1）によって生じた五臓の気の虚によって、「虚・実」の病態が発生して各種のサインが現れ、進行して重症化（傷2）すれば「死証」となる、ということであろう。

これをまとめて表にすれば以下のようになる。

五臓	『霊枢』本神①			『霊枢』本神②			死
	蔵	舎	虚	実	傷1	傷2	
肝	血	魂	恐	怒	悲哀動中	狂忘不精、不正当人；陰縮筋攣、両脇骨不挙	秋
心	脉	神	悲	笑不休	怵惕思慮	恐懼自失、破䐃脱肉	冬
脾	営	意	四支不用、五蔵不安	腹脹、経溲不利	愁憂不解	陰縮筋攣、四肢不挙	春
肺	気	魄	鼻塞不利、少気	喘喝、胸盈、仰息	喜楽無極	狂（意不存）、人皮革焦	夏
腎	精	志	厥	脹、五蔵不安	怒盛不止	喜忘其前言、腰脊以不可俛仰屈伸	季夏
					恐懼不解	骨痠痿厥、精時自下	

第3項　五邪篇と邪客篇

『霊枢』五邪篇には、

> 邪の肺に在れば、則ち皮膚痛み、寒熱し、上気して喘ぎ、汗出で、欬すれば肩背を動かすを病む。之を膺中の外腧・背の三節[12]、五蔵[13]の傍らに取りて、手を以て疾く之を按じて快然とすれば、乃ち之を刺す。之を欠盆中に取りて、以て之を越す。
>
> 邪の肝に在れば、則ち両脇中痛み、寒中すれば、悪血 内に在り。行けば善く節を掣(ひきつ)[14]り、時に脚腫る。之を行間に取りて、以て脇下より引き、{足}三里を補ひて、以て胃中を温(あたた)む。血脉を取りて以て悪血を散じ、耳間の青脉[15]を取りて、以て其の掣を去る。
>
> 邪の脾胃に在れば、則ち肌肉痛むを病む。陽気有余・陰気不足すれば、則ち熱中して善く飢へ、陽気不足・陰気有余すれば、則ち寒中して腸鳴り腹痛む。陰陽俱に有余し、若し俱に不足すれば、則ち寒有り熱有りて、皆な{足}三里に調ふ。
>
> 邪の腎に在れば、則ち骨痛・陰痺を病む。陰痺なる者は、之を按ずれども得ざるが如く[16]、腹脹り腰痛みて、大便難く、肩・背・頸・項痛み、時に眩(めまい)す。之を湧泉・崑崙に取り、血有るを視る者は、尽く之を取る。
>
> 邪の心に在れば、則ち心痛み、喜く悲しみ、時に眩仆するを病む。有余・不足を視て、而して之を其の輸に調ふるなり。

とあり、五臓の邪実の病状とその主治穴を列挙する。「有邪」と言いつつ、陰陽の「有余・不足」や「寒熱」の状況によって刺鍼中の手技を調節している状況が窺えることから、必ずしも「邪実」の病証のみを示しているものではなく、同じ治療穴を使った場合でも、実質的には病状全体から「有余・不足を視て」判断すべきことを示唆している。

また、同じく邪客篇にも、

> 肺心に邪有れば其の気は両肘に留まり、肝に邪有れば其の気は両腋に留まり[17]、脾に邪有れば其の気は両髀に留まり、腎に邪有れば其の気は両膕に留む。
>
> 凡そ此の八虚なる者は、皆な機関の室にして、真気の過ぐる所、血絡の遊

---

12 『太素』巻二十二・五蔵刺は「三椎」に作り、楊注は「膺中外腧背三椎」を「肺兪」とする。
13 『太素』は「五椎」に作り、楊注は「五椎之傍」を「心兪」とする。
14 『太素』は「瘛」字に作る。
15 『太素』の楊注は、「耳間青脉」を「足少陽脉の瘛脉(せいみゃく)穴」のことであるという。
16 『霊枢』に「如」字がないが、『太素』に拠って補った。
17 『霊枢』は「流」字に作るが、『太素』巻二十二・(巻頭)に拠って改めた。

ぶ所なり。邪気・悪血は、固より住留するを得ず、住留[18]すれば則ち経絡を傷りて、骨節・機関、屈伸するを得ざるが故に、攣を病[19]むなり。

とあるが、こちらでも「有邪」といいながら、全体を総称して「八虚」とし、さらに「邪気・悪血」によって経絡の気血が滞っている状態を表しており、実質的には「五臓の気虚」と「気滞・血瘀」が併存している病態を意味して、それを左右の機関、すなわち「肘・肩・股・膝」の大関節の病状によって分類したものである。

これをまとめて表にすれば以下のようになる。

『霊枢』	邪客	五邪	
五臓	八虚	病証	主治
肝	両腋	両脇中痛、寒中、悪血在内。行善瘈節、時脚腫。	足三里、血脉、耳間青脉(瘈脉)
心	両肘	病心痛、喜悲、時眩仆。	神門(or心俞)
脾	両髀	病肌肉痛。熱中善飢。寒中腸鳴腹痛。有寒有熱。	足三里
肺	両肘	病皮膚痛、寒熱、上気喘、汗出、欬動肩背。	肺俞、心俞、欠盆
腎	両膕	病骨痛、陰痺(按之如不得、腹脹腰痛、大便難、肩背頸項痛、時眩)。	湧泉、崑崙、血脉

第4項　厥病篇と脹論篇

『霊枢』厥病篇には、

厥心痛、背と相ひ控き、善く瘈り、後従り其の心に触れて、傴僂するが如き者は、腎心痛なり、先づ京骨・崑崙を取りて、鍼を発し已えざれば、然谷を取る。

厥心痛、腹脹り胸満し、心尤も痛甚だしきは、、胃心痛なり。之を大都・大白に取る。

厥心痛、痛むこと錐鍼を以て其の心を刺すが如く、心痛甚だしき者は、脾心痛なり。之を然谷・大谿に取る。

厥心痛、色の蒼蒼として死するが如き状にして、終日 大息するを得ざるは、肝心痛なり。之を行間・大衝に取る。

厥心痛、臥し若しくは徒居すれば、心痛 間ゆるも、動作すれば痛み益ます甚だしく、色の変ぜざるは、肺心痛なり。之を魚際・大淵に取る。

真心痛、手足の青きこと節に至り、心痛甚だしきは、旦に発すれば夕に死し、夕発すれば旦に死す。

---

18 『太素』に「住」字がない。
19 『太素』は「痀」字に作る。

とあり、各種心痛の病状とその主治穴を列挙する。ただし、「厥心痛」は治療が可能であるが、「真心痛」は不可逆的で死に至る重症であるとされている。

また、同じく脹論篇には、

  故に五蔵六府なる者は、各おの畔界有りて、其の病に各おの形状有り。営気 脉を循り、衛気 逆らへば[20]脉脹を為し、衛気 脉[21]に並びて分[22]を循れば膚脹を為す。三里を取りて之を写すこと[23]、近き者は一下、遠き者は三下して、虚実を問ふこと無し[24]。工は疾く写すに在り。…

  夫れ心脹なる者は、煩心し短気して、臥すれども安からず。肺脹なる者は、虚満して喘欬す。肝脹なる者は、脇下満して痛み小腹に引く。脾脹なる者は、善く噦し、四肢煩悗[25]し、体重くして衣に勝つ能はず、臥すれども安からず。腎脹なる者は、腹満して背に引き、央央[26]然として腰髀痛む。

  六府の脹：胃脹なる者は、腹満し、胃脘痛み、鼻 焦臭を聞きて食するを妨げ、大便難し。大腸脹なる者は、腸鳴りて痛むこと濯濯として、冬日に重ねて寒えを感ずれば、則ち飧泄して化せず。小腸脹なる者は、少腹䐜脹[27]して腰に引きて痛む。膀胱脹なるもの者は、少腹満して気癃す。三焦脹なる者は、気 皮膚中に満ち、軽軽[28]然として堅からず。胆脹なる者は、脇下痛脹し、口中苦く、善く大息す。

  凡そ此の諸脹なる者は、其の道は一に在れども、明らかに逆順を知りて、鍼数失はず。

  虚を写して実を補へば、神は其の室を去り、邪を致して正を失ひ、真の定まる可からざるは、粗の敗る所にして、之を夭命と謂ひ、虚を補ひ実を写せば、神は其の室に帰りて、久しく其の空を塞ぐは、之を良工と謂ふ。

とあって、五臓六腑の脹病の各症状を列挙している。ちなみに、これらの主治については『甲乙』巻八・第三（五臓六府の脹）に、

  心脹なる者、心兪 之を主り、亦た列欠も取る。肺脹なる者、肺兪 之を主り、亦た太淵も取る。肝脹なる者、肝兪 之を主り、亦た太衝も取る。脾脹なる者、脾兪 之を主り、亦た太白も取る。腎脹なる者、腎兪 之を主り、

---

20 『太素』巻二十九・脹論は「衛気逆」の3字がない。
21 『甲乙』巻八・第三は「血脉」に作る。
22 『甲乙』巻八・第三は「分肉」に作る。
23 『霊枢』は「三里而写」に作るが、『甲乙』巻八・第三の「取三里写之」に従う。
24 『太素』巻二十九・脹論は「無」を「母」字に作る。
25 『甲乙』巻八・第三は「煩悗」を「悶」1字に作る。
26 『甲乙』巻八・第三は「怏怏」に作る。
27 『甲乙』巻八・第三は「脹䐜」に作る。
28 『太素』巻二十九・脹論および『甲乙』巻八・第三は「殻殻」に作る。

亦た太渓も取る。
　　　　胃脹なる者、中脘 之を主り、亦た章門も取る。大腸脹なる者、天枢 之を
　　　主る。小腸脹なる者、中窌{＝中髎} 之を主る。膀胱脹なる者、曲骨 之を主る。
　　　三焦脹なる者、石門 之を主る。胆脹なる者、陽陵泉 之を主る。五蔵六府の
　　　脹は、皆な{足}三里を取る。{足}三里なる者は、股の要穴なり。
ともある。「股の要穴」であるところの足三里を中心に、各種の脹病に対して臓脹には
背兪穴や原穴・絡穴を、腑脹には募穴や合穴などが使用されている。中髎穴については、遠藤氏らが復元した敦煌『明堂経』[29]では、「厥陰・少陰の結する所」となっており、『甲乙』巻九・第八（腎小腸 病を受けて腹脹・腰痛引背・少腹控睾を発す）では、
　　　　腰痛みて大便難く、飱泄して腰尻の中寒するは、中窌 之を主る。
という。
　以上の事柄を総合して表にすると以下のようになる。

『霊枢』厥病		病証	主治穴・その他
厥心痛	肝心痛	色蒼蒼如死状、終日不得大息	行間・大衝
	脾心痛	痛如以錐鍼刺其心、心痛甚者	然谷・太渓
	胃心痛	腹脹胸満、心尤痛甚	大都・大白
	肺心痛	臥若徒居、心痛間、動作痛益甚、色不変	魚際・太淵
	腎心痛	与背相控、善瘈、如従後触其心、傴僂者	京骨・崑崙、然谷
真心痛		手足青至節、心痛甚	旦発夕死、夕発旦死

『霊枢』脹論		病証	『甲乙』主治穴
五臓の脹	肝脹	脇下満而痛引小腹	足三里、肝兪・太衝
	心脹	煩心短気、臥不安	足三里、心兪・列欠
	脾脹	善噦、四肢煩悗、体重不能勝衣、臥不安	足三里、脾兪・太白
	肺脹	虚満而喘欬	足三里、肺兪・太淵
	腎脹	腹満引背、央央然腰髀痛	足三里、腎兪・太渓
六腑の脹	胆脹	脇下痛脹、口中苦、善大息	足三里、陽陵泉
	小腸脹	少腹䐜脹、引腰而痛	足三里、中髎
	胃脹	腹満、胃脘痛、鼻聞焦臭、妨于食、大便難	足三里、中脘・章門
	大腸脹	腸鳴而痛濯濯、冬日重感于寒、則飱泄不化	足三里、天枢
	膀胱脹	少腹満而気癃	足三里、曲骨
	三焦脹	気満于皮膚中、軽軽然而不堅	足三里、石門

---

[29]『小品方・黄帝内経明堂（古鈔本残巻）』（北里大学東洋医学総合研究所医史文献学研究室編、北里大学東洋医学総合研究所1992年刊）所収、小曾戸洋「『黄帝内経明堂』書誌研究」。

第3節 『素問』と『難経』

第1項 『素問』諸篇の臓腑病証

　『素問』蔵気法時論篇は、王冰注以前に成立した六朝・全元起『素問訓解（5世紀後半ごろの成立）』にあっては、冒頭に位置していた重要な篇[30]であるが、そこには、

　　　夫れ邪気の 身に客するや、勝つところを以て相ひ加へ、其の生ずる所に至りて愈ゆ。其の勝たざる所に至りて甚だしく、生ずる所に至りて持し、自ら其の位を得て起こり、必ず先づ五蔵の脉を定めて、乃ち間甚の時、死生の期を言ふ可きなり。

　　　肝病なる者は、両脇下痛みて少腹に引き、人をして善く怒らしむ。虚すれば、則ち目は䀮䀮として見る所無く、耳は聞く所無く、善く恐れて、人の将に之を捕へんとするが如し。其の経 厥陰と少陽とを取る。気逆すれば、則ち頭痛み、耳聾して聡からず、頬腫るは、血を取る者なり。

　　　心病なる者は、胸中痛み、脇支満し、脇下痛み、膺・背・肩甲間痛み、両臂の内痛む。虚すれば則ち胸腹大きく、脇下と腰と相に引きて痛むは、其の経 少陰・太陽を取り、舌下の血なる者は、其の病を変じるに、郄中の血を刺す者なり。

　　　脾病なる者は、身重く、善く肌肉痿へ、足 収まらず、行けば善く瘈り、脚下痛む。虚すれば則ち腹満し腸鳴りて、飧泄して食 化せざるは、其の経太陰・陽明・少陰の血を取る者なり。

　　　肺病なる者は、喘欬・逆気し、肩背痛み、汗出でて、尻・陰股・膝・髀・腨・胻・足皆な痛む。虚すれば則ち少気して息に報ひる能はず、耳聾し、嗌乾くは、其の経 太陰・足太陽の外・厥陰の内の血を取る者なり。

　　　腎病なる者は、腹大きく脛（すね）腫れ、喘欬して身重く、寝汗出でて風を憎む。虚すれば則ち胸中痛み、大腹・小腹痛み、清厥して意 楽しからざるは、其の経 少陰・太陽の血を取る者なり。

という。五臓それぞれの虚実の病証に対して選経を指示するも、当該経絡上の血絡を取ることを主眼としている。経脉の指示には原則として手足の別はないが、「其の経」という表現から見ても、五臓が属絡する経とみて問題なかろう。

　同じく、風論篇には、

　　　肺風の状は、汗多くして悪風し、色 皏然として白く、時に欬して短気し、

---

[30]『中國醫書の文獻學的研究』（浦山きか 著、汲古書院2014年刊）

昼日なれば則ち差え、暮なれば則ち甚だし。診ること眉上に在れば、其の色は白し。

　心風の状は、汗多くして悪風し、焦絶して善く怒嚇して色赤く、病甚だしければ則ち言ふこと快からず。診ること口に在れば、其の色は赤し。

　肝風の状は、汗多くして悪風し、善く悲しみ、色微かに蒼く、嗌乾き、善く怒りて、時に女子を憎む。診ること目下に在れば、其の色は青し。

　脾風の状は、汗多くして悪風し、身体怠墮し、四支動かさんと欲せず、色薄く微かに黄し、食を嗜まず。診ること鼻上に在れば、其の色は黄し。

　腎風の状は、汗多くして悪風し、面痝然[31]として浮腫し、脊痛みて正しく立つこと能はず、其の色の炲[32]にして、隠曲[33]利せず。診ること肌上に在れば、其の色は黒し。

　胃風の状、頸に汗多くして悪風し、食飲下らず、鬲塞がりて通ぜず、腹善く満し、衣を失すれば則ち䐜脹し、食して寒ゆれば則ち泄す。診るに形痩せて腹大なり。

　首風の状[34]、頭面に汗多くして悪風し、先づ風に当たること一日なれば、則ち病甚だしく、頭痛みて以て出内す可からず。其の風の日に至れば、則ち病少しく愈ゆ。

　漏風の状[35]、或ひは多汗し、常に単衣とする可からず、食へば則ち汗出で、甚だしければ則ち身に汗し、喘息して悪風し、衣は常に濡れ、目乾きて善く渇し、労事する能はず。

とある。すべての「風病」は、必ず「多汗・悪風」を主症状とするが、随伴症状では多彩な症状が現れており、鑑別するのは五臓に対応する場所と色である。それ以外の「胃風・首風・漏風」は随伴症状の違いによって区別するほかない。

　痺論篇では、

　　凡そ痺の五蔵に客する者：肺痺なる者は、煩満し、喘ぎて嘔す。

　　心痺なる者は、脉通ぜずして煩すれば、則ち心下鼓し、暴かに上気して喘ぎ、嗌乾き善く噫し、厥気上れば則ち恐る。

　　肝痺なる者は、夜に臥せば則ち驚し、多飲して数しば小便し、上りて懐の如く引くを為す。

---

31 王冰注に「痝然とは、腫の起こるを言ふなり」とある。
32 王冰注に「炲とは、黒色なり」とある。
33 王冰注に「隠曲なる者は、隠蔽・委曲の処を謂ふなり。腎は精を蔵して、外は交接するに応ず。今ま蔵は風に薄られて、精気内に微かなり。故に隠蔽・委曲の事、通利せざる所為なり。」という。
34 『霊枢』は「脉」字に作るが、『甲乙』巻十・第二上に従って「状」に改めた。
35 『霊枢』は「脉」字に作るが、『甲乙』巻十・第二上に従って「状」に改めた。

腎痺なる者は、善く脹し、尻 以て踵に代わり、脊 以て頭に代わる。

脾痺なる者は、四支解墯し、欬を発すれば汁を嘔し、上りて大いに塞ぐを為す。

腸痺なる者は、数しば飲めども出づること得ず。中気喘ぎて争ひ、時に飱泄を発す。

胞痺なる者は、少腹・膀胱、之を按じて内に痛み、沃にして以て湯の若く、小便を渋りて、上りて清涕を為す。

陰気なる者は、静なれば則ち神蔵し、躁なれば則ち消亡す。飲食自ら倍すれば、腸胃乃ち傷れり。

淫気 喘息せしむれば、痺の聚まるは肺に在り。淫気 憂思せしむれば、痺の聚まるは心に在り。淫気 遺溺せしむれば、痺の聚まるは腎に在り。淫気 乏竭せしむれば、痺の聚まるは肝に在り。淫気 肌絶せしむれば、痺の聚まるは脾に在り。

諸痺の已えざるは、亦た内に益するなり。其の風気 勝る者は、其の人 已え易きなり。

とある。痺病は外邪として表から侵襲するが、慢性化すると徐々に内向して行き、遂には骨髄や臓腑に至って各種の病状を引き起こすとされる。煎じ詰めれば、五臓の痺と五臓の積は本質的に同種の病態であり、早い話が「臓器のがん」あるいはその「前がん状態」ということになろう。これを治療することは容易ではないが、治療穴としては、「五蔵に兪有り、六府に合有り、脉の分に循ひ、各おの発する所有り、各おの其の過ぐるところに随へば、則ち病瘳ゆるなり」とあることから、陰経は「兪穴」、陽経は「合穴」を中心に、経絡上の反応部位を目安とすべきものと考えられる。

また、痿論篇には、

肺は身の皮毛を主り、心は身の血脉を主り、肝は身の筋膜を主り、脾は身の肌肉を主り、腎は身の骨髄を主る。

故に肺気[36]熱して葉焦げれば、[37]則ち皮毛虚弱にして、急薄すること著しければ、則ち痿躄を生ずるなり。

心気熱すれば、則ち下脉厥して上り、上れば則ち下脉虚し、虚すれば則ち脉痿を生ず。枢折挈して脛縦し、地に任せざるなり。

肝気熱すれば、則ち胆泄れて口苦くして、筋膜乾き、筋膜乾けば則ち筋急して攣し、発すれば筋痿を為す。

脾気熱すれば、則ち胃乾きて渇し、肌肉不仁し、発すれば肉痿を為す。

---

36 『霊枢』に「気」字はないが、『甲乙』巻十・第四および『太素』巻二十五・五蔵痿に従って補った。
37 『甲乙』巻十・第四は「則葉焦、焦」に作る。

> 腎気熱すれば、則ち腰脊 挙がらず、骨枯れて髄減り、発すれば骨痿を為す。

とあり、五臓の気が熱すれば痿厥、すなわち「筋痿（肝痿）・脉痿（心痿）・肉痿（脾痿）・痿躄（肺痿）・骨痿（腎痿）」は発生する。原因は陰虚内熱によるいわゆる「五主（筋膜・血脉・肌肉・皮毛・骨髄）」の損耗であるが、具体的な治療法は記されていない。『甲乙』巻十・第四（熱 五蔵に在れば痿を発す）であっても、当該条文の後に、

> 足緩みて収まらず、痿して行くこと能はず、語を言ふこと能はず、手足痿躄して行くこと能はざるは、地倉 之を主る。
>
> 痿して相ひ知らざるは、太白 之を主る。【一に云く「身重く骨痿して相ひ知らず」、と。】
>
> 痿厥して身体不仁し、手足偏小するは、先づ京骨を取りて、後に中封・絶骨を取る。皆な之を写す。
>
> 痿厥して寒え、足腕収まらず、躄して坐すれども起きる能はず、髀枢・脚痛むは、丘墟 之を主る。
>
> 虚すれば則ち痿躄し、坐すれども起きる能はず、実すれば則ち厥し、脛熱して膝痛み、身体不仁して手足偏小し、善く頬を嚼むは、光明 之を主る。

とあるのみである。

『素問』欬論篇には、

> 肺欬の状は、欬して喘息するに音有り、甚しければ則ち唾血す。
>
> 心欬の状は、欬すれば則ち心痛し、喉中介介として梗するが如き状にして、甚しければ則ち咽腫れ喉痺す[38]。
>
> 肝欬の状は、欬すれば則ち両の脇[39]下痛み、甚だしければ則ち以て転ずる可からず、転ずれば則ち両の胠下満す。
>
> 脾欬の状は、欬すれば則ち右の脇下痛み、陰陰として肩背に引き、甚だしければ則ち以て動く可からず、動ずれば則ち欬劇し[40]。
>
> 腎欬の状は、欬すれば則ち腰背相ひ引きて痛み、甚だしければ則ち欬して涎（よだれ）す[41]。
>
> …。五蔵の久欬は、乃ち六府に移る。[42]

---

38 『太素』巻二十九・欬論は「咽喉腫」に作る。
39 『太素』巻二十九・欬論は「胠」字に作る。
40 『太素』巻二十九・欬論に「劇」字がない。
41 『太素』巻二十九・欬論は「涎」字に作る。楊注に「音は涎、腎液なり。欬して涎の之を出だすを謂ふなり」という。
42 『太素』巻二十九・欬論に「五蔵之久欬、乃移於六府」の10字がない。

第六章　臟腑学基礎論

　　　脾欬 已えざれば、則ち胃 之を受く。胃欬の状は、欬して嘔[43]し、嘔すること甚だしければ則ち長虫出づ。
　　　肝欬 已えざれば、則ち胆 之を受く。胆欬の状は、欬すれば胆汁を嘔く。
　　　肺欬 已えざれば、則ち大腸 之を受く。大腸欬の状は、欬して遺失す。
　　　心欬 已えざれば、則ち小腸 之を受く。小腸欬の状は、欬して失[44]気し、気と欬と倶に失す[45]。
　　　腎欬 已えざれば、則ち膀胱 之を受く。膀胱欬の状は、欬して遺溺す。
　　　久欬して已えざれば、則ち三焦 之を受く。三焦欬の状は、欬して腹[46]満し、食飲することを欲せず。此れ皆な胃[47]に聚まりて、肺を関とし、人をして多く涕唾して面 浮腫し、気逆せしむるなり。

とある。五臓の欬病のすべてが、「咳」を伴うが、それ以外の随伴症状に五臓の病証らしさが現れてくる。慢性化すると六腑の欬病に移行する。

『素問』至眞要大論篇は、いわゆる運気七篇に属するが、これには有名な「病機十九条」が収録されており、そこには、

　　　諸風・掉眩は皆な肝に属し、諸寒・収引は皆な腎に属し、諸気・膹鬱は皆な肺に属し、諸湿・腫満は皆な脾に属し、諸熱・瞀瘛は皆な火に属し、諸痛・痒瘡は皆な心に属し、諸厥・固泄は皆な下に属し、諸痿・喘嘔は、皆な上に属す。

　　　諸禁・鼓慄は神守を喪ふが如くして皆な火に属し、諸痙・項強は皆な湿に属し、諸逆・衝上は皆な火に属し、諸脹・腹大は皆な熱に属し、諸躁・狂越は皆な火に属す。諸暴・強直は皆な風に属す。諸病に声有りて之を鼓するに鼓の如きは皆な熱に属す。

　　　諸病の胕腫、疼酸・驚駭は皆な火に属し、諸転・反戻、水液の渾濁するは皆な熱に属し、諸病の水液、澄澈清冷なるは皆な寒に属し、諸嘔・吐酸し、暴注・下迫するは皆な熱に属す。

とある。この経文に基づき、金・劉完素は『素問玄機原病式（1152成、1186刊）』をものして金元医学に革命をもたらした。

---

43 『太素』巻二十九・欬論は「歐」字に作る。
44 『太素』巻二十九・欬論に「失」字がない。
45 『太素』巻二十九・欬論は「気者、与欬倶出」に作る。
46 『太素』巻二十九・欬論は「腸」に作る。
47 『太素』巻二十九・欬論に「管」字がある。

第2項 『難経』の臓腑病証

『難経』十六難には、

> 仮令ば、肝脉を得れば、其の外証は、潔(きよ)きを善(この)みて、面青く善く怒る。其の内証は、斉の左に動気有りて、之を按ずれば牢(かた)くして痛むが若(ごと)し。其の病、四肢満し、閉癃して溲便難く、転筋す。是れ有る者は肝なり。是れ無き者は非なり。
>
> 仮令ば、心脉を得れば、其の外証は、面赤く、口乾き、喜く笑ふ。其の内証は、斉の上に動気有りて、之を按ずれば牢くして痛むが若し。其の病、煩心し、心痛み、掌中熱して啘す。是れ有る者は心なり。是れ無き者は非なり。
>
> 仮令ば、脾脉を得れば、其の外証は、面黄ばみ、善く噫し、善く思ひ、善く味わふ。其の内証は、斉に当りて動気有りて、之を按ずれば牢くして痛むが若し。其の病、腹脹満し、食消えず、体重節痛し、怠堕して臥すを嗜み、四肢収まらず。是れ有る者は脾なり。是れ無き者は非なり。
>
> 仮令ば、肺脉を得れば、其の外証は、面白く。善く嚔(くさめ)し、悲愁して楽しまずして哭せんと欲す。其の内証は、斉の右に動気有りて、之を按ずれば牢くして痛むが若し。其の病は、喘欬し、洒淅して寒熱す。是れ有る者は肺なり。是れ無き者は非なり。
>
> 仮令ば、腎脉を得れば、其の外証は、面黒く、喜く恐れ、欠(けん){あくび}す。其の内証は、斉の下に動気有りて、之を按ずれば牢くして痛むが若し。其の病、逆気し、少腹急痛して、泄すること下に重きが如く、足脛寒えて逆す。是れ有る者は腎なり。是れ無きは非なる者なり。

とあって、『難経』らしい、いささか強引な典型例を列挙している。さらに、同じく、五十六難では、

> 肝の積は、名づけて肥気(しゃく)と曰ふ。左の脇下に在りて、覆杯の如く、頭足有り。久しく愈えざれば、人をして欬逆・瘧瘧を発せしめ、歳に連なりて已えず。季夏の戊己日を以て之を得。…肺病の肝に伝はれば、肝は当に脾に伝ふべく、脾・季夏は王ずるに適ふ。王なる者は邪を受けざれば、肝は復た肺に還さんと欲するも、肺は受くるを肯(がえん)ぜず。故に留結して積を為す。故に肥気の季夏に戊己日を以て之を得るを知る。
>
> 心の積は、名づけて伏梁と曰ふ。斉上に起こり、大きさ臂の如く、上りて心下に至り、久しくして愈えざれば、人をして煩心を病ましむ。秋の庚辛日を以て之を得。…腎病の心に伝はれば、心は当に肺に伝ふべく、肺は秋を以て王ずるに適ふ。王なる者は、邪を受けざれば、心は復た腎に還さんと欲す

るも、腎は受くるを肯ぜず。故に留結して積を為す。故に伏梁の秋に庚辛日を以て之を得るを知る。

脾の積は、名づけて痞気と曰ふ。胃脘に在りて、覆ひたる大きさ盤の如し。久しく愈えざれば、人をして四肢収まらず、黄疸を発し、飲食の肌膚を為さざらしむ。冬の壬癸の日を以て之を得。…肝病は脾に伝はれば、脾は当に腎に伝ふべく、腎は冬を以て王ずるに適ふ。王なる者は邪を受けざれば、脾は復た肝に還さんと欲すれども、肝は受くるを肯ぜず。故み留結して積を為す。故に痞気の冬に壬癸の日を以て之を得るを知る。

肺の積は、名づけて息賁と曰ふ。右の脇下に在りて、覆ひたる大きさ杯の如し。久しく已えざれば、人をして洒淅として寒熱し、喘欬して、肺壅を発せしむ。春に甲乙日を以て之を得。…心病は肺に伝はれば、肺は当に肝に伝ふべく、肝は春を以て王ずるに適ふ。王なる者は邪を受けざれば、肺は復た心に還らんと欲すれども、心は受くるを肯ぜず。故に留結して積と為す。故に息賁の春に甲乙日を以て之を得るを知る。

腎の積は、名づけて賁豚と曰ふ。少腹に発して、上りて心下に至り、豚の若き状にして、或ひは上り、或ひは下りて時無し。久しく已えざれば、人をして喘逆し、骨痿し、少気せしむ。夏に丙丁日を以て之を得。…脾病は腎に伝はれば、腎は当に心に伝ふべく、心は夏を以て王ずるに適ふ。王なる者は、邪を受けざれば、腎は復た脾に還さんと欲するも、脾は受るを肯ぜず。故に留結して積を為す。故に賁豚の夏に丙丁日を以て之を得るを知る。

此れ是の五積の要法なり、

とある。「積聚」という病証名や「痞気」以外の個々の「五臓の積」の名称は『霊枢』に散見されるが、『霊枢』では「積聚」と個々の五臓の積の名称とはまったく無関係であり、これらを関連付けようとしたのは『難経』からである。

六腑については、『難経』は比較的冷淡であり、強いて挙げれば、三十五難の、

小腸なる者は、受盛の府なり。大腸なる者は、伝瀉・行道の府なり。胆なる者は、清浄の府なり。胃なる者は、水穀の府なり。膀胱なる者は、津液の府なり。一府は猶ほ両名無きがごとし。故に非なるを知るなり。

小腸なる者は心の府。大腸なる者は肺の府、胃なる者は脾の府、胆なる者は肝の府、膀胱なる者は腎の府。

小腸は赤腸と謂ひ、大腸は白腸と謂ひ、胆なる者は青腸と謂ひ、胃なる者は黄腸と謂ひ、膀胱なる者は黒腸と謂ひて、下焦の治する所なり。

とあって、「五臓」と三焦を除く「五腑」との対応関係を説明し、さらに五十七難においては、

泄に凡そ五有りて、其の名は同じからず。胃泄有り、脾泄有り、大腸泄有り、小腸泄有り、大瘕泄の名づけて後重と曰ふもの有り。
　　　胃泄なる者は、飲食化せずして、色は黄なり。
　　　脾泄なる者は、腹脹満して、泄注し、食らへば即ち嘔して吐逆す。
　　　大腸泄なる者は、食らへば已に窘迫(きんぱく)し、大便の色は白く、腸鳴りて切痛す。
　　　小腸泄なる者は、溲して膿血を便し、少腹痛み。
　　　大瘕泄なる者は、裏急後重し、数しば圊に至りても便する能はず、茎中痛む。
　　　此れ五泄の法なり。
とあって、いわゆる「五泄」の鑑別と胃腸の関係を述べるに止まっている。

第4節　『霊枢』本蔵篇の体形的臓腑論

　『霊枢』本蔵篇は、外見の様子から臓腑の状態を知るための基本的な考え方を述べている篇であり、本来は中国伝統医学においては診断学上の基本であるべき内容ではあるが、なぜか歴代の医書中では、さほど大きな使いを受けることはなかった。

　ひょっとすると、臨床上ではあまり利用価値がなく、診断の根拠とはなり得ないものかのしれないが、かと言って大きな批判を受けたという歴史もない。であるならば、今後の臨床において、体質的分類に使用してみて、その効果のほどを試したいと思い立ち、治療院を閉鎖するまでの10年間ほど、試し続けてはいたのである。

　その間、目を見張るような成果もないままに、半ば実験的な臨床を行ってきたが、考えてみれば、現病歴や病因病機を無視して、患者の体形や体質の身によって治療することなどは、実際にはほとんどあり得ず、せいぜい体調管理を目的にして定期的に来院する特に主訴のない患者や、デモンストレーション的に特に主訴のないモデル患者に対して行う模擬治療くらいでしか、このような試みを実行する機会がなかったからであるが、このような場合でも、後述する「越鞠方」の治療法を優先していたこともあって、『霊枢』本蔵篇の応用については、消極的だったと言わざるを得ない。

　しかしながら、このまま捨て置くのはあまりに惜しいと思い、その概要だけを紹介して置きたい。

第1項　肝体型

　「肝」の体質的虚実は、胸郭、特に側胸部の肋骨の発達具合や側胸部の皮膚の状況を主体的に観察することになっている。本蔵篇には、

肝小なれば則ち蔵安じて、脇下の病無し。

肝大なれば、則ち胃に逼りて咽に迫り、咽に迫れば、則ち膈中を苦しみて、且つ脇下痛む。

肝高ければ、則ち上支 賁切して脇悗へて息賁を為す。

肝下(ひく)ければ、則ち胃に逼りて脇下空しく、脇下空しければ、則ち邪を受け易し。

肝堅ければ、則ち蔵安じて傷られ難し。

肝脆ければ、則ち善く消癉を病みて傷られ易し。

肝端正なれば、則ち和利して傷られ難し。

肝偏傾なれば、則ち脇下痛むなり。

…青色にして小理なる者は、肝小なり。

粗理なる者は、肝大なり。

広胸にして反骹なる者は、肝高し。

合脇にして兎骹なる者は、肝下(ひく)し。

胸脇好ましき者は、肝堅し。

脇骨弱きものは、肝脆し。

膺腹好ましく相ひ得る者は、肝端正なり。

脇骨偏り挙がる者は、肝偏傾なり。

とあり、体系的に全体のバランスが取れていることが重要である。

肝	外　候	内　証
小	（脇下の）皮膚に青味があり、きめが細かい	蔵気は安定し、脇下の病がない
大	（脇下の）皮膚のキメが粗い	胃を圧迫して食道を圧迫することにより、飲食物が痞えて苦しみ、両脇が痛む
高	胸部が幅広くて脇骨が張り出している	貴門部が圧迫され、脇部が圧迫されることで、息賁の病となる
下	肋骨が低く合して小さくおさまっている	胃を圧迫することで脇下が空虚になり、邪気に侵されやすくなる
堅	胸や脇の発育に均整がとれて強健である	蔵気は損なわれにくい
脆	側胸部の肋骨が軟弱である	消癉の病により邪を受けやすい
端正	胸部と腹部の発育が良好で均整がとれている	肝気が和合して通りもよく、邪を受けにくい
偏傾	側胸部の肋骨が偏って左右差がある	気が通じず脇下が痛む

第2項　心体型

「心」は、剣状突起を主体的に観察することになっている。本蔵篇には、

  心小なれば則ち安んじ、邪傷る能わざるも、傷るに憂いを以てし易し。
  心大なれば則ち憂ひ傷る能わざるも、邪に傷られ易し。
  心高ければ則ち肺中に満ち、悗えて善く忘れ、開くに言を以てし難し。
  心下ければ則ち蔵外にして、寒に傷られ易く、恐るるに言を以てし易し。
  心堅ければ則ち蔵安んじて守り固し。
  心脆ければ則ち善く消癉と熱中を病む。
  心端正なれば則ち和利して傷られ難し。
  心偏傾なれば則ち操持一ならず、守り司るなきなり。…
  赤色にして小理なる者は、心小なり。
  粗理なる者は、心大なり。
  髑骬なき者は、心高し。
  髑骬の弱小にして以て薄き者は、心脆し。
  髑骬の直下して挙がらざる者は、心端正なり。
  髑骬の一方に倚る者は、心偏傾なり。

とあり、剣状突起の周辺の皮膚の色合いも重要となる。

	外　候	内　証
小	（剣状突起部の）皮膚の色が赤くてきめが細かい	心気は安定して収斂し、害邪も傷害しにくいが、憂いの感情に損なわれやすい
大	（剣状突起部の）皮膚のキメが粗い	憂いに対して傷害を受けにくいが、かえって外邪に損なわれやすい
高	胸骨の剣状突起はあるが、顕わになっていない	上は肺を圧迫するので、煩悶し気分がすぐれず、物忘れが多く、何かと固執して言葉では心を開かせにくい
下	剣状突起が短くて、胸郭が鳩の胸のように突き出ている	心の陽気が振るわず、寒邪に侵されやすく、言葉で恫喝されやすい
堅	剣状突起が長い	心気は安定し、守りは堅固である
脆	剣状突起が薄くて小さい	消癉になりやすくと熱に中りやすい
端正	剣状突起が真っ直ぐ下に向かい突出してない	心の機能は正常であり、血気は伸びやかに流れ、邪気の傷害を受けにくい
偏傾	剣状突起が一方に曲がっている。	意識が安定せず、節操もなく、物事に定見がない

第3項　脾体型

「脾」は、口唇とその周囲の状況を観察することになっている。本蔵篇には、

　　脾小なれば、則ち蔵安んじて、邪に傷られ難なきなり。
　　脾大なれば、則ち次に湊まりて痛むを苦しみて、疾く行くこと能わず。
　　脾高ければ、則ち次より季脇に引きて痛む。
　　脾下がれば、則ち下大腸に加わり、下大腸に加われば、則ち蔵邪を受くるを苦しむ。
　　脾堅ければ、則ち蔵安じて傷られ難し。
　　脾脆ければ、則ち善く消癉を病みて傷れ易し。
　　脾端正なれば、則ち和利して傷られ難し。
　　脾偏傾なれば、則ち善く満して善く脹するなり。
　　…黄色にして小理なる者は脾小なり。
　　粗理なる者は、脾大なり。
　　唇を揚ぐる者は、脾高し。
　　唇下りて縦き者は、脾下し。
　　唇堅き者は、脾堅し。
　　唇大にして堅からざる者は、脾脆し。
　　唇の上下好き者は、脾端正なり。
　　唇の偏り挙がる者は、脾偏傾なり。

とあり、口唇の形や色つやが良く、全体のバランスが取れていることが重要である。

	外　候	内　証
小	（口唇部周囲の）皮膚の色が健康的に黄色できめ細かい	蔵気は安定し、邪気の傷害を受けにくい
大	（口唇部周囲の）皮膚のキメが粗い	脇腹に集まって痛むので、早足で歩行ができない
高	上唇が反り返っている	脇腹から季脇にかけて痛む
下	下唇が垂れ下がって弛緩している	脾の位置が低ければ、下部が大腸の上に被さって、邪気を受けやすくなる
堅	口唇がひきしまっている	蔵気は安定し、外邪が侵入しにくくなる
脆	口唇が大きくてしまりがない	蔵気が運行せず消癉になりやすくなる
端正	口唇が上下とも端正で均整がとれている	蔵気は調和して伸びやかにめぐり、傷害されにくい
偏傾	口唇が歪んで、一方が上がっている	輸送化成の機能が失われて脹満しやすい

第4項　肺体型

「肺」は、両肩の形状や発達具合を観察することになっている。本蔵篇には、
> 肺小なれば則ち飲むこと少なくして、喘喝を病まず。
> 肺大なれば則ち飲むこと多くして、善く胸痺・喉痺・逆気を病む。
> 肺高ければ則ち上気して、肩息して欬す。
> 肺下ければ則ち賁に居りて肺に迫り、善く脇下痛む。
> 肺堅ければ則ち欬と上気を病まず。
> 肺脆ければ則ち消瘅を病むに苦しみて、傷られ易し。
> 肺端正なれば則ち和利して傷られ難し。
> 肺偏傾なれば則ち胸偏痛するなり。
> …白色にして小理なる者は、肺小なり。
> 粗理なる者は、肺大なり。
> 巨肩・反膺・陥喉なる者は、肺高し。
> 合腋にして脇を張る者は、肺下し。
> 好肩にして背厚き者は、肺堅し。
> 肩背薄き者は、肺脆し。
> 背膺厚き者は、肺端正なり。
> 脇偏り疏なる者は、肺偏傾なり。

とあり、肩甲骨と胸膈の位置関係が適切であることが重要である。

	外　候	内　証
小	（肩甲間部の）皮膚の色が白くきめが細かい	水を飲む必要が少ないので、喘息を病むことがない
大	（肩甲間部の）皮膚のきめが粗い	水をよく飲むので、胸痺や喉痺および気逆を患いやすい
高	両肩が隆起して前胸部が突出し、咽喉部が窪んでいる	気の逆上を招きやすく、肩で息をしたり咳をするようになる
下	両脇の間隔が狭くて胸郭の上部が縮み、脇の部分が開いて張っている	賁門に近接するので胃が肺に迫り、脇下に痛みが起こりやすくなる
堅	肩の部分の発達に均整がとれていて、背部の筋肉が厚い	咳と気の逆上を病まない
脆	肩背部分が痩せて薄い	消瘅を発病しやすい
端正	胸背部の筋肉が厚く均整がとれている	肺の気は穏やかで伸びやかであり、邪気に損なわれにくい
偏傾	肋骨が曲がって（両肩が）不均等である	気は伸びやかでなく、片側の側胸部痛を患う

第5項　腎体型

「腎」は、耳の位置と形状を観察することになっている。本蔵篇には、

　　腎小なれば則ち蔵安んじて傷られ難し。

　　腎大なれば則ち善く腰痛を病み、以て俛仰すべからずして、傷るに邪を以てし易し。

　　腎高ければ則ち背脊の痛みに苦しみ、以て俛仰すべからず。

　　腎下(ひく)ければ則ち腰尻痛み、以て俛仰すべからず、狐疝と為す。

　　腎堅ければ則ち腰背痛を病まず。腎脆ければ則ち善く消癉を病みて傷られ易し。

　　腎端正なれば則ち和利して傷られ難し。

　　腎偏傾なれば則ち腰尻痛に苦しむなり。

　　…黒色にして小理なる者は、腎小なり。

　　粗理なる者は、腎大なり。

　　高き耳なる者は、腎高し。

　　耳の後に陥る者は、腎下(ひく)し。

　　耳の薄くして堅からざる者は、腎脆し。

　　耳好く、前に牙車に居る者は、腎端正なり。

　　耳の偏り高き者は、腎偏傾するなり。

　　…腎は三焦・膀胱に合し、三焦・膀胱なる者は、腠理・毫毛は其の応なり。

　　…腎は骨に応ず。

とあり、耳の肌艶・色合いや耳の周囲の頭骨の形状も重要である。

	外　候	内　証
小	皮膚の色が黒く、きめが細かい	蔵気は安定して外邪に損なわれにくい
大	きめが粗い	常に腰痛があって寝返りを打つことができず、さらに外邪に損なわれやすい
高	耳の位置が高い	背骨に疼痛が起こって寝返りできない
下	耳が後方にめくれている	腰や尻に疼痛が起こって寝返りできず、同時に結石疝痛を起こす
堅	耳が厚くどっしりしている	精気が旺盛であれば腰痛が起こることがない
脆	耳が薄っぺらい	消癉病を患いやすく、そのうえ外邪に損なわれやすい
端正	耳の発育がよくて端正であり前方に近接している	精気は充満して、機能が正常で邪気の障害を受けにくい
偏傾	両耳が不釣合で高さが対称でない	腰や尻に疼痛が起こりやすい

第6項　六腑の体型

　本蔵篇には六腑の状態も「胆（肝→筋・爪）・小腸（心→脉）・胃（脾→肉）・大腸（肺→皮）・三焦膀胱（腎→骨・腠理・毫毛）」という理論に基づいて特徴的な診察を試みているが、いま一つイメージが結び付かず、実際の臨床においてはあまり役立った記憶がない。そこには、

　　　　肺は大腸に合し、大腸なる者は、皮 其の応なり。心は小腸に合し、小腸なる者は、脉 其の応なり。肝は胆に合し、胆なる者は、筋 其の応なり。脾は胃に合し、胃なる者は、肉 其の応なり。腎は三焦・膀胱に合し、三焦・膀胱なる者は、腠理・毫毛 其の応なり。

　　　　…肺は皮に応ず。皮厚き者は大腸厚く、皮薄き者は大腸薄し、皮緩く腹裏[48]大なる者は大腸大にして長く、皮急なる者は大腸急にして短く、皮滑らかなる者は大腸直く、皮肉の相ひ離れざる者は大腸結す。

　　　　心は脉に応ず。皮厚き者は脉厚く、脉厚き者は小腸厚し。皮薄き者は脉薄く、脉薄き者は小腸薄し。皮緩き者は脉緩く、脉緩き者は小腸大にして長し。皮薄くして脉衝きて小さき者は小腸小にして短し。諸陽経の脉、皆な紆屈すること多き者は小腸結す。

　　　　脾は肉に応ず。肉䐃の堅大なる者は胃厚く、肉䐃の麼[49]なる者は胃薄く、肉䐃の小にして麼なる者は胃堅からず、肉䐃の身を称せざる者は胃下く、胃下き者は下管約して利せず。肉䐃の堅からざる者は胃緩く、肉䐃に小裏累[50]無き者は胃急し、肉䐃に小[51]裏累多き者は胃結し、胃結する者は上管約して利せざるなり。

　　　　肝は爪に応ず。爪厚の色黄なる者は胆厚く、爪薄くして色紅なる者は胆薄く、爪堅くして色青き者は胆急し、爪濡[52]らかくして色赤き者は胆緩く、爪直にして色白く約する無き者は胆直く、爪悪く色黒くして紋多き者は胆結するなり。

　　　　腎は骨に応ず。密理にして皮厚き者は三焦・膀胱厚く、粗理にして皮薄き者は、三焦・膀胱薄く、腠理疏なる者は三焦・膀胱緩く、皮を急して毫毛無き者は三焦・膀胱急し、毫毛美しくして粗なる者は三焦・膀胱直く、毫毛稀

---

48 『太素』巻六・蔵府応候は「果」字に作る。
49 『太素』巻六・蔵府応候は「麋」字に作る。
50 『太素』巻六・蔵府応候は「小果累」に、『類経』巻四（蔵象類）・本蔵二十五変は「小裏累」に作る。『太素』注に「果の音は顆。肉䐃に小顆の累を段連すること無きを謂ふ」とある。
51 『霊枢』は「少」字に作るが、『太素』巻六・蔵府応候に拠って改めた。
52 『太素』巻六・蔵府応候は「耎」字に作る。

なる者は三焦・膀胱結するなり。

　…其の外に応ずるを視て、以て其の内蔵を知れば、則ち病む所を知らん。
とあるが、最後の一文は、張介賓の『類経』における「蔵象」の注解を思い起こさせる。

このような、些細な体表観察を積み重ねて行くことで、複雑な人体の病理構造を解析し続けた歴史こそが、壮大な伝統的な中国医学を形成していく基礎になったことは間違いのない事実であり、その基礎を学ぶことは、いつどのような形であっても、誰にとっても、無駄になることはないと信じたいものである。

六腑	胆	小腸	胃	大腸	三焦・膀胱
応	肝→筋・爪	心→脉	脾→肉	肺→皮	腎→膝理・毫毛・骨
厚	爪甲が黄ばんで厚い	血管が厚い	筋肉がしっかりしている	皮膚が厚い	肌のキメが細かい
薄	爪甲がピンク掛かって薄い	血管が薄い	筋肉が虚弱（→便秘しやすい）	皮膚が薄い	肌が薄くキメが粗い
大（緩）	爪甲が赤く柔らかい（→胆が緩い）	緩脉である（→小腸が長い）	筋肉が柔軟（→たくさん食べる）	皮膚が緩んで腹が出ている	膝理が疎らである
急（小）	爪甲が青味掛かって堅い	脉が堅く細い（→小腸が短い）	筋肉中に結節や腫瘤がない	皮膚が緊張している（→大腸が短い）	膝理が密で体毛がない
直	爪甲が白く、丸くならない	（条文なし）	（条文なし）	皮膚が滑らか	体毛が艶やかだが、膝理が疎らである
結	爪の色が悪く黒味掛かり皺が多い	皮静脈の蛇行が強い	筋肉中に結節や腫瘤が多い（→飲み込みにくい）	皮膚と結合組織が分離しない	体毛が疎らである

第七章
「気滞」と「瘀血」

初心を忘るれば、初心へかへる理(ことわり)を能々(よくよく)工夫すべし。

『花鏡』(奥段)より

第1節　瘀血の起源

第1項　「血」の字義と機能

　『説文解字』血部には、
　　　　　血とは、祭に薦むる所の牲血なり。皿に従い、一は指事なり。
とある。つまり、儀式のために生贄の牛を殺した時に出る血液のことを意味し、その血は皿によって受け止められるために「皿」字に基づいて描かれ、「一（ノ）」はその皿の上に載っている、受け止められた「血」を指しているのである。

　また、『漢字語源辞典』[1]によれば、「血」は、古代では「骨・滑」や「回・廻・帰」「囲・胃・帷」などと同系統の発音であり、「丸い・めぐる・とり巻く」などの意味の単語家族であるという。また、同書には、
　　　　　それが全身を巡回し（漢法医学では、血液が巡回することを早くから知っている）、また血塊が滑性を帯びているところからの命名であろう。
ともいう。改めて明言するまでもないことではあるが、要するに「血」とは「血液(blood)」そのものなのである。

　『霊枢』営衛生会篇には、
　　　　　上りて肺脉に注げば、乃ち化して血を為す。以て奉じて身を生じ、此れより貴きは莫し。
とあり、同じく決気篇にも、
　　　　　中焦は気を受けて汁を取れば、変化して赤し、是れを血と謂ふ。
と、さらに邪客篇の、
　　　　　営気なる者は、其の津液を泌ませ、之を脉に注げば、化して以て血を為し、以て四末を栄えしめ、内りて五蔵六府に注ぎ、以て刻数に応ずるなり。
も、癰疽篇の、
　　　　　中焦は気を出だすこと露の如く、上りて渓谷に注ぎて孫脉に滲み、津液 和調すれば、変化して赤きを血と為し、血 和すれば則ち孫脉先に満溢すれば、乃ち絡脉に注ぎ、皆な盈つれば、乃ち経脉に注ぐ。
も、同様である。どうやら、「血」というものは、「中焦」から産生されて上昇したものを原料とし、それを「肺」が受けると「赤」く変化して「血」となり、そこから「脉（孫脉→絡脉→経脉）」に注入されて、四肢や五臓六腑に一定速度で行き亘るものであるらしい。

1　藤堂明保 著、学灯社1965年刊。音韻学の権威が、古代中国語の発音を復元し、音韻学的な立場から語源研究の成果をまとめたもの。

不思議なことに、『霊枢』では、「心」と「血」が直接的に関わるとする記述は極めて少ない。「心」については「五蔵六府の主（口問篇）」、あるいは「心は脉を蔵し、脉は神を舎す（本神篇）」とはいうが、『素問』のように「心は血を生ず（陰陽応象大論篇）」、あるいは「心は身の血脉を主る（痿論篇）」などとは言っていないのである。しかし、『霊枢』でも「血なる者は、神気なり（営衛生会篇）」、あるいは「苦は心に入る…苦は血に走る（九鍼論篇）」とも言っているので、「心」と「血」とはそれなりに近しい距離にあることに変わりはない。おそらく、解剖したときには心臓に血液が溜まっていることや、大量失血をするとによって失神（→心気）に至ることも、経験上認知していたであろう。
　また、「肝」と「血」の関係においては、『霊枢』には「肝は血を蔵し、血は魂を舎す（本神篇）」とあり、『素問』でも、

　　　　夫れ心は神を蔵し、肺は気を蔵し、肝は血を蔵し、脾は肉を蔵し、腎は志を蔵す。而して此れ 形を成す。　　　　　　　　　　　　　　　　　　　（調経論篇）

とあって、「血を蔵す」という『霊枢』のコンセプトを引き継いだだけでなく、さらに、

　　　　故に人臥すれば、血は肝に帰し、肝は血を受けて能く視、足は血を受けて能く歩み、掌は血を受けて能く握り、指は血を受けて能く摂つ。
　　　　　　　　　　　　　　　　　　　　　　　　　　　　　　　　　　　（五蔵生成論篇）

といった「肝」と「血」の機能を明確にしている。
　これが『難経』になると、『霊枢』営衛生会篇の、

　　　　営衛なる者は、精気なり。血なる者は、神気なり。故に血の、気と異名同類なり。

を受けるように、

　　　　気は之を昫むるを主り、血は之を濡すを主る。気 留まりて行らざる者は、気の病に先んずるを為すなり。血 壅がりて濡さざる者は、血の病に後るるを為すなり。　　　　　　　　　　　　　　　　　　　　　　　　　　　　　　　　（二十二難）

とあり、あるいは、

　　　　心なる者は血にして、肺なる者は気なり。血を栄と為し、気を衛と為して、相ひ随ひて上下す。之を栄衛と謂ひ、経絡を通行して、外に営周す。
　　　　　　　　　　　　　　　　　　　　　　　　　　　　　　　　　　　　（三十二難）

とあって、機能としては弁別されるものの、その周行においては「気血栄（営）衛」を表裏一体のものとして扱おうとする。また一方では、

　　　　脾は…血を裹むを主り、五蔵を温めて、意を蔵するを主る。　　（四十二難）

として、「脾」と「血」の関係にも言及するようになる。
　後世、このような関係を南宋・楊士瀛は『仁斎直指方論（1264）』血栄気衛で、

> 気なる者は、血の帥なり。気 行れば則ち血 行り、気 止まれば則ち血 止む。気 温まれば則ち血 滑らかなりて、気 寒ゆれば則ち血 凝る。気に一息の不運有れば、則ち血にも一息の不行有り。

といい、陽気（衛気）が盛んになればそれに従って血行も改善され、冷えて陽気（衛気）が衰えると血行も阻害されることを説明している。

第2項　「悪血」について

血行が阻害されることは、『内経』では血が「泣る・稽留する・凝結する」などと表現される。『素問』調経論篇には、

> 寒湿の人に中るや、皮膚 収まらず、肌肉 堅緊にして、栄血 泣り、衛気の去るが故に虚と曰ふ。虚なる者は、気を聶辟して足らず、之を按ずれば則ち気足りて以て之を温めるが故に快然として痛まず。

とあり、あるいは、

> 喜べば則ち気下り、悲めば則ち気消え、消ゆれば則ち脉虚して空す。寒なる飲食に因りて、寒気 熏満すれば、則ち血 泣りて気 去るが故に、虚と曰ふなり。

ともいう。この場合は、「栄血」の停滞も「気」または「衛気（陽気）」の衰退を本質的な原因とするもので、「気」が虚して「血」を動かすことができなくなれば、血行不良が発生するというメカニズムを説明したものである。これらをまとめると、

1）「気」が「血」を動かしており、「気」が虚すると「血」が滞る。すなわち、「血」が滞る原因は「気虚」である。
2）「気」が虚して「血」が滞る原因には、①過度の感情、②冷たい物の飲食、③冷え、などがある。
3）これら気虚による「血」の滞りのなかには、単に「気」を補ったり、筋肉を揉みほぐすだけで血行が改善されるものもある。

ということになろう。まさに「気は血の帥」である。

しかし、単に「気虚」だけでは片付けられないものもある。『霊枢』癰疽篇では、

> 寒邪、経絡の中に客すれば則ち血 泣り、血 泣れば則ち通ぜず。通ぜざれば則ち衛気は之に帰りて復反するを得ず。故に癰 腫る。

および、

> 営衛 経脉の中に稽留すれば、則ち血 泣りて行らず、行らざれば則ち衛気之に従ひて通ぜず。壅遏して行るを得ざるが故に熱し、大熱止まらず、熱勝れば則ち肉腐り、肉腐れば則ち膿と為す。然れども骨髄に陥る能はずして、

　　　　焦枯を為さざれば、五蔵 傷を為さざるが故に、命じて癰と曰ふ。
という。「癰」とは皮下の浅部にできる「腫れもの」のことであり、それは寒邪が経絡中に侵襲することによる血行不良が原因であるというのである。
　また、『素問』虚痛論篇には、
　　　　寒気、厥陰の脉に客す。厥陰の脉なる者は、陰器を絡ひて、肝に繋かる。寒気 脉中に客すれば、則ち血 泣りて脉 急するが故に、脇肋と少腹と相ひ引きて痛むなり。…厥気、陰股に客すれば、寒気 上りて少腹に及び、血 泣りて下に在りて相に引くが故に、腹痛の陰股に引くなり。
と、あるいは、
　　　　寒気、小腸・膜原の間・絡血の中に客し、血 泣りて大経に注ぐを得ず、血気の稽留して行るを得ざるが故に、宿昔して積を成すなり。
とあり、寒気が経脉に止まって血流が停滞すると経絡の走行に沿って痛みが発生したり、血気が停滞した箇所に「積」が形成されるという。
　同じ、寒邪でも、こちらのほうは別の悪さをしているようである。つまり、寒邪が経脉に入ったものは「痛み」、内臓にはいると「積」を引き起こすのである。どちらも「血」の滞りが原因であるが、「積」のほうがより深部で発生している分、時間的には長く経過しているものと思われる。このメカニズムは『素問』水脹篇の、
　　　　石瘕は胞中に生ず。寒気 子門に客し、子門 閉塞すれば、気 通ずるを得ず、悪血 当に写すべけれども写すべからず、衃 以て留止し、日にひに以て益大し、状は懐子の如し、月事 時を以て下らず。皆な女子に生じて、導きて下す可し」
でも同様であろう。ここでは「血泣る」ではなく「悪血」という言葉を使っているが、ほぼ同義と見てよい。
　さらに、「悪血」は、『霊枢』邪気蔵府病形篇には、
　　　　堕墜する所有りて、悪血 内に留まり、若し大いに怒る所有りて、気上りて下らず、脇下に積めば、則ち肝を傷る。
とあり、厥病篇にも、
　　　　頭痛の腧を取る可からざる者は、撃堕する所有りて、悪血 内に在り、若し肉傷れて痛み未だ已えざれば、則刺す可く、遠取す可べからざるなり。
と、賊風篇にも、
　　　　此れ皆な嘗て湿気に傷らるる所有りて、血脉の中・分肉の間に蔵されて、久しく留まりて去らず。若し堕墜する所有れば、悪血 内に在りて去らず。卒然として喜怒 節ならず、飲食 適さず、寒温 時ならざれば、腠理 閉じて通ぜず。其の開きて風寒に遇へば、則ち血気 凝結し、故邪と相ひ襲へば、

則ち寒痺を為す。

とあり、『素問』繆刺論篇にも、

> 人に堕墜する所有りて、悪血 内に留まり、腹中に満脹して、前後するを得ざれば、先づ利薬を飲ましむ。此れ上は厥陰の脉を傷り、下は少陰の絡を傷れば、足の内踝の下、然骨の前の血脉を刺して、血を出だし、足の跗上の動脉を刺す。

とある。ここにいう「悪血」とは、「堕墜」や「撃堕」によって起こった打撲傷に伴う「内出血」を意味しているようである。

しかし、『霊枢』五邪篇には、

> 邪の肝に在れば、則ち両の脇中痛む。寒 中りて悪血 内に在れば、行けば善く節を掣(ひきつ)りて時に脚 腫(は)るるは、之を行間に取りて以て脇下に引き、三里を補ひて以て胃中を温め、血脉を取りて以て悪血を散じ、耳間の青脉を取りて以て其の掣を去る[2]。

とあり、邪客篇にも、

> 肺心に邪有れば、其の気 両肘に留む。肝に邪有れば、其の気 両腋に流る。脾に邪有れば、其の気 両髀に留む。腎に邪有れば、其の気 両膕に留む。凡そ此の八虚なる者は、皆な機関の室、真気の過ぐる所、血絡の遊ぶ所にして、邪気・悪血、固より住留するを得ず、住留すれば則ち経絡を傷り、骨節・機関 屈伸するを得ざるが故に、攣を病むなり。

とある。また、『素問』刺腰痛篇にも、

> 衡絡の脉、人をして腰痛せしむ。以て俛(ふぎょう)仰す可からず、仰げば則ち仆(たお)るることを恐れ、之を得て重きを挙ぐれば腰を傷る。衡絡 絶して、悪血 之に帰せば、之を刺すこと郄陽に在り。筋の間、郄を上ること数寸にして衡居するを二痏と為して、血を出だす。

とあり、鍼解篇にも、

> 菀陳(うっちん)すれば則ち之を除くとは、悪血を出すなり。

とある。ここにいう「悪血」は前者とは異なり、「寒中」や「寒気」および「邪気」の留滞によって惹起される血行不良または血液組成の不活性化を指していると思われる。

『説文解字』心部に「悪とは、過(あやまち)なり」とあり、『説文解字通訓定声』心部には「悪は、叚借(かしゃ)して汚と為す」とあり、これらを一言でまとめると「悪い血」あるいは「汚れた血」ということになる。

また、『霊枢』禁服篇には、

---

2 『脉経』は同音の「瘛(セイ)」に作る。これが「瘛脉(せいみゃく)(TE18)」の語源である。「掣」も「瘛」も、関節の痛みやひきつり、引っ掛かりなどを伴う「可動制限」のことであろう。

> 陥下すれば則ち徒だ之に灸するのみ。陥下する者は、脉血 中に結し、中に著血有れば、血 寒ゆるが故に、宜しく之に灸すべきなり。

とあり、ここにいう「著血」も「悪血」と同義であると考えられる。さらに『素問』八正神明論篇には、

> 月満ちて補へば、血気 揚溢して、絡に留血有り、命じて重実と曰ふ。

とあるが、同じく調経論篇にも、

> 孫絡 水溢すれば、則ち経に留血有り。…留血を刺すは奈何せん？…其の血絡を視、刺して其の血を出だし、悪血をして経に入るを得て、以て其の疾を成さしむる無かれ。

とあることを考え合わせれば、これらにいう「留血」も「悪血」と同義であることは明らかである。

以上をまとめると、

1）「悪血」および「著血」「留血」は「汚れた血・滞った血」を意味し、血が「泣る・稽留する・凝結する」などとも表現される。
2）その成因としては、「気虚（陽虚・衛気虚）」による虚証タイプと、①「邪（寒邪・寒気）」が臓腑経絡に留滞、②打撲傷、③「重実（満月期の補法）」、などによる実証タイプがある。
3）症状としては、①癰、②経絡上の痛み、③積（聚）、④石痕（癥痕・子宮筋腫）、⑤関節の可動制限、⑥内出血、⑦両脇中痛、⑧腰痛、などがある。
4）その治療法は、主に、虚証タイプには「陥下」に灸または局部のマッサージをし、実証タイプには「菀陳」に対して「出血（刺絡法）」を行う。

のようになろう。この時点ではまだ、「瘀血」という言葉こそ使われていないものの、意味としては大きな変化はないようである。

第3項 「瘀血」の原義と出典

では、「瘀血」という言葉が、実際に使われ出したのはいつごろからであろうか。または、現存するもので「瘀血」を最初に使った文献は何であろうか。[3]

『説文解字』广部には「瘀とは、積血なり」とあり、唐・慧琳の『一切経音義』には「瘀とは、皮肉中の積血なり」、「瘀とは、皮肉中に悪血を凝らすなり」、「瘀とは、聚積血なり」などという。南宋になると洪 興祖の『楚辞補注』九弁には「瘀とは、血瘀なり」と、朱 熹の『楚辞集注』九弁にも「瘀とは、血敗なり」とある。また、清の考証

---

3 「瘀血」全般については、「瘀血をめぐって」（矢数道明著、『日本東洋医学会誌25号・第4巻』、日本東洋医学会1975年刊）に詳しい。

第七章 「気滞」と「血瘀」

学者・王念孫の『広雅疏証』釈詁（四）は「瘀は、菸と同じ」といい、『説文解字』艸部には「菸とは、鬱なり」とある。したがって、「瘀血」は『内経』中にいう「悪血」とほとんど同じ意味ではあるが、「瘀」字には「鬱」すなわち「鬱滞する・滞る」という含義があり、「悪い血・汚れた血」という意味ではなく「鬱滞した血・停留した血」、つまりは西洋医学的にいうところのいわゆる「鬱血（congestion）」に近い意味ということになろう。

「瘀血」の初出としては『脉経』を挙げるべきであろう。『脉経』巻四第二に、

　　　　弦緊にして脇 痛めば、蔵 傷れて瘀血有り【一に「寒血有り」に作る】。
　　　　　　　　　　　　　　　　　　　　　　　　　　　　　　（条文対応なし）

とあり、巻七第七には、

　　　　陽明の証、其の人、喜く忘るるは必ず畜血有り。然る所以の者は、本より久しき瘀血有るが故に、喜く忘れしむ。大便堅しと雖も必ず黒きは、抵当湯証に属す。
　　　　　　　　　　　　　　　　　　　　　　　　　　　　　　（『傷寒』第八に対応）

と、同じく第八にも、

　　　　病む者は、表裏証無く、発熱すること八九日にして、脉の浮数なる者と雖も、之を下す可きなり。仮令、下して已に脉の数なること解せず、今ま熱すれば則ち穀を消して喜く飢え、六七日に至りても大便さざる者は、瘀血有りて、抵当湯に属す。若し脉の数なること解せずして止まざれば、必ず血を夾みて膿血を便す。
　　　　　　　　　　　　　　　　　　　　　　　　　　　　　　（『傷寒』第八に対応）

とあり、巻八第十三にも、

　　　　病人、胸満して唇痿え、舌青くして口燥く。其の人、但だ水を漱がんと欲せども嚥まんと欲せざるのみ。寒熱無くして脉の微大にして来ること遅、腹満たさざれども、其の人 我れ満ちたりと言うは、瘀血有りと為して、当に汗出だして内結を出ださず。亦た瘀血の為に病む者は、熱の如き状にして煩満し、口乾燥して渇すれども、其の脉反りて熱無し。此れを陰伏と為す。是れ瘀血なりて、当に之を下すべし。
　　　　　　　　　　　　　　　　　　　　　　　　　　　　　　（『金匱』第十六に対応）

と、同じく第十六にも、

　　　　師の曰く、寸口脉、滑にして数なり。滑なれば則ち実と為し、数なれば則ち熱と為す。滑なれば則ち栄と為し、数なれば則ち衛と為す。衛の数なれば下降し、栄の滑なれば上昇す。栄衛相ひ干せば、血は濁敗を為す。少腹痞堅し、小便 或ひは渋り、或ひは時に汗出で、或ひは復た悪寒するは、膿の已に成れりと為す。設し脉の遅緊にして聚まれば瘀血と為し、血下れば則ち愈ゆるなり。
　　　　　　　　　　　　　　　　　　　　　　　　　　　　　　（『金匱』第十四に対応）

とあり、巻九第三には、

279

> 師の曰く、産婦 腹痛煩満して臥するを得ざるは、法は当に枳実芍薬散 之を主るべし。仮令、愈えざる者は、此れを腹中に乾血有りて臍下に著くと為して、下瘀血湯を与ふ。　　　　　　　　　　（『金匱』第二十一に対応）

と、同じく第四にも、

> 問ひて曰く、婦人、年五十にして病む所、下痢すること数十日にして止まず、暮れれば則ち発熱し、裏 急痛して腹 満し、手掌 熱して唇口 乾燥するは何ぞや、と。
>
> 師の曰く、此の病、帯下に属す。…曽て、半産を経て、瘀血 少腹中に在りて去らず。…其の証、唇口 乾燥するが故に、之に当に温経湯を与ふるべきを知る。　　　　　　　　　　　　　　　（『金匱』第二十二に対応）

と、第五にも、

> 婦人、経水の閉じて利せず、蔵の堅僻して止まず、中に乾血有りて白物を下すは、礬石円 之を主る。　　　　　　　（『金匱』第二十二に対応）

とある。

　これらの「瘀血」、または「畜血」および「乾血」を含む条文は、ほとんどが『傷寒論』や『金匱要略』に対応していることから、『脉経』には古い時代の『張仲景方』が収録されているものと考えられる。

　また、『脉経』には、「悪血」を含む条文もある。『脉経』巻四第七には、

> 尺脉の濇にして堅なるは、血実気虚と為すなり。其の病を発するや、腹痛みて逆満し、気上に行く。此れを婦人胞中の絶傷すると為す。悪血有ること久しければ結瘕を成す。病を得るに冬時を以てし、黍穄赤くして死す。　　　　　　　　　　　　　　　　　　　（条文対応なし）

とあり、また、巻六第一には、

> 凡そ墜堕する所有りて、悪血 内に留まり、若し大いに怒る所有りて、気上りて下る能はずして、左の脇下に積もれば、則ち肝を傷る。　　　　　　　　　　　　　（『霊枢』邪気蔵府病形篇に対応）

および、

> 邪の肝に在れば、則ち両の脇中痛む。寒 中りて悪血 内に在れば、胻の善く瘈して節の時に腫るれば、之を行間に取りて以て脇下より引き、三里を補ひて以て胃中を温め、血脉を取りて以て悪血を散じ、耳間の青脉を取りて已て其の瘈を去る。　　　　　　　　　　（『霊枢』五邪篇に対応）

とある。巻六第一に収録されたものは『霊枢』の経文をそのまま引用している（ただし、こちらのほうが意味は通る）が、巻四第七は『素問』『霊枢』とは直接関係がない。

　「瘀血」の出典を『傷寒論』（『金匱要略』を含む）とする一般的な認識はあながち誤

第七章 「気滞」と「血瘀」

りとは言えないが、現在伝わる版本のほとんどが北宋時代に相当な改変を経たものに基づいており、原『傷寒論』ともいうべき『張仲景方』（または『傷寒雑病論』）の面影を最も色濃く残しているものが『脈経』に収録されている条文である以上、「瘀血」の出典としても『脈経』を筆頭に挙げざるを得ないわけである。

前述の内容と重複しないものをまとめると、以下のようになる。

1) 瘀血の原因や病機には、①傷寒病の長期化、②実熱による営衛の昇降不調、③病邪が肝に停留、④血実気虚、などがある。
2) 症状としては、①便秘、②胸満（煩満）、③舌が青い（暗紫色）、④空腹感がない、⑤少腹[4]痞堅、⑥腹痛逆満、などがある。

第4項 『諸病源候総論』の「瘀血」

隋・巣元方『諸病源候総論』（610；以下、『病源』）になると、『内経』や『傷寒論』を踏まえつつも、その概念は格段に広がる。『脈経』や『傷寒論』『金匱要略』と重複するものを省略し、関連するものを挙げるだけでも、その用例は少なくない。

『病源』巻八（傷寒諸病下）・傷寒吐血候には、

> 此れ諸陽由り邪を受け、熱初めて表に在り。発汗に応ぜんとすれども汗発せざるは、熱毒をして入ること深きに致し、五蔵に結して、内に瘀積有るが故に血を吐く。

とあり、傷寒内有瘀血候にも、

> 夫れ人、先づ瘀結して内に在り、傷寒病に因りて、若し熱の搏りて、久しく瘀れば（とどこおれば）則ち発熱して狂ふが如し。若し寒有れば、則ち小腹満し、小便反りて利すれば、此れを血瘀と為して、宜しく之を下すべし。其の脉沈にして結なる者は、血証なること諦らかなり（あきらかなり）。

とあって、「血瘀」および「瘀積（または'瘀血積'に作る）」の語が初めて見える。

また、同じく巻十八（湿䘌諸病）・湿䘌候には、

> 若し、時病の後に腸胃虚熱すれば、皆な三尸・九虫をして虚に因りて動作せしめ、五蔵を侵食して、上は唇口に出で、下は肛門に至る。胃虚して気逆すれば、則ち変じて嘔噦す。虫府蔵を食ひて傷敗すれば、利して瘀血を出だす。

とあるが、『集韻』質部に「䘌とは、虫の食らう病なり」とあって、寄生虫病の一種と考えられてはいるものの、現代的な視点から見れば必ずしもそうとは限らず、慢性病

---

4 日本漢方では「小腹」は「下腹部（中央）」を、「少腹」は「下腹側方部および鼠径部」を意味すると解釈されることが一般的であるが、ここでは両者を区別しない広義の意味と解釈しておく。

あるいは病後の虚弱化した体質に起こりやすい諸症状を概括しているようにも見える。

　あるいは、巻三十一（腫諸病）・悪肉候に、

　　　悪肉なる者は、身裏に忽ち肉有ること小豆の如し。突出すること細細なれども、長ければ乃ち牛馬の乳の如し。亦た雞冠の状の如くして癢からず痛まず、久しく治せざれば、長くして已えず。春冬の悪風を被むりて傷らるる所に由りて、風 肌肉に入れば、瘀血・積を結して生ずるなり。

とあるが、これはほぼウィルス性の疣贅か腫瘍の一種、それがもし陰部であれば陰部フォアダイスや尖圭コンジローマと見てよいであろうが、必ずしも陰部ではないため、詳細は不明である。

　また、巻三十二（癰疽諸病上）・疔候に、

　　　釘疽 両髀に発す。此れ 逐む所有るに起こりて、悪血 内外に結留し、栄衛通ぜざれば、発して釘疽を為す。

とあり、巻三十六（金瘡諸病）・金瘡内漏候にも、

　　　凡そ金瘡 内に通じて、血多く内に漏れ、若し腹 脹満して両脇 脹りて食する能はざる者は死す。瘀血 内に在りて腹 脹り、脉大なる者は生き、沈なる者は死す。

とあって、癰や打撲傷のみならず、疔や外傷性の出血であっても瘀血が関わる病理を説明する。

　婦人科疾患においても、巻三十八（婦人雑病二）・崩中漏下五色候には、

　　　崩中の病、是れ衝任の脉を労傷するなり。衝任の脉、胞内より起こりて、経脉の海と為す。労傷すること過度なれば、衝任の気虚し、経血を統制する能はざるが故に、忽然として崩下するは、之を崩中と謂ふ。而して瘀血の内に在ること有りて、遂に淋瀝の断えざるは、之を漏下と謂ふ。漏下止まずして、五蔵を損ふに致れば、五蔵の色、蔵に随ひて同じからず。虚して五色と血と俱に下るに因るなり。其の状、白き者は涕の如く、赤き者は紅の汁の如く、黄いろき者は爛瓜の汁の如く、青き者は藍色の如く、黒き者は乾血色の如くして、相ひ雑じりて下るなり。

とあり、巻三十八（婦人雑病二）・八癥候には、

　　　八癥なる者は、胞胎生産し、月水往来するに甘んじ、血脉精気の、不調の生ずる所也なり。…婦人の栄衛経絡、断絶して通ぜざれば、邪気 便ち往入するを得て、其の蔵に合す。若し生血の未だ尽きずして陰陽を合すれば、即ち婦人の血脉をして攣急せしめ、小腹 重急支満して、胸脇腰背 相ひ引き、四支 酸痛し、飲食 調はず。結牢して悪血 除かざれば、月水時ならず、或ひ

は月より前んじ月より後れて、因りて積聚を生ずること、懐胎の如き状なり。

などとある。また、巻三十九（婦人雑病三）・瘀血候にも、

> 此れ或ひは月経の否渋して通ぜず、或ひは産後の餘穢未だ尽きざれば、因りて風に乗じ涼を取りて、風冷の乗ずる所と為り、血の冷を得れば則ち結して瘀と成るなり。血瘀 内に在れば、則ち時時体熱し面黄ばみ、瘀 久しく消えざれば、則ち変じて積聚・癥瘕と成るなり。

と、巻四十四（婦人産後諸病下）・産後崩中悪露不尽候にも、

> 産みて経血を傷ぶりて、其の後に虚損の未だ平復せず、或ひは労役損動して血暴かに崩下し、遂に淋瀝の断えずして時に来るに因るが故に、崩中悪露尽きずと謂ふ。凡そ崩中、若し小腹急満すれば、内に瘀血有りと為す。之を断つ可からず。之を断つるも終には断たず｛『聖恵方』巻七十九は「終に差ゆる能はず」という｝、小腹脹満するを加えて、難と為すなり。若し瘀血無ければ則ち断つ可し、治し易きなり。

とある。

小児疾患においては、巻四十七（小児雑病三）・難乳候には、

> 凡そ小児初めて生ずるに、看産人 児の出づるを見、急ぎて手を以て児の口を料拭す。悪血をして児の口に入るるを得ること無からしめれば、則ち児の腹内調和して、病疾有ること無し。若し料拭すること時に及ばざれば、則ち悪血・穢露、児の咽より腹に入り、心腹をして否満短気せしめ、児 乳を飲む能はず、之を難乳と謂ふ。

とあるが、この病理に対する予防として、いわゆる「マクリ（新生児に対する胎便排泄薬）」などの措置が行われるようになったのであろう。また、巻四十八（小児雑病四）・落牀損瘀候にも、

> 血の身に在れば、気に随ひて行り、常には停積すること無し。若し堕落に因りて損傷すれば、即ち血行の度を失ひ、傷損の処に随へば即ち停積し、若し腹内に流入するも、亦た積聚して散ぜずして、皆な瘀血と成る。凡そ瘀血内に在れば、顔色萎黄し、気息微かに喘ぎ、凓凓として小しく寒し、翕翕として微かに熱し、或ひは時に損痛[5]するなり。

とあって、たとえ健康無病の小児であっても外傷による内出血性の瘀血症状が出現することは例外ではないことを解く。

『病源』のなかで、『内経』や『脉経』の内容以外に追加されたものをまとめると、およそ以下のようになろう。

---

5 『太平聖恵方』巻八十三は「刺痛」に作る。

1）原因：①熱毒が五臓に結する、②時病（カゼなど）後の腸胃虚熱、③寄生虫、④任脉・衝脉の損傷
2）症状：①吐血、②発熱（脉沈結）、③疣贅、④釘疽、⑤不正出血、⑥帯下、⑦四肢の痠痛、⑧月経不順、⑨産後悪露が止まらない、⑩顔面の黄ばみ、⑪難乳

　これらはすべて「瘀血」のときに現れる症状であるとはいえるが、必ずしもこれらの症状があれば「瘀血」を証明しているわけではなく、他の病理によって出現することも十分あり得るので、短絡的に診断を急がず、必ず鑑別診断によってほかの可能性を否定してから、治療方針を決定するべきである。

第2節　瘀血の展開

第1項　『三因方』と瘀血

　「瘀血」および「悪血」の用法は、隋唐期を通じても、『脉経』と『諸病源候論』の枠組みが基本的に維持されるが、それは北宋期に至っても大きな変化はない。しかし、南宋期になると、脉診における「瘀血」の病態認識が新たな展開を見せ始める。
　基本的には、『脉経』からの発展形と思われるが、病証と脉象が整理されるのである。『三因方』巻一・五用乖違病脉には、

　　況んや臓寒・蛔厥なれば、脉 自ら微浮を為して緊滑に及ばんや。胃 虚して食さざれば、其の脉必ず緩、亦た微濡なること有り。

　　五飲 停伏すれば、浮細にして滑なり。久畜沈積すれば、沈細にして軟なり。形 虚して自汗すれば、脉皆な微濡なり。揮霍 変乱すれば、脉自ら沈伏なり。僵仆・墜下すれば、脉則ち細滑なり。蹉折・傷損して、瘀血 内に在り、疝瘕・癥癖ありて、五内 痛を作さば、脉皆な弦緊なり。中寒して癥結すれば、脉則ち遅濇なり。五積・六聚、食飲・痰気の伏留して散せず、隧道 節滞すれば、脉皆な促結なり。

　　三消・熱中すれば、尺中 洪大、癲狂・神乱すれば、関上 洪疾なり。気 実すれば脉沈、血実すれば脉滑、気血相ひ搏れば、脉亦た沈実なり。

とあり、同じく巻一・七表病脉には、

　　弦なれば寒と為し、痛と為し、飲と為し、癖と為し、水気と為し、中虚と為し、厥逆と為し、拘急と為し、寒癖と為す。

　　弦緊なれば悪寒と為し、疝瘕と為し、癖と為し、瘀血と為す。双に弦なれ

ば、脅 急痛す。弦にして鉤なれば脅下 刺痛すると為す。弦長なれば積と為し、左右上下に随ふ。

とあって、『脉経』巻四第二にいう「弦而緊、脅痛、蔵傷有瘀血」由来の「弦緊脉」を「瘀血」の主たる脉状としている（もちろん、瘀血であれば必ず緊弦脉というわけでも、緊弦脉がすべて瘀血というわけでもない）。

しかし、同巻・裏病脉には、

> 沈なれば裏に在りと為し、実と為し、水と為し、寒と為し、喘と為し。癥と為し、瘕と為す。
>
> 沈弱なれば寒熱と為す。沈細なれば少気なりて臂 挙ぐる能はず。沈滑なれば風水と為し、下重と為す。沈緊なれば上熱下冷と為す。沈重にして直前に絶する者は、瘀血と為す。沈重にして中に散ずれば、寒食と為し、瘕を成すと為す。沈重にして寸に至らず、徘徊して絶する者は、遁尸と為す。沈緊なれば懸飲と為し、沈遅なれば痼冷と為し、沈重なれば傷暑の発熱と為す。

とあって、条件によっては「沈脉」であっても「瘀血」の病態があり得ることを述べ、また、巻三・厥陰経脚気証兼治法・神応養真丹にも、

> 厥陰肝経 四気の肝臓を進襲して、左癱右瘓・涎潮昏塞・半身不遂・手足頑麻・語言蹇渋・頭旋目眩・牙関緊急・気喘自汗・心神恍惚・肢体緩弱・上攻頭目・下注脚膝・栄気凝滞・遍身疼痛するを為すを治す。婦人産後の中風・角弓反張・堕車落馬・打撲傷損して瘀血の内に在るをも兼治す。

ともあり、肝経に病邪が侵襲するか、麻痺や打撲傷なども、同類の証と看做し得ることを示唆する。

これらは皆、経絡治療における「脾虚肝実証」や「肺虚肝実証」の病理とも符合するところである。

第2項　金元医学と「瘀血」

金元時代の革命的な医学の発展・変容を指して「金元医学」と総称する。実質的には、金元医学は河簡学派の祖である劉 完素の台頭に始まると考えられるが、晩年の劉完素は易水学派の祖である張 元素（潔古）に治療を受けており、巷間言われているほどには各学派の差は大きくはなく、随時相互に交流があったものと考えざるを得ない。それは、劉完素（河間・守真；寒涼派）の孫弟子である羅 知悌の弟子、すなわち三伝の弟子が朱 震亨（彦修、丹渓；滋陰派）であるという事実からも分かることである。また、羅知悌は、張 子和（従正；攻下派）や李 杲（東垣；補土派；張元素の弟子）の学も修めており、それらを総合的に習得した朱震亨は、事実上の金元医学の集大成

者であるとも考えられるのである。

　ちなみに、張子和および完素の弟子の馬宗素も河簡学派（劉張学派ともいう）に属し、李杲および張元素の子である張璧や張元素の弟子でのちに李杲の弟子となった王好古なども易水学派に属する。また、朱震亨の弟子やその賛同者を合わせて「丹渓学派」などと呼ぶこともあり、補陽を主体として治療を行った李杲と、補陰を主体として治療を行った朱震亨とを合わせて「李朱学派」ともいわれる。

　ところが、この朱震亨（1281－1358）には、生前に残した自著は『格知余論』や『極方発揮』『本草衍義補遺』（いずれも1347ごろの成立）しか伝わっていない。他に『傷寒論弁疑』や『外科精要発揮』などもあったというが、早くに失伝してしまったらしい。

　朱震亨といえば『丹渓心法』が有名であるが、これは弟子たちが残した資料を集めて、明・程　充（ていじゅう）が校訂して1481年に刊行したものである。また、『金匱鈎玄（14世紀中葉）』は、朱震亨の弟子で明の太祖・朱元璋の侍医でもあった戴　元礼（たいげんれい）が、師の論述に基づいてさらに発展させたものである。したがって、『丹渓心法』や『金匱鈎玄』をそのまま朱震亨の著書であるかのように扱ってしまうと問題が生じやすいことから、その後継者である別人の文献と比較して、内容を再確認する必要が出てくるのである。再確認に最適な文献は、明・楼　英（ろうえい）の『医学綱目』であろう。『医学綱目』の刊行は1565年であるが、1398年ごろ[6]には既に成立しており、刊行される遥か以前から書写されて各書に引用されていた。楼英は、戴元礼と交友関係があったこともあり、『医学綱目』中の引用文献は頗（すこぶ）る良質な状態で収録されているため、特に、朱震亨由来の引用文は『丹渓心法』よりも信頼がおけることが多いのである。もちろん、両者を見比べて、補完することが最も望ましい。

　そこで、『医学綱目』中の朱震亨由来の条文から、「瘀血」に関連する内容をピックアップし、金元医学の「瘀血」の用例を確認することとしたい。ここに引用される朱震亨の内容こそが、「瘀血」においても金元医学を代表するものと考えられるのである。

　『医学綱目』巻三（陰陽臓腑部）には、『格致余論』倒倉論をそのまま収録するが、ここに、

> 丹渓：…糟粕の余、停痰・瘀血、互相に糾纏し、日積月深して、鬱結成聚し、甚しき者は、核桃の穣、諸般の奇形の虫の如くして、中宮の清らかならず、土徳の和せざるなり。誠は中に於（お）いてし、形は外に於いてす。発すれば癰疽（ようたん）を為し、労瘵を為し、蠱脹を為し、癲疾を為し、無名の奇病を為す。

6　楼英の没年は1400年であり、これを以て成立年とすることが多い。1398年の根拠は『医学綱目』中に記載されている最後の年紀に拠る。

とあって、朱震亨の「瘀血」の考え方がよく現れている。

また、同じく巻二十一（脾胃門）・痞には、

> 丹：一婦人、大の意事に如ざること有るに因りて、遂に膈満して食せざるに致るを治す。月を循累するに因りて、積して癥痞を成し、起坐する能はず。午巳の間に至れば、必ず発熱して面赤く、酉戌の後は熱退きて、面赤も亦た退く。夜に至れば小便 数なりと雖も、毎づね数滴を出だすのみ。六脉は沈濇にして短小、左右一般にして、重取すれば皆な有り。経水 月に按ずると雖も、亦た数滴のみ。
>
> 予曰く「此れ志の遂ずして気鬱し、胃に瘀血有りて、血も亦た虚す。鬱気 痰を成して中宮に在りて、郤って食せず。補瀉の治法を兼用するなり」と。

とあり、巻二十三（脾胃門）・滞下（久泄久痢）にも、

> 丹：東陽胡の兄、年四十歳。痢を患ふこと百余日にして、百法もて治せども効かず。時は正に九月初旬。予 其の六脉を診るに、促急・沈弦・細弱芤にして、左手を甚だしと為す。昼夜に十行して、之を視るに穢物は甚だ少なく、清涕を下すと雖も、中に紫黒の血糸有りて、食全く進まず。
>
> 予曰く「此れ痢に非ざるなり、当に瘀血を作して之を治すべし」と。
>
> 其の兄 瘀血の何事にして致るやを問ふ。
>
> 予曰く「飽食して急ぎて走り、極力叫罵し、殴打顛撲し、疼痛を受くること多く、盛んに怒りて泄さず、補塞すること太過にして、大酒大肉するは、皆な能く之に致る」と。
>
> 彼云ふ「去る歳に枉げて責杖を受け、経渉すること両年なり。恐るらくは此れ等の瘀血に非ざらんや」と。
>
> 予曰く「吾が薬を服して瘀血の下るを得れば、則ち生きん」と。

とある。気鬱による「痞」は、「沈・濇・短小」の脉状であり、不摂生や打撲による「久泄」は「促急・沈弦・細弱芤」の脉状であるという。

さらに、巻二十八（腎膀胱部）・腰痛には、

> 丹：脉の濇なる者は、瘀血なり。補陰丸中に桃仁・紅花を加ふるを用てす。

とあるが、これにはもう少し解説を加える必要があろう。『丹渓心法』腰痛には、

> 腰痛は湿熱・腎虚・瘀血・挫閃を主として、痰積あること有り。脉大なる者は、腎虚。…脉の濇なる者は、瘀血たり。…脉の緩なる者は、湿熱たり。…腰曲りて伸ばす能はざる者は、人中に鍼す。…戴云ふ「湿熱腰疼なる者は、天陰に遇ひ、或ひは久しく坐して発する者是れなり。腎虚なる者は、疼の已まざる者は是れなり。瘀血なる者は、日に軽く夜に重き者は是れなり」と。

とあり、『医学綱目』の同篇にも「補陰丸：陰虚性急腰痛を治す。亀板・黄柏・知母・側柏葉、右を末と為して、地黄の膏もて丸と為す」とあるように、これは腎虚腰痛のための補陰薬である。これに「桃仁・紅花」という駆瘀血剤を加味して瘀血腰痛に対処しようというわけである。

　つまり、腎虚ベースで「瘀血証」が原因となる腰痛では、「濇脉」を呈するというのである。経絡治療的には「肺虚肝実証」に分類されるものであるが、痛風や種々の関節痛などで比較的慢性化した場合には、このような「肺虚肝実証」で「濇脉」を現わすものがある。

　さらに、『丹渓心法』は戴元礼の言を引用して、「日中には症状が軽く、夜間に悪化する」というサインを「瘀血」の鑑別診断の一つに挙げている。夜間痛は重要な「瘀血」のサインではあるが、夜間痛があれば必ず瘀血があるというわけでもなく、他の原因でたまたま夜間に疼痛が発生することもあるので、その他の瘀血の徴候も合わせて鑑別することが大事である。当然、経絡治療でも「夜間痛」を瘀血の徴候とするケースはあったが（たとえば、岡部素道『鍼灸経絡治療』など）、現在のテキスト（基礎編・臨床篇ともに）ではあまり重要視されていないので、注意を喚起しておきたい。

　また、『丹渓心法』巻二・咳嗽十六には、

　　　咳嗽に風寒・痰飲・火・労嗽・肺脹有り。…上半日に嗽多き者は、此れ胃中に火有るに属するは、貝母・石膏を用ひて胃火を降す。午後に嗽多き者は、陰虚に属し、必ず四物湯加炒柏・知母を用て火を降す。黄昏に嗽なる者は、是れ火気の肺に浮ければなりて、涼薬を用ふるに宜しからず、宜しく五味子・五倍子もて歛して之を降すべし。五更に嗽多き者は、此れ胃中に食積有るに属し、此の時に至りて、火気の肺に流入すれば、知母・地骨皮を以て肺火を降す。肺脹して嗽するは、或ひは左、或いは右にして、眠るを得ず、此れ痰に瘀血を挟みて、気を礙らして病めばなりて、宜しく養血して以て平気を流動し、降火疏肝して以て痰を清むべく、四物湯に桃仁・訶子・青皮・竹瀝・薑汁を加ふるの類なり。…嗽を治するに、天突穴・肺腧穴に灸す。肺気を大瀉するに、肺腧穴の、三椎骨の下の両傍ら各おの一寸五分に在るをもてす。

という。ここに述べられる「肺脹」については、『霊枢』経脉篇の、

　　　肺：手太陰之脉、…。是れ動ずれば、則ち病肺脹満すること膨膨として喘咳し、缺盆中痛む。甚しければ、則ち両手を交へて瞀（ぼう）す。此れを臂厥と為す。

や、同じく脹論篇の、

　　　肺脹なる者は、虚満して喘欬す。

などを踏まえている。したがって、「肺脹」とは、「肺が脹満して咳嗽または喘咳する

状態」であるが、これが夜間に起こって眠ることができない状態の中に「瘀血」を原因とするものがあるとしているのである。ちなみに、『甲乙』巻八・第一下（五蔵伝病して寒熱を発す）には、

> 肺系急し、胸中痛み、悪寒し、胸満すること悒悒然とす；善く胆を嘔（は）き、胸中熱し、喘ぎて逆気し、気相ひ追逐し、多く濁唾して息するを得ず；肩背風もて汗出で、面腹腫れ、鬲中食饐して食を下さず；喉痺し、肩息して肺脹し、皮膚と骨痛み、寒熱して煩満するは、中府 之を主る。

> 寒ゆること濯濯とし、舌煩し、手臂不仁にして、沫を唾し、唇乾きて飲を引き、手腕攣（ひきつ）り、指肢痛み、肺脹して上気し、耳中に風を生じ、欬して喘逆し、痺し、臂痛み、嘔吐し、飲食下らずして膨膨然とするは、少商 之を主る。

と、同じく巻八・第三（五臓六府の脹）に、

> 肺脹なる者は、肺兪 之を主り、亦た太淵を取る。

とある。つまり、外邪をこじらせて慢性化し、病態が変化した「肺脹」には、病態に合わせて中府・少商を使用し、外邪とは無関係な「虚満・喘欬」を主訴とする「肺脹」には「肺兪・太淵」を使用することを原則としているものであるらしい。これを背景として考えると、朱丹渓は瘀血に因る「肺脹」にはとりわけ「肺兪」を推奨していることが分かる。

なお、元代を代表する外科書である斉徳之（せいとくし）『外科精義（1335）』には、「瘀血」を含む条文が、

> 胃脘の癰を患ふこと有る者は、当に胃脉を候ふべし。人迎なる者は、胃脉なり。其の脉沈細なる者は、気逆すれば則ち甚しく、甚しければ則ち熱の胃口に聚まりて、胃脘に行らずして、癰を為すなり。若し其の脉洪数なる者は、膿已（も）に成るなり。設し脉遅緊なれば、膿未だ就らずと雖も、已に瘀血有るなり。宜しく急ぎて之を治すべし。爾らざれば、則ち邪毒内攻して、腸胃を腐爛せしめ、救ふ可からざるなり。　　　　　　　　　　　（上巻・弁膿法）

の１条しか見当たらない。これは今でいう「胃潰瘍」から「胃がん」へと進行する状況を、脉状の変化とともに表現したものと思われる。脉が「沈細」で気逆しているうちはまだ手の施しようがあるが、脉が「洪数」ならば（当時であれば）手遅れである。脉が「遅緊」のときは、初期であれば治療が可能であるが、邪毒が内攻してしまうと救うことができないという。

現代医学的視点からいえば、このような患者に遭遇した場合には、まず医療機関への受診状況を確認し、まだのようであれば受診を奨めて、現代医学的な診断結果を踏まえたうえで、鍼灸についても治療計画を立てることが第一である。そして、かり

に「胃がん」と診断された場合でも、医師との連携のもとに「瘀血」に対する治療を主目的とした治療計画を立て、西洋医学的な治療の補助として鍼灸治療を併用することは、十分可能であると考えるべきであろう。

第3項　『景岳全書』と「瘀血」

　明代医学を代表する医学全書のひとつである張介賓の『景岳全書（1642）』には、脉診を特集する「脉神章」というシリーズを集録する。その巻五（道集）・脉神章の中の通一子脉義・三（正脉十六部）には、

　　　　実脉は、邪気の実するなり。挙按皆な強くして、鼓動に力有り。実脉に陰有り陽有り。凡そ弦・洪・緊・滑の属は、皆な相ひ類するや、三焦 壅滞の候と為す。
　　　　表邪の実する者は、浮大にして有力、風・寒・暑・湿を以て経に外感し、傷寒・瘴瘧と為し、発熱頭痛・鼻塞頭腫を為して、筋骨肢体の痿疼・癰毒等の証と為す。
　　　　裏邪の実する者は、沈実にして有力、飲食・七情に因りて臓を内傷して、脹満を為し、閉結を為し、癥瘕を為し、瘀血を為し、痰飲を為し、腹痛を為し、喘嘔・欬逆等の証を為す。
　　　　火邪の実する者は、洪滑にして有力、諸もろの実熱等の証を為す。寒邪の実する者は、沈弦にして有力、諸もろの痛滞等の証を為す。
　　　　凡そ其の気に在り血に在りて、脉に兼ねること有るを見る者は、当に類を以て求むべし。然れども実脉に真仮有りて、真実なる者は知り易く、仮実なる者は誤り易し。故に必ず其の因る所を問ひて、形証を兼察して、必ず其の神を得れば、方に是れ高手なるべし。

とあって、「瘀血」は飲食・七情による「裏邪」に属し、「沈実にして有力」の脉であるとする。

　また、同じく傷寒熱病を特集する「傷寒典」というシリーズの、巻八（須集）傷寒典下・四十（譫語鄭声）には、

　　　　『論』に曰く、「実すれば則ち譫語し、虚すれば則ち鄭声す」と。此れ虚実の同じからざること有るなり。夫れ譫語・鄭声は、総じて神魂の昏乱して語言の正しからざるに由る。又た何を以て其の虚実を分かたんや。但だ譫語なる者は、狂妄の語なり。鄭声なる者は、不正の声なり。譫語を実と為し、実なる者は邪実なり。傷寒陽明実熱の如きは、上りて心に乗じ、心を熱冒と為せば、則ち神魂の昏乱して譫妄すること休まざる者は、此れ実邪なり。実

第七章　「気滞」と「血瘀」

　　　邪の病為るは、其の声必ず高く、其の気必ず壮んにして、其の脉必ず強く、
　　　其の色必ず万とす。凡そ高く登りて罵詈・狂呼するは、躁擾の類皆な是れな
　　　り。此れの病為るは、燥糞の胃に在りて然る者有り、瘀血の臓に在りて然る
　　　者有り、火盛熱極して然る者有り、腹脹・便秘し、口瘡・咽爛して然る者有
　　　り。

とあって、「うわごと」を呈する実熱証には、「胃実熱」「瘀血」「火熱の盛極」「腹脹便秘・口瘡咽爛」などの証に分類できるという。ここにいう『論』とは、『傷寒論』弁陽明病脉証幷治から引用されているものである。

　同じく、雑病を特集する「雑証謨」のなかで、巻三十（貫集）・雑証謨・血証には、

　　　血は陰精に本づき、宜しく動かすべかざるなり。而るに動けば則ち病を為
　　　す。血は営気を主り、宜しく損ふべからざるなり。而るに損へば則ち病を為
　　　す。蓋し動く者は、火に由ること多く、火盛んなれば則ち血に逼（せま）りて妄行す。
　　　損ふ者は、多く気に由り、気傷るれば則ち血の以て存すること無し。

　　　故に七情を以て火に動ずる者有り、七情を以て気を傷る者有り、労倦・色
　　　慾を以て火に動ずる者有り。労倦・色慾を以て陰を傷る者有り。或ひは外邪
　　　の解せずして熱の経に鬱し、或ひは縦しいままに飲して節ならずして火の胃
　　　に動じ、或ひは中気の虚寒すれば、則ち収摂することを得ずして下に注陥し、
　　　或ひは陰盛格陽すれば、則ち火の原に帰らずして上に泛溢す。是れ皆な動血
　　　の因なり。故に上に妄行すれば、則ち七竅（あら）に見はる。下に流注すれば、則ち
　　　二陰に出づ。或ひは経絡に壅瘀すれば、則ち発して癰疽・膿血を為す。或ひ
　　　は腸臓に鬱結すれば、則ち留まりて血塊・血癥を為す。或ひは風熱に乗ずれ
　　　ば、則ち斑を為し、疹を為す。或ひは滞りたる陰寒ゆれば、則ち痛を為し痺
　　　を為す。此れ皆な血病の証なり。若し七情・労倦の節を知らず、潜消・暗爍
　　　の養ふを知らず、生意の本より虧きて耗傷して覚へざれば、則ち営気の羸と
　　　為し、形体の敝と為す。此れ　真陰の不足を以てし、亦た血病に非ざる無き
　　　なり。故に凡そ血を治する者は、当に虚実を察するべきこと、是れ固より然
　　　らん。然れば実中に虚有れば、則ち疼痛する処に於て宜しく攻撃すべからざ
　　　る者有るは、此れ実に似て実に非ざればなり。熱中に寒有れば、則ち火証中
　　　に於て速やかに宜しく温補すべき者有るは、此れ熱に似て熱に非ざればな
　　　り。…

といい、また、

　　　凡そ血の上焦に逆して、紫黒の塊を成し、或ひは痛み或ひは悶（もだ）へて、結聚
　　　の散ぜざる者は、惟だ宜しく行散し、或ひは吐出（よ）すべきこと方（まさ）に好ましきご
　　　ときのみ。大都（おおむ）ね治血の法は、辛散を忌むこと多きは、其の能く血を動ずる

291

を恐るればなり。惟だ此れ留滞の血のみなれば、則ち之を用ふるを妨がず。四物湯に香附・肉桂・蘇木・紅花の属を加ふるが如きは、可(か)ならざること無きなり。或ひは韮汁を服すれば、亦た善く瘀血を行らす。若し火鬱の散ぜずして、血の留滞有るに致る者は、惟だ四物湯に炒山梔を加ふれば、大ひに能く胃脘の血を清ならしむ。

ともいう。

したがって、「雑病（傷寒熱病以外の一般病証の総称）」に見える「瘀血」を原因とするものには、①癰疽・膿血（経絡の瘀血）、②血塊・血癥（臓腑の瘀血）、③斑疹（風熱に乗じた瘀血）、④痛・痺（陰寒の瘀血）などがあるということである。

第4項　『血証論』と「瘀血」

中華人民共和国を建国した毛沢東は、「中西医結合」の美名のもとに、西洋医学と中国伝統医学の優れたところを結合して新しい医学の創始を目指したが、その実態は西洋医学を行き渡らせるだけの物資や人員の不足を伝統医学的な民間医療で代用しようとするものであり、鍼灸部分においては、より近代的な発展を遂げていた当時の日本の科学派鍼灸を借用することから出発していた。

しかしながら、中国国内の需要を満たすとともに、伝統医学を世界への中国文化の普及戦略として見直され、急速に学術的体系を整えつつ、世界規模で発展・普及していった。今では、CAM（補完統合医療）の筆頭にサプリメントに次いで「（中医）鍼灸」が注目されており、米軍でも兵士や退役軍人の健康維持には欠かせない治療法として、すでにその地位を確立している。

毛沢東が「中西医結合」を提唱する遥か以前、すでに清の時代には中国伝統医学への西洋医学の導入が始まっていたが、その先駆者のひとりに唐 宗海(とうそうかい)（容川）がいる。唐宗海は、進士（科挙に及第した上級国家公務員）であったが、医学を志して『中西匯通医書五種』などを著した。臨床的に最も価値あるものと看做されている著作に『血証論（1884）』がある。本書はその名の通り、「血証（血虚・血実・血熱・血寒・血瘀などの血に関わる諸証）」を専門的に扱っていて、精緻な弁証論治と効果的な処方薬の宝庫として、現在でも評価が高い。

その『血証論』巻一・陰陽水火気血論には、

夫れ水火・気血は、固(もと)より是れ対子にして、然も亦た互相(たがい)に維繋す。故に水病めば則ち血を累(つ)み、血病めば則ち気を累む。気分の水陰 不足すれば、則ち陽気 陰に乗じて血を乾かす。陰分の血液 不足すれば、則ち津液 下らずして気を病む。故に汗出づること過多なれば則ち血を傷り、後を下(くだ)して津液

を亡へば則ち血を傷り、熱の膀胱に結すれば則ち下血す。是れ水病みて血を累めばなり。吐血・衂血すれば、必ず痰飲を兼ね、血虚すれば則ち精竭して水結し、痰凝りて散ぜず。失血家の往往にして水腫するは、瘀血 水に化し、亦た水腫を発するは、是れ血 病みて水を兼ぬればなり。

　蓋し下焦に在れば、則ち血海・膀胱の、同居して地を一にす。上焦に在れば、則ち肺は水道を主りて、心は血脉を主る。又た域に並びて居る。躯骸（くこう）の外に在れば、則ち汗の皮毛に出でて、血の経脉に循り、亦た相ひ倚（の）りて行（めぐ）ること、一陰一陽にして、互相に維繋（いわ）す。而して況んや血を運ぶ者は即ち是れ気なりて、気を守る者は即ち是れ血ならんや。気を陽と為し、気盛んなれば即ち火も盛んと為す。血を陰と為し、血虚すれば即ち是れ水も虚す。一にして二、二にして一なる者なり。人必ず深く此の理を明らかにして、而かる後に血を治し気を理すれば、陰を調へ陽を和して、以て左右の源に逢ふ可し。又た曰く「血は心火より生じ、下りて肝に蔵され、気は腎水より生じ、上りて肺に主らる。其の間、上下に運らしむ者は、脾なり」と。

とあり、また、巻五・瘀血には、

　吐・衂・便・漏は、其の血の経を離れざるは無し。凡そ離経の血に係（か）かりて、周身を栄養するの血と、已に聯絶（けいぜつ）して合せず。其の已に胃中に入る者は、其の吐下に聴（まか）すは可なり。其の経脉中に在りて、未だ胃に入らざる者は、急ぎて宜しく薬を用いて消除すべし。或ひは化して小便に従ひて出で、或ひは逐して大便に従ひて出で、務めて留まらざらしめば、則ち余邪の為に患こと無し。此の血は身に在りて、好ましき血を加ふ能はずして、反りて新血の化機するを阻む。故に凡そ血証は、総じて瘀を去るを以て要と為す。

　世に「血塊を瘀と為せども清血は瘀に非ず、黒色を瘀と為せども、鮮血は瘀に非ず」と謂ふも、此の論は確かならず。蓋し血の初めて経を離るるは、清血なり、鮮血なり。然れども既に是れ離経の血にして、清血・鮮血と雖も亦た是れ瘀血なり。経を離れて既に久しければ、則ち其の血 変じて紫血を作（な）し、譬（たと）え皮膚の杖を被むるが如きも、血初めて傷らるれば、其の色は紅くして腫れ、血の初めて経を離るるを知る可くも、仍ほ是れ鮮血なり。杖を被むること数日にして、色青黒に変ずれば、経を離るること既に久しきを知る可く、其に血変じて紫黒を作すなり。

　此の血は経絡の中に在りては、已に紫黒と雖も、仍ほ是れ清血にして、血塊に非ざるなり。是れを以て能く気に随ひて運行し、走りて腸胃に入り、吐下して出ず。設し経絡の中に在りて、即ち是れ血塊なれな、如何にして能く走りて腸胃に入らんや。血塊に至れば、乃ち血は腸胃に入りて、停留するこ

> と片時にして、立ちどころに即ち凝結す。猪羊を宰割するを観れば、血を盆中に滴らせば、即時に凝結して、便ち可なるを知らん。故に凡そ吐衄は、清凝・鮮黒を論ずること無く、総じて瘀を去るを以て先と為し、且つ既に瘀血有れば、便ち瘀血の証有り。医なる者は、証を按じて之を治し、庸ぞ阻むを畏るること無からんや。…

とあって、「離経の血」は色合いや凝固の状態を問わず、すべて「瘀血」に属するという立場を貫いている。また、同篇には、

> 瘀血 経絡・臓腑の間に在れば、則ち周身に痛を作し、其れを以て気の往来を堵塞す。故に滞礙して痛むは、所謂る痛めば則ち通ぜざるなり。仏手散に桃仁・紅花・血竭・続断・秦艽・柴胡・竹茹・甘草を加へて酒に引き、或ひは小柴胡に帰・芍・丹皮・桃仁・荊芥を加ふるを用ふれば、尤も内外通治するの方にして、義 較や穏ふ。
>
> 瘀血 上焦に在るは、或ひは髪脱けて生ぜず、或ひは骨髆・胸膈の頑硬に刺痛し、目の了了ならざれば、通竅活血湯もて之を治し、小柴胡湯に帰・芍・桃仁・紅花・大薊を加ふるも亦た之を治す。
>
> 瘀血 中焦に在れば、則ち腹痛・脇痛し、腰臍の間 刺痛すること著滞するは、血府逐瘀湯もて之を治す。小柴胡湯に香附・薑黄・桃仁・大黄を加ふるも亦た之を治す。
>
> 瘀血 下焦に在れば、則ち季脇・少腹 脹満して刺痛し、大便黒色なるは、失笑散に醋軍・桃仁を加へて之を治す。膈下逐瘀湯も亦た穏ふ。
>
> 瘀血 裏に在れば、則ち口渇す。然る所以の者は、血と気と本より相ひ離れず、内に瘀血有るが故に、気 通ずるを得ず、水津を載せて上升する能はざれば、是れを以て渇を発し、名づけて血渇と曰ひ、瘀血去れば則ち渇せざるなり。四物湯に棗仁・丹皮・蒲黄・三七・花粉・雲苓・枳殻・甘草を加ふ。小柴胡湯に桃仁・丹皮・牛膝を加ふるも皆な之を治す。温経湯は、温薬を以て瘀を去れば、乃ち能く積久の瘀を治し、数方の皆な酌宜して用ふるに在り。
>
> 瘀血 腠理に在れば、則ち栄衛 和せず、発熱・悪寒す。腠理は半表半裏の間に在りて、気血往来の路と為す。瘀血 此に在りて栄気を傷れば則と悪寒し、衛気を傷れば則ち悪熱す。是れを以て寒熱 瘧の状の如し。小柴胡湯に桃仁・紅花・当帰・荊芥を加へて之を治す。
>
> 瘀血 肌肉に在れば、則ち翕翕として発熱し、自汗・盗汗す。肌肉を陽明の主る所と為し、陽明の燥気を以て、而して瘀血 和蒸して鬱すればなり。故に其の証は白虎犀骨地黄湯に桃仁・紅花を加ふるに象りて之を治す。血府

逐瘀湯に醋炒・大黄を加ふるも亦た之を治す可きなり。
　　　瘀血　経絡・臓腑の間に在れば、則ち結して癥瘕を為す。瘕なる者は、或
　　ひは聚まり或ひは散る。気　血滞を為せば則ち聚りて形を成し、血　気に随ひ
　　て散ずれば、則ち没して見えず。方に其の既に聚まるは、宜しく気を散ずる
　　を以て解血の法と為し、九気丸もて之を治す。胸膈の上に在る者は桔梗・枳
　　殻・瓜蔞・生薑・甘草を加へ、右に在る者は蘇子・桑皮・陳皮を加へ、左に
　　在る者は、青皮・牡蠣・当帰を加へ、中焦・大腹に在る者は、厚朴・枳殻・
　　防已・白芍・甘草を加へ、小腹下に在る者は橘核・小茴・荔核・檳榔・川楝
　　子・五霊脂を加へて、気散ずれば則ち血随ひて散じ、自のずから結聚するに
　　至らざるなり。

などとあって、「瘀血」の偏在の状態による鑑別法と治療法を詳述している。このように『血証論』の分析は緻密かつ合理的であり、非常に具体的である。

　誠に残念なことに、治療には薬方のみで、鍼灸治療にまったく言及されていないが、池田政一『臓腑経絡から見た薬方と鍼灸』（2005年刊）や黒岩弦矢『薬法と鍼灸の新地平』（たにぐち書店2012年刊）、あるいは中医鍼灸の穴性学と中薬学の薬性学の諸書などをリンクさせて応用すれば、これらの薬方を経穴処方に変換することも、あながち荒唐無稽な発想ではないように思われる。

　ここに見える「瘀血」のサインをまとめると、以下のようになろう。
　①　鼻出血・喀血・吐血・下血・血尿および婦人科の不正出血、あるいは外傷・
　　　打撲傷などの外・内出血などがあり、特にこれらが体内に残留している状態で
　　　あること。
　②　疼痛、特に「刺痛」と呼ばれる、針で刺されるような特有の痛みで、「瘀血」
　　　のある部位の気が滞ることで発生する。
　③　「瘀血」の部位による鑑別
　　　ａ．上焦・中焦・下焦による違い
　　　　ⅰ）上焦：脱毛（栄養失調や感染症以外）・頸肩部の頑固なコリと刺痛。
　　　　ⅱ）中焦：側胸部・腹部・腰部の慢性的な刺痛。
　　　　ⅲ）下焦：側腹部・下腹部の脹満・刺痛と黒色便（必ずしも出血性とは限ら
　　　　　　ず、便秘傾向で便色が濃濁なものも含むと思われる）。
　　　ｂ．表裏による違い
　　　　ⅰ）腠理（半表半裏の間）：悪寒または悪熱・発熱、および寒熱往来。
　　　　ⅱ）肌肉：急性の感染症ではない急な発熱で、自汗または盗汗を伴う。
　　　　ⅲ）裏：慢性の口渇。
　　　　ⅳ）経絡・臓腑の間：①周身疼痛、②癥瘕（積聚）。

「瘀血」は伝統的には「汚濁して活性を失った血液」という意味であったが、その延長線上にさまざまな臨床経験の歴史を経て、清代になって葉　桂の『臨証指南医案(1764)』や王　清任の『医林改錯(1830)』などでは「久病入絡」によって「瘀血」が生じるという立場を採っており、特に『医林改錯』では「痺証（神経痛様の症状や麻痺と積聚を総称する）」と「瘀血」の関係を重視していた。これを唐容川は、中西匯通派の始祖たる王清任の瘀血論を継承・拡大して再定義してみせたのである。

　『医林改錯』には「血府逐瘀湯・膈下逐瘀湯・通経逐瘀湯・会厭逐瘀湯・少腹逐瘀湯・身痛逐瘀湯」の6種の「逐瘀湯」を収録してあり、特に「血府逐瘀湯」については、中国のみならず現代の日本でも広く使用されている。

　現在の経絡治療の「瘀血」は、古方派の腹証をベースにした瘀血論を基礎としているが、それは、広島の医師で吉益東洞学会会長であった小川　新先生（1920－2005）の理論に基づいて、池田政一先生がまとめられたもの[7]に基づいている。この小川先生の症例を見てみると、ときどき血府逐瘀湯が登場して驚かされる。

　結局のところ、経絡治療の「肝実証」の中にも、『医林改錯』や『血証論』と同じ「瘀血」観が既に入り込んでいて、何の違和感もなく日常の臨床の中で応用されていることは、もっと自覚されていてしかるべきであろう。

第3節　「鬱証」と「気滞」

第1項　「憂」と「鬱」

　『霊枢』百病始生篇には、

>　　憂思は心を傷り、重寒は肺を傷り、忿怒は肝を傷り、酔ひて以て房に入り汗出でて風に当たれば脾を傷り、力を用いること過度にして若し房に入りて汗出でて浴すれば則ち腎を傷る。此れ内外三部の病を生ずる所の者なり。

とあり、同じく邪気蔵府病形篇にも、

>　　愁憂・恐懼すれば、則ち心を傷る。形寒えて寒飲すれば、則ち肺を傷り、以て其の両つながら寒えて相ひ感じ、中外皆な傷るが故に、気逆して上行す。堕墜する所有りて、悪血　内に留まり、若し大ひに怒る所有れば、気上りて下らず、脇下に積めば、則ち肝を傷る。撃仆する所有りて、若し酔ひて房に入り、汗出でて風に当れば、則ち脾を傷る。力を用いて重きを挙ぐる所有り、

---

[7] 『臨床 古今腹証新覧（第2版、全二巻）』（小川新・池田太喜男・池田政一著、たにぐち書店2010年刊）

若し房に入ること過度にして汗出でて水を浴れば、則ち腎を傷る。

とある。ここでは、「憂思」および「愁憂」の感情と「心」の関係を示し、さらに口問篇では、

> 心なる者は、五蔵六府の主なり。目なる者は、宗脉の聚まる所なり、上液の道なり。口鼻なる者は、気の門戸なり。故に悲哀・愁憂すれば則ち心動じ、心動ずれば則ち五蔵六府皆な揺れ、揺れらば則ち宗脉 感[8]じ、宗脉 感ずれば則ち液道 開き、液道 開くが故に、泣涕 焉に出づ。液なる者は、精を灌ぎて空竅を濡す所以の者なり。故に上液の道開けば則ち泣し、泣 止まざれば則ち液 竭れ、液 竭るれば則ち精 灌がず、精 灌がざれば則ち目の見る所無からん。故に命じて奪精と曰ひ、天柱の経の項[9]を挟むを補ふ。…憂思すれば則ち心系急し、心系急すれば則ち気道 約し、約すれば則ち利せず。故に大息して伸びるを以て之を出だす。手の少陰・心主、足の少陽を補ひて之を留むるなり。

といい、その機序を用いて感情と涙や溜め息との関係を説明している。

また、いっぽうでは、『霊枢』本神篇のように、

> 愁憂なる者は、気 閉塞して行らず。…脾、愁憂して解さざれば則ち意を傷り、意傷らるれば則ち悗乱して、四肢 挙がらず、毛悴れて色夭しく、春に死す。…脾は営を蔵し、営は意を舍す。脾気虚すれば則ち四肢用ひられず、五蔵安からならず。実すれば則ち腹脹り、経溲利せず。

などとあって、「愁憂」と「脾」の関係を述べている。

あるいは、九鍼論篇では、

> 五幷：精気は、肝に幷わすれば則ち憂し、心に幷わすれば則ち喜び、肺に幷わすれば則ち悲しみ、腎に幷わすれば則ち恐り、脾に幷わすれば則ち畏る。是れを五精の気 蔵に幷わするを謂ふなり。

とあって、「憂」と「肝」の関係も述べている。したがって、「憂（憂思・愁憂）」という感情は「心・脾・肝」の３蔵と関連していることになる。あるいは、『素問』陰陽応象大論篇には、

> 南方は熱を生じ…変動に在りては憂と為す。…
> 西方は燥を生じ…志に在りては憂となし、憂は肺を傷る。…

などともあり、『素問』では「憂」は「肺」とも関係している。

しかしながら、『難経』四十九難にも、

> 経に言ふ、憂愁・思慮すれば則ち心を傷り、形寒・飲冷すれば則ち肺を傷

---

8 『太素』巻二十七・十二邪は「盛」字に作る。
9 『霊枢』は「頸」に作る。『太素』に従って改めた。

り、恚怒・気逆し上りい下らざれば則ち肝を傷り、飲食・労倦すれば則ち脾を傷り、久しく湿地に坐して力を強ひて水に入れば則ち腎を傷る、と。是れ正経の自ら病むなり。

とあるように、基本的には「憂」は「心」との関係が深いことが広く認識されていたようである。

「憂」字の訓詁としては、『爾雅』釈詁に「憂とは、思なり」、『説文』心部に「憂とは、愁なり」とあり、また、『素問』陰陽応象大論篇の王冰注に「憂とは、深慮なり」、同じく徴四失論篇の王注に「憂とは、憂懼を謂ふなり」、五運行大論篇の王注に「憂とは、思なり」「憂とは、慮なり」ともある。

いっぽう、「鬱」字の使用状況はどうであろうか。

『霊枢』には「鬱」字は使用されず、代わりに「宛」字が用いられる。九鍼十二原には、

　　凡そ鍼を用いる者は、虚すれば則ち之を実し、満つれば則ち之を泄らし、宛陳(うっちん)すれば則ち之を除き、邪勝されば則ち之を虚す。

とあり、本輸篇にも、

　　肝…。中封に行く。中封は、内踝の前一寸半、陥なる者の中なり。使の逆すれば則ち宛(うっ)し[10]、使の和せば則ち通ず。足を揺らせて之を得。経と為す。

ともあり、根結篇にも、

　　太陽を関[11]と為し、陽明を闔と為し、少陽を枢と為す。故に関の折(くじ)ければ、則ち肉節瀆(やぶ)[12]れて暴かに病起きん。故に暴かに病む者は、之を太陽に取りて、有余・不足を視る。瀆るる者は、皮[13]肉の宛膲(うっしょう)[14]して弱るなり。

とある。

また、『素問』四気調神大論篇には、

　　邪の空竅を害(そこな)へば、陽気なる者は閉塞し、地気なる者は明を冒(おか)し、雲霧精ならざれば、則ち上は応じて白露 下らず。交通 表れざれば、万物の命、故に施されず。施されざれば則ち名木多く死る。悪気 発せず、風雨 節ならず、白露 下らざれば、則ち菀槀(うつこう)して栄へず。

とあり、同じく生気通天論篇にも、

---

10 『太素』巻十一・本輸の楊注には、「気の行るを使と曰ふ。宛とは伸びざるなり、塞ぐなり」という。
11 『霊枢』は「開」字に作るが、『太素』巻十・経脉標本に従って改めた。「関」は「かんぬき」、「闔」は「とびら」、「枢」は「とびらの回転軸」を指す。
12 『霊枢』は「瀆」字に作るが、『太素』に従って改めた。『説文解字』歹部に「瀆とは、胎敗なり」、『礼記』楽記の注に「内に敗るるを瀆と曰ふ」とあり、楊上善注にも「肉節の内敗たり。瀆の音は独。胎生内敗するを瀆と曰ふ」とある。
13 『太素』は「皮」字がない。
14 『太素』は「燋」字に作る。

> 陽気なる者は、大いに怒れば則ち形気絶し、血は上に菀(うっ)して、人をして厥に薄(せま)らしむ。

などという。『素問』は「鬱」の意味で「菀」字を使用する傾向にあるものの、一方では、『素問』六元正紀大論篇などでは、

> 木鬱は之を達し、火鬱は之を発し、土鬱は之を奪し、金鬱は之を泄し、水鬱は之を折す。然して其の気を調ふ。

とあって、「鬱」字を使用し、気候変動や民衆の不満・流行病などを鬱気と捉えて五行に分類し、各五行の性質に応じた処理原則を提示する。これは、運気諸篇そのものが原『素問』とは成立過程を異としていることが示唆される。運気論は唐代前期に王冰によって『素問』中に編入されたものであるが、これが注目されるようになったのは北宋時代初期ごろからで、それが『王冰注素問』として刊行されるや、当時最新の科学的大統一理論として機能し始め、北宋時代末期ごろからは運気論がさまざまに応用されて行くことになるのである。その一つの現れが病証としての「鬱」、すなわち「鬱証」であったようである。

第2項　「五鬱」と「六鬱」

『素問』六元正紀大論篇の王冰注では、

> 達とは之を吐かしむるを謂ひ、其れをして条達せしむるなり。発とは之を汗せしむるを謂ひ、其れをして疎散せしむるなり。奪とは之を下だせしむるを謂ひ、擁礙せしむこと無きなり。泄とは之を滲泄せしむるを謂ひ、解表して小便を利せしむるなり。折とは之を抑えるを謂ひ、其の衝逆を制するなり。

という。あるいは、同じく至真要大論篇には、

> 諸風と掉眩は、皆な肝に属す。諸寒と収引は、皆な腎に属す。諸気と膹鬱(ふんうつ)は、皆な肺に属す。諸湿と腫満は、皆な脾に属す。諸熱と瞀瘛は、皆な火に属す。諸痛と痒瘡は、皆な心に属す。諸厥と固泄は、皆な下に属す。諸痿と喘嘔は、皆な上に属す。諸禁と鼓慄、神の守りを喪ふが如きは、皆な火に属す。諸痙と項強は、皆な湿に属す。諸逆と衝上は、皆な火に属す。諸脹と腹大は、皆な熱に属す。諸躁と狂越は、皆な火に属す。諸暴と強直は、皆な風に属す。諸病に声有り、鼓(つづみ)の鼓(たた)が如きは、皆な熱に属す。諸病の胕腫し、疼酸・驚駭するは、皆な火に属す。諸転と反戻、水液の渾濁は、皆な熱に属す。諸病の水液、澄澈清冷するは、皆な寒に属す。諸嘔と吐酸、暴注と下迫は、皆な熱に属す。

とあって、「諸気と膹鬱は、皆な肺に属す」といい、「鬱」を「肺」の病証としている。

金・劉完素（1120 － 1200）はこの経文を基礎として『素問玄機原病式（1152成）』および『素問病機気宜保命集（1186）』を完成し、その影響下に金・張元素（12世紀中葉－13世紀初）は『医学啓源（12世紀末）』を著して、「薬性」や「薬物帰経」の新理論とともに、「五鬱」を「五運主病」と同類と看做すことによって治療法の基礎を確立した。その後、「五鬱」の理論は、金・張従正（1156 － 1228）、金・李杲（1180 － 1251）、金・王好古（1200? － 1264）らに引き継がれ、最終的には朱震亨（丹渓；1281 － 1358）によって集大成されていくことになる。

　朱丹渓の弟子・戴元礼（1324頃 － 1406）によって、「六鬱」の概念とその治療法が提示されることとなった。朱震亨の原著に対し、その弟子である戴元礼が大幅に加筆して成った『金匱鉤玄』には「六鬱」という篇があり、そこには以下のように言う。

　　　　戴　云ふ「鬱なる者、結聚して発越するを得ざるなり。当に昇るべき者は昇るを得ず、当に降るべき者は降るを得ず、当に変化すべき者は変化するを得ざるなり。此れを伝化の常を失すると為し、六鬱の病の見(あらわ)れたらん。

　　　気鬱なる者は、胸脇痛みて、脉は沈濇。

　　　湿鬱なる者は、周身に走痛し、或ひは関節痛み、陰寒に遇へば則ち発し、脉は沈細。

　　　痰鬱なる者は、動ずれば則ち即ち喘ぎ、寸口の脉は沈滑。

　　　熱鬱なる者は、瞀し、小便赤く、脉は沈数。

　　　血鬱なる者は、四肢に力無く、食する能(あた)はず、便紅(あか)く、脉は沈。

　　　食鬱なる者は、噯酸し、腹飽して食する能はず、人迎の脉は平和にして、気口の脉は緊盛なる者、是れなり。

　　　気血中和すれば、万病　生ぜず、一に怫鬱有れば、諸病　焉(ここ)に生ぜん」、と。

といい、6種類の「鬱証」を提示する。また、明・孫一奎（1522 － 1619?）『赤水玄珠（1584）』巻十一・鬱証門には、『金匱鉤玄』の「六鬱」を基礎として、

　　　五蔵の本気、自ら鬱するの証あり。

　　　心鬱なる者は、神気昏昧して、心胸微かに悶し、主事に健忘す。治は肉桂・黄連・石昌蒲に宜(よろ)し。

　　　肝鬱なる者は、両胸微かに膨し、噯気連連として声有り。治は青皮・川芎・呉茱萸に宜し。

　　　脾鬱なる者は、中間微かに満し、涎を生じて、食少なく、四肢に力無し。治は陳皮・半夏・蒼朮に宜し。

　　　肺鬱なる者は、皮毛燥きて潤はず、嗽せんと欲すれおしども痰無し。治は桔梗・麻黄・豆鼓に宜し。腎鬱なる者は。小腹微かに硬く、精髄乏少し、或ひは濁り、或ひは淋し、久しく立つこと能はず。治は肉桂・茯苓・小茴香に

宜し。
　　又た胆鬱なる者有り、口苦く、身微かに潮熱往来し、惕惕然として、人将に之を捕へんとするが如し。治は柴胡・竹茹・乾薑に宜し。
とあり、これも、別種の「六鬱」といえる。
　その後も、明・王肯堂 (1549 - 1613)『雑病証治準縄 (1602)』諸気門・鬱や張介賓 (1563 - 1640)『景岳全書 (1624)』雑証謨・鬱証門、あるいは清・何夢瑤『医碥 (1751)』雑証・鬱門など、基本的には『金匱鈎玄』の「六鬱」の範疇を越えていない。
　ちなみに、『中医大辞典』(李経緯ほか主編、人民衛生出版社1995年刊) には、
　　肝鬱：肝気鬱・肝気鬱結の略称。『赤水玄珠』鬱証門に見える。肝は疏泄の効能を有し、その性質は昇発と疏泄を喜び、情志が伸びやかでないようなときには、悩み怒って肝を傷り、或いはその他の原因によって気機の昇発と疏泄に影響して、ともに肝鬱の証に至ることになる。両側の胸脇苦満や竄痛、胸悶して伸びやかでない、胸痛が情緒に従って変化増減するなどの症状が現れる。或いは気が喉に上逆すると、異物が咽に詰まったような感覚がある。肝鬱は常に脾胃に影響すれば「肝脾不調」の病証が出現し、或いは女性では乳房の脹痛や月経不順などが起こる。
　　　　　　　　　　　　　　　　　　　　(翻訳および下線は引用者)
などとある。しかしながら、『赤水玄珠』鬱証門には、他の「五鬱」と併記されているもので、直接「肝気鬱結」と関係があるわけではない。あたかも、「肝気鬱結」の出典が『赤水玄珠』であるかのような表現には大いに問題がある。
　例えば、明・張介賓『景岳全書 (1624)』雑証謨・鬱証・論情志三鬱証では、
　　怒鬱の如き者は、方に其の大怒して気逆すべきの時に、則ち実邪は肝に在り…此れを以て木の土を剋すれば、損するは脾に在るなり。
　　思鬱の若き者は…思へば則ち気結し、心に結して脾を傷るなり。其れに及ぶこと既に甚しければ、則ち肺胃に上連す。…
および、
　　憂鬱病の若き者は、…蓋し悲しめば則ち気消え、憂ふれば則ち気沈みて、必ず脾肺を傷る。驚けば則ち気乱れ、恐るれば則ち気下りて、必ず肝腎を傷る。此れ其の戚戚悠悠として、精気但だ消索することのみ有りて、神志振はず、心脾日に以て耗傷す。
と説明しているが、これを見る限りにおいては「肝」が傷られる状況は「驚恐」だけであり、「怒鬱」では邪気は肝にあって「脾が傷られる」という。であるならば、「肝気の滞り」によって起こる「鬱結状態」という一般的な中医学における「肝実証(肝気鬱滞・肝鬱気滞)」の病態は、この「怒鬱」と同一であると看做しても差し支えないもの

だろうか。いやむしろ、症状としては「憂鬱」に近いようであるが、そうなると「肝腎が傷られる（→肝虚証）」ということにはならないであろうか。

では、精神的ストレスが「肝実」となるという認識はどこから始まったのだろうか。

確かに、その一つが明代初期における戴元礼（1324-1405）の『金匱鈎玄（1358頃）』の「六鬱（気鬱・湿鬱・痰鬱・熱鬱・血鬱・食鬱）」であり、孫一奎の『赤水玄珠（1584）』鬱証門にいう「五臓の本気 自ら鬱するの証（心鬱・肝鬱・脾鬱・肺鬱・腎鬱）」と「胆鬱」を合わせた「六鬱」ではある。しかし、これらは気血の停滞による機能失調の全体を分類しているだけであり、精神的ストレスによって生じる心身の諸症状を分類したものとはいえない。なにより、その他の鬱証をどのような位置づけにするべきかが放置されたままであることは大きな問題である。

明清期の医書を通覧しても、『霊枢』四時気篇の「…人を恐るること将に之を捕へんとするは、邪は胆に在り」などに由来するもの以外は、特に共通した病証として認識するのは難しいように思える。このフレーズとて、同じく邪気蔵府病形篇は「胆病」に属させているが、経脉篇では腎経の是動病の病証ともしており、この病状のみを以て「胆病」に短絡するわけにはいかない。そもそも当の『赤水玄珠』の「肝鬱」や「胆鬱」の内容が、ただちに現代中医学の「肝気鬱結」の定義と結び付くものではないのである。

中国における「肝気鬱結」という用語の初出は、おそらく清・何夢瑶『医碥（1751）』雑証・五臓生克説の、

> 他臓の燥、外感の湿、脾と渉はること無きが若し。肝木の疏泄すること太過なれば、則ち脾胃 之に因りて気虚す。或ひは肝気鬱結すること太甚なれば、則ち脾胃 之に因りて気滞す。皆な肝木の脾土を克するなり。

であるが、これは肝木の気が疏泄の過剰（肝実）であれば、脾胃が気虚となり、肝木の気が疏泄の不足であれば脾胃が気滞となるという、「木克土」の五臓間の機序の一つを説明しているに過ぎず、この条文の内容では「肝気鬱結」の状態は「肝虚証」ということになってしまうのである。したがって、当該条文が五臓の相剋関係をすべて説明する目的で記述されているということもあり、これを以て現代中医学でいうところの「肝気鬱結（→肝実証）」の典拠としてしまうには、いささか早計に過ぎよう。

第3項　後藤艮山と「肝気鬱結」

であるとすれば、現代中医学の「肝気鬱結」のルーツはどこから来たのであろうか。そのヒントになったものは、ネットサーフィン中に行き着いたブログ『九峰の備忘

第七章 「気滞」と「血瘀」

録』[15]における後藤艮山や永富独嘯庵などの古方派の文献を引用した記事「参考《江戸時代…肝と鬱》」（2011年08月14日）であった。

その主旨は、江戸期の代表的古方派である「後藤艮山・永富独嘯庵・和田東郭・香川修庵それぞれが、『泰平の世では気病・気鬱・滞結・肝気抑鬱などが多くなる』という認識をしていた」というもので、各医家の文献から当該部分を抜粋していた。以下にそれをさらに抜粋して引用しておく。（アンダーラインは引用者が施した）

後藤艮山（1659～1733）『先哲医談』

「乱世の人、その気剽悍にして肝胆の気鬱少なし。治世の人、その気遊惰にして肝胆の気鬱多し。故によろしく熊胆をもってその鬱を開き、肝胆の気を達せしむべし。」（p48）

「およそ病は、六淫七情、飲食男女を論ぜず、みな一元気の鬱滞による。」（p51）

荻野台州（元凱1737～1806）『診病奇侅』（医道の日本）に収録されている台州の論

P54「少陽胆経、按第三肋之端而下者是也、以右為主、自右冲逆為悪血、拘攣者に属す肝鬱」

P59「右の陽明厥陰に係り硬満する者は肝鬱なり、肝鬱は、即血不和、故に柴胡、或は四物の類を、通例与るなり。」

和田東郭（1743～1803）『蕉窓雑話』（相見三郎『漢方の心身医学』和田東郭の肝病論）

「昇平（太平無事）の日久しくつづくにより、諸人肝胆の気鬱して肝疾を患うこと海内一般なり。…先ず肝経の疾に三種あり。思慮多決せず、肝気抑鬱して成るものあり。また腎元虧損するにつきて肝火聳動（騒がしく動く）するものあり。また先天より受け来る処の肝毒に因って成るものあり。」

後藤艮山は、治世の人には「肝胆の気鬱」が多いと言い、荻野元凱は「第三肋之端（第10肋骨端）」の下方に筋緊張があれば「肝鬱」であると言い、和田東郭は優柔不断で考え過ぎると「肝気抑鬱」するという。これらは後藤艮山の「一気留滞論」に始まり、古方派の各医家に受け継がれた日本特有の病理観であって、日本の伝統医学の中で醸成された結果、「肝気の鬱滞」という表現に辿りついたものであろう。私はこのブログを拝見したことで、中国医学の伝統的な文献には「心気鬱結（『三因方』など）」はあっても、ことさらに「肝気鬱結」を強調する内容が見当たらないことに、遅れ馳せながら気が付いたのである。

『本草綱目』によれば「熊胆」は「苦寒にして無毒…防已・地黄を悪む」、また「苦は心に入りて、寒は熱に勝つ。手の少陰・厥陰と足の陽明経の薬なり。故に能く心を凉

---

15 http://magicsam.exblog.jp/

して肝を平らかにし、焉に殺虫・驚癇・痒作・翳障・痔痔・虫牙蝨痛の剤と為す」とあって、「虫下し」「癇の虫」「白内障」や炎症症状を伴うさまざまな痛みの処置までしてくれる大変便利な薬剤であることが判る。「防己・地黄」は固摂作用を強める薬剤であるので「熊胆」とは相性が悪いとされる。逆にいうと「熊胆」は気血の巡りを促して発散させる性質があるということである。「涼心平肝」とは「心肝の気の鬱結を解いて精神を安定させる」ということであろう。あるいは、「熊胆の苦味を以て肝木を瀉す」という解釈もあり得るわけである。

　お灸や按摩は、各経絡の気血を巡らせて局部の鬱滞を取り除くことができるし、気が通じることで痛みを除くことができる。温泉も、全身を温めて血行を促し、緊張を緩めて発汗させ、代謝を上げることで鬱結を解消できる。

　後藤艮山の治療は、比較的安価な「蕃椒・温泉・灸法」などを用いて気血を巡らせ、熊胆を用いて「肝胆の気の鬱結」を解くことを奨励したことで「湯熊灸庵（ゆのくまきゅうあん）」などとも呼ばれた。艮山は、平和な世では、周囲に気を使うことで起こる「肝胆の気の鬱結」が万病の原因であるとして「一気留滞論」を唱えたことで有名であるが、後藤艮山の「一気留滞論」は、つまるところ「肝気鬱結」の治療に特化した形での治療方針を組み立てるという趣旨であったことが窺われるのである。

　中国では、清・葉 桂（しょうけい）『臨証指南医案（1766）』巻八・腹痛に、

　　　某：気結、腹痛、食少、寒熱。【肝気鬱】　逍遥散去朮加鬱金・香附。

　　　某【氏】：肝鬱、腹痛有形、経不調。【肝鬱血滞】　香附・川芎・当帰・肉桂・
　　　五霊脂・木香・呉萸・炒白芍。

などとあって、実質的には「肝気鬱結」に関わる病理を想定して治療を行っているものの、「肝鬱気逆」「肝気犯胃」「肝鬱犯脾」「肝気鬱遏」「肝鬱不舒」「肝気偏横」「肝気不疏」などとは言っても、「鬱結」という用語は「思慮鬱結（→心脾の営気の虚）」「憂思鬱結（→痰阻）」「暴寒鬱結（→胸痞）」「肝脾鬱結不舒（→歯痛・舌乾・無寐）」などに使用されるだけで、なぜか、直接的に「肝気鬱結」という用語は使用しておらず、精神的なストレスと抑鬱症状にも直接的な結び付きは希薄なようである。

　他方、日本の明治・湯本求真（1876 – 1941）『皇漢医学（1928）』別論・少陽病篇・柴胡加龍骨牡蠣湯之注釈においては、『傷寒論』少陽病篇の、

　　　傷寒八九日、之を下して胸満・煩驚し、小便利せず、譫語し、一身尽（ことごと）く
　　　重く、転側す可からざる者は、柴胡加龍骨牡蠣湯 之を主る。

に注釈して、

　　　『饕英館治療雑話』本方の条に曰く、「此の方は癇証及び癲狂に用いて屢（しばし）ば
　　　得効すること、前に記す所の如し。今世の病、気鬱と肝鬱なる者は十に七・
　　　八有り。肝鬱なる者は、癇証の漸（すすみ）と為し、婦人は最も肝鬱と癇証と多し。若

　　　　し能く此を知れば、当今の雑病は、治療すること難からざらん。…」と。
　　　　　　求真　按ずるに、此の説頗る佳し。但だ本方は特に胸満を以て目的と為すのみには非らず、是れ胸脇苦満に、胸満を兼ねたるを目的と為すなり。

という。湯本求真は、目黒道琢（1739－1798）『餐英館療治雑話』における柴胡加龍骨牡蠣湯の解説を引用しつつ、「胸脇苦満」を主証とすることを提案している。したがって、『中医大辞典』にいう「胸脇苦満」のルーツは『皇漢医学』であった可能性が高いわけである。なお、ここにいう「癇証」は小児病ではなく、いわゆる「ヒステリィ」のことで、現在の「解離性障害」「身体表現性障害」に近い。

『皇漢医学』は、中国では1929年から1956年にかけて8回も再版を繰り返していたベストセラーであり、本家の伝統医学と融合する形で「肝気鬱結」という現代中医学の病理観が醸成されていったという可能性は大いにあり得るのである。

日本の医学史をきちんと勉強しないままで、下手に中医学を攻撃しようとすると、気が付いたら天に唾を吐く結果になりはしないか、本来自分の財産であったものを知らないままに投げ売りしてしまうことになりはしないか、大いに心配になってくるのである。

日本における現代中医学の導入には、池田太喜男・間中善雄などの経絡治療の先人たちが積極的に関わっていた歴史を持っていたにもかかわらず、経絡治療学会内でも、10数年前の一時期には、一言「気滞」や「肝鬱」などと言おうものなら、「嫌中医派」に目クジラを立てられ嫌悪感をむき出しにされたりしたこともあったが、鍼灸学校で「東洋医学臨床論」が中医学化されたころから、「中医狩り」のような状況は徐々に下火になっていたものでる。

しかし、最近の国際化の流れのなかで中国の横暴と中医学の躍進が目立ってくると、「中医」という言葉を口にするだけでもどことなく肩身が狭く感じ、どこか釈然としない悩ましい状態が続く今日この頃でもある。

これら一連の事象の本当の原因は、中国や韓国の伝統医学の世界戦略に全く対抗できないままでいる日本鍼灸界と日本政府の不甲斐無さにあるのであるが、その現実から逃避して精神的な鎖国状態を続けようとしたり、あるいは逆に、日本から経絡治療を抹殺してしまって日本全体を中医化しようとしている傾向は、どこか敗戦直前の大本営のように見えてしまうのは私だけだろうか。

第4項　「肝気鬱結」と経絡治療

そもそも「肝気鬱結」とは、「肝気」すなわち「肝」の基本的な生理機能である「疏泄（一定のパフォーマンスを目的に気血を必要なところまで巡らせること）」作用が失

われて「気滞（臓腑の機能失調や経絡の滞り）」が起こり、身体のあちこちに痛みやパフォーマンスの低下が起こる機能的疾患の状態をいい、他の病邪あるいは気血の虚によって起こる痛みやパフォーマンスの低下とは区別されるものである。

一般的には、「気滞証」は、「肝気鬱結」だけでなく、肺・胆・胃・大腸などの機能失調でも起こり易いとされるが、具体的な弁証では「肺気不宣」以外は皆「肝気鬱滞」の中に放り込まれることが多いようである。

典型的な「気滞証」のほかに、瘀血も生じた「気滞血瘀証」、痰飲も兼ねた「気滞痰凝証」、湿邪を挟んだ「気滞湿阻証」、水道通調作用が阻害された「気滞水停証」、気鬱により火化した「気鬱化火証」などがあるとされ、それぞれ病態も違い、配穴が加減される。

「肝気」の「気滞」は、疏泄作用の低下をもたらすが、さらに失調して気滞状態を自ら解消できなくなると、内攻して精神的な抑鬱症状を主訴とする病態となる。ここに至ってはじめて「肝気鬱結」という状態に進行する。

したがって、「肝気鬱結」の症状としては、精神の抑鬱傾向、不眠（途中覚醒も含む）や多夢、溜め息、易怒（怒り易くなる）およびイライラなどを主訴とするが、他にも胸脇苦満、梅核気（ヒステリー球）や嚥下時に痞えるような違和感があったり、食道が通りにくく感じる、飲食物が胃の中にいつまでも停滞している、少腹（下腹部から鼠径部にかけて）に脹痛がある、などの気滞特有の症状も併発していることが多い。

舌象は「気滞証」とほぼ同じであるが、肝気が内攻すると舌質に「暗淡」や「暗紫」を帯びて「陽虚証」に似るが、気滞の症状のみで血瘀などの他の病症がない場合は舌苔は「薄白苔」のままか、さらにやや薄くなった「少苔」となる。これは、胃の気が食道を通って舌に影響することで「舌苔」が生じるとされている関係上、気滞によって胃の気の上昇が阻まれると舌苔の成長が抑制されることで、「薄白苔」がさらに短くなる傾向を有するのである。しかし、胃の気が虚しても同様の現象が起こるので、「気滞」であるのか「胃気虚」であるのか、あるいは両者の混合である「気虚気滞」であるのかは、鑑別が必要となってくる。

また、「気滞」の脉象は弦に沈を兼ねるが、内攻してくると必ずしもはっきりとした有力であるとはいえず、細脉や促脉を帯びてくることも少なくない。

中医学では循環器系の問題は心包経の、精神症状は心経の経穴が使用されるのが一般的であり、肝鬱の精神症状にも神門穴や通里穴が配穴されることが多い。「肝気鬱結」は「瘀血」と結び付きやすく「肝鬱血瘀証」となることがあり、そうなると精神抑鬱症状はさらに改善しにくくなる。

経絡治療では、基本的に「脾虚肝実証・胸脇苦満型」をベースに証立てされることが多いが、気虚を伴う場合には「肝虚熱証」「肝虚寒証」と判断されることもある。実

際の臨床では、「肝実証」と「肝虚証」を鑑別するのは、意外に難しく、ベテランの臨床家といえども、両者を区別できないでいることが多い。

その原因は、一見「肝虚証」に見えながら、実は「肝実証」であったりする病態が多いためであり、このようなケースを個人的には「かくれ肝実証」と呼んでいる。この「かくれ肝実証」は比較的簡単に見分ける方法があるので、「肝実証」全体を正しく鑑別する手順も含めて、次節で説明しようと思う。

第4節 「肝実証」鑑別マニュアル

第1項 「肝実証」と「気滞・血瘀」

結局のところ、「肝実証」の鑑別は、現代中医学における「気滞」や「血瘀」の証候を応用すると便利であることは、これまでの歴史的な「瘀血」や「気滞」の発展の過程を見れば見当が付きそうである。また、現代中医学上の「気滞」や「血瘀」の証候は、中国の伝統医学文献の応用だけではなく、日本の古方派の「一気流滞論」や「瘀血論（気血水論や血毒論）」にも近い部分も含まれているため、これを利用することは、むしろ日本の正統な伝統医学を実践することにもなり得るのである。

経絡治療学会が定義するところの「肝実証」は、大きく分けて「脾虚肝実熱証」「脾虚肝実証」「肺虚肝実証」の3種に分類され、「陰実証」に属する証は「肝実証」以外には設定されていない。したがって、中医学でいう「痰飲・痰濁」などは経絡治療では、無理やり「瘀血（＝陰実）」と看做すか、そうでなければ「脾虚証」や「肝虚証」などとして処理されることとなる。

「脾虚肝実熱証」とは、いわゆる「傷寒少陽病」あるいは「小柴胡湯証」の類に属する証型の総称であり、場合によっては、比較的「実熱」の症状が勝る「傷寒厥陰病」の一部もこれに含まれるものと考えられる。

「脾虚肝実証」は、「胸脇苦満型」「左下腹部圧痛型」「右下腹部圧痛型」の3種に細分される。「胸脇苦満型」は中医学における「肝気鬱結証」とほぼ同類と診て問題ないが、これに「気虚」や「血虚」が伴うほどに「肝虚熱証」や「肝虚寒証」と看做して治療されることが多い。「左下腹部圧痛型」は比較的軽症あるいは急性・亜急性の「血瘀証・気滞血瘀証」に当たり、「右下腹部圧痛型」は比較的重症あるいは慢性の「血瘀証」、および虚実夾雑タイプのそれに近い。

経絡治療の特殊な用語に「肺虚肝実証」がある。これは「六部定位脉診（四部脉診でも同様である）」では「肺虚証」に属する脉象であるが、その実、実際の病症は「腎虚

証」であり、これに「瘀血（＝陰実）」が加わった状態を「肺虚肝実証」といい、多くは「脾虚肝実証」がさらに慢性化したか、腎虚体質の人や高齢者で瘀血体質の人に見られる証である。

なぜ、実質的に「腎虚＋瘀血」の証を「腎虚肝実証」と言わないのかは、『難経』七十五難に、

  経に言ふ、「東方実し、西方虚すれば、南方を瀉し、北方を補ふ」とは、何の謂ぞや。

  然り。金木水火土、当に更（こもご）も相ひ平らぐべし。東方は木なり。西方は金なり。木実せんと欲すれば、金当（まさ）に之れを平らぐべし。火実せんと欲すれば、水当に之れを平らぐべし。土に実せんと欲すれば、木当に之れを平らぐべし。金実せんと欲せば、火当に之れを平らぐべし。水実せんと欲せば、土当に之れを平らぐべし。

  東方は肝なり。則ち肝実するを知る。西方は肺なり。則ち肺虚するを知る。南方の火を瀉し、北方の水を補ふ。南方は火、火なる者は、木の子なり。北方は水、水なる者は、木の母なり。水は火に勝てば、子能く母をして実せしめ、母能く子をして虚せしむ、故に火を瀉して水を補い、金をして木を平らぐるを得しめんと欲するなり。

  経に曰く、「其の虚を治すること能はざれば、何ぞ其の余を問はん」と。此れ之の謂ひなり。

とあることで、「肺虚肝実」の証では「腎（および肺）」を補い、「心（および肝）」を瀉すことが定められている。これは経絡治療で定義する「腎虚証（腎とその母である肺を補う）」と「肝実証（肝とその子である心を瀉す）」が合わさった状態の証であるが、『難経』七十五難の定義によって「肺虚肝実」の証とされていることに基づいて命名されたものである。また、「四部脉診」においても、「肺虚証（寸：左＞右／関：左＞右）」のパターンに属するため、「肺虚肝実証」という名称は、理に適ったものと見ることができる。

第2項 「気滞証」

中医学おける「気滞証」は、「脹・悶・痞・痛」の「気滞の四兆」を確認することが重要であるが、日本で翻訳された中医学教材ではこれをあまり重視していないものが少なくないように見受けられる。「脹」とは膨満感のことであり、「悶」とは苦しいこと、「痞」とは硬結があること、「痛」とは痛むことである。痛みにもいろいろあるが、気滞の特徴的な痛みとして、「攻痛（キリキリと締め付けられるような痛み）」「竄（ざん）

痛(遊走性の痛み)」「脹痛(張れぼったい痛み)」のいずれかがあり、これらを総称して「気滞痛」ともいう。

　「気滞の四兆」という用語は、一部の中国語の原書には見られるものであり、個人的には中医学上の一般通念と理解していたが、なぜか日本で翻訳されている中医学文献にはほとんど言及されていないようである。しかしながら、この概念は合理的で再現性があり、鑑別しやすいために、経絡治療を行うにおいても十分に利用可能であり、この機会に紹介して推奨しておきたい。

　この「気滞の四兆」は、間欠的で一定せず、特に情緒的変化により増減するが、比較的、胸脇部・乳房部・胃脘部に好発し、噯気(げっぷ)・矢気(おなら)により一時的に軽減する。胸苦しさや腹部膨満感・便秘や裏急後重を伴うこともある。

　「気滞」が発生すると、舌色は淡紅舌を主体とするが、交感神経の亢進によって毛細血管の緊張のために微かに青味を帯びることが多く、舌苔は薄めである。健康な人の舌象は「淡紅舌・薄白苔」であるといわれているが、「淡紅舌・薄白苔」であれば必ず健康というわけではない。同じ「淡紅舌・薄白苔」であっても傷寒病の初期(傷寒太陽病)の時には必ず「湿潤舌」を帯びるし、「気滞証」の人も「淡紅舌・薄白苔」であるが、健常者の「薄白苔」よりもさらに薄い「少苔」となっていることが多い。これは「気滞」によって胃経および胃系が阻まれることで、舌苔が発生する原動力となる「胃の気(脾陽または水穀の精微)」が舌にまで十分に到達することができず、舌苔を成長させることができなくなるからである。

　また、ときに歯痕がある。多くの場合、一般の中医学では、歯痕は「脾虚証」か「気虚証」のサインとされているが、これは脾胃の運化作用が低下することで、舌質が水を吸って膨れたような胖大傾向となるため、口の中で舌が溢れ、力を入れなくとも自然に歯の裏側に押しつけられる結果となって歯痕が形成されるものであり、形状が比較的ぼんやりとしていることが多い。

　しかしながら、「気滞証」によっても歯痕が生じることはあまり知られていないのである。緊張やストレスによって、無意識に舌を強く歯の裏に押しつけることでできるため、歯痕の形状が歯の形が分かるほどにくっきりとしていることで鑑別が可能となる。しかし、中医学文献中に「気滞証」による歯痕の存在を認めているものは、寡聞にして存じ上げない。

　なお、脉象は弦脉・濇脉・短脉などが多いとされ、時どき細・沈・遅・緊・滑・促・結などを帯びることもある。

　治療穴は「期門・気海・心兪・肝兪・支溝・内関・神門・合谷・陽陵泉・足三里・三陰交・太衝」などが一般的とされるが、文献によってかなりの違いがあることも事実である。

ちなみに、「気滞証」は、経絡治療学会の証で言えば「脾虚肝実証（胸脇苦満型）」がその典型といえる。漢方薬で言えば「四逆散」「小柴胡湯」「柴胡加竜骨牡蠣湯」などの「柴胡剤」系の処方となるが、これらの多くは「気虚」や「血虚」を補う薬剤と合わせていたり、「瘀血」や「痰湿」を処理する働きの薬剤と併用したりしていることが多いことから、鍼灸治療においても、「気虚」や「血虚」を補うための配穴には、常に配慮しておく必要があろう。

　治療のポイントとしては、患者にリラックスさせるための心地良い脱力感が必要であり、これがないとますます眠れなくなったりイライラが強まったりするので、けっして「元気にしてあげよう」などとは思ってはならない。病証としては実際に虚を兼ねることも多いが、補虚を主体とする治療を行うとかえって内生の邪気が悪さをすることが多い。

　患者が軽い疲労を自覚してゆっくり安眠できるようになりさえすれば、代謝機能が徐々に活発になり、食欲も出てきて自然に回復してくるので、それまでは治療自体が患者の重荷にならないように配慮しつつ、気長に治療を続けるのがベターではないかと考えている。

第3項　「血瘀証」

　「血瘀証」の徴候は「三瘀」と呼ばれる。「三瘀」とは「瘀痛」「瘀斑」「瘀塊」の「血瘀証」の3大徴候のことであるが、これも、日本語に翻訳された中医学書ではほとんど見かけることがない。

　最も多い証状は「瘀痛」で、「刺痛（針で刺されるような痛み）」「固定痛（痛む部位が動かない）」「夜間痛（夜になってから痛みが出現または強くなる）」のうちの一つでもあれば「血瘀」を疑い、それらが「拒按痛」であれば確定する。「拒按痛」がない場合は「肝虚証」でないことを確認し、肝虚証が否定されれば、再度「血瘀証」と判断する。

　「瘀斑」は黒ずみや色素沈着、内出血斑などのことをいうが、単独では「血瘀」とは判定しにくい。

　最も重要で深刻なものが「瘀塊」である。瘀血性の結塊のことで、これが腹部にあるものを「積聚（および癥瘕）」というが、腹部だけに出現するとは限らない。良性・悪性の各種腫瘍や血管腫などもこれに含まれることになるので、診断を誤ると命取りとなる危険性もあることを肝に銘じておくべきである。

　①「三瘀」のうち一つでもある、②面色や爪甲などに紫色を帯びる、③女子は閉経または痛経・経少および経色暗紫で血塊を生じる、④舌色が紫色で舌苔が薄く、または舌質に暗紫色の瘀斑・瘀点がある、⑤脉状が緊弦・沈遅・濇細・結代などを帯び

る、などのサインがあれば典型的な「血瘀証」と見なされる。

「血瘀証」は「気滞証」と一体不可分であるので、「血瘀証」が認められる場合は必ずと言ってよいほど「気滞証」の治療も補助的に行われる。いわゆる「理気活血」である。

また、『血証論』にもあるように、「血瘀」と「水腫」は表裏の関係にあるため、「水腫」が認められる場合には、「瘀血」の有無を確認する必要がある。「瘀血」の徴候が認められない場合は、比較的「脾虚寒証」や「腎虚寒証」のことが多いが、「脾虚肝実証」や「肺虚肝実証」で治療するほうが効果的な場合もあるので注意深い鑑別が必要である。

「脾虚寒証」や「腎虚寒証」の場合でも、単純に補法のみを行うだけでなく、波及経の状況を見定めて、ケース・バイ・ケースで「利水・除湿・化痰」のための瀉法を加えるほうが効果的な場合が多いものである。

第4項 「かくれ肝実証」と臨床のヒント

鍼灸臨床における診断は、あくまで「四診合参」を心掛けるべきであり、科学的な診断装置を使用することに制限がある鍼灸師ならずとも、多角的で重層的な診断情報の検討の重要性は十分に自覚するべきであろう。しかしながら、「経絡治療」を行う以上、脉診なしに治療することが不可能ではないにしても、いま一つ決定力を欠く嫌いがある。

特に初学者においては、最初から難しそうな脉診を避けて、その他の四診によって証の決定をしたがる傾向が見られるが、脉診に頼らずに証を決定する習慣をつけてしまうことは、脉診の上達の妨げになるのみならず、誤診の確立を跳ね上げてしまう結果となることは、肝に銘じてほしい。それほどまでに「脉診」という診断法は有用で頼りになるものなのである。

また、日常の臨床において経絡治療系の脉診を行う上で、もっと身近で深刻な問題があるが、かんじんの経絡治療家からですら軽視されているものがある。

序章「六部定位脉診」でも述べたように、治療の前に最初に六部定位脉診を行ったときには、一見、「肝虚証」のように診えながら、実際には「肝実証（脾虚肝実証のことが多い）」となっている場合が少なくないのである。このようなケースは「四部脉診」においても同様であり、安易に脉診のみに頼って証を決定することに問題があることの一例として、認識するべきである。

ただし、このケースでは、たとえ誤って「肝虚熱証」で治療したとしても、さして肝実が（脾虚も）悪化することはなく、かえって肝経にも多少は気血が循りやすくな

ることで、その分だけ症状も少しは改善されてしまうことがあり、誤診そのものに気がつかないことも多い。しかし、この場合は早ければ治療院を出た直後くらいから、遅くとも翌日の朝くらいには元の状態に戻っており、きちんと診断ができてさえいれば、誤診と判ってしまう。それでも、結果的には、患者自身の自然治癒力によって徐々に改善されてしまうことも少なくなく、術者側も、患者自身でさえも気がつかないこともある。

このような状態を、私は「かくれ肝実証」と呼んでいるが、これを見破る方法はすこぶる簡単である。まず、一連の診察を行ってから、患者を仰臥位にし、施術をする前に脉診を行うのが一般的な経絡治療の手順であるが、このときはまだ「肝虚証」であるのか「肝実証」であるのか、はっきりとは確定できない。その理由は、この時点ではまだ経絡に気血が十分には巡っていない状態であり、そのまま脉診をしても正しく体調が反映されていない可能性があるからである。

経絡治療学会の治療方式では、手始めとして腹部の「中脘・天枢・気海（または関元）」の諸穴に軽く切皮置鍼を行うことが多いが、この刺鍼の後に、再度脉診を行うことを習慣にするだけである。もしこのとき、たとえ「かくれ肝実証」があったとしても、腹部の刺鍼によって診断に必要な分の気血が巡り出し、本来の脉が現れてくるので、「かくれ肝実証」の場合でもその正体を現して、「肝実証」の脉に変化することが多いのである。

腹部の刺鍼後の脉診で、もし「関：左＞右」という状況であれば「肝実証」の確率が高くなり、逆に「関：左＜右」であれば「肝虚証」の確率が高くなる傾向にあるというわけである。もちろん、これまで詳述してきたように、「気滞証」や「血瘀証」のサインが顕著であれば、脉診での判断を待たずに「肝実証」と看做すべきであり、場合によっては脉診の結果を捨ててでも「肝実証」の治療をする必要も出て来るが、両者の診断結果はおおよそ一致するものである。

もちろん、正しく「肝実証」として治療し、疎経通絡や活血化瘀が奏功すれば、治療直後から診断スコアの改善が見られ、さらに基本証に即した本治法が正しく行われれば、その効果は数日から１～２週間は良好な状態を保つことが可能である。

ただし、たいていの鍼灸治療は、患者側の自覚的な効果としては、せいぜい２～３日持たせれば良いほうであるというのが一般的な認識であろう。通常、１回の鍼灸治療で患者が自覚できるほどに１～２週間も効果を持続させようとすることは、ほとんど至難の業であることは、真っ当な臨床家であれば誰でも熟知していることであるが、経験が浅いものほど鍼灸治療に対して少ない回数での劇的な効果の幻想を抱きやすく、逆に、地道で丁寧な治療を継続させることに対しては期待しない傾向があるものである。

特に初学者が継続的に臨床を行う場合は、週3回の治療で2～3週間を1クールとすることを基準としてほしい。週に1回の治療でもどうにかなるなどとは夢にも思わないことである。かりに治ったとしてもそれは患者自身の自然治癒力によってたまたま治ったものであり、決して術者側の手柄ではあり得ず、このような治療を続けたとしても鍼灸の技量が向上することはないものである。週3回の治療というのは、治療を行った日と行わなかった日の病状を比較するためであり、患者の病状によっては毎日治療することもあれば、1日に何度も治療を必要とするケースもあり得る。

　治療が奏功した場合には病状に合わせて徐々に治療間隔を開けて行き、診察情報の内容が改善され、患者の不安が解消された時点で治療は終了となるが、なかには症状が固定して改善の可能性が見られなくなった場合も治療終了となる。治癒する見込みもないのにいつまでも患者を引き付けようとすることは、詐欺同然の行為であることを肝に銘じておくべきである。

　とにかく、結論としては、「かくれ肝実証」を見逃さないためには、腹部への刺鍼の後に、必ず再度の脈診を行うことをお勧めしたい。ただし、脈もまったく見ない状態でいきなり腹部に刺鍼し、それから徐に脈診をすれば合理的であると考えてしまう初学者にも、注意を喚起しておきたい。

　やはり、「脈を診る」という行為は、患者への敬意と、患者の体調への気遣いが具現化されたものでもあるので、経絡治療家ならずとも、鍼灸治療を行う上での患者への神聖な礼儀として受け止めていただきたいものである。もちろん、不正脈の有無も含めて、患者の脈も診ない治療家は、そもそも医療人としても失格であろう。

第5項　肝実証と「越麴方」

　前述の『金匱鉤玄』六鬱の条文には続きがある。
　　　　気鬱は、香附子・蒼朮・川芎。
　　　　湿鬱は、蒼朮・川芎・白芷。
　　　　痰鬱は、海石・香附・南星・瓜蔞。
　　　　熱鬱は、蒼黛・香附・蒼朮・川芎・梔子。
　　　　血鬱は、桃仁・紅花・青黛・川芎・香附。
　　　　食鬱は、蒼朮・香附・鍼沙・山査・神麴。
　　　　春は芎を加へ、夏は苦参を加へ、秋冬は呉茱萸を加ふ。
　　　　越麴丸は、諸鬱を解き、又た芎朮丸と名づく。蒼朮・香附・撫芎・神麴・梔子、等分して末を為し、水もて丸すること、緑豆大の如し。
　　　　凡そ鬱は皆な中焦に在りて、蒼朮・撫芎を以て、其の気を開提し、以て之

を昇らしむ。假へば食の気上に在るが如きは、其の気を提げれば、則ち食自
　　　ら降る。余は皆な之を此に仿ふ。
とあり、それぞれの「六鬱」の処方を例示する。用例中の「越鞠丸」は「諸鬱を解く」
とあることから、「気鬱・湿鬱・痰鬱・熱鬱・血鬱・食鬱」を総合的に治療対象とし
ているものと考えられる。従って、この処方の方意を分析することで、鍼灸治療に
おける「鬱証」を総治するための配穴の参考にすることも可能と思われる。
　「越鞠丸」の初出は『金匱鉤玄』か、あるいは『医学綱目』であり、いずれも朱丹渓
に由来しているであろうことは疑いない。しかし、越鞠丸の諸薬材の効能を全て収録
するものは、元・李東垣（李杲）の師である金・張元素『医学啓原』であろう。『医学
啓原』薬類法象には、

　　　川芎：気味は辛温、血を補ひて、血虚頭痛を治するの聖薬なり。…『主治
　　　秘要』に云ふ「性は温、味は辛苦、気は厚、味は薄、浮にして昇、陽なり。
　　　其の用に四有り。少陽の引経は、一なり。諸もろの頭痛は、二なり。清陽の
　　　気を助くるは、三なり。湿気の頭に在るを去るは、四なり」と。又た云ふ「味
　　　は辛、純陽にして、少陽経の本薬」と。搗すること細くして用う。（風昇生類）
　　　神麹：気は暖・味は甘、食を消して、脾胃の食 化せざるを治す。須らく
　　　脾胃に用いて薬中に少しく之を加ふべし。『主治秘要』に云ふ「辛、陽、胃気
　　　を益す」と。黄色に炒して用う。（熱浮長類）
　　　白朮：気は温・味は甘。能く湿を除きて燥を益し、中を和して気を益し、
　　　腰臍の間の血を利し、胃中の熱を除く。『主治秘要』に云ふ「性は温・味は微
　　　苦、気味は倶に薄、浮にして昇、陽なり」と。其の用に九有り。中を温むる
　　　は、一なり。脾胃中の湿を去るは、二なり。脾胃の熱を除くは、三なり。脾
　　　胃を強めて、飲食を進ましむるは、四なり。脾胃を和して津液を生ぜしむる
　　　は、五なり。肌の熱を主るは、六なり。四肢の困、目 開けんと欲せず、怠
　　　惰して臥すを嗜み、飲食を思はざるを治するは、七なり。渇くを止ましむは、
　　　八なり。胎を安ぜしむるは、九なり。（湿化成中央類）
　　　蒼朮：気は温・味は甘。主治は白朮と同じも、上の湿を除き発汗するが若
　　　きは、功の最大たり。中焦を補ひ湿を除くが若きは、力少なし。『主治秘要』
　　　に云ふ「其の用は白朮と同し。但し之を白朮と比ぶれば、気重くして体は沈
　　　む。泔浸して刮りて皮を去りて用う。（湿化成中央類）
　　　梔子：性は寒・味は苦、気は薄く味は厚し。清を軽くし上に行らし、気は
　　　浮にして味は降り、陽中の陰なり。其の用に四有り。心経の客熱を去るは、
　　　一なり。煩躁を除くは、二なり。上焦の虚熱を去るは、三なり。風熱を治す
　　　るは、四なり。又た云ふ「苦にして、純陽。渇くを止ましむ」と。（寒沈蔵類）

とあり、法象余品にも、

> 香附子：甘、陽中の陰。気を快にす。

という。また、(伝) 李東垣『潔沽珍珠嚢 (1186)』用薬凡例の、

> 腹中窄(せま)きは、須(すべか)らく蒼朮を用うべし。／補血は、須らく川芎を用うべし。

や、諸品薬性主治指掌の、

> 川芎：味は辛、気は温、無毒。昇なり、陽なり。其の用に二有り。頭目に上行して、清陽の気を助け、痛みを止ましむ。血海に下行して、新生の血を養ひ、経を調ふ。

> 蒼朮：気味と主治は白朮と同じ。中を補ひ湿を除けども、力は白に及ばず、中を寛げて発汗すること功は白より過ぐ。

> 梔子：味は苦、性は大寒、無毒。沈なり、陰なり。其の用に二有り。心中の懊悩、顛倒して眠るを得ざるを療す。臍下の血滞、小便の利するを得ざるを治す。易老[16]云ふ「軽瓢にして肺に象り、色は赤く字(かたど)は火に象る」と、又た「能く肺中の火を瀉す」と。

などにも収録されているほか、同じく『薬性賦 (1186)』にも、

> 寒：梔子は心腎を凉し、鼻衄に最も宜し。／香附子は血気を理し、婦人の用とす。
> 湿：蒼朮は目盲を治し、脾を燥して湿に勝るに宜しく用うべし。／撫芎は経絡の痛を定む。
> 平：神麹は脾を健して胃を温む。

とある。

　これらの「越鞠丸」を構成する諸薬の薬性を眺めてみると、水穀の運化を助けて脾胃の「昇清作用」と「降濁作用」を高めることを軸としつつも、結局は「六鬱」それぞれを満遍なく処理しようとしていることが理解できる。

　『金匱鈎玄』の六鬱の脉状は、「気鬱：脉沈」「湿鬱：脉沈数」「痰鬱：寸口脉沈滑」「熱鬱：脉沈細」「血鬱：脉沈濇」「食鬱：人迎脉平和、気口脉緊盛者」であり、「沈脉」または「有力」という共通した傾向がみられる。脉状だけから判断すれば、陰に籠った実邪を単純に瀉すことでも解決しそうに思えるが、越鞠丸の薬材は以外にも、比較的毒性が少ない穏やかなものを使用していることをその特徴とする。これは、一見、実証のみに見えながらも、背後には無視できない精気の虚が潜んでいることを物語っているものと考えたほうが合理的であろう。

　『金匱鈎玄』には、各病候として、

---

16 「易水老人」、すなわち張元素（張潔古）のこと。

気鬱：胸脇痛む。
　　　湿鬱：周身に走りて痛み、或ひは関節痛み、陰寒に遇へば則ち発す。
　　　痰鬱：動けば則ち即ち喘ぐ。
　　　熱鬱：瞀して、小便赤し。
　　　血鬱：四肢に力無く、食する能はず、便 紅す。
　　　食鬱：酸を噯し、腹飽れて、食する能はず。

とあるので、これらを目安として、同時代の金・竇黙（1196－1280）由来の所謂「八総穴」を中心とした処方が収録されている明・徐鳳『鍼灸大全』巻四・八法主治病証から、「六鬱」に関連すると思われる病証を収録する条文を以下に摘録する。

　　公孫：痰膈し涎して悶し、胸中に隠痛す。【労宮・膻中・間使】
　　　　／脇肋の下痛み、起止に艱難す。【支溝・章門・陽陵泉】
　　　　／両脇脹りて満し、気攻して疼痛す。【陽陵泉・章門・絶骨】
　　　　／気膈・五噎して、飲食 下らず。【膻中・{足}三里・太白】
　　　　／胃脘に痰を停め、口に清水を吐く。【巨闕・厲兌・中脘】
　　　　／痰涎を嘔吐し、暈を現はして已えず。【豊隆・中魁・膻中】
　　内関：中焦に痞満し、両脇に刺痛す。【支溝・章門・膻中】
　　　　／食積し血瘕して、腹中に隠痛す。【胃兪・行間・気海】
　　　　／臓毒 腫れ痛み、便血 止まず。【承山・肝兪・膈兪・長強】
　　臨泣：臂膊痛みて、肩背に連なる。【肩井・曲池・中渚】
　　列欠：哮喘し気促し、痰気の壅ぐこと盛ん。【豊隆・兪府・膻中・{足}三里】

これらの条文は、「六鬱」の病理思想と通底しているところから、配穴の内容にも親和性が認められる。したがって、より効果的な配穴を目指すにはこれらの中から、越鞠丸の方意に則したものを選択する必要があろう。これらの諸穴を整理すると以下のようになる。ただし、主穴である八総穴そのものは、主治範囲が広すぎるので、この際、除外しておくこととする。

　　膻中×5　　　　　章門×3　　　　　陽陵泉・豊隆・支溝・足三里×2
　　兪府・巨闕・中脘・気海×1　　　　肩井・膈兪・肝兪・胃兪・長強×1
　　曲池・間使・労宮・中渚・中魁×1　太白・承山・絶骨・行間・厲兌×1

また、『鍼灸甲乙経（4世紀中葉）』の主治病証から『鍼灸大全』所収の諸穴のうち、「六鬱」の証候に近似するものを摘録すると、凡そ以下のようである。

　　01膈兪：背痛み、悪寒し、脊強り、俯仰すること難く、食 下らず、嘔吐して
　　　　　　涎れ多きは、膈兪 之を主る。【『千金』は「陽関」に作る】（巻七・六経

第七章　「気滞」と「血瘀」

　　　　受病発傷寒熱病第一中）
02 間使：熱病に、煩心し、善く嘔し、胸中澹澹として、善く動きて熱するは、間使 之を主る。（巻七・六経受病発傷寒熱病第一下）
03 足三里・太白・章門：熱病に、先づ頭重く顔痛み、煩悶して身熱す；熱争へば則ち腰痛みて以て俛仰する可からず；胸満し、両頷痛むこと甚だしく、暴かに泄し、善く飢へて食せんと欲し、善く噦す；熱中すれども足清え、腹脹りて食 化せず；善く嘔泄して膿血有り、嘔を苦しみて出づる所無きは、先づ〔足〕三里を、後に太白・章門を取る。（巻七・六経受病発傷寒熱病第一下）
04 豊隆：厥頭痛し、面浮腫し、煩心し、狂して鬼を見、善く笑ひて休まず、外に発するに大ふに喜ぶ所有り、喉痺して言ふ能はざるは、豊隆 之を主る。（巻七・六経受病発傷寒熱病第一下）
05 承山：衄衊し、腰・脊・脚・腨 痠重し、戦慄して、久すく立つこと能はずして腨の裂くるが如く、脚跟急して痛み、足攣りて少腹に引きて痛み、喉咽痛み、大便難く、䐃脹するは、承山 之を主る。（巻七・六経受病発傷寒熱病第一下）
06 厲兌：瘧して、食を嗜まざるは、厲兌 之を主る。（巻七・陰陽相移発三瘧第五）
07 肝兪：欬して脇 満急し、息するを得ず、反側するを得ず、腋脇下と臍と相ひ引き、筋急して痛みて反折し、目 上に視み、眩して目中循循然とし、眉頭痛み、驚狂し、衄し、少腹満し、目䀮䀮として白翳を生じ、欬して胸に引きて痛み、筋寒熱して、血を唾き、短気し、鼻酸むは、肝兪 之を主る。（巻八・五蔵伝病発寒熱第一下）
08 曲池：胸中満し、耳の前痛み、歯痛し、目赤くして痛み、頸腫れ、寒熱し、渇きて飲めば輒ち汗出で、飲まざれば則ち皮乾きて熱するは、曲池 之を主る。（巻八・五蔵伝病発寒熱第一下）
09 労宮：少腹に積聚あるは、労宮 之を主る。（巻八・経絡受病入腸胃五蔵積発伏梁息賁肥気痞気奔肫第二）
10 膻中：欬逆上気し、唾きて喘ぎ、短気して息するを得ず、口 言ふ能はざるは、膻中 之を主る。（巻九・寒気客於五蔵六府発卒心痛胸痺心痛三虫第二）
11 兪府：欬逆上気し、喘ぎて息するを得ず、嘔吐し、胸満し、飲食するを得ざるは、兪府 之を主る。（巻九・邪在肺五蔵六府受病発欬逆上気第三）
12 行間・足三里：邪 肝に在れば、則ち両脇中痛み、寒中し、悪血 内に在りて、

317

胻節時に腫れて善く瘈るを病むは、行間を取りて以て脇下に引く。{足}三里を補ひて、以て胃中を温む。血脉を取りて、以て悪血を散ず。耳間の青脉を取りて、以て其の瘈りを去る。（巻九・肝受病及衛気留積発胸脇満痛第四）

13 中脘：傷憂し、悁思し、気積するは、中管 主を之く。（巻九・肝受病及衛気留積発胸脇満痛第四）

14 巨闕：胸脇榰満し、瘀瘕して臍に引き、腹痛み、短気して煩満するは、巨闕 之を主る。（巻九・肝受病及衛気留積発胸脇満痛第四）

15 労宮：胸脇榰満するは、労宮 之を主る。（巻九・肝受病及衛気留積発胸脇満痛第四）

16 太白：胸脇脹り、腸鳴り切痛するは【一云「胸脇支満、腹中切痛」】、太白 之を主る。（巻九・肝受病及衛気留積発胸脇満痛第四）

17 陽陵泉：脇下榰満し、嘔吐し逆するは、陽陵泉 之を主る。（巻九・肝受病及衛気留積発胸脇満痛第四）

18 陽陵泉：胆病なる者は、善く太息し、口苦く、宿水【『霊枢』作「宿汁」】を嘔し、心下澹澹として、善く恐るること人の将に之を捕へんとするが如く、嗌中吤吤然として、数しば欬唾す。候は足少陽の本末に在りて、亦た其の脉の陥下を視る者も、之に灸す。其の寒熱なる者は、陽陵泉を取る。（巻九・邪在心胆及諸蔵府発悲恐太息口苦不楽及驚第五）

19 胃俞：胃中寒して脹し、食多くして身体羸痩し、腹中満して鳴り、腹䐜し、風厥し、胸脇榰満し、嘔吐し、脊急痛し、筋攣り、食下らざるは、胃俞 之を主る。（巻九・脾胃大腸受病発腹脹満腸中鳴短気第七）

20 中脘：腹脹して痛み、寒中して傷飽し、食飲化せざるは、中管 之を主る。（巻九・脾胃大腸病受腹脹満腸中鳴短気第七）

21 章門：腹中雷鳴すること盈盈然として、食化せず；脇痛みて臥すを得ず、煩して熱中し食するを嗜まず；胸脇榰満し、喘息して鬲を衝く；嘔し、心痛して傷飽するに及ぶ；身気羸痩するは、章門 之を主る。（巻九・脾胃大腸病受腹脹満腸中鳴短気第七）

22 中脘：小腸に熱有り、溺 赤黄するは、中管 之を主る。（巻九・足厥陰脉動喜怒不時発㿗疝遺溺癃第十一）

23 巨闕：狐疝し、驚悸し、少気するは、巨闕 之を主る。（巻九・足厥陰脉動喜怒不時発㿗疝遺溺癃第十一）

24 気海：少腹疝して臥し、善く驚くは、気海 之を主る。（巻九・足厥陰脉動喜怒不時発㿗疝遺溺癃第十一）

25 曲泉：丈夫は癩疝し、陰跳痛して簒中に引き、溺を得ずして、腹中支ふ；胸脇楮満し、閉癃し、陰痿へて後 時に泄らし、四肢収まらず；実すれば則ち身疼痛し、汗 出でず、目 眗眗然として見る所無く、怒りて人を殺さんと欲し、暴かに痛みて臍の下節に引き、時に怛熱す；筋攣り、膝痛みて屈伸する可からず；狂すること新発するが如し；衄して食せず、喘呼す；少腹痛みて嗌に引き、足厥して痛、むは、曲泉 之を主る。（巻九・足厥陰脉動喜怒不時発癩疝遺溺癃第十一）

26 肩井：肩背痺れ痛み、臂挙がらず、寒熱して凄索するは、肩井 之を主る。（巻十・手太陰陽明太陽少陽脉動発肩背痛肩前臑皆痛似抜第五）

27 中脘：溢飲し、脇下堅痛するは、中管 之を主る。（巻十・水漿不消発飲第六）

28 章門：腰清え脊強り、四肢懈堕し、善く怒り、咳して少気、鬱然として息するを得ず、厥逆し、肩 挙ぐ可からず、馬刀痩し、身瞤するは、章門 之を主る。（巻十・水漿不消発飲第六）

29 支溝：熱病に、汗 出で、互ひに頸に引き、嗌の外腫れ、肩臂痠重し、脇腋急痛し、四肢挙がらず、痂疥し、項 顧る可からざるは、支溝 之を主る。（巻十一・陽厥大驚発狂癇第二）

30 足三里：胸中瘀血し、胸脇楮満し、鬲痛み、久しく立つ能はず、膝痿寒するは、{足}三里 之を主る。（巻十一・動作失度内外傷発崩中瘀血嘔血唾血第七）

31 行間：月事 利せず、血を見て身の反敗する有り、陰寒するは、行間 之を主る。（巻十二・婦人雑病第十）

32 労宮：小児 口中腥臭し、胸脅楮満するは、労宮 之を主る。（巻十二・小児雑病第十一）

また、これらの32例の出現回数の内訳は、

中脘×4　　　章門・足三里・太白×3　　　巨闕・労宮・陽陵泉・行間×2
俞府・膻中・気海×1　　　肩井・膈俞・肝俞・胃俞×1
曲池・支溝・間使×1　　　曲泉・豊隆・承山・厲兌×1

であり、都合21穴となる。これらのうち、２回以上出現している経穴は「巨闕・中脘・章門・労宮・陽陵泉・足三里・太白・行間」の８穴であるが、「中脘・巨闕」は部位が近いので頻度の低い「巨闕」を除き、手掌部のために利用しにくい「労宮」も候補から外しておくべきであろう。したがって、「中脘・章門・陽陵泉・足三里・太白・

行間」の6穴を基礎に「六鬱」の総治の処方穴を組み立てることが可能と考えられる。

また、『甲乙経』の主治の中で、最も「気滞」や「六鬱」の証候に近い主治がまとめられている篇は、巻九・第四（肝 病を受けて衛気の留積するに及べば胸脇満痛を発す）および巻九・第五（邪 心・胆に在りて諸蔵府に及べば悲しみ・恐れ・太息し・口苦く・楽しまず及び驚を発す）であり、そこには、

> 行間・{足}三里・耳間青脉[17]・人迎・天突・季脇之下[18]・胆兪・璇璣・華蓋・紫宮・玉堂・中庭・霊墟・神封・歩郎・気戸・雲門・胸郷・中脘・淵腋・大包・輒筋・巨闕・梁門・期門・労宮・三間・陽谷・太白・太衝・巨虚上廉[19]・侠渓・丘墟・外丘・陽陵泉。　　　　　　　（巻九・第四）

の35穴（重複を除く）、および、

> 魚際・間使・内関・大陵・行間・商丘・中封・然谷・照海・腋門・梁丘・陽陵泉・{足}三里　　　　　　　　　　　　　　　　　　　　（巻九・第五）

の13穴を収録する。これらの諸穴にはすでに選んだものも多く含まれており、『甲乙経』と『鍼灸大全』所引の竇黙系の主治穴には一定の関係があることが分かる。

なお、本来の『甲乙経』巻七は熱病の主治穴を特集したものであるため、原則的にはこれらを除外しておくべきであろう。『鍼灸大全』の配穴はそれらを熱病以外の部分で応用したものである。

したがって、巻八以降で「六鬱」の証候と比較的合致するものを選ぶと、「肩井・肝兪・胃兪・兪府・支溝・曲泉」の6穴あたりが、妥当であろうと思われる。

また一方では、六鬱の病候を典型的に網羅するような主治条文も存在しないことが看て取れることから、『鍼灸甲乙経』の主治条文のみでは、論理的な処方配穴は難しいようにも思われる。

以上の考察の結果、『鍼灸大全』の処方穴と『甲乙経』が一致しやすいものは「中脘・章門・陽陵泉・足三里・太白・行間」の6穴であり、それ以外の『甲乙経』の主治穴から、前述の6穴を加えることで、『金匱鉤玄』に基づく「六鬱を総治する」ところの処方配穴として、

> 兪府・中脘・章門・支溝・陽陵泉・足三里・行間・肩井・肝兪・胃兪・曲泉・太白

が完成することとなる。したがって、以上の12穴が治療上の目安となり得よう。この12穴の処方穴をまとめて、『金匱鉤玄』の「越鞠丸」に因んで「越麴方」と命名しておくこととしたい。

---

17 伝統的には「耳間青脉（耳介背部の常脈の意）」の部位が「瘈脈（せいみゃく）」穴である。
18 事実上の「章門」穴のこと。
19 「上巨虚」穴の別名。

第七章　「気滞」と「血瘀」

　この「越麴方」を現代的な視点から、適合条件を探せば、およそ以下のようになろうか。
①　肥満・隠れ肥満・不摂生・運動不足・ストレス過多・眼精疲労。
②　高血糖ぎみ・高脂血症ぎみ・高尿酸血症ぎみ・高血圧ぎみ。
③　なみだ目・鼻炎・耳の中が痒い・痰が絡む・口臭・口内炎・口角炎・鼾（いびき）をかく。
④　脂性（あぶらしょう）・吹き出物が多い・かぶれ安い・体臭が強い・大小便の臭いが強い・足が臭い。
⑤　食べ過ぎ・食べるのが速い・間食夜食が多い・厚味（甘いもの・濃厚なもの・スパイシーなものなど）が好き。
⑥　ほぼ毎日飲酒をする・１回の酒量が多い・喫煙量が多い。
⑦　継続的に服薬している・毎日２種類以上のサプリメントを摂っている。

　これらの主症状があるときには、「越麴方」を配穴して「六鬱」を総治すれば、同時に「気滞・血瘀・痰飲」なども解消できるものと考えられる。さらに、「四部脉診」か「六部定位脉診」を行って、経絡治療的な証を定めて本治法を行うことで、心身のバランスを調整して自然治癒力を高め、「越麴方」の治療効果を向上かつ継続させることができるのである。

　ちなみに、ここでいう「太白」とは、『霊枢』本輸篇に、
　　　　太白は、腕[20]骨の下なり、腧[21]と為す。
とあり、『太素』巻十一・本輸の楊上善注には、
　　　　【核骨は、大指本節の後、然骨の前の高骨に在るは、是れなり。核とは、莖草[22]の反り。】
といい、『医学綱目』巻一（陰陽臟腑部）・陰陽の「過核骨後」の注にも、
　　　　【核骨の下は、太白穴なり。核骨は、足の大指、本節の後約二寸、内踝骨の前約三寸に在り。棗核[23]の如くして、足の内側・赤白肉際に横たふ者は、是れなり。竇太師、指して「孤拐骨」と為す者は、是に非ざるなり。】
とある。したがって、その部位は、足の内側で「第１中足趾節関節」と「舟状骨結節」の間にあって、「核（果物の種子の意）」のような形状をしている部位のことであり、解剖学的には「第１足根中足関節の内側膨隆部」を示している。
　またこれは、近代中国にも大きな影響を与えた玉森貞助『鍼灸経穴医典（1926）』

---

20 『太素』は「核」字に作る。
21 『太素』は「輸」字に作る。
22 おそらく反切下字の「草」は「革」字の誤写であろう。
23 果物の「ナツメ（漢方薬の大棗）」の種子のこと。

十四経・足太陰脾経にいう、
　　　太白：【位置】第一蹠骨の内側後端[24]の下際にあり。
　　　　　　【解剖】第一蹠骨内側の下部にして、外転拇筋を有す。…
と同部位でもある。本来の「太白」の部位は、一般的なWHO標準の位置とはかなり異なっており、古典の主治を活かそうとする場合の取穴は、やはり古典に従って再現する必要があり、この場合の古い「太白」も大いに有効であるので、是非お試しいただきたいものである。

---

24 第1中足趾節関節の近位端のこと。

第八章
「四部脉診」と八綱分類

子(のたま)曰はく：由よ、女(なんじ)に之を知るを誨(おし)へんか。
之を知るを之を知ると為し、知らざるを知らざると為す。
是れ知るなり。

『論語』（為政篇第二）より

第1節 「寒熱八証」と八綱分類

第1項 「八綱」と『素問』『霊枢』

　「四部脉診」によって「基本四証」の鑑別が可能となれば、そのまま六十九難の「母子補瀉」方式でも治療ができてしまうが、やはり、「寒・熱」の鑑別は必要である。実際の臨床では「寒熱未分」の状態であることも多いが、病状が進行すると寒熱の状態の違いによってアプローチを変えないと有効な治療ができないことも少なくないばかりか、「熱中症」と「低体温症」を誤診すれば生命の危険を伴うことでも自明であるように、当然、「寒・熱」の鑑別は絶対的に重要であることは理解できよう。

　病状が進んでくると「寒熱」が入り混じった複雑な病態を呈することもあり、これを「寒熱混交・寒熱交雑・寒熱併存」などと呼ぶことがある。このような病態を寒熱未分の状態と誤診してしまっても厄介なことになってしまう。また、「悪寒発熱」や「寒熱往来」なども、症状からすると「寒・熱」が交錯しているように見えるが、「寒熱混交」とは病機が異なることが多く、これらも鑑別が必要である。

　当然のことながら、「寒証・熱証」が病証として強調される以前も、経絡治療の中には寒熱のための鑑別および治療方式が実践されてきていた。しかしながら、一定のマニュアルを踏まえた独立した証概念として認識されることは比較的希薄であったように思われる。それを予め証の中に織り込んだ表現に統一しようとしたのが、現在の経絡治療学会のテキストが作成された動機の一つでもあったのである。

　また、従来の日本の鍼灸学校教育の中では、「陰陽・虚実・寒熱」の証については、
　① 「陽証」を「身体が温かく代謝が活発な状態」、「陰証」を「身体が冷えて代謝が不活発な状態」。
　② 「実証」を「比較的頑強な体質」、「虚証」を「比較的虚弱な体質」。
　③ 「陽実証」を「頑強な体質の人の発熱状態」、「陽虚証」を「虚弱な体質の人の発熱状態」、「陰実証」を「頑強な体質の人が冷えた状態」、「陰虚証」を「虚弱な体質の人が冷えた状態」。

と定義されていた時期が長かったため、本来の中国医学における伝統的な「陰陽・虚実・寒熱」の証概念、すなわち、
　① 「陽証」を「身体が温かく代謝が活発な状態」、「陰証」を「身体が冷えて代謝が不活発な状態」。
　② 「実証」を「病邪が体内で活動している状態」、「虚証」を「精気が体内で不足している状態」。
　③ 「陽実証」を「陽邪が盛んで発熱した状態」、「陽虚証」を「精気中の陽気

が不足して温められない状態」、「陰実証」を「陰邪が停滞して冷やされた状態」、「陰虚証」を「精気中の陰液が不足して潤せない状態」。

という定義を、いきなり経絡治療に導入してしまうと、従来の「陰陽・虚実・寒熱」のイメージと混乱する危険性が高かったことから、一般的な「陽実・陽虚・陰実・陰虚」という用語を避けて、「熱証⇒実熱証(＝陽実証) or 虚熱証(＝陰虚証)」「寒証⇒実寒証(＝陰実証) or 虚寒証(＝陽虚証)」という用語に言い換えて、できるだけ混乱が起こらないように配慮されたものであったのである。

「基本四証」に「寒熱証」を合わせた「寒熱八証」を鑑別するためには、体温や脈拍数(遅数)を含め、さまざまな全身状態の「鑑別のサイン」を考慮する必要がある。その「鑑別のサイン」に基づいて診察情報を理論的に集約し、可能性の少ないものを排除して残った病態像のなかから導き出されるべきものなのである。その最も重要な基準がいわゆる「八綱分類」、すなわち「陰陽・表裏・虚実・寒熱」の病証概念であり、「表・実・熱」は「陽」に分類され、「裏・虚・寒」は「陰」に分類される。

したがって、最終的には八綱分類を考慮して「寒熱八証(4臓虚×寒熱＝8)」に、さらに「表裏・虚実(2×2＝4)」を合わせて、32パターン(8×4＝32)の証に細分されることが目標となってくるが、現実的にはほとんど存在しない証ができてしまう可能性もあり、性急に理論だけを先走らせることは避けるべきであろう。

また、伝統的な「虚実」病証の場合、「大過・不及」や「盛(盈)・衰(虚)」などのように邪正の質を問わない「量的虚実」あるいは「ピーク・ボトム」を意味することは比較的少なく、むしろ「有余・不足」などとをも含めて、「邪気が盛んな状態」と「精気が不足した状態」とを厳然と区別していることのほうが多いものである。さらには、日本漢方(古方派系のスタイル)のように、「虚証タイプ・実証タイプ・虚実中間証タイプ」に体格別・体質別に分類する方式は、投薬量やドーゼを決める目安とはなり得ても、本質的な病証鑑別においてはさほどの役には立つまい。やはり、病証を体質や体格に直結して考えるよりも、あくまで病因・病機を含めた病証として診立てたほうが、誤診が少ないように思われる。例えば、多紀元簡(1755－1810)が『素問識(1806)』において、

> 簡 按ずるに、邪気の人身に客するや、其の始め、必ず精気の虚に乗じて入る。已に入りて精気 旺じ、邪気と倶に盛んなれば、則ち実と為す。傷寒胃家実証の如きは是れなり。若し夫れ邪の入りて客するに及び、精気 之と相ひ抗する能はざれば、邪気の奪ふ所と為せば、則ち虚と為す。傷寒直中証の如きは是れなり。

と言っていることでも分かるとおり、「傷寒胃家実証(→脾虚胃実熱証)」のように邪気が盛んであるためには、対抗し得る精気もまた盛んでなければならないし、逆に、

「傷寒直中証」のように精気が不足した状態（→脾虚寒証）のところへ抵抗を受けずにダイレクトに邪気が裏に侵襲するという病態も、当然あり得るわけである。

　ちなみに、清・程国彭『医学心悟（1732）』巻二・直中三陰諸証には、

> 直中なる者は、初めて起こるに、陽経に由らずして伝入して径き、三陰に中る者なり。太陰に中れば宜しく理中湯を用うべく、少陰に中れば宜しく四逆湯を用うべく、厥陰に中れば宜しく白通加猪胆汁湯を用うべし。大抵、臓寒の侵すを受けて、温めざれば則ち殆し。急かに辛熱を投じて、遅緩する可からず。

という。「白通加猪胆汁湯」とは、『傷寒論』に初出する処方で、少陰病の下利に対する「白通湯（葱白・附子・乾姜）」に、「猪胆汁・人尿」を加えて厥陰病証で起こる「厥逆・無脉・乾嘔・煩」に対応させたものである。少陰病から厥陰病に移行した真寒仮熱証でも最も重症の部類に属する。

　明・李時珍（1518－1593）『本草綱目（1578）』巻十七（草六）・附子には、

> 【氣味】辛・温、大毒有り。…元素曰く：大辛・大熱、気濃く味薄し、昇ぐ可し降す可し。陽中の陰にして、浮中の沈。至らざる所無く、諸経の引用の薬と為す、と。…好古曰く：手の少陽三焦・命門に入るの剤。其の性は走りて守らず、乾姜の止まりて行らざるが若きには非ず、と。
> 【主治】風寒の欬逆邪気、寒湿の踒躄、拘攣して膝痛み、行歩する能ず、癥瘕堅・積聚・血瘕を破る、金瘡（『本経』）。…脾胃を温暖し、脾湿・腎寒を除き、下焦の陽虚を補ふ（元素）。臓腑の沈寒、三陽の厥逆、湿淫して腹痛み、胃寒えて蚘動くを除く。経閉を治し、虚を補ひて壅を散ず（李杲）。督脉に病を為せば、脊強ばりて厥す（好古）。

とあり、おなじく、巻二十六（菜一）・葱に、

> 【釈名】…時珍曰く：…葱の初まて生るるを葱針を曰ひ、葉を葱青と曰ひ、衣を葱袍と曰ひ、茎を葱白と曰ひ、葉中の涕を葱苒と曰ふ。…
> 葱茎白：【気味】辛・平。
> 【主治】湯を作す。傷寒に寒熱し、中風に面目浮腫し、能く汗出づるを治す（『本経』）。…陽明の下痢・下血を治す（李杲）。…風湿、身痛み麻痺し、虫積・心痛みを除き、大人の陽脱・陰毒の腹痛、小児の盤腸内に釣り、婦人の妊娠に溺血するを止め、乳汁を通じ、乳癰を散じ、耳鳴を利し、獅犬の傷に塗り、蚯蚓の毒を制す（時珍）。

といい、乾姜にも、

> 【気味】辛・温、無毒。…好古曰く：大熱、と。
> 【主治】胸満し、欬逆上気し、温中に血を止めて汗を出だし、風湿の痺・腸

澼の下痢を逐ふ。生なる者は、最も良し（『本経』）。…心下の寒痞、目睛久す赤きを主る（好古）。

【発明】元素曰く：乾姜の気は薄く味は濃く、半ば沈にして半ば浮、昇ぐ可し降す可し、陽中の陰なり、と。又た曰く：大辛・大熱、陽中の陽、と。…時珍曰く：乾姜は能く血薬を引きて血分に入り、気薬を気分に入る。又た能く悪を去りて新を養ひ、陽生陰長の意有るが故に、血虚なる者は之を用う。而して人の吐血・衄血・下血、陰有りて陽無き者は、亦た宜しく之を用うべし。乃ち熱に因りて熱を用うるは、従治の法なり、と。

といい、巻五十（獣一）・豕に、

【釈名】豬（『本経』）・豚（同上）…。

胆：【気味】苦・寒、無毒。

【主治】傷寒に熱渇す（『別録』）。

【発明】成無已曰く：仲景の猪胆汁を以て醋と和えること少し許り、穀道中に灌ぎて、大便を通ぜしむとこと神効。蓋し酸苦は陰を益し燥を潤して便を瀉するなり。又た少陰の下利 止まざるを治し、厥逆・無脉、乾嘔・煩する者は、白通湯加猪胆汁を以て之を主る。寒熱の逆を調ふるが若き者は、冷熱必ず行れば、則ち熱物もて冷服して、嗌の後に下し、体を冷やすこと既に消ゆれば、熱性便ち発す。故に病気自ら愈ゆ。此れ 白通の熱剤の中に人尿・猪胆の鹹苦の物を和し、其の気をして相ひ従がはしめて拒格の患 無からしむる所以んなり。…、と。

とあり、あるいは巻五十二（人一）・人尿にも、

【気味】鹹・寒、無毒。

【主治】寒熱の頭痛、気を温む。童男なる者は、最も良し（『別録』）。…滋陰・降火すること甚だ速し（震亨）。殺虫解毒し、瘧中の暍を療す（時珍）。

【発明】弘景曰く：人の初めて頭痛を得るが若きは、直ちに人尿数升を飲ましめ、亦た多くして愈ゆ。葱・豉を合して湯を作して服すれば、弥よ佳し。…、と。

という。金・成 無已『注解傷寒論（1144）』が言うように、内外を温通する「白通湯」に滋陰・潤燥・降火に効果のある「猪胆汁・人尿」を加えて寒熱を調整することが目標のようである。病証は真寒仮熱であるが、同時に陰虚の要素もあることで上焦の虚陽を収斂できずにいるために、苦寒・鹹寒の剤での滋陰・降逆が必要なのである。なお、「人尿」を去るべきかどうかはさておき、『医学心悟』に「虚する者は、人参三銭を加ふ」とあることは、益気を促すために考慮するべきであろう。このように、「精

気の虚」と「邪気の実」が同時に起こっている病態は、一般に「虚実挟雑（証）」などと呼ばれる。

　なお、現代社会において、もっとも典型的な「傷寒直中証」はノロウィルスやロタウィルスによる急性胃腸感染症であり、経絡治療学会の病証としては「脾虚胃虚熱証」に始まり、「脾虚寒証」になって回復することが多いが、稀にこれをコジらせて「腎虚寒証」になってから治療に来られる方もある。今では、大抵の患者は病院で治療を受けるので、抗ウィルス薬や補液によって深刻な事態にはなりにくい。しかしながら、かつての病原体に直接攻撃できる手段も脱水症状を防ぐための点滴もなかった時代は、経口的な治療ができない場合にはかなり深刻な病状に進行したと考えられる。今回、例示したものは、最も深刻な厥陰病証ながらも、まだ湯液を服薬できる状態であるのでまだ助かる見込みがあるが、服薬した薬剤をすべて吐き戻してしまうようになったら、ほとんど手が付けられないことになる。これを鍼灸治療の介入によってどの程度改善できるかは甚だ疑問ではあるが、全く可能性がないわけではないので、研究し続ける価値はあろう。

　実際の臨床においては、程度の差はさまざまであるが、むしろ「虚実挟雑」の状態の人のほうが多く、典型的な「実証」や「虚証」と呼べるものは比較的少ない。特に、鍼灸師が典型的な「実証」に遭遇する機会はさほど多くはないように思われる。なぜなら、高熱や激痛などの典型的な「実証」の症状を呈する患者は、真っ先に病院の受診を選択するであろうからである。

　また、日本は気候風土が穏やかで湿度が高く、実証体質にはなりにくい環境であるうえ、そもそも現代の日本人は、他の民族より頑健な体質を持つタイプの比率が少ないように思われるし、生活状況としてカロリー摂取が過剰の傾向や、たとえ適度であってもその他の栄養がアンバランス気味であったり、全体的に見て運動不足の人も多く、普段から虚証体質になりやすい環境にある。

　もちろん、ここでいう「邪実（邪気の実）」とは「外感六淫（風・寒・暑・湿・燥・火）」の侵襲のことであり、または「内生五邪（内風・内熱・内湿・内燥・内寒）」、および「瘀血・痰飲・気滞」などの病理産物の発生を意味する。「精虚（精気の虚）」とは「気（経気）・血・営・衛・津・液・精・神」および「宗気・胃気・水穀の精微・元気」などの損耗を意味する。これらのうち、「風・陽暑・燥・火」「内風・内熱・内燥」「気滞」は「陽邪」に属して「熱証」になり易く、「陰暑・寒・湿」「内湿・内寒」「瘀血・痰飲」は「陰邪」に属して「寒証」になり易い。

　「暑邪」は、自然界にあっては常に「熱邪」と「湿邪」が結合して一体となった病邪であると考えないと、炎天下で起こる熱中証（日射病）も、冷房病や冷たいものの過食などで起こる夏バテや食中毒なども、ともに「中暑（暑気中（あた）り）」と呼ばれる状況を

説明できない。

「熱邪」は陽邪に属し、「湿邪」は陰邪に属するので、両者の性質は根本的に異なっている。にもかかわらず、「暑邪」は両者の性質が常に一体となっており、状況によってどちらか一方の性質が強調されたり、両方の性質が同時に現れたりするのである。この「暑邪」の侵襲によって、中焦の気が閉塞したものであるという共通の病理が窺えるものの、単一の病証とは看做すことができないのが「暑邪」の厄介なところである。したがって、同じ暑邪でも「陽暑」は「熱＞湿」、「陰暑」は「熱＜湿」という状態として区別されることが一般的である。

精気においては、「気(経気)・衛・宗気・胃気・水穀の精微・元気」などは「陽(気)」に属しているので損傷すると「寒証」になりやすく、「血・営・津・液・精」などは「陰(液)」に属しているので損傷すると「熱証」になりやすい[1]。また、「神」は当然ながら陽に属してはいるものの、損傷すれば精神活動が低下して「意識混濁」や「失神」に至り、さらに損傷すれば死を招くことになるので、経絡治療学会としては「精気の虚」としての「神の虚(→心虚証)」が設定されないことになっている。したがって、治療可能なものにおいては、たとえ「心虚証」に診断可能な病証であっても、実質的には「肝虚証」や「脾虚証」の一部として取り込まれているものと考えて差し支えない。もちろん、「心虚証」や「心包虚証」として治療することも可能であり、事実、他の経絡治療のグループではこれらの証を設定しているところもある。

また、「寒熱」だけをクローズアップしてしまうと、他の「陰陽・表裏・虚実」の病証分析が疎かになってしまいがちであるが、これらは一体不可分で切り離しが効かないという前提があることを、まず理解しておく必要がある。単に「寒熱」といっても、他の「八綱」はもちろん、すべての蔵象理論の全体と密接に関係しており、たまたま「寒熱」という視点から、全体の中の一方向を覗いているに過ぎないのである。例えば、『霊枢』五邪篇に、

> 邪 脾胃に在れば、則ち肌肉の痛むを病む。陽気 有余し、陰気 不足すれば、則ち熱中して善く飢う。陽気 不足し、陰気 有余すれば、則ち寒中して腸鳴・腹痛す。陰陽倶に有余、若しくは倶に不足すれば、則ち寒有り熱有りて、皆な三里に調ふ。

とあり、この場合の「陽気有余、陰気不足」とは陰虚(津液の不足)による内熱のことで、具体的には胃熱を意味しており、「陽気不足、陰気有余」とは、陽虚(衛気の不足)による内寒のことで、具体的には腹中の冷えを意味している。つまり、肌肉に痛みを生じた状態に加え、腹部は全体的に冷えているが、胃だけが内熱を起こして食欲が湧

---

1 なお、「血」にも神気が含まれるとされる(その証拠として大量出血すれば失神する)ことから、「血虚」よって「寒証」となることもある。

いている状態を示しているのである。さらに、胃腸全体が冷えていたり、逆に熱を持っている状態であっても、これら全体の病状に対して「足三里」穴が有効であるというわけである（補瀉は状況によって選択される）。同じく刺節真邪篇にも、

> 陰気 不足すれば、則ち内熱し、陽気 有余すれば、則ち外熱す。両熱 相ひ搏れば熱きこと炭を懐くが如く、外に綿帛を畏れて、衣 身に近づく可からず。又た席に近づく可からず。腠理 閉塞すれば、則ち汗出でずして、舌 焦げ、唇 槁るること腊のごとく、嗌乾きて飲まんと欲すること美悪を譲らず。…之を其の天府・大杼に取ること三痏にして、又た中膂を刺し、以て其の熱を去り、足・手の太陰を補ひて以て其の汗を去る。熱去れば汗出で、晞きて衣を徹すること疾し。

とある。この場合、「陰気不足」は陰虚による「内熱」で、「陽気有余」は陽実による「外熱」と考えられる。内外の熱が合併すると口渇や身熱・悪熱が甚だしくなるが、このような場合は、両天府と大椎の合計3穴を刺絡し、中膂兪に刺鍼して発汗させ（解表）、十分に発汗させた後に手足の太陰経（の原穴）を補って汗を止める（固表）。このように、発表の後に固表を行うことによってそれ以上の発汗が抑えられるので、衣を徹した汗でも速やかに乾いてしまうということから「徹依（法）」と呼ばれる。

また、同じく玉版篇にも、

> 病の生ずる時、喜怒の測られざること、飲食の節ならざること有りて、陰気 不足して陽気 有余し、営気の行らざれば、乃ち発して癰疽を為す。陰陽の通ぜずして、両熱の相ひ搏れば、乃ち化して膿を為す。

とあって、同じ「陰気不足、陽気有余」でも、外因でないもの、すなわち精神的な不安定状態や食生活の不摂生などによって起こるものは、「癰疽」や「化膿」になるという。

これらを踏まえつつ、『素問』瘧論篇では「瘧病（マラリア）」の病態について、

> 瘧の始めて発するや、先づ毫毛に起こりて、伸欠すれば乃ち作こる。寒慄・鼓頷し、腰脊倶に痛み、寒去れば則ち内外皆な熱し、頭痛むこと破るるが如く、渇して冷飲せんと欲す。…陰陽上下 交ごも争ひ、虚実 更も作こりて、陰陽 相ひ移るなり。陽の陰に并へば、則ち陰実して陽虚す。陽明虚すれば、則ち寒慄・鼓頷するなり。巨陽虚すれば、則ち腰背・頭項痛む。三陽倶に虚すれば、則ち陰気勝り、陰気勝れば、則ち骨寒えて痛み、寒 内に生ず。故に中外皆な寒ゆ。陽 盛んなれば則ち外熱し、陰 虚すれば則ち内熱す。外内皆な熱すれば、則ち喘ぎて渇く。故に冷飲せんと欲するなり。

と説明し、同じ「瘧病」であっても、『素問』では『霊枢』の病態概念とは微妙に違っている。また、この瘧病においては「内寒」すれば「中外皆寒」となっていて、「内部

だけが冷える」という状態ではないことは注目しておくべきである。

さらに、『素問』調経論篇になると、

> 経に言ふ、「陽虚すれば則ち外寒し、陰虚すれば則ち内熱し、陽盛んなれば則ち外熱し、陰盛んなれば則ち内寒す」と。

というように、完全に一般化され法則化されてしまい、それぞれの病態は、

> （陽虚 外寒を生ず）：陽気を上焦に受け、以て皮膚・分肉の間を温む。寒気をして外に在らしむれば、則ち上焦 通ぜず。上焦 通ぜざれば、則ち寒気 独り外に留むるが故に寒慄す。
>
> 陰虚 内熱を生ず：労倦する所有りて、形気衰少し、穀気盛んならず、上焦行らず、下脘通ぜざれば、胃気熱して、熱気 胸中を薫ずるが故に内熱す。
>
> 陽盛 外熱を生ず：上焦 通利せざれば、則ち皮膚緻密にして、腠理閉塞し、玄府 通ぜず、衛気 泄越するを得ざるが故に外熱す。
>
> 陰盛 内寒を生ず：厥気上逆して、寒気 胸中に積もりて寫せず。寫せざれば則ち温気去り、寒独り留まれば、則ち血 凝泣す。凝れば則ち脉通ぜずして、其の脉 盛大にして以て濇なるが故に中寒す。

であるという。

「陽虚」とは「衛気の虚」を意味し、体表を温める役割をする衛気が虚すと、上焦の気が廻らなくなるので、体表が冷えて「寒慄」、すなわち「悪寒」が発生する。ここではこれが「外寒」の意味で使われている。この現象は「人間は寒いところにいて身体が冷えると震え出すものである」と言っているに過ぎない。これは病理というよりも生理現象であるが、体質的な傾向、または低体温症の前駆症状とみれば侮れない病態である。

「陰虚」とは、この場合、「胃熱」を意味する。疲労によって脾胃の気が減退すると水穀の精微を上焦に上げることができず、胃中の糟粕も小腸に下ろすことができなくなって熱が中に籠り、「内熱」のために胃熱が発生して、それが上焦にまで及ぶと胸部の煩熱が起こる。もし、病状が軽度であれば、水分を十分に補給して休息すれば自然に回復する状態であろうが、慢性症状の場合は生活管理も含め計画的持続的な治療を必要とする病態である。

「陽盛」とは「発熱」を意味する。（寒邪が侵襲して）腠理が閉塞すると汗腺が閉じてしまい、衛気が寒邪を発表することができなくなると、「外熱」のために発熱が起こる。この場合、「悪寒」を伴うことがあるが、冷えによる「寒慄」とは違うので混同してはならない。

「陰盛」とは「瘀血」を意味する。「厥病」によって経脉が滞って足が冷えると、その冷えが胸部に上って停滞し、「瘀血」が発生する。この場合は、冷えによって経気が

滞ることで瘀血となるが、多くは五志七情がバランスを失って経脈を滞らせる内因と考えられ、初期の段階では熱証に属すものと考えて良い。したがって、『素問』瘧論篇の「中外皆な寒ゆ」とは病態が違っているのである。これらは、「上焦」の症状を中心に各病証に分けて説明しているが、すべての病証に対して汎用性のある説明にはなっていないように思える。

これはあくまで「寒慄」「胃熱」「発熱」「寒厥」に対する個別の病理を説明したものと割り切って考えて置くほうが無難であろう。かえって、この経文の直前に置かれている、

　　夫れ邪の生ずるや、或ひは陰に生じ、或ひは陽に生ず。其の陽に生ずる者は、之を風雨寒暑より得、其の陰に生ずる者は、之を飲食・居処・陰陽・喜怒より得。…。

　　風雨の人を傷るや、先づ皮膚より客して、孫脈に伝入す。孫脈満つれば、則ち絡脈に伝入し、絡脈満つれば、則ち大経脈に輸ぐ。血気と邪と并へば、分腠の間に客し、其の脈堅大なるが故に実と曰ふ。実なる者は、外に堅くして充満し、之を按ずる可からず、之を按ずれば則ち痛む。

　　寒湿の人に中るや、皮膚収まらず、肌肉堅緊にして、栄血泣り、衛気去るが故に虚と曰ふ。虚なる者は、聶辟して気足らずして血泣り、之を按ずれば則ち気足りて以て之を温むるが故に快然として痛まず。

　　陰の実を生ずるや、…喜怒節ならざれば、則ち陰気上逆し、上逆すれば則ち下に虚す。下に虚すれば則ち陽気之に走るが故に実と曰ふなり。

　　陰の虚を生ずるや、…喜べば則ち気下り、悲しめば則ち気消ゆ。消ゆれば則ち脈虚して空しく、寒飲食に因りて、寒気熏満すれば、則ち血泣り気去るが故に虚と曰ふなり。

のほうが、病態の利用価値としてはいくぶん汎用性が増すように思える。この場合の「陰・陽」は、病因の内外、すなわち「内因・外因」を意味しており、病証としては「風雨＝陽盛（外熱）」「寒湿＝陽虚（外寒）」は、外因の「寒（陰邪→湿）・熱（陽邪→風）」であり、「陰実＝内熱」「陰虚＝内寒」は、内因の「寒（瘀血）・熱（上炎）」ということになろう。ちなみに、「飲食・居処・陰陽・喜怒」にいう「陰陽」とは房事過多のことである。

この考え方は、『霊枢』の邪気蔵府病形篇・口問篇・百病始生篇などに基づいたものであるが、その概要を法則化したものであろう。『霊枢』邪気蔵府病形篇には、

　　身半より已上は、邪之に中るなり、身半より以下は、湿之に中るなり。…陰に中れば則ち府に溜まり、陽に中れば則ち経に溜まる。…

　　諸陽の会は、皆な面に在り。人に中るや、方に虚の時に乗じて、新たに力

> を用ひるに及び、若し飲食して汗出づれば、腠理開きて邪に中るべし。面に中れば則ち陽明に下り、項に中れば則ち太陽に下り、頬に中れば則ち少陽に下る。其の膺背両脇に中るも亦た其の経に中るなり。…
>
> 陰に中る者は、常に臂䏚従り始まる。夫れ臂と䏚と、其の陰は皮薄く、其の肉は淖沢たるが故に倶に風を受けて、独り其の陰を傷るなり。…
>
> 身の風に中るや、必ずしも蔵を動かさず。故に邪 陰経に入れば、則ち其の蔵気実すれば、邪気入るれども客する能はず、故に之を府に還す。故に陽に中れば則ち経に溜まり、陰に中れば則ち府に溜まるなり。

とあり、ここで言う「陰・陽」は、精気の性質を分類したものではなく、身体部位を陰陽によって分けたものである。また、ここに言う「邪」とは「風邪」のことである。同じく口問篇には、

> 夫れ百病の始めて生ずるや、皆な風雨寒暑に生ず。陰陽・喜怒・飲食・居処、大いに驚き、卒かに恐るれば、則ち血気 分離し、陰陽 破散し、経絡 厥絶し、脉道 通ぜず、陰陽 相ひ逆ひ、衛気 稽留し、経脉 虚空し、血気 次せざれば、乃ち其の常を失ふ。…

とあって、内因と外因、特に内因が気血営衛のバランスを失調させて経絡が虚すという病理が説明されている。また、百病始生篇にも、

> 夫れ百病の始めて生ずるや、皆な風雨・寒暑・清湿・喜怒より生ず。喜怒 節ならざれば、則ち蔵を傷り、風雨にあえば、則ち上を傷り、清湿にあえば則ち下を傷る。…喜怒 節ならざらば、則ち蔵を傷り、蔵傷るれば、則ち病 陰に起こるなり。清湿 虚を襲へば、則ち病 下に起こり、風雨 虚を襲へば、則ち病 上に起こる。

とあって、内因と外因、特に風邪（風雨）は上半身に、湿邪（清湿）は下半身に症状が現れるという外因の病理が語られる。

　これらは『霊枢』諸篇の病理観の一端を窺えるものであるが、『霊枢』では共通して各病状に対する臨床各論の内容となっており、病理法則への関心はさほど大きくはない。しかしながら、『素問』調経論篇はこれら『霊枢』諸篇を立論の根拠として法則化を目指していたであろうことは確実である。

第2項　明清期の「八綱」と「寒熱」

　このように、『素問』調経論篇には2種類の「八綱」が示されており、両者はともに『霊枢』諸篇に由来し、病理法則の検討において若干の発展が見られるが、その後に『傷寒論』と『諸病源候論』が現れて病理と生理の統一が図られ、『千金方』や『外台秘

要方』などに代表される唐代はその臨床応用の時代と言える。北宋時代になって運気論が流行すると、病理観が大きく変化して『傷寒論』『金匱要略』の内容が書き換えられて、金元時代になると劉 温舒・成 無已・劉 完素・張 元素・羅 天益・李 杲・朱 震亨らが次々に現れて、医学理論研究が盛んになる。明代になると楼 英の『医学綱目（1398成立、1565刊行）』が、金元医学を集大成して初めて「八綱」によって病証を分類し、張 介賓『景岳全書（1636成立、1700刊行）』がさらに発展させて、清・程 国彭が『医学心悟（1732）』を著したことで、八綱分類についてはほぼ完成の域に至るのである。

『医学心悟』巻一・寒熱虚実表裏陰陽弁には、

　　　病に総要有りて、寒・熱・虚・実・表・裏・陰・陽の八字のみ。病情已に此れより外れざれば、則ち弁証の法も亦た此れより出でず。一病の寒熱は、全て口渇か不渇か、渇して水を消すか消さざるか、飲食して熱きを喜ぶか冷たきを喜ぶか、煩躁せるか厥逆せるか、溺の長短・赤白、便の溏結、脉の遅数に在りて、以て之を分かつ。…

　　　一病の虚実は、全て有汗か無汗か、胸腹脹痛か痞か、脹の減ぜるか減ぜざるか、痛の拒按か喜按か、病の新久、稟の厚薄、脉の虚実に有りて、以て之を分かつ。…

　　　一病の表裏は、全て発熱せるか潮熱せるか、悪寒せるか悪熱せるか、頭痛せるか腹痛せるか、鼻塞せるか口燥せるか、舌苔の有無、脉の浮沈に在りて、以て之を分かつ。…

とあって、具体例を挙げて「八綱」の鑑別の提要を簡潔に総括する。

さらに続けて、

　　　寒・熱・虚・実・表・裏・陰・陽の別は、総じて此れを外れず。
　　　然るに、病中に、熱証にして熱飲を喜ぶこと有る者は、同気相ひ求むるなり。
　　　寒証にして冷飲を喜べども却りて飲む能はざること有る者は、仮渇の象なり。
　　　熱証にして大便溏瀉すること有る者は、挟熱の下痢なり。
　　　寒証にして大便反りて硬きこと有る者は、名づけて陰結と曰ふなり。
　　　熱証にして手足厥冷すること有る者は、所謂る「熱深ければ、厥も亦た深し；熱微かなれば、厥も亦た微か」とは是れなり。
　　　寒証にして反りて煩燥し、泥水の中に坐臥せんと欲すること有る者は、名づけて陰燥と曰ふなり。有汗にして実証と為すこと有る者は、熱邪の裏に伝はるなり。
　　　無汗にして虚証と為すこと有る者は、津液の不足なり。悪寒して裏証と為

すこと有る者は寒に直中するなり。

　悪熱・口渇して表証と為すこと有る者は、温熱の病、裏自り表に達するなり。此れ乃ち陰陽変化の理にして、治病の権衡と為す。

といい、例外となる病態も丁寧に説明している。また、同じく傷寒主治四字論にも、

　夫れ傷寒の証に、表寒有り、裏寒有り、表熱有り、裏熱有り、表裏皆な熱有り、表裏皆な寒有り、表寒裏熱有り、表熱裏寒有り。

　何をか表寒と謂ふや？

　傷寒初めて太陽に客すれば、頭痛・発熱して悪寒する者なり、名づけて外感と曰ふ。…

　何をか裏寒と謂ふや？

　凡そ傷寒は陽経に由らざれば、伝入して直ちに陰経に入り、手足厥冷し、脉微細にして、清穀を下利する者は、名づけて中寒と曰ふ。仲景の「急ぎて之を温むるに、四逆湯に宜し」と謂ふ所の者は是れなり。

　何をか表熱と謂ふや？

　凡そ人　冬に精を蔵さざれば、微かに寒の肌肉の間を襲ひて、醞醸して熱を成し、春に至りて温気に感じて発する者は温病と曰ひ、夏に至りて熱気に感じて発する者は熱病と曰ふ。其の証　頭痛・発熱せるは、正の傷寒と同じく、但だ悪寒せずして口渇するは、正の傷寒と異なるのみ。『傷寒賦』に云ふ、「温熱　春夏に発すれば、務めて柴葛を須いて以て解肌すべし」と。言ふこころは、病邪　表に在るが故に柴・葛を用い、肌肉　韞熱するが故に黄芩・知母を用いて以て之を佐く。此れ活法なり。

　何をか裏熱と謂ふや？

　凡そ傷寒　漸次裏に伝へ、夫の春温・夏熱の証と与に、熱邪　裏に入れば、皆な裏熱を為す。其の太陰に在れば、則ち津液少なく、少陰なれば則ち咽乾き口燥き、厥陰なれば則ち消渇す。仲景の所謂る「急ぎて之を下すに、大柴胡・三承気を用ゆ」とは是れなり。

　何をか表裏皆な熱すと謂ふや？

　傷寒陽明証の如きは、本腑、外なれば而ち肌肉に、内なれば而ち胃腑に伝へ、熱気熏蒸し、口渇・譫語す。此れ散漫の熱にして、邪　未だ結聚せざれば、治すに白虎湯を用ゆ。外に肌膚を透し、内に腑臓を清め、表裏をして両つながら解せしむるも、邪熱の結実に比せず、専ら腸胃に在れば下して愈やす可きなり。正傷寒に此れ有り。而して温熱の病、更に多く此れ有ること、察せざる可からず。

　何をか表裏　皆な寒ゆと謂ふや？

凡そ傷寒に、表 寒邪を受けて、更に直中を裏に兼ぬるは、此を両感の寒
　　証と為す。仲景の麻黄附子細辛湯を用ふるは是れなり。
　　　何をか表寒裏熱と謂ふや？
　　　両感の熱証の如きは、一日にして太陽と少陰と同じく病み、二日にして陽
　　明と太陰と同じく病み、三日にして少陽と厥陰と同じく病む。三陽を寒と為
　　すも、三陰已に熱証を成す。豈に表寒にして裏熱に非ざらんや。亦た火鬱の
　　内に在ること有りて、以て外感を加ふるは、亦た表寒裏熱の候と為す。更に
　　火亢の已に極まること有りて、反りて水化を兼ね、内に熱の閉結して外に悪
　　寒の状有る者は、其の表は寒に似れども裏は実熱なれば、誤りて熱剤を投じ
　　て、咽に下せば即ち敗せり。
　　　何をか表熱裏寒と謂ふや？
　　　人の本体虚寒にして、温熱の邪を外感するが如きは、此れを標熱本寒と為
　　し、清剤は宜しく太過すべからず。更に陰寒の下に在ること有れば、其の根
　　無失守の火に逼れば、上に発揚して、肌膚大熱し、泥水の中に坐臥せんと欲
　　するは、其の表 熱に似れども、其の裏は実寒なれば、誤りて寒剤を投じて、
　　胃に入れば即ち危ふからん。
　　　傷寒の変証、万に斉しからざる有れども、総じて表・裏・寒・熱の四字よ
　　り外れず。其の表・裏・寒・熱の変化 測ること莫けれども、総じて此の八
　　言を出でず。以て綱領と為す。
とあって、傷寒病における八綱分類について代表方剤を例示しつつ、病理を概述して
いる。

病証	証候	処方
表（実）寒証	頭痛・悪寒・発熱・無汗	麻黄湯
裏（虚）寒証	手足厥冷・清穀下利・腹中冷痛	四逆湯
表（実）熱証	頭痛・発熱・悪熱・口渇	柴葛解肌湯
裏（実）熱証	口燥咽乾・腹満痛・大便難・身微熱	大柴胡湯・大承気湯
表裏（虚）皆熱証	頭痛・面紅・悪寒・大汗・煩渇・譫語	白虎湯
表裏（虚）皆寒証	清涕・悪寒・微発熱・四肢厥冷・脉沈細	麻黄附子細辛湯

「柴葛解肌湯」とは、明・陶　華（1369－1463）『傷寒六書』巻三（殺車槌法）・秘用
三十七方に初出する処方で、「柴胡・幹葛（葛の茎）・甘草・黄芩・芍薬・羌活・白
芷・桔梗」を主薬とし、

　　　本経、汗無くして悪寒の甚だしき者は、黄芩を去りて麻黄を加ふ。冬月は

加ふるに宜しく、春は少なきに宜しく、夏秋は之を去りて蘇葉を加ふ。本経、
　　汗有りて渇する者は、治法は開にして、如神白虎湯もて下すに在り。
　　水二鐘、姜三片、棗二枚。槌法もて石膏末一銭を加へ、之を煎じて熱服す。
とあるが、『医学心悟』巻二・太陽経証・柴葛解肌湯では、
　　春温・夏熱の病を治するに、其の証は発熱・頭痛するは、正傷寒と同じく、
　　但だ悪寒せずして口渇す。正傷に与ふ。
　　柴胡【一銭二分】・葛根【一銭五分】・赤芍【一銭】・甘草【五分】・黄芩【一
　　銭五分】・知母【一銭】・貝母【一銭】・生地【二銭】・丹皮【一銭五分】、水煎
　　もて服す。
　　心煩すれば淡竹葉十片を加へ、譫語すれば石膏三銭を加ふ。
となっていて、「温病」用にアレンジされたものと考えられる。日本では浅田宗伯『浅田家方（1865）』の処方（石膏・柴胡・葛根・半夏・生姜・黄芩・芍薬・桂枝・麻黄・大棗・人参・甘草）が用いられているが、これは小柴胡湯合葛根湯に石膏を加えた薬剤構成となっており、両者とは微妙に異なる。また、清・何夢瑶の『医碥（1751）』巻一（雑証）・虚実寒熱説には、
　　虚なる者は、正の虚なりて、其の人の気血の虚衰するを謂ふなり。
　　実なる者は、邪の実なりて【一切の内外寒熱の諸邪は、有形無形を論ぜず
　　して、但だ着滞するを患と為し、亟やかに宜しく消散すべき者は、皆な実邪
　　と為す】、其の人の気血の壮実なるを謂ふに非らざるなり。
　　故に虚中に実有り、実中に虚有りと曰ふ【所謂る正 自のずから虚し、邪
　　自のずから実するなり】。
　　虚して実せざる者は、祗だ補を用いるのみにして、虚して実する者は、必
　　ず攻補兼施す。
　　若し実して虚せざれば、則ち直ちに之を攻むるのみ。虚人の傷食の如き
　　は、軽ければ則ち補剤の中に消導の品を加へ、重ければ則ち下利の薬を加ふ
　　れば、頃刻くして功を収めん。
　　…虚寒有り、実寒有り【多く生冷を食して寒痰の停滞するに及ぶが如きの
　　類】、虚熱有り、実熱有り。実熱を知れども虚熱を知らざると、虚寒を知れ
　　ども実寒を知さざるとは、皆な庸医なり。
とあり、裏実寒証が生ものや冷たいものを多食することによって起こる寒湿や痰飲の類であることを強調する。
　さらに、清・徐大椿の『医学源流論（1757）』巻上・寒熱虚実真仮論にも、
　　病の大端は、寒熱虚実を外れず。然かして必ず其の真仮を弁じて、而る後
　　に之を治すれば誤り無し。

仮寒なる者は、寒 外に在りて熱 内に在るなり。大寒すると雖も熱飲(いえど)を悪(にく)
　　　む。仮熱なる者は、熱 外に在りて寒 内に在るなり。大熱すると雖も寒飲を
　　　悪む。此れ其の大較なり。
　　　仮実なる者は、形 実すれども神 衰ふ。其の脉浮にして洪・芤・散なり。
　　　仮虚なる者は、形 衰ふれども神 全きなり。其の脉静にして小・堅・実なり。
　　　其の中に又た人の虚実・証の虚実有り。怯弱の人にして傷寒・傷食するが
　　　如きは、此れ人の虚にして証の実なり。強壮の人にして失血・労倦するは、
　　　此れ人の実にして証の虚なり。

とあって、寒熱については飲水の寒熱の好みによって、虚実については脉状が「浮軟（有力は浮、無力は軟）」であるか「堅牢（緊・弦・沈などを含む）」であるかで鑑別するべきであり、体質の虚実と病証の虚実を混同してはならないことを述べている。

　何夢瑶や徐大椿は、鍼灸の衰退期であった清代にあってもなお鍼灸を活用し続け、鍼灸治療にも秀でた医家であった。彼らの鍼灸著作が全て亡佚してしまったことは誠に残念である。

　これまでの内容から、「寒熱」の鑑別に必要な診断情報のみをまとめると以下のようになろう。

病 候	熱 証	寒 証
口渇	ある	ない
胃内停水	飲水が直ぐに消える	胃内停水がある
飲水	冷飲を好む	熱飲を好む
全身症状	心煩胸躁	四肢厥冷
小便	小便短赤	小便清長
大便	大便秘結	大便溏泄
脉状	脉数	脉遅

第3項　中医学と「八綱弁証」

　当然ながら、「八綱弁証」は現代中医学においても弁証学の基本中の基本であるが、これまで見てきた中国の伝統的な文献とは、細部において若干の違いがある。その理由は、これまで紹介したもの以外にも、多くの文献を集約し、なおかつ臨床的により使用しやすい内容に修正したからであるが、それぞれに長所も短所もあるという立場から両者を比較しつつ、経絡治療方式に即した利用ができるように検討していくこと

が現実的な方法であると思われる。
　そこで、現代中医学的な「八綱弁証」の概要も例示して、見比べておきたい。

1）陰陽弁証
　a．陰証（虚証・寒証・裏証は陰証に属する）
　　①性質：体力や病状の衰退・抑制・沈静あるいは色合いや光沢がないなどの特徴がある病証。人体における各種機能の減退による病理変化を反映している。
　　②特徴：病状の安定沈静・神気衰退・病位が裏にある・陽気の不足および寒性。
　　③主な症状：面色が暗くて光沢がなく表情に乏しい、神気の減弱、手足が冷え寒さを畏れる、呼吸が浅く声に力がない、口の中が淡で咽が乾かない、大便溏瀉、小便清長。
　　④舌象・脉象：舌淡苔白、脉沈・遅・細・濡。

　b．陽証（実証・熱証・表証は陽証に属する）
　　①性質：病状や生理的反応の亢進・興奮が見られ、活動的で色沢明瞭であるなどの特徴がある病証。人体各種機能の亢進による病理変化を反映している。
　　②特徴：騒がしく活動的、神経活動の興奮、病位が表にある・陰気の不足および熱性。
　　③主な症状：身熱、面色が赤い、落ち着きがない、声に力があり呼吸が荒い、小便短赤、大便秘結。
　　④舌象・脉象：舌紅絳苔黄、脉洪・数・滑・実。

2）表裏弁証
　a．表証（表熱証・表寒証・表実証・表虚証）
　　①性質：外感の邪気が皮毛、あるいは口鼻より侵入して惹き起こされる病証。多くは外感病の初期に出現する。または、気血の運行が失調することにより「表虚証」となるが、慢性化すると「裏証」に移行しやすい。
　　②特徴：症状の発生・進行変化が急性、病位が浅い、病歴が短い（数日）。
　　③主な症状：発熱があり、頭痛・項痛・関節痛が見られる（悪寒かあるいは汗をかかない・悪風かあるいは汗をかく）。表虚証は面白で艶がなく、風邪を引きやすい。
　　④舌象・脉象：舌淡紅苔薄白、脉浮（緊・緩）。表虚証は舌淡苔薄白、脉細弱。

b．裏証（裏熱証・裏寒証・裏実証・裏虚証）
　①性質：病歴が比較的長く、病邪が臓腑・営血分・下焦にある病証。外感病の中・後期、あるいは虚労・安逸、情志過度、飲食不節などによる慢性的な内傷病に見られる。
　②特徴：病状が続発的で病位が深く、病態変化の行程が長く緩慢である。
　③主な症状：高熱、胸苦しい、意識状態の低下、悪心嘔吐、便秘あるいは泄瀉。内傷病では病理産物（気滞・血瘀・痰飲）の内生が見られる。
　④舌象・脈象：舌紅（紫）苔厚・黄、脉沈（遅・濇）。

3）虚実弁証
　a．実証（表実証・裏実証・実熱証・実寒証）
　　①性質：病邪が旺盛、あるいは体内の病理産物の停滞などにより、正邪闘争が盛んな状態で、多くは急性病に見られる病証。
　　②特徴：外感六淫、あるいは内生五邪が有余し、生気と邪気が盛んに闘争している。
　　③主な症状：身体表現が比較的大きい、症状が比較的突発的、発熱煩燥、胸腹脹満、疼痛拒按、小便不利、大便秘結。
　　④舌象・脈象：舌紅苔厚膩、脉有力（滑・実）

　b．虚証（表虚証・裏虚証・虚熱証・虚寒証）
　　①性質：陰陽および気血の虚損、正気が不足して身体機能が減退した状態で、多くは慢性病に見られる病証。
　　②特徴：体力の消耗、正気の不足、病歴が比較的長い。
　　③主な症状：面色や表情が暗い、呼吸が浅い、集中力がない、体がだるい、動悸、盗汗、五心煩熱。体力の低下或いは羸痩、大小便の失禁。
　　④舌象・脈象：舌淡嫩苔少（無苔）、脉無力（微弱）

4）寒熱弁証
　a．熱証（表熱証・裏熱証・実熱証・虚熱証）
　　①性質：熱邪が侵入または停滞するか、陰虚陽盛による病証。
　　②特徴：身体のどこかが発熱（鬱熱）・発赤・乾燥している。
　　③主な症状：身熱面目赤、口渇冷飲、痰黄粘、小便短赤、大便乾燥。身体を冷やすと緩快。
　　④舌象・脈象：舌紅苔黄、脉数（洪）

b．寒証（表寒証・裏寒証・実寒証・虚寒証）
　　①性質：寒邪が侵入または停滞するか、陽虚陰盛による病証。
　　②特徴：身体のどこかが厥冷・蒼白・湿潤している。身体を温めると緩快する。
　　③主な症状：悪寒喜暖、四肢厥冷、口淡不渇、痰・涎・涕清希、小便清長。
　　④舌象・脉象：舌淡苔白滑、脉沈・遅（緊）

5）陰証
　　a．陽虚証：陽気（主に脾陽・腎陽）の不足。寒がる・熱飲を好む・顔色に艶が
　　　　　　　　ない・腹が張る・食欲がない・足腰が重だるく力が入らない・四支
　　　　　　　　が冷える・小便の回数が多く透明・生臭い泥状便または下痢・陽萎
　　　　　　　　または早漏・縮こまって寝る。舌淡苔白潤・脉沈細無力・微弱。
　　b．虚寒証：陽虚により陰盛になったもの。陽虚内寒証・陽虚水泛証・外感傷陽
　　　　　　　　証。a＋小便不利・浮腫・腹痛など。a＋苔滑・脉遅。
　　c．陰実証：寒湿裏証・寒凝血瘀証・寒痰証・寒凝肝脉証など。
　　d．実寒証：陰邪が侵襲する。風寒表証・寒湿表証。悪寒発熱・頭痛・身体痛・
　　　　　　　　無汗または悪風自汗・清涕稀痰。面蒼白、舌淡白苔薄白潤・脉浮緊
　　　　　　　　数。
　　e．亡陽証：顔面蒼白・四肢厥冷。脉数無力・微弱。比較的慢性。

6）陽証
　　a．陰虚証：陰液の不足。頬の紅潮・火照り・潮熱・盗汗・口乾し冷飲を好む・
　　　　　　　　動悸・心煩・眩暈・多夢。舌紅苔少・脉細数。
　　b．虚熱証：陰虚火旺証・陰虚内燥証・陰虚動風証・熱盛傷津証・熱極傷陰証。
　　c．陽実証：陽邪が侵襲する。外感温熱表証。
　　d．実熱証：侵襲した陽邪が裏に停滞する。外感温熱裏証。
　　e．亡陰証：顔面紅潮・身熱・煩燥・四支熱厥。舌暗紅燥無苔（少苔）・脉細数
　　　　　　　　無力。急性。

第4項 「四部脉診」と「寒熱八証」

　では、「基本四証」についてはこの「四部脉診」で問題ないとしても、「熱証」と「寒証」を鑑別して「寒熱八証」にするにはどのようにすれば良いのであろうか。
　ここではまず、一般の経絡治療の教科書にはない新しい証概念について解説し、それらと「寒熱八証」の関係を示しておくことにする。なお、これは、私が臨床経験に

基づいて長年研究し、一定の感触を得たものであるが、早い話が個人的な印象に過ぎない。このような考え方を個人の感想に留めるかどうかについては、読者諸氏の賢明なるご判断にお任せしたいものでる。

『臓腑経絡からみた薬方と鍼灸』[2]には、

> 右寸口の脈が強い場合は肺熱があるとする。これも脈状や病証によっていろいろな薬方や薬物が使われる。
>
> ここで言う肝虚肺燥証とは、…腎水が不足し、同時に肝血の中の水が不足すると、つまり陰虚の状態になると虚熱が発生する。この虚熱が上焦に昇り、その熱によって肺の津液が不足した状態である。したがって肺そのものの病理から言うと、津液の不足だから肺の陰虚だといえる。…
>
> …これを脈が強いからと言って肺実と表現するのは、病理からすると適切ではない。…特に肝と腎の津液が不足して肺の熱になる場合は、明らかに津液不足が主なのだから、これを肝虚肺燥証と名づけたのである。

といい（強調・傍点は引用者）、病機から見て「表虚熱証」に属し、外感熱病による「実熱」ではなく、陰虚による「虚熱」として「肝虚肺燥証（麦門冬湯証・越婢加半夏湯証）」と命名し、「病証」としては、

> 咳、喘息、肺炎、肺癌、心臓病、動悸、不整脈、高血圧、リュウマチ、膠原病による発熱、頭痛、皮膚病（ジンマシン、アトピー）など。また肝虚陰虚の時に現れる病証、病名とこれらが同時に現れている場合もある。

とある。しかしまた一方で、黒岩弦矢先生[3]は、

> これらを経絡治療的証に分類すると、風温の場合は極初期で熱の停滞が少ない場合には、肺気の舒展[4]不足を反映して肝の発散作用が停滞するため、肝虚肺経熱証となり、熱の停滞が少し増加すれば脾虚肺経熱証ということになる。

ともいう（強調・傍点は引用者）。

これは、冬の終わりから春にかけての「新感病[5]」である温病の一種（風温）が、主として手太陰・陽明経や肺を侵して右寸口が実することから、相剋関係（寸：左＜右／肺実→金克木→肝虚）である左寸口・関上が相対的に虚することで起こる病証であると解釈し得るものである。病理から見て、これは明らかに外感熱病の「表実熱

---

2 『漢方医術講座 第五巻（臨床・症例篇）』（池田太喜男 口述、池田政一 編著、漢方陰陽会1991年刊）第3章 肝虚肺燥証
3 『薬法と鍼灸の新地平―気味による経絡治療的選穴法』（黒岩弦矢著、たにぐち書店2012年刊）第三部温病学の成立・7.4衛分
4 原文は「舒轉」に作るが文意によって改める。
5 新たに温病に罹患して即発する外感病のこと。

証」に属している。ただし、「脾虚肺経熱証」というのは「肺（臓）」と紛らわしいので「（手）太陰経」と言い直し、「肝虚太陰経実熱証」と呼ぶことにしたい。

「温病」の初期症状としては、発熱・無汗（あるいは微汗）ではあるが、振寒して鳥肌が立つような強い悪寒はなく、むしろ悪熱を伴いやすい。これに咳や軽度の口渇を伴い、舌淡紅〜紅・苔薄白、脉浮（および数）などとは共通するが、頭痛・咽痛（赤腫）・舌辺紅を呈する「肝虚陽明経実熱証（銀翹散証）」であるのか、咳嗽（逆気）を主として比較的発熱が軽度な「肝虚太陰経虚熱証（桑菊飲証・桑杏湯証）」であるのかを鑑別する必要がある。

病状がさらに内攻して「衛分証」から「気分証」に進むと「傷寒陽明病」に似るため「脾虚熱証（裏実熱証）」となり、高熱・発汗と咳嗽が主症状となって「脾虚太陰経実熱証（梔子豉湯証）」などになるため、経絡治療学会のテキストを手本にして新たな証を付け加えることを提案したい。

ほかにも、『基礎編（増補改訂版）』[6]に「内攻して少陽経の熱になるが、その時点で脾虚肝実熱証となる」とあり、『臨床編』[7]では「この熱が陽明経の熱になると脾虚肝実熱証となる」とあるが、『傷寒論』弁太陽病脉証并治下第七には、

> 傷寒六七日にして、発熱して微かに悪寒し、支節煩疼し、微かに嘔し、心下支結して、外証未だ去らざる者は、柴胡桂枝湯 之を主る。

とあることから、頭痛はないが発熱と微悪寒・支節痛の表証が残り、加えて微嘔に上部腹直筋の緊張と中脘穴付近の限局的な圧痛などの半表半裏証（舌は舌辺紅・苔膩、脉は弦を帯びる）が併存する「柴胡桂枝湯証」の場合、小柴胡湯証に代表されるような「脾虚肝実熱証」には馴染みにくいことから、新たに「肺虚陽経実熱証・少陽経型」を設定する必要があろう。また、「肺虚熱証」の病証として、『日本鍼灸医学（経絡治療・臨床編）』[8]には、

> ①肝虚熱証、腎虚熱証、脾虚胃虚熱証から、肺そのものの熱になることがある。ただし、この熱は虚証だから、肺の津液を乾燥させるだけである。
>
> それに対して脾虚胃実の熱は、肺の中に熱を充満、停滞させる。しかし、同じような病証を現すので、②虚熱か③実熱かは脈によって判断する。なお、大腸の熱は胃の熱と同じように考えてよい④⑤。⑥以下に述べるのは、肺虚ではなく、肺に熱が多くなったときの病証である。
>
> 夜間の激しい咳。胸が張って咳や呼吸困難。咳き込んでのぼせる。咳き込んで吐き気。痰に血が混じる。胸痛。痔疾。咽喉痛。肺炎。喘息。肺気腫。

---

6 第三項 肺と大腸・①肺虚陽明経実証
7 第三項 各証の診断と治療・Ⅳ.肺虚熱証の診断と治療・1.病理
8 第一章経絡治療の基礎・Ⅳ肺虚熱証の診断と治療・1.病理・[3]肺の熱病証

リンパ腺炎。各種膠原病。

ともいう（丸数字は引用者）。ここには、具体的な証名は付けられていないものの、明らかに6種類の証型が説明されており、しかも、すべて従来のものとは違っている。

さらに、同書[9]には「肺虚太陽経虚熱証〜肺虚寒証〜腎虚寒証」および「肺虚陽明経虚熱証〜脾虚寒証」という病証項目が立てられており、その内容は傷寒太陽病および陽明病から慢性化して少陰病や太陰病へ移行する過程の病態を示している。これらも、前に引用した内容とは重複していない。したがって、この時点で、「肺虚熱証」には新たに、①〜⑥の病証、および「肺虚太陽経虚熱証」「肺虚陽明経虚熱証」という8種類の証を加える必要が生じてしまう。

①は「肺虚肺燥熱証」で、症状は「肝虚肺燥熱証」に似るが、前者は「寸：左＞右／関：左＞右」であり、後者は「寸：左＞右／関：左＜右」である。

また、②は「肺虚胃虚熱証」、③は「肺虚胃実熱証」、④は「肺虚大腸虚熱証」、⑤は「肺虚大腸実熱証」と命名し、これらはすべて「寸：左＞右／関：左＞右」であることが共通している。

⑥はおそらく「肝虚肺燥熱証」のことを言ったものであろう。

これらによって、「肺虚熱証」の証型の数は大幅に増加するが、発熱性の感染症に対して使用される漢方処方の種類の多さを考えると、十分に使い分けが可能であり、実際の治療配穴についても、従来の「脾虚熱証」の配穴を応用することでおおよそは対応できよう。

なお、従来いわれている「肺虚陽経実熱証」は、多くの場合、悪寒・発熱を主とするインフルエンザや風邪（いわゆる「かぜウィルス」による上気道感染症）の初期症状のときに出現しやすい病証であるが、これは『傷寒論』にいう「傷寒太陽病（麻黄湯証・葛根湯証・小青龍湯証など）」や「傷寒中風病（桂枝湯証・香蘇散証）」などをモデルとしたものであろう。厳密には、「傷寒太陽病」の初期、すなわち「肺虚陽経実熱証・太陽経型」の初期については、八綱弁証では「表実寒証」に属することが多く、「傷寒中風病」すなわち「肺虚陽経虚熱証（太陽経型・陽明経型）」は「表寒虚証」に属するため、本来ならば経絡治療も両証を「肺虚寒証」に属させるべきものであって、現在の証名は、あまり相応しいものとは言えないかもしれない。

事実、風邪を引くときには、疲労などによって体温が低下するなどして免疫力が減退した結果、感染を惹き起こすものであり、脉状も風邪症状が起こる直前には「虚遅（または虚緩）・無力」を呈していることがよくある。そこから、悪寒・発熱・頭痛（および頸肩の凝り）などが起こることで患者自身も風邪症状を自覚してくるが、発熱が

9　第六章 胸部の疾患・第一項 呼吸器の病

本格的になってきた時点では、すでに脉状も「浮緊（または浮数）・有力」に変わってしまっていることが多い。

　四部脉診においても「寸：左＞右／関：左＞右」で、「肺虚証」に属するが、寒証か熱証かと問われれば、症状の多くを総合的に判断すると、脈拍数が「数脉」にならない限りにおいて、この時点では「寒証」に軍配を上げざるを得なくなり、八綱分類では「表実寒証」に属することになる。治療法も、患者の代謝を高めて体温の上昇を促すことで免疫力を賦活し、かぜウィルスの増殖を抑えて撃退することを目的とすることが中心となる。治療によって体温が上昇し、発汗が起これば、その時点で急激に風邪症状が好転するか、逆にさらに熱が上がることで症状全体のピークを速めることで、治癒するまでの期間も通常の治癒期間よりも大幅に短縮できることになる。

　ただし、風邪症状は、必ずしも外邪が寒邪とは限らず、特に最近では悪寒症状が希薄な「温病」型の風邪やインフルエンザが増えており、「表実熱証」と看做すべき病態も少なくない。あるいは、無闇に発汗させようとして脱水症状を起こすリスクも考慮しておかなければならず、「風邪の初期は発表」と思い込んでしまうと誤治の危険が高まってしまう。

　このようなことから、経絡治療学会では「悪寒」よりも「発熱」を重視することでこれらを一括して「熱証」としているものと考えられるのである。しかしながら、またいっぽうでは、病邪としての「風寒・風熱・風湿」の病証は明確に鑑別するべきであり、学校教科書（『新版 東洋医学臨床論』）との関係についてももっと説明を尽くすべきである。

　あるいは、『臨床編』[10]には、
　　　脾の血や津液が虚したために、胃の陽気がなくなって寒が発生した状態である。…あるいは急性熱病の経過中に、間違った治療を加えたために起こることがある。これを『傷寒論』では太陰の臓寒という。…
　　　脾虚寒証になると命門の陽気も少なくなる。そのために<u>脾虚寒証には腎虚寒証</u>を伴うことがある。
ともある。これは、風邪（かぜ）症状に関係するか否かに関わらず、「脾虚寒証」に「腎虚寒証」が併存することがあり、日常遭遇しない病証ではないが、経絡治療学会では特には証名が付与されてはいない。これは中医学における「脾腎陽虚証」のことであり、従来の命名方式に従えば「脾虚腎虚寒証」または「腎虚脾虚寒証」など呼ぶべきではないだろうか。これについては、病機によってどちらを「本証・標証」とするかで決定されるべきであろう。

---

10 『日本鍼灸医学（経絡治療・臨床編）』第一章経絡治療の基礎・第三項各証の診断と治療・Ⅴ.脾虚寒証の診断と治療・1.病理（p57）

しかしながら、「四部脉診」においては、同時に「脾虚証」と「腎虚証」が併存する脉式は設定されていないので、どちらか一方に判断されやすくはなるはずである。実際の治療については、より虚の状態が大きいほうを優先的に治療し（「脾虚証」か「腎虚証」かに判断されたほうをより緊急性が高いと看做す）、再度検脉を行ったうえで必要に応じてもういっぽうも治療することになる。

また、臨床上の鑑別においては、問診などを重視して総合的に判断するべきであるが、尺部の脉診を加えて、従来通りの「六部定位脉診」を行い、「関：左＞右／尺：左＞右」であることを条件に、「寸：左＞右」であれば「腎虚脾虚寒証」、「寸：左＜右」であれば「脾虚腎虚寒証」と見るべきである。

治療の優先順位としてどちらかを選択しようとした場合にも、四部脉診での鑑別はある程度は有効であろう。あるいは、単純に「脾虚寒証」と「腎虚寒証」の両方の治療を同時併用して行ったとしても、さしたる問題があるとも考えにくいので、特には独立した証名は必要ないのかもしれない。

また、『太平惠民和剤局方』巻四・温肺湯に、

> 肺虚すること久しくして、寒飲を客し、発すれば則ち喘欬し、坐臥する能はず、痰沫を嘔吐して、飲食を思はざるを治す。
>
> 白芍薬【六両】・五味子【梗を去りて炒す】・乾姜【炮す】・肉桂【粗皮を去る】・半夏【煮熟して焙す】・陳皮、上の件、鋸（くじ）きて粗く散す。

とある。食欲がなく、身体が冷えると時どき激しい発作が起こる慢性の咳に「温肺湯」なる処方があり、外感病に由来しない慢性の発作性の咳に対して試みられてもよい処方のようであるが、なぜか日本ではあまり使用されていないものである。「肺虚寒証」にも様々な病態があるが、典型例として参考にしたい処方であるので、付記しておきたい。結果として、以上の新たな証を加えた「基本四証」と「四部脉診」、および「八綱」の関係は、およそ以下の表のように整理できるものと考えられる。

なお、「傷寒病」と「温病」における鑑別や治療についての病態のコントロールは、私自身もまだ完全には掌握できておらず、治療してみた結果を観察しながら、随時、ケース・バイ・ケースで対応している状況であった。それが、大病を患って以後は、直接的にはこのような病状の臨床に遭遇する機会が極端に少なくなったため、これ以上の臨床実践を踏まえた研究は、未だに完成を見ていないのが現状であることをお断りしておきたい。

[経絡治療／四部脈診 病証比較表]

基本四証	四部脈診 寸口	四部脈診 関上	寒熱八証	表裏虚実証	経絡治療病証名		代表方剤
肝虚証	左＜右	左＜右	肝虚熱証	表実証	肝虚陽明経実熱証		銀翹散
					肝虚太陰経実熱証		桑菊飲
				表虚証	肝虚肺燥証		射干麻黄湯
				裏虚証	肝虚熱証		白虎加人参湯
							四物湯
			肝虚寒証	裏実証	肝虚瘀血証		温経湯
				裏虚証	肝虚寒証		当帰四逆加呉茱萸生姜湯
							白通加猪胆汁湯
脾虚証	左＜右	左＞右	脾虚熱証	表実証	脾虚陽明経実熱証		黄連解毒湯
					脾虚太陰経実熱証		梔子豉湯
				表虚証	脾虚胃虚熱証		黄耆建中湯
				裏実証	脾虚胃実熱証		調胃承気湯
					脾虚肝実熱証		小柴胡湯
			脾虚寒証	裏実証	脾虚肝実証	胸脇苦満型	加味逍遥散
						左下腹部圧痛型	大柴胡湯
						右下腹部圧痛型	桂枝茯苓丸
				表虚証	脾虚寒証		理中湯
				裏虚証			補中益気湯
					脾虚腎虚寒証		真武湯
肺虚証	左＞右	左＞右	肺虚熱証	(肺虚寒証) 表実証	肺虚陽経実熱証	太陽経型	麻黄湯
						少陽経型	柴胡桂枝湯
						陽明経型	黄連解毒湯
				表虚証	肺虚肺燥熱証		麦門冬湯
				裏実証	肺虚胃実熱証		桂枝加葛根湯
					肺虚大腸実熱証		白頭翁湯
				裏虚証	肺虚胃虚熱証		小陥胸湯
					肺虚大腸虚熱証		潤腸湯
			肺虚寒証	表虚証	肺虚陽経虚寒証	太陽経型	桂枝湯
						陽明経型	香蘇散
					肺虚寒証		温肺湯
				裏実証	肺虚肝実証		血府逐瘀湯
腎虚証	左＞右	左＜右	腎虚熱証	表虚証	腎虚熱証		防已黄耆湯
				裏虚証			知柏地黄丸
			腎虚寒証	裏虚証	腎虚寒証		麻黄附子細辛湯
							八味地黄丸
							四逆湯

(「網掛け」部分は著者が新たに付け加えた仮の証)

第2節　寒熱八証と診断

第1項　「寒熱」と舌診

　舌診については前述した『霊枢』刺節真邪篇の、

> 陰気不足すれば、則ち内熱し、陽気有余すれば、則ち外熱す。…腠理閉塞すれば、則ち汗出でずして、舌焦げ唇槁れること腊のごとく、…。

に見える通り、その変化は既に観察されている。ほかに経脉篇にも、

> 脾、足の太陰の脉、…。是れ動ずれば、則ち舌本強ばり…を病む。是れ脾を主として病を生ずる所の者は、舌本痛み、…。

> 腎、足の少陰の脉、…。是れ腎を主として病を生ずる所の者は、口熱し、舌乾き…。

> 足の厥陰の気絶すれば、則ち筋絶す。…筋急すれば、則ち舌と卵とに引く。故に唇青く、舌巻き、卵縮めば、則ち筋先に死す。

などが見え、経筋篇にも、

> 手の少陽の筋、…。其の病、過ぐる所に当たる者は、即ち支転筋して、舌巻く。

などとある。『素問』刺熱篇にも、

> 肺熱病なる者は、先づ淅然として厥し、毫毛を起こして、風寒を悪み、舌上黄にして身熱す。

とあり、『傷寒論』弁脉法に、

> 脉陰陽倶に緊なる者は、口中より気出で、唇口乾燥し、蜷臥して足冷え、鼻中涕出で、舌上胎｛＝苔｝滑なるものは、妄りに治する勿かれ。

と、弁痙湿暍脉証にも、

> 湿家、其の人但だ頭より汗出で、背強ばり、火に向かいて被覆するを得んと欲す。…舌上胎の如き者は、丹田に熱有り、胸中に寒有るを以て、渇して水を得んと欲すれども飲む能はず、口燥煩するなり。

などとある。

　金元時代になって、これらの記述をもとにしたさまざまな研究の成果を、「舌診」に特化させた形でまとめられたのが元・杜清碧『敖氏傷寒金鏡録（1341）』であり、これが現存最古の舌診専門書とされ、傷寒の治療を目的に、全36面の舌図に対して、病理・症候・鑑別・処方などが附されたものである。

　その後、舌体を「舌根・舌中・舌尖・舌辺」などに分類し、舌苔を「白・黄・黒・灰・赤・紫・黴醬・青」に分類して病態を論述し、100面の舌図に詩の形式で説明を

加えた、明末清初に活躍した王 景韓の『神験医宗舌鏡（清初?）』や、清・張璐の子の張登が、父の臨床経験を基に120面の舌図を舌苔などにより分類し、舌診学の基礎を確立した『傷寒舌鑑（1667）』、舌質と舌苔とを併せて「白・黄・黒・灰・紅・紫・黴醬・藍」などに分類し、149面の舌図に対して病理と処方を附した、清・陶 保廉の『舌鑑弁正（1897）』などを経て、舌診学が完成に域に達するのは民国時代の曹 炳章『彩色精図中西彙参弁舌指南（1917）』を待たなければならない。

通称『弁舌指南』と呼ばれる本書は全6巻で、古今の舌診書を総合編纂した最大最良の舌診書であり、各論では歴代の舌診書を引用しつつ、144種（附図はフルカラーで122面）の舌象を鑑別し、病理と処方を述べたものである。

日本においても江戸期には舌診が行われていたが、「痘科（天然痘専門）」や「疹科（麻疹専門）」が主体であったために、大きく発展することはなかった。しかしながら、伝染性が高く重篤な症状を示す疾患に対しては、脈診などの切診よりも、患者に触れずに済む舌診のほうが重宝されていたようである。日本固有の舌診学が近代以降に引き継がれて発展しなかったことは非常に残念であるが、今後の研究や応用に期待したいものである。

『弁舌指南』観舌総綱・潤燥には、

> 潤沢なるを津液の未だ傷られざると為し、燥濇なるを津液の已に耗すると為す。湿証は舌滑、熱証は舌燥にして、此れ理の常なり。舌色紅潤なれば、表に属し、陰に属し、寒に属し、虚に属す。舌燥にて苔有るは、裏に属し、陽に属し、熱に属し、実に属す。

とあり、同じく観舌総綱・潤燥には、

> 滑なるを寒と為し、寒に上下・内外の分有り。濇なるを熱と為し、熱に表裏・虚実の弁有り。滑苔なる者は、寒を主り、湿を主るなり。…濇なるを熱と為し、苔薄くして濇、舌淡紅なる者は、虚熱なり。苔厚くして濇、舌深赤なる者は、実熱なり。

とある。舌が漿液性の唾液で濡れているものを「潤舌」といい、乾いている舌を「燥舌」という。健常者は僅かに潤舌であるが、ビショビショに濡れているものは表証・湿証・寒証・陽虚証が多く、舌が乾燥しているものは熱証・燥証・裏証・陰虚証が多い。また、舌が粘液性の唾液でヌルヌル・ネトネトしているものを「滑舌」といって湿証に属し、唾液が乾いてザラザラ・ゴソゴソしているものを「濇舌」といって、燥熱証に属す。滑舌には熱証も寒証もあるが、どちらの場合でも痰湿を挟んでおり、濇舌は基本的に燥舌と同様であるが、これに痰湿または湿熱が加わることから、「粘稠舌（粘苔・粘膩苔を含む）」が乾燥した状態と考えられる。

また、『舌鑑弁正』巻一・淡白透明舌には、

> 淡白にして透明なる舌は、…即ち是れ虚寒なり。…透明なる者は、全舌の明浄無苔にして、淡白湿亮なるは…此れを虚寒舌の本色と為す。

とあり、清・傅 耐寒『舌胎統志（1874）』淡白舌にも、

> 舌色淡白なる者は、中焦の気滞にして、脾胃 宣（ゆきわた）らず、必ず食少・体倦するは、陽虚の病なり。

とある。健常人の「淡紅（淡いピンク色という意味）舌」よりも紅みが少ないが、紅みが全くない「枯白舌」に比べればまだ紅みがいくらかあるものを「淡白舌」という。血虚証や陽虚証などの「寒証」に見られるが、ほぼ慢性的な病状に限られ、回復も長期化しやすい。

　以上の内容を簡単にまとめると、以下のようになる。

舌 診	熱証（虚熱 or 実熱）	寒証（虚寒 or 実寒）
舌質	紅（鮮紅・絳・芒刺・裂紋）	淡白（暗紅）
唾液	乾燥（瀋舌）	潤沢（滑舌）
舌苔	黄苔・灰苔・膩苔	薄白苔

第2項　「寒熱」と「新八綱分類法」

　八綱分類は、既に『素問』『霊枢』中に見られる病証分析法であるが、金元時代に研究されて明代でほぼ完成し、清代になって若干の修正と追加がなされ、鑑別の要点が整理されて今日に至る。また、八綱分類は「陰・陽・表・裏・虚・実・寒・熱」の8文字を病証分析のキーワードとしたものであり、8種類の病証に分類したものではない。

　現代中医学の「八綱弁証」もその意味では伝統的な枠組みを順守しているが、現在の経絡治療における病証分析においては、必ずしも八綱分類が十分に活用されているわけではなく、『素問』調経論篇や『傷寒論』を参考にしている程度である。八綱弁証では、病証全体を「陰証」と「陽証」に分類していることは経絡治療と基本的に変わらないが、例えば「傷寒太陽病」の場合、八綱弁証では「表実証」「表寒証」「実寒証」などに分類されることが多いのに対して、経絡治療では「肺虚熱証」とされることがほとんどである。

　これは、一見矛盾しているように考えがちであるが、実はそうではない。伝統的な病証分類においてはこれまで示してきたように、「傷寒（寒邪に傷られた病証という意味）」は、文字通り「寒証」とされてきている。しかし、『難経』五十八難にも、

> 傷寒に五有り。中風有り、傷寒有り、湿温有り、熱病有り、温病有り。其

の苦の所 各おの同じからず。

とあるように、病邪の種類に関係なく発熱性の外感病をすべて「傷寒」と総称し、その中でも「寒邪」による外感病を下位分類としても同名の「傷寒」と呼んでいるのである。つまり広義の「傷寒」と狭義の「傷寒」があって、伝統的な中国医学や現代中医学では狭義の「傷寒」を意味しているのに対し、経絡治療では広義の「傷寒」の意味で使用されているのである。たとえ狭義の「傷寒」であっても、感染から数日で寒邪が裏に内攻して化火すれば、いずれは「熱証」に移行してしまうので、基本的には大きな問題ではないのかもしれない。また、新型インフルエンザも含め、近年は冬季の外感病であっても「傷寒（狭義）」と「温病」の割合が拮抗するか、むしろ「温病」が上回る状況が見られる。冬季以外の外感病においては「傷寒（風寒表実病証）」の割合は決して多くはないのが、近年の傾向である。

　ベトナムの伝統医学では「傷寒」に対して発汗剤を投じることは禁忌とされていたが（『海上懶翁医宗心領』）、温暖化によって亜熱帯化しつつある日本の状況を考慮すると、必ずしも「発表（表在性の外邪を発汗によって瀉法すること）」のみが「傷寒太陽病」に対する唯一の方法ではないように思われるし、温邪（熱邪）の侵襲が原因となる「温病」においてはなおさらである。

　この点、病因病機の鑑別に力点を置く現代中医学にあっても、鍼灸治療になると比較的繊細さを欠くため、治療の反応を見ながら臨機応変に治療を調整できる経絡治療のほうが一日の長があるともいえよう。

　しかしながら、証の決定が、そのまま治療方針の決定に繋がるのであれば、「風寒表実病証」に対しては、経絡治療においても直接的に表在性の「寒邪」を「発表」するための病証が、選択肢として組み込まれていたほうが臨床現場では重宝するはずである。

　私は、『日本鍼灸医学（経絡治療・基礎篇）』が上梓（1997年）されたころから、このような考え方をベースにして「寒熱証」を再構築するための材料を探していたが、そのモデルの一つとして、台湾の伝統医学を参考にすることを提案してみたい。それは台湾出身の医師である張 明澄（日本名：小島聖一；1934－2004）氏の伝統医学における一連の著作である。氏は父方に明の宰相の先祖を持ち、母は台湾の著明かつ歴代の漢方医家の娘であり、幼いころから伝統的な基礎教育を受けていた。詳細は氏の原著書（『中国漢方医学体系』耀文社1973年刊など）に譲るが、氏の「八綱分類」は独特である。簡単にいうと病証を「表実熱証」「裏実熱証」「表実寒証」「裏実寒証」「表虚熱証」「裏虚熱証」「表虚寒証」「裏虚寒証」の8種類に分け、それぞれに『傷寒論』や『金匱要略』由来の処方を中心に振り分けて行くものである。また、漢方処方については、『エキス剤による漢方診療ハンドブック』（桑木崇秀 著；創元社1983年増補改

第八章 「四部脈診」と八綱分類

訂新装版）の八綱分類なども参考にした。

　これらをヒントにして、これまで引用した八綱分類の著述を参考にしつつ、全体的に整理してみると、およそ以下のようになろうか。

1）表実寒証
　風寒の邪が体表に侵襲した状態を意味する病証であり、風邪よりも寒邪の性質がより多く現れやすい。症状は、悪寒・発熱・口渇がない・無汗・頭痛・頚肩の強張り・身体痛などで、脈は浮緊、舌は淡紅・薄白苔のことが多い。代表的な処方としては麻黄湯・葛根湯・小青龍湯などである。配穴としては大杼・風門・肺兪・列欠・京骨・合谷・足三里・丘墟などが使われる。六経弁証では「傷寒太陽病」の初期（麻黄湯証）であり、経絡治療の証では「肺虚陽経実熱証（太陽経型・少陽経型）」の初期に属する。

2）表実熱証
　風熱の邪が体表に侵襲した状態を意味する病証であり、風邪よりも熱邪の性質がより多く現れやすい。症状は、頭痛・発熱・無汗・悪熱・口渇・咽喉部痛・咳嗽・胸部の悶痛などで、脈は浮数、舌は紅・薄白苔のことが多い。代表的な処方としては銀翹散・桑菊飲・黄連解毒湯・梔子豉湯などであり、配穴としては兪府・上脘・尺沢・曲池・合谷・外関・大椎・肺兪・内庭・復溜・行間などである。衛気営血弁証では「衛分証」、三焦弁証では「上焦病」であり、「風温」や「秋燥」に当たる。経絡治療の証では「肝虚陽明経実熱証」「肝虚太陰経実熱証」および「脾虚陽明経実熱証」「脾虚太陰経実熱証」あるいは「肝虚陽明経実熱証」「脾虚太陰経実熱証」に属する。

3）表虚熱証
　急性期のものは、もともと中焦の虚が多い人が、暑邪に侵されて津液を消耗したときなどに起こる。顔面紅潮・高熱・悪熱・多汗・口渇して冷飲を好む・煩燥・四肢厥冷であり、脈は洪大にして数（あるいは浮滑）・舌は紅にして乾燥・苔は薄白（または薄黄）などの症状を伴う。射干麻黄湯・黄耆建中湯・理中湯・麦門冬湯・桂枝湯・防已黄耆湯などが代表方剤である。配穴としては中脘・期門・四満・曲池・列欠・合谷・少商・商陽・胃兪・大腸兪・足三里・復溜・照海・金門・内庭などである。六経弁証では「傷寒陽明病（経証）」であり、経絡治療では「肺虚肺燥熱証」に属する。
　慢性期のものは、体質的な津液の不足を背景として「陰虚陽亢」を呈するもので、症状は頭痛・目脹・眩暈・耳鳴・面紅目赤・口燥・煩躁易怒・失眠多夢・五心煩熱・盗汗・腰や膝がだるい・尿黄・頭重して足元が覚束ないなどがあり、脈は弦～細数、舌紅・苔黄少津などが多い。代表方剤としては六味地黄丸・杞菊腎気丸・天麻鈎藤飲

353

などがある。経絡治療では「脾虚胃虚熱証」に属する。

4）表虚寒証

　急性のものは、表在の衛気の虚衰に伴って風邪が侵襲し、症状が頭痛・発熱・悪風・自汗などを呈し、脉は浮緩、舌は淡紅・苔薄白などである。六経弁証では「太陽中風病」にあたり、桂枝湯・桂枝加朮附湯・麻黄附子細辛湯・香蘇散・参蘇飲などが代表方剤である。配穴としては中脘・関元・曲池・外関・合谷・後渓・風池・風府・風門・肺兪・脾兪・足三里・陽陵泉・商丘・京骨・申脉などである。経絡治療では「脾虚寒証（理中湯証）」または「肺虚陽経虚寒証（太陽経型・陽明経型）」に属する。

5）裏実熱証

　風寒の邪が化熱して裏に至り、あるいは風熱の邪が胃腑で停留して、最も盛んになって発熱の極期を迎えた病証である。症状としては、日晡潮熱・手足汗・脘腹脹満・腹痛（拒按）・便秘（燥屎）・譫語（あるいは狂乱）・脉は沈実大（または滑数大）・舌紅で芒刺があり苔は厚黄で乾燥しているなどがある。代表的な処方としては承気湯類（大承気湯・調胃承気湯・桃核承気湯など）および黄連解毒湯・三黄瀉心湯・大柴胡湯などが多い。配穴としては上脘・中脘・天枢・大巨・通里・曲池・心兪・膈兪・胃兪・大腸兪・上巨虚・下巨虚・復溜・行間・衝陽・内庭・厲兌などが使われる。六経弁証では「傷寒陽明病（腑証）」であり、衛気営血弁証では「気分証」から「営分証」に当たる。経絡治療の証では「脾虚胃実熱証」「脾虚肝実熱証」に属する。

6）裏実寒証

　体の冷やし過ぎや冷飲食の過剰により、寒湿の邪が裏に伝入すると腹満・腹痛（喜温・拒按）して便秘（寒結）を伴う。他に、顔面蒼白・畏寒・四肢厥冷・口渇がないか温飲を好む・小便清長・舌淡で苔白滑、脉は沈遅が多くときに沈緊・弦遅などが見られる。代表的な処方としては桂枝加大黄湯・大黄附子湯などがある。配穴としては中脘・章門・大巨・関元・支溝・外関・後渓・脾兪・胃兪・委中・足三里・陰陵泉・三陰交・太白などである。六経弁証では「太陰病（寒実腹満証）」にあたり、経絡治療では「脾虚肝実証（胸脇苦満型・左下腹部圧痛型・右下腹部圧痛型）」「肺虚肝実証」に属する。

7）裏虚熱証

　主に慢性的な発熱性疾患の末期状態を示すもので、一般的には典型的な病態はめったに遭遇しないとも言われている。六経弁証の「厥陰病」や衛気営血弁証の「血分証」

および三焦弁証の「下焦病」などがそれに当たる。しかし、表裏関係にある「少陽病」に類する病証まで範疇を広げ、本来「半表半裏証」であるものまで「裏証」に含めてしまうと、病証としては多様化してまとまりがなくなるものの、慢性疾患を抱える人、運動不足やメタボタイプの人、過労気味の人、ストレス過剰の人などの半病人状態の多くの人たちがこれに含まれることになる。症状としては往来寒熱・口渇や口苦・痰が出やすい・乾咳・胸脇苦満・動悸・胃痛・不眠・イライラ・便秘または下痢と便秘を繰り返すなどのほかに、肝機能障害や境界領域の高血糖症・高脂血症・高血圧・痛風・外反母趾・慢性の肩凝り・過去に外傷性運動器疾患の既往があるなども含まれる可能性が高くなる。処方としては小柴胡湯・柴胡加竜骨牡蠣湯・加味逍遥散・半夏瀉心湯・麦門冬湯・五苓散・六味丸などが含まれることになろうが、さまざまな病態が想定されるため典型的な処方を指定することはできない。配穴も同様であるが、前述の「越鞠方」はこの証のときに効果的であるものの、各病証や各症状に対してその都度設定する必要があろう。ただし、六経弁証では「少陽病」「厥陰病」および「少陰病（熱化証）」にあたり、経絡治療では「肝虚熱証」「腎虚熱証」「脾虚肝実熱証」などがこれに属するものと考えられる。

8）裏虚寒証

元来体質が虚弱であるか、慢性病をもつことを背景としつつ、内入した病邪によって陰が盛んになって化寒するなどして、手足の少陰経・脾・腎・小腸・膀胱の陽気が虚衰した病証である。症状は、精神疲労・全身倦怠・浮腫・悪寒があるが発熱はない・眩暈・悪心嘔吐・心悸・食欲不振・腹痛・不消化性の下痢・手足が重だるい・四肢厥冷・小便不利で、脉は沈遅から微細のことが多く、舌は淡滑で白苔が多い。代表的な処方としては当帰四逆加呉茱萸生姜湯・真武湯であるが、ほかに知柏地黄丸・麻黄附子細辛湯・八味地黄丸・補中益気湯なども使用される。配穴としては中脘・気海・中極・陰陵泉・足三里・太渓などが多い。六経弁証では「傷寒三陰病」の虚寒証に当たり、経絡治療では「肝虚寒証」「脾虚寒証」「腎虚寒証」に属する。

以上のような、八綱分類法を利用して症候別に鑑別することによって、「基本四証」をさらに詳細に分析することができれば、一層丁寧な鍼灸治療が可能となろう。

第3項　寒熱証の鑑別法

証候としての寒熱を決定するのに最も重要な要素は、バイタル・サインである「体温」であるはずである。しかしながら、これのみで決定することは無謀であり、悪寒

の有無や強さ、汗や排泄物の状態、飲食物の温度の好み、皮膚や舌の赤み、衣服の厚みや寝相など、さまざまな要素を総合的に観察・分析してみなければ、結論に至ることはできない。

脉状における「寒・熱」については、『素問』陰陽別論篇に、

> 所謂る陰陽なる者は、去る者は陰と為し、至る者は陽と為す。静なる者は陰と為し、動なる者は陽と為す。遅なる者は陰と為し、数なる者は陽と為す。

とあるが、これは脉状の「遅・数」であり、ここで言う「陰・陽」とは「陰証」と「陽証」である。以後、原則としては「数→熱証」「遅→寒証」という図式が定着した。

しかしながら、まれにこの原則から外れることがあることはあまり知られていない。『景岳全書』脉神章・通一子脉義・正脉十六部にも、

> 数脉…。滑数・洪数なる者は、熱多し、濇数・細数なる者は寒多し。…而して遅冷・数熱の説、乃ち『難経』の「数なれば則ち熱と為し、遅なれば則ち寒と為す」と云ふ自り始まり、今ま世を挙げて宗とする所、皆な此の説なり。…凡そ内熱・伏火等の証を見るに、脉反りて数ならず、而して惟だ洪滑にして有力のみ、経文の言ふ所の如き者は是れなり。…

> 一つ、外邪に数脉有り。凡そ寒邪の外感するに、脉必ず暴かに緊数なるを見る。然して初めて感ずれば便ち数なる者は、原より未だ経に伝わらず、…数にして無力なるが若き者は、到底、仍ほ是れ陰証にして、只だ宜しく中を温むるべきのみ。…

とあって、例外があることを警告している。しかしながら、これはあくまで「変証」の類であり、「正証」ではない。めったにお目に（お指に？）かかれる代物ではないのである。

私もこの条文を初めて読んだときから、脉診のときには必ず注意して臨床経験を重ねてきたが、これらの例外は、「遅脉」系の脉状の全体から見れば５％以下であろうと思われる。「遅→熱」のケースは、慢性の「内熱」か「鬱熱」の場合がほとんどであり、気血の巡行が悪いために起こるもので、多くは瘀血が絡んでいる。もちろん、もともとスポーツ心臓の人が熱証になることもあるが、これは発病以前よりは心拍数が上がっていると考えられるので論外である。

「数→寒」には２種類のパターンがあり、一つは風邪の引き始めに起こる。身体が冷えて免疫力が低下していれば、外邪が侵入しやすくなるのは当然であるが、この時点ではまだ遅脉の類である。外邪に侵襲されて潜伏期間が過ぎ、ウィルスの増殖によっていよいよ発熱が起きそうなそのタイミングのほんの一時期に、病状に先駆けて脉拍数の上昇が見られる場合である。その前から「寸：左＞右」で浮いて有力となり、緊張し始めるのであるが、発熱の度合いが大きいほど数脉の傾向が出現しやすいので

はないかとも思われる。温病の場合は、「寸：左＜右」になることもあるが、表証であれば脉状としては「浮（有力）」となることには変わりない。

　もう１つは、心身の緊張が強い状態で起こる場合で、交感神経の興奮によって心拍数が上昇するものの、発汗によって皮膚表面全体が冷えていたり、末梢血管の緊張によって手足の末端が冷えている状態である。もし、体力を消耗して身体が冷えていれば、「寸：左＜右」でやや浮いて無力であることが多く、体力があれば「関：左＞右」でやや沈で有力であることが多い。

　通常の脉拍数については50回/m以下を徐脉、90回/m以上が頻脉とするくらいが適当であろう。したがって、脈拍数における一応の基準値を「70回/m」くらいとしておくべきであろう。

　運動時には120～160回/m程度には心拍数が上がるのはふつうであるので、安静時でそれくらいの数字が出ても、心臓そのものにかかっている負担は直ぐに危険な状態というわけではない。しかし、40回/m以下は危険とされているので、そのような場合は緊急的な対応をする必要があろう。ただし、特殊なスポーツ心臓の方もおられるので、予め十分な問診が前提である。

　ちなみに、新生児は130～140回/m（呼吸数：40～50回/m）、乳児は110～130回/m（呼吸数：30～40回/m）、学童は80～90回/m（呼吸数：20～25回/m）、成人は60～80回/m（16～20回/m）、老人は60～70回/m（呼吸数：16～20回/m）が正常値とされており、成人の男子では65～70回/m、女子では70～80回/mという数字もある。

　したがって、１呼吸当たり５回とする『難経』の記載は心拍数を多く（または呼吸数を少なく）見積もり過ぎており、「４～4.5回／１呼吸」とするくらいが妥当であろう。

　そうなると、成人の平均値としては「$(50 \times 90)\, 1/2 ≒ 67$」、または「$(50 + 90) \div 2 = 70$」という数字が思い浮かぶ。中央値としては、70±5回/m程度をイメージしておき、それ以下を寒証傾向、それ以上を熱証傾向とするのが良いかもしれない。

　したがって、脉状で判断する限り、明らかに「熱証」「寒証」と呼べるものは、80回/m以上を「熱証」、60回/m以下を「寒証」とし、呼吸数とのバランスでは５回/１呼吸以上が「熱証」、3.5回/１呼吸以下が「寒証」とみるのが異論のないところであろう。

　また、両尺の相対的な有力・無力の差も、間接的には「寒・熱」と関わることになる。多くの脉診書において、左尺は「腎（腎精・腎陰）」、右尺は「心包または命門（腎陽）」が配当されている。右尺は陽気の、左尺は陰気の根源とされるので、両者を比較することで本来の精気における陰陽のパワーバランスを推し量ることが可能となる。寒熱が未分の状態のとき、他の徴候がさほどはっきりしていなくとも、長期の健

康管理の必要がある場合には、この尺脉のバランスを調えることを目的の一つとすることも一定の効果がある。

したがって、「尺中：左＜右」であれば「熱証」と看做し、「尺中：左＞右」であれば「寒証」と考えることで体質改善につながり、安定した治療結果を得ることができるようになるのである。

以上の内容をまとめたものが、以下の表である。

これら12項目のうち、「どちらともいえない」ものを除いて、該当するものの数が「寒証」が「熱証」を上回れば「寒証」に、同数かまたは「熱証」が「寒証」を上回れば「熱証」となる。また、経絡治療では「寒熱未分」の状態の場合は、「熱証」の治療をすることを原則としているので、スコアがほぼ同数の場合はこれに従うべきである。

[寒熱鑑別表]

番号	鑑別のサイン	寒 証	熱 証
①	顔貌	青白っぽい	紅っぽい
②	症状	寒がる・温めると楽	暑がる・冷やすと楽
③	舌診	白っぽくて暗い・潤	紅くて鮮やか・燥
④	口渇	ない・多くは飲まない	ある・多く飲む
⑤	飲食	温かいものを好む	冷たいものを好む
⑥	発汗	汗をかきにくい	汗をかきやすい
⑦	痰・鼻水	透明でサラサラ	色が濃くてネバネバ
⑧	小便	透明で多め	色が濃くて少なめ
⑨	大便（便臭）	不消化便・泄瀉（生臭い）	便秘・泥状便（臭いが強い）
⑩	脉拍	60回/1分　以下	80回/1分　以上
⑪	脉拍/呼吸	3.5回/1呼吸　以下	5回/1呼吸　以上
⑫	尺中	右＜左	右＞左

以上、「寒・熱」について論じてきたが、この方式によって「熱証」か「寒証」かを決定できれば、「四部脉診」による「基本四証」の決定と組み合わせて、「寒熱八証」も正確に決定することができるようになるのである。

なお、⑪と⑫は、通常の寒熱の診断には使用するべきではない。

⑪の場合は、自律神経のバランスが不安定で、呼吸数と脉拍の間の関係が乱れてきたときにのみ加えるべきサインであり、⑫の場合は、寒熱のバランスにほとんど差が見られない場合で、かつ、体質改善など、敢えてバイアスをかけて滋養強壮やパフォーマンスの向上などを試みる場合に必要になるものである。

第九章
「四部脉診」と臨床

先ず計算し、然る後にこれを超越すべし。

『統帥綱領』より

第1節 「経絡治療」と要穴

第1項 「基本証」の治療

「要穴」の定義や歴史的変遷についてはひとまず置くとして、「経絡治療」の治療穴ときたらいわゆる『難経』六十九難方式の要穴と相場は決まっている。むしろそれ以外の治療穴のほうがマイナーなイメージがあろう。

しかしながら、実際には柳谷素霊『鍼灸医術の門』には、すでに単純な『難経』六十九難以外の治療方式も提唱されていた。その表を以下に引用する。

[臓腑虚実補穴瀉穴表]

蔵府	実証の取穴			虚証の取穴		
	補	瀉	圏穴補瀉	補	瀉	圏穴補瀉
肝	経渠 中封	少府 行間	金性圏穴補 相火性圏穴瀉[1]	陰谷 曲泉	経渠 中封	水性圏穴補 金性圏穴瀉
心	陰谷 少海	太白 神門	土性圏穴瀉 水性圏穴補	少衝 大敦	陰谷 少海	木性圏穴補 水性圏穴瀉
心包	陰谷 曲沢	(足)三里 大陵	土性圏穴瀉 水性圏穴補	中衝 (足)臨泣	陰谷 曲沢	木性圏穴補 水性圏穴瀉
脾	大敦 隠白	経渠 商丘	金性圏穴瀉 木性圏穴補	少府 大都	大敦 隠白	火性圏穴補 木性圏穴瀉
肺	少府 魚際	陰谷 尺沢	水性圏穴瀉 相火性圏穴補	太淵 太白	少府 魚際	土性圏穴補 火性圏穴瀉
腎	太白 太渓	大敦 湧泉	木性圏穴瀉 土性圏穴補	復留 経渠	太白 太渓	土性圏穴瀉 金性圏穴補
胆	商陽 (足)竅陰[2]	陽谷 陽輔	金性圏穴補 相火性圏穴瀉	侠渓 通谷	商陽 (足)竅陰	水性圏穴補 金性圏穴瀉
小腸	(足)通谷 前谷	(足)三里 小海	土性圏穴瀉 水性圏穴補	後渓 (足)臨泣	(足)通谷 前谷	木性圏穴補 水性圏穴瀉
三焦	(足)通谷 液門	(足)三里 天井	土性圏穴瀉 水性圏穴補	中渚 (足)臨泣	(足)通谷 液門	木性圏穴補 水性圏穴瀉
胃	(足)臨泣 陥谷	商陽 厲兌	金性圏穴瀉 木性圏穴補	解渓 陽谷	(足)臨泣 陥谷	火性圏穴補 木性圏穴瀉
大腸	陽谷 陽渓	通谷 二間	水性圏穴瀉 相火性圏穴補	曲池 (足)三里	陽谷 陽渓	土性圏穴補 火性圏穴瀉
膀胱	(足)三里 委中	(足)臨泣 束骨	木性圏穴瀉 土性圏穴補	商陽 至陰	(足)三里 委中	土性圏穴瀉 金性圏穴補

(『鍼灸医術の門』より)

---

1 原文は「火性圏穴瀉」であるが、『柳谷素霊選集』に拠って「相」字を補った。「胆腑」も同じ。
2 『誰にもわかる経絡治療講話』は「侠渓」に作る。『鍼灸医術の門』に従う。

柳谷の配穴方式では、経脈の五行を主とし経穴の五行を従としたとき、「実証の補法」は「畏（主証の五行を剋する）経の自穴と自経の畏穴」の組み合わせであり、「実証の瀉法」は「子経の自穴と自経の子穴」のそれである。「虚証の補法」では「母経の自穴と自経の母穴」、「虚証の瀉法」は「実証の補法」の配穴と同じである。このように初期の経絡治療においてはかなり複雑な病態を想定していたものと考えられ、経穴補瀉法もそれに合わせた配穴方式が用意されていた。

　ちなみに、『柳谷素霊選集（下）』（績文堂出版1979年刊）[3]には、1948年のものとして以下の文章が収録されている。（…は中略、｛ ｝内は引用者が補った。）

　　　…「虚すればその母を補う」のだから、…肺の母は土である。…肺の土穴を補するのである。すなわち｛土経の｝土穴である｛足｝三里穴、…。又、金を剋している火の経絡にある火穴である労宮穴、金の経絡にある火穴である魚際穴を瀉すのである。又、金の経絡にある俞穴、募穴、郄穴、絡穴｛編者は便宜上これらを「圏穴」と称している｝を補うのである。…

　　　…これは胆の実証である。「実すればその子を瀉す」ということから、…胆経の陽輔穴、相火経の支溝穴を瀉す。又これを剋する肺金の少商穴、胆経の金穴、竅陰穴を補うのである。そして胆力を抑えるのである。なお金経の圏穴を補ってもよい。…相火の俞穴、募穴、原穴、郄穴、絡穴のうち反応あるものを瀉し、肺金経のそれらの穴を補うのである。

　さらに、『誰にもわかる経絡治療講話』には、「井上恵理先生取穴法」と題する表も収録されているので、以下に示す。

陽経実証			陰経虚証		
経絡	補	瀉	経絡	補	瀉
金経(大腸)	温溜・合谷・二間又ハ曲池・金門又ハ梁丘・厲兌又ハ至陰	神門・行間	金経(肺)	太淵・商丘 (列欠・公孫)	陽輔・後渓・陽池 (光明・外関)
土経(胃)	梁丘・厲兌・衝陽・商陽	行間・湧泉 (灸)・丘墟	土経(脾)	大都・大陵 (公孫・内関)	束骨・侠渓・丘墟 (飛揚・光明)
水経(膀胱)	金門・至陰・二間又ハ(足)通谷・侠渓・飛揚	商丘・神門	水経(腎)	尺沢・復留 (列欠・大鍾)	小海・解渓 (支正・豊隆)
木経(胆)	外丘・侠渓・束骨又ハ陽輔・後渓	尺沢・商丘	木経(肝)	曲泉・湧泉 (蠡溝・大鍾)	厲兌・曲池・合谷 (豊隆・偏歴)
火経	治験ナシ		火経	(死候)	

---

3 「(八木下翁実験実証)脈診による鍼灸治療法」より。当時、八木下勝之助の大往生を記念して刊行された小冊子。なお、ここには八木下翁を「経絡治療の生き証人」「経絡治療家の教範」と呼んでおり、柳谷が「経絡治療」という言葉を嫌っていたという通説を反証している。

第九章 「四部脉診」と臨床

　この表は、柳谷のそれとは違って、大きな枠組みが「陽経実証」と「陰経虚証」しかなく、「陰経実証」と「陽経虚証」が想定されていないことを特徴とする。原則として「陽経実証」では「自経の郄穴・原穴・子穴または母穴」と、「子経の郄穴」または「母経の郄穴」、「母経の子穴」および「子経の母穴」を補い、陰経の「畏経の母穴」と「尅（主証の五行から尅される）経の子穴」を瀉す。さらに、陽経では「原穴」と「郄穴」が、陰経では「絡穴」と「（表裏陽経の）原穴」「（相剋陽経の）絡穴」が加わるなど、かなり複雑化しており、火経（すなわち「心虚証」）に対しては「治験ナシ」あるいは「死候」として、内容には言及されていない。特徴的なところでは、「肺経」に対して「商丘」を、「腎経」に対して「尺沢」を補うという考え方であろう。これは、当該経を補うに際し、母経にとっては子穴（瀉穴）に当たるはずの、当該経と同じ五行を持つ穴を選択していることである。

　また、『鍼灸経絡治療』[4]には、

　　　…これは一経が虚したときまたは実したときに使用する経穴であるから、
　　　必ずしも一定不変のものではない。

　　　証を決定すればそれによって、症候の変化にともなって二経、三経を臨機
　　　応変に処置するから、かなり複雑な経穴の使用法となる。

とあって、以下にその内容を表にまとめる。

　ここでは、1経のみの例であるが、次項（四 証決定の方法＞証決定と取穴例）では、4経（2経の実と2経の虚）に渡る補瀉まで扱い、必ず相生関係の連続した2経をひとまとまりに選経することを原則としている。さらに、『難経』六十九難を引用して、

　　　肺虚証のときは、肺経の太淵と、母なる脾経の商丘か太白を補う。
　　　腎虚証のときは、腎経の陰谷か復留と、肺経の尺沢か経渠を補う。
　　　肝虚証のときは、肝経の曲泉、太衝と、腎経の陰谷を補う。
　　　心虚証のときは、心経の少府と、肝経の行間を補う。
　　　脾虚証のときは、脾経の太白と大都、心経の神門を補う。

ともいう。

4　岡部素道 著、績文堂1974年刊。「第3章経絡・経穴について＞三 経絡の虚実による主な取穴法」

経脈	実証	虚証
肺経	尺沢・孔最・列欠（いずれかを選ぶ）	太淵・経渠
心経	なし	神門
心包経	なし	内関・大陵・郄門
大腸経	手三里・合谷・温溜（いずれかを選ぶ）	曲池・合谷
小腸経	小海・支正・養老（いずれかを選ぶ）	腕骨・陽谷
三焦経	天井・会宗・外関（いずれかを選ぶ）	支溝・陽池
腎経	なし	復留・太渓
脾経	商丘・地機・陰陵泉（いずれかを選ぶ）	太白・公孫
肝経	行間・大敦・中都（いずれかを選ぶ）	曲泉・太衝
膀胱経	束骨・金門・委中（いずれかを選ぶ）	至陰・京門・（足）通谷
胃経	厲兌・内庭・梁丘（いずれかを選ぶ）	衝陽・足三里
胆経	陽輔・外丘・光明（いずれかを選ぶ）	丘墟・（足）臨泣

　全体として、柳谷方式は最も複雑ではあるがすべてをロジカルに組み上げているものの、「圏穴」による補助によってかなり融通の利くものになっている。これに対し、井上方式は関連経穴を絞り込んでいる分だけに、いささかその意図が難解である。岡部方式では最もシンプルでその意図も理解しやすいものになっている。

　ただし、柳谷が「臓腑」としているところを井上・岡部は「経」としており、身体観・治療観としては根本的に違っていた可能性があるほか、いわゆる「腎に実なし、心に虚なし」の問題にも三者は異なる解釈・見解を持っていたようである。

　このように、経絡治療の創始者たちは、原理的には同様の思想を共有していたことは見て取れるが、具体的な選穴論については必ずしも一致していない。さらには、柳谷は主として「単刺術＋刺鍼中の手技」、晩年の岡部は「浅刺多穴置鍼術」を、井上は「接触鍼」を得意としていた。それにもかかわらず、行動を共にして一緒に経絡治療の普及活動を行っていたという事実は、まさに流派を越えた「大同団結」と呼ぶに相応しいものである。

　また現在、経絡治療学会のテキストとして知られる改訂版『日本鍼灸医学（経絡治療・基礎編）』[5]にも以下の2種類の表がある。これらも、原理的にはこれまでのものと同じ思想に依っているが、これまでと同様に選択される経穴のすべてが法則的に整っているというわけでもない。結局のところ、その時々の状況に応じて比較的使い勝手の良い経絡・経穴を選択しつつ、臨機応変に治療していたことが垣間見られ、い

5　大上勝行ほか改訂、改訂第2刷。「第九章 治療法＞第三項 選穴＞1, 本治法＞（1）選穴の基本」

わゆる「六十九難方式」も当初から必ずしも絶対視されてはいなかったことが見て取れる。

[『難経』六十九難における選穴]

	補法		瀉(写)法	
	自経(母穴)	他経(母経)	自経(子穴)	他経(子経)
肝経(木)	曲泉	陰谷(腎)	行間	少府(心)・労宮(心包)
心経(火)	少衝	大敦(肝)	神門	太白(脾)
脾経(土)	大都	少府(心)・労宮(心包)	商丘	経渠(肺)
肺経(金)	太淵	太白(脾)	尺沢	陰谷(腎)
腎経(水)	復留	経渠(肺)	湧泉	大敦(肝)
心包経(相火)	中衝	大敦(肝)	大陵	太白(脾)
胆経(木)	俠渓	足通谷(膀胱)	陽輔	陽谷(小腸)・支溝(三焦)
小腸経(火)	後渓	足臨泣(胆)	小海	足三里(胃)
胃経(土)	解渓	陽谷(小腸)・支溝(三焦)	厲兌	商陽(大腸)
大腸経(金)	曲池	足三里(胃)	二間	足通谷(膀胱)
膀胱経(水)	至陰	商陽(大腸)	束骨	足臨泣(胆)
三焦経(相火)	中渚	足臨泣(胆)	天井	足三里(胃)

[基本証における選穴]

	陰経補穴		陽経瀉穴		陰経瀉穴		陽経補穴	
肝虚証	肝経 腎経	大敦・曲泉 湧泉・陰谷	胆経 膀胱経	陽輔 束骨	脾経 肺経	商丘 尺沢	胃経 大腸経	足三里・厲兌 曲池・商陽
脾虚証	脾経 心包経	太白・大都 大陵・労宮	胃経 三焦経 小腸経	厲兌 天井 小海	腎経 肝経	湧泉 行間	膀胱経 胆経	足通谷・束骨 俠渓・(足)臨泣
肺虚証	肺経 脾経	経渠・太淵 商丘・太白	大腸経 胃経	二間 厲兌	肝経 心包経	行間 大陵	胆経 小腸経 三焦経	(足)臨泣・陽輔 後渓・陽谷 中渚・支溝
腎虚証	腎経 肺経	陰谷・復留 尺沢・経渠	膀胱経 大腸経	束骨 二間	心包経 脾経	大陵 商丘	小腸経 三焦経 胃経	陽谷・小海 支溝・天井 解渓・足三里

第2項 『難経』と経絡治療

なお、『難経』六十九難には、

> 虚する者は其の母を補ひ、実する者は其の子を瀉す。当に先ず之れを補ひ、然る後に之れを瀉す。実せず虚せざれば経を以て之れを取る者は、是れ正経自ら病を生じて、他邪に中らざるなり。当に自のづから其の経を取るべし。故に言ふ、「経を以て之れを取る」と。

とあるだけで、これだけで「母・子」が何を意味するものであるかは、理解しようがないはずである。此れを解く鍵は、むしろ七十九難の、

> 迎へて之を奪ふ者は、其の子を瀉すなり。随ひて之を済ふ者は、其の母を補ふなり。
> 仮令ば心病に、手の心主の兪を瀉すは、是れを迎へて之を奪ふと謂ふ者なり。手の心主の井を補ふは、是れを随ひて之を済ふと謂ふ者なり。
> 所謂る実の虚と与にする者は、牢濡の意なり。気の来ること実牢なる者は得ると為し、濡虚なる者は失ふと為す。故に曰く、得るが若く失ふが若きなり、と。

にある。これによって、『難経』が定義する「迎随」とはまさしく「心経を除く一経のみの母子補瀉」のことであり、その場合の虚実の診断基準は脉状（実牢→実証；濡虚→虚証）を主としたものである。しかもここでは「経絡」の病症ではなく、「心病」という「五臓」の病証としての挙例である。

にもかかわらず、経絡治療は、理論上も臨床上も、2経以上に渡る複雑な「経絡」の虚実の補瀉を追求してきた。このような事情を知ってか知らずか、経絡治療の内外に「伝統を踏まえた新しい治療法である」というものは少なくないし、まさにその通りであるといわねばならない。

また、経絡治療が2経の補瀉を行うようになった真相と思われる記事を紹介しておきたい。『難経の研究』（本間祥白 著、医道の日本社1965年初版、1968年再版）「六十九難」の解説に、

> …難経本義の滑伯仁は肝経の虚の場合は其の経、即ち肝経中の母穴曲泉を補い、実は肝経内の子穴行間を使うよう書いてある。
> 此れに対し岡本一抱は和語鈔に於いて之を誤りとして、肝虚には母経腎経の主穴陰谷を補い、肝実には子経心包経の主穴労宮を瀉すのが妥当と論じている。然らば両方を使えば尚有効とも考えられる。（柳谷素霊先生の取穴表参照）

とある。ここにいう「然らば両方を使えば尚有効とも考えられる」という、滑伯仁（た

だし、この説は『難経集注』丁徳用注が初出）と岡本一抱の説を積極的に併用するという、誰でも考えそうなことではあるが学術には何の根拠もない想い付きこそが、経絡治療を特徴付ける取穴法の正体であった。

第３項　五邪論の選穴法

『鍼灸治療の證』[6]には、以下の表を掲載する。

[五行穴主治症の表（四十九難五邪論による）]

邪＼経	色(木)		臭(火)		味(土)		声(金)		液(水)	
肝	青	大敦	臊	行間	酸	太衝	呼	中封	涙	曲泉
心	赤	少衝	焦	少府	苦	神門	言	霊道	汗	少海
心包	赤	中衝	焦	労宮	苦	大陵	言	間使	汗	曲沢
脾	黄	隠白	香	大都	甘	太白	歌	商丘	涎	陰陵泉
肺	白	少商	腥	魚際	辛	太淵	哭	経渠	涕	尺沢
腎	黒	湧泉	腐	然谷	鹹	太渓	呻	復留	唾	陰谷

これは、1989年の講演資料を収録したものであり、そこには、

　　…経絡治療には脈診という難関があるので、…脈診の要らない経絡治療を行って…

とあり、また、すべてのケースに具体例を挙げて、

　　肌が黄色くなったときは、…脾経の木穴・隠白が治療穴…
　　腥（なまぐさ）いときは、肺経の火穴である魚際が治療点…
　　鹹（しおから）きを好み又は嫌う人は腎経の土穴・太渓が治療点…
　　オーイと遠方に呼び掛けるような話し方をするときは、肝経の金穴・中封が治療点…
　　汗が多いときは、心経の水穴・少海又は心包経の水穴・曲沢を治療点…

などと解説している。

　この表は、『難経』四十九難の、特に後半部分を臨床的に再解釈したものである。また、これに関連する内容が同年前月の『経絡治療』誌（101号〈臨床入門〉第２回）にも発表されている。

6　馬場白光 著、谷口書店1991年刊。「13 誰にも出来る経絡治療」

さらに、『日本鍼灸医学（経絡治療・基礎編）』(3) 五邪論による選穴 には、下の表のように、いわゆる「五役[7]」のほかにも、『難経』四十九難中の「五邪[8]」とその病候や脉状をも統合して、より『難経』の原文に忠実に組み立てようとしてはいるが、病症部分では（　）内の経文が省略され、部分的に六十八難との混同が見られる。

五役	色(木)	臭(火)	味(土)	声(金)	液(水)
五邪(傷寒)	中風	傷暑	飲食労倦	傷寒	中湿
病候	脇下満(痛)	身熱 (而煩心痛)	体重嗜臥、 四肢不収	(洒洒悪寒、 甚則喘欬)	小腹痛 (足脛寒而逆)
脉状	弦	浮大(而散)	緩	濇	沈濡
(六十八難)	(心下満)	身熱	(体重節痛)	寒熱	(逆気而泄)

　ちなみに、上記の表に類似したコンセプトで作成された古典文献もある。元・王好古『此事難知(1308?)』巻下に収録される「天元図」には、以下のような内容が収録されている。

　この表は、『医学綱目(1565)』巻七にも転載され、日本では『錦囊鍼灸秘録(1795)』（実は単に『医学綱目』巻七〜九を単行したもので、著作物とは看做すべきでない）としても刊行された。

［天元図【七十四難は、其の首従り其の数に繋かるを曰ふ。】］

邪＼経	色(木)		臭(火)		味(土)		声(金)		液(水)	
肝	青	大敦	臊	曲泉	酸	中封	呼	太衝	涙	行間
心	赤	少府	焦	少衝	苦	少海	言	霊道	汗	神門
脾	黄	太白	香	大都	甘	隠白	歌	陰陵泉	涎	商丘
肺	白	経渠	腥	太淵	辛	魚際	哭	少商	涕	尺沢
腎	黒	陰谷	腐	復溜	鹹	太渓	呻	然谷	唾	湧泉

　馬場が、『此事難知』の「天元図」をどの程度知っていたかは定かでないが、構成要素は似ていても五行穴の配当方式は全く違い、むしろ「天元図」のほうが複雑であり、「五邪論」の配穴方式ほうがシンプルで分かりやすい。どちらがより臨床効果が高いかについては、これまで比較されたことがなく、今後の研究成果に期待したいものである。

---

7 『鍼灸抜萃』における「五蔵の色体の事」の中の用語で、伝統中医学にはこの用語はない。
8 『難経』五十八難ではこれらを広義の「傷寒」と定義する。

第4項　人迎気口診と選穴

『脉状診の研究―脉状及びその臨床応用―』[9]では、基本脉状を「Ⅰ型（虚数）」「Ⅱ型（虚遅）」「Ⅲ型（実数）」「Ⅳ型（実遅）」という4類に分け、それぞれの型に対して各8パターンの「（井上式）人迎気口診」によって、32種類の独特な証に分類している。さらには、各証を「順・やや順・やや逆・逆」という4段階の選経・選穴方式のアレンジを加えていて、事実上の累計は128種類となる。この128種類の証と、一般的な「六部定位脉診」で得られる証とは異なる部分があり、「六部定位脉診」と「（井上式）人迎気口診」の両者を重ね合わせた場合には、「肺虚・腎虚」「肝虚・脾虚」「肝実・心包実」が「人迎気口診」では同じ証に属することになるので、すべての証の合計はその2倍の256種類にもなる。なお、『（井上雅文講義録）脉から見える世界』（古典鍼灸研究会 編、医道の日本2011年刊）には、具体的な症例とともに各証と手足の寒熱の関係や兪募穴の配当例にも言及されている。

「（井上式）人迎気口診」の特徴は、古典的な「人迎気口診」（例えば『三因方』『診脉口伝集』『鍼灸抜萃』など）を参考としながらも、各脉状を複数の「祖脉」の組み合わせと見て、要素還元的に分類し直し、各祖脉と対応関係にある古典的病証と組み合わせて各証を分類命名したことである。これによって、「経絡の変動の調整」のみの治療思想から脱却して、「外感病」と「内傷病」という古典的な病理観の枠組みの中で経絡治療を行うことが可能になったのである。また、選経・選穴においては、直接「人迎気口診」に基づく理論ではなく、「六部定位脉診」を五行論の応用した状態のままであり、六部のうち最も虚している部位（および経絡）とその相剋関係にある連続した五行（2経）、または最も実している部位（および経絡）とその相剋関係にある連続した五行（2経）との関係を重要視していることも、大きな特徴のひとつといえる。

以下に、『脉状診の研究』を参考にし、人迎気口診32証（順証）の1例とその要穴の補瀉をまとめて表にして示す。

9　井上雅文 著、緑書房1980年刊。「第4章 選経・選穴＞病証と選経・選穴」

	No.	K(気口)／J(人迎)	病証名	証例	順証の四肢要穴	別証
Ⅰ型（虚数脉）	①	K(浮·濇)＜J(浮·滑)	虚燥風燥	肺虚·陽虚	尺沢·列欠／小海·支正／陽陵泉·光明	腎虚
	②	K(浮·濇)＞J(沈·濇)	労燥湿燥	肝虚·陽虚	曲泉·蠡溝／三間·偏歴／陥谷·豊隆	脾虚
	③	K(浮·滑)＜J(沈·滑)	虚燥痰燥	肺·大腸虚	尺沢·列欠／三間·偏歴	腎虚
	④	K(浮·滑)＞J(浮·濇)	労燥表燥	肝·胆虚	曲泉·蠡溝／陽陵泉·光明	脾虚
	⑤	K(沈·濇)＜J(沈·滑)	気燥痰燥	肺·大腸虚	太淵·列欠／三間·偏歴	腎虚
	⑥	K(沈·濇)＞J(浮·濇)	血燥表燥	肝·胆虚	太衝·蠡溝／陽陵泉·光明	脾虚
	⑦	K(沈·滑)＜J(浮·滑)	気燥風燥	肺虚·陽虚	太淵·列欠／陽陵泉·光明／小海·支正	腎虚
	⑧	K(沈·滑)＞J(沈·濇)	血燥湿燥	肝虚·陽虚	太衝·蠡溝／三間·偏歴／陥谷·豊隆	脾虚
Ⅱ型（虚遅脉）	①	K(浮·滑)＜J(浮·滑)	虚労虚寒	肺·大腸虚	経渠·尺沢／陽渓·曲池	腎虚
	②	K(浮·滑)＞J(沈·濇)	労倦湿症	肝·胆虚	中封·曲泉／陽輔·(足)臨泣	脾虚
	③	K(浮·濇)＜J(沈·滑)	虚労寒湿	肺虚·陽虚	経渠·尺沢／(足)臨泣·陽輔／後渓·陽谷	腎虚
	④	K(沈·濇)＞J(沈·濇)	労倦虚風	肝虚·陽虚	中封·曲泉／陽渓·曲池／解渓·(足)三里	脾虚
	⑤	K(沈·滑)＜J(沈·滑)	気虚寒湿	肺虚·胆虚	太淵·経渠／(足)臨泣·陽輔	腎虚
	⑥	K(沈·滑)＞J(沈·濇)	血虚虚風	肝虚·陽虚	太衝·中封／陽渓·曲池／解渓·(足)三里	脾虚
	⑦	K(沈·滑)＜J(浮·滑)	気虚虚寒	肺·大腸虚	太淵·経渠／陽渓·曲池	腎虚
	⑧	K(沈·滑)＞J(沈·濇)	血虚湿症	肝·胆虚	太衝·中封／(足)臨泣·陽輔	脾虚
Ⅲ型（実数脉）	①	K(浮·滑)≪J(浮·滑)	温熱風熱	肺虚·大腸実	少商·魚際／商陽·二間or温溜(瀉)	腎虚
	②	K(浮·滑)≫J(沈·濇)	労熱湿熱	肝虚·陽虚	行間·曲泉／二間·三間／内庭·陥谷	脾虚
	③	K(浮·濇)≪J(沈·滑)	湿熱傷寒実熱	肝実·胆虚	行間·中都(瀉)／俠渓·陽陵泉	心包実
	④	K(沈·濇)≫J(浮·滑)	労熱表熱	肝虚·陽虚	行間·曲泉／内庭·(足)三里／二間·曲池	脾虚
	⑤	K(沈·滑)≪J(沈·滑)	瘀熱傷寒実熱	肝実·胆虚	中封·行間(瀉)／俠渓·陽陵泉	心包実
	⑥	K(沈·滑)≫J(浮·濇)	積熱表熱	肝虚·陽虚	大敦·行間／内庭·(足)三里／二間·曲池	脾虚
	⑦	K(沈·濇)≪J(浮·滑)	瘀熱風熱	肺虚·大腸実	少商·魚際／商陽·二間or温溜(瀉)	腎虚
	⑧	K(沈·濇)≫J(沈·濇)	積熱湿熱	肝虚·陽虚	大敦·行間／内庭·陥谷／二間·三間	脾虚

Ⅳ型（実遅脈）	①	K（浮・濇）≪J（浮・滑）	虚冷風寒	肺虚・胆実	少商・尺沢／（足）竅陰・外丘（瀉）	腎虚
	②	K（浮・濇）≫J（沈・濇）	虚労湿鬱	肝・胆虚	大敦・曲泉／（足）竅陰・（足）臨泣	脾虚
	③	K（浮・滑）≪J（沈・滑）	虚冷傷寒	肺虚・肝実	少商・尺沢／大敦・中都（瀉）	腎虚
	④	K（浮・滑）≫J（浮・濇）	労風外寒	肝・胆虚	大敦・曲泉／（足）竅陰・陽陵泉	脾虚
	⑤	K（沈・濇）≪J（沈・滑）	気鬱傷寒	肺虚・肝実	少商・尺沢／大敦or中都（瀉）	腎虚
	⑥	K（沈・濇）≫J（浮・濇）	実積外寒	肝・胆虚	大敦・太衝／（足）竅陰・陽陵泉	脾虚
	⑦	K（沈・滑）≪J（浮・滑）	気鬱風寒	肺虚・胆実	少商・尺沢／（足）竅陰or外丘（瀉）	腎虚
	⑧	K（沈・滑）≫J（沈・濇）	実積湿鬱	肝・胆虚	大敦・太衝／（足）竅陰・（足）臨泣	脾虚

しかしながら、これら五行の相生・相剋の関係に基づく選経・選穴論は、必ずしも直接的に古典文献に依拠したものとはいえず、多くの証に対応しようとした結果、非常に複雑化してしまい、また、直接的に「人迎気口診」に基づいた明確な選経・選穴論理論が展開されていないという点は、全体的な統一観を失う印象を与える結果となってしまっている。

これらの問題点は、臨床的な有用性はともかく、いたずらに論理を複雑化したことが説得力を欠く印象をもたらす要因となっているとも考えられる。

第5項　舎岩五行鍼法の要穴運用

近年、韓国で大ヒットしたテレビドラマ『馬医』の主人公の師匠として描かれる、李氏朝鮮中期（日本の安土桃山時代）の僧侶・舎岩道人（サアムドニン）は「五行鍼法」の創始者として知られ、時代的には『東医宝鑑（トンイボカン）（1613）』を著した許俊（ホジュン）とはほぼ同時代の人物ということになる。

森 洋平「五行論の配穴原理と舎岩鍼法」[10]によれば、「五行鍼法」は、「正格」「勝格」「寒格」「熱格」という4種の基本的配穴原理により、十二経の五行穴を補瀉するだけであらゆる症状・疾病に対応できる鍼灸治療システムであるという。ある意味非常に経絡治療に似通っている部分があり、証のバリエーションとしては、この4種の「格」

---

10 『鍼灸ジャーナル』誌28・29号、緑書房2012年9・10月号。

に六臓六腑の名を冠することで48種となり、主訴をいくつかの症候で細分したものに48種の証のいずれかを当てはめることで、診断・弁証が成立するものである。興味深いことに、これら4種の「格」のうち、柳谷素霊の「臟腑虚実補穴瀉穴表」における「虚証の取穴」は「正格」と、「実証の取穴」は「勝格」とまったく同様の配穴になっているのである。「寒格」と「熱格」の補瀉穴を以下の表に示す。(「正格」「勝格」については柳谷素霊「臟腑虚実補穴瀉穴表」を参照のこと)

蔵府	熱証（寒格）		寒証（熱格）	
	補	瀉	補	瀉
肝	尺沢・陰谷・曲泉	行間・太衝・少府・太白	然谷・行間・少府	尺沢・陰谷・曲泉
心	陰谷・少海	然谷・少府・大都	然谷・行間・少府	少海・陰谷
心包	陰谷・曲沢・少海	労宮・大陵・大都・太白	行間・労宮・少府	陰谷・曲沢・少海
脾	陰陵泉・陰谷・曲泉	大都・太白・魚際・太渓	少府・大都	陰陵泉・陰谷・曲泉
肺	少海・尺沢・陰谷	太白・魚際・太淵・然谷	少府・大都・魚際	少海・尺沢・陰谷
腎	陰谷・少海・陰陵泉	太白・然谷・太渓・行間	少府・魚際・然谷	陰谷・少海・陰陵泉
胆	二間・(足)通谷・俠渓	委中・陽輔・陽陵泉・陽谷	崑崙・陽輔・陽谷	二間・(足)通谷・俠渓
小腸	前谷・(足)通谷	陽谷・解渓・小海・(足)三里	崑崙・陽谷・陽渓	前谷・(足)通谷
三焦	液門・(足)通谷	支溝・解渓・崑崙	崑崙・陽輔・支溝	液門・(足)通谷
胃	内庭・(足)通谷・俠渓	陽谷・解渓・(足)三里・委中	陽谷・解渓	内庭・(足)通谷・俠渓
大腸	前谷・二間・(足)通谷	陽谷・解渓・陽渓・崑崙	陽谷・解渓・陽渓	前谷・二間・(足)通谷
膀胱	(足)通谷・前谷・内庭	崑崙・陽輔・委中・(足)三里	崑崙・陽谷・陽渓	(足)通谷・前谷・内庭

　舎岩道人の原著とされる孤本（写本）に「杏坡居士」なる人物が詳細な釈注を施し、『舎岩道人鍼灸要訣』（韓国・杏林書院1959年刊）と銘打って出版されたのは、大韓民国が建国されて12年後のことである。杏坡居士の序文は、漢字交じりのハングルで記されているため、正しく解読することは筆者の能力を超えるが、漢字の断片をつなぎ合わせると「日本の経絡治療はこの舎岩五行鍼法の剽窃である」との趣旨に読める部分がある。当該文には八木下・柳谷・本間の名前すら登場する始末である。

　経絡治療の創生期は、日本が朝鮮半島を併呑した「日韓併合（1910）」から30年ほど経過したころでもある。このころの柳谷らは確かに朝鮮半島の伝統鍼灸に興味を持っており、『（朝鮮秘伝）蔵珍要編』[11]などを油印刊行している。ほかにも、高橋大和・梁　尚弼（朝鮮）によって『南陽灸法』[12]も油印刊行されていることから、この時代はま

---

11 松又溪 著、1894年成、皇漢医書伝写会1940年刊。
12 南陽先生遺稿、半島医学大系第一編、高橋漢方研究所1940年刊。

さに朝鮮伝統鍼灸のルネサンス期といえよう。

　これから7年後の1947年に刊行された『鍼灸医術の門』には柳谷考案とされる「臓腑虚実補穴瀉穴表（前掲）」が収録されるが、もし、確実に「五行鍼法」が柳谷のそれより早く成立していることが証明できれば、まさしく「剽窃」の疑いを掛けられても仕方がないことになる。少なくとも「五行鍼法」に多大な影響を受けて「経絡治療」が成立したことが裏付けられよう。

　しかしながら、柳谷が「五行鍼法」を何らかの形で引用していたという確かな証拠もなく、むしろ、①「母経の自穴を補い、子経の自穴を瀉す」という解釈が岡本一抱を起源とすること、②柳谷方式にのみ「圏穴の補瀉」という独自の記述があること、などは柳谷のオリジナリティを保証している。

　いっぽう、①原文（「舎岩筆写本原文」と冠される条文）自体は全体的な整合性があること、②現在の学校教科書に繋がる柳谷が提唱した「要穴」の概念は『東医宝鑑』を起源とすること、③朝鮮伝統鍼灸ルネサンス期に発見されていた可能性があること、などは注釈者・杏坡居士が捏造したものではないことの情況証拠とはなり得るが、決定的な証拠とはなりにくい。管見に入る限りでは、『舎岩道人鍼灸要訣』と何らかの関わりがありそうな事象は、富士川游『日本医学史』[13]においても朝鮮医学史研究の白眉である『朝鮮医学史及び疾病史』[14]においてもどこにも見当たらないことと、多少とも共通点を見出せそうに感じられる文献はみな李氏朝鮮後期（あるいは末期）ごろの成立であることから考え合わせると、少なくとも当該書に関しては李氏朝鮮中期ごろの著作物である可能性は極めて低いという印象を与える。

　また、李氏朝鮮には、宣祖（第十四代国王・李昖）に仕えた宰相で、文禄・慶長の役に活躍した柳成龍が著した『鍼灸要訣（1600）』という同名の経穴書があり、事態を余計にややこしくしているが、もちろん「舎岩」とは全く無関係である。

　もう一つ、不思議に思えることは、『舎岩道人鍼灸要訣』の原文に見える配穴方式のほとんどは「正格」と「勝格」のものであり、「寒格」と「熱格」のそれについては見付けることができなかったことである。「寒格」と「熱格」については、原著とは無関係な後人の捏造である可能性があり、安易に引用することは控えるべきものと考える。

　なお、配穴パターンには、森氏以外にもいくつかのバリエーションが存在しているようであり、その1例を下表に付記しておく。

---

[13] 裳華房1904年初版、日新書院1941年決定版初版。
[14] 三木栄著、1963年自家出版、思文閣出版1991年復刻。

		肺	大腸	胃	脾	心	小腸
正格	補	太白・太淵	(足)三里・曲池	陽谷・解渓	少府・大都	大敦・少衝	(足)臨泣・後渓
正格	瀉	少府・魚際	陽谷・陽渓	(足)臨泣・陥谷	大敦・隠白	陰谷・少海	(足)通谷・前谷
勝格	補	少府・魚際	陽谷・陽渓	(足)臨泣・陥谷	大敦・隠白	陰谷・少海	(足)通谷・前谷
勝格	瀉	陰谷・尺沢	(足)通谷・二間	商陽・厲兌	経渠・商丘	太白・神門	(足)三里・小海
寒証	補	少府・魚際	陽谷・解渓	解渓・陽谷	大都・少府	少府・然谷	陽谷・崑崙
寒証	瀉	尺沢・陰谷	二間・(足)通谷	内庭・通谷	陰陵泉・陰谷	少海・陰谷	前谷・(足)通谷
熱証	補	尺沢・陰谷	二間・(足)通谷	内庭・(足)通谷	陰陵泉・陰谷	少海・陰谷	前谷・(足)通谷
熱証	瀉	太白・太淵	陽谷・解渓	(足)三里・委中	太白・太渓	少府・然谷	少海・(足)三里

		膀胱	腎	心包	三焦	胆	肝
正格	補	商陽・至陰	経渠・復溜	大敦・中衝	(足)臨泣・中渚	(足)通谷・侠渓	陰谷・曲泉
正格	瀉	三里・委中	太白・太渓	陰谷・曲沢	(足)通谷・液門	商陽・(足)竅陰	経渠・中封
勝格	補	三里・委中	太白・太渓	陰谷・曲沢	(足)通谷・液門	商陽・(足)竅陰	経渠・中封
勝格	瀉	臨泣・束骨	大敦・湧泉	太白・大陵	(足)三里・天井	陽谷・陽輔	液門・中封
寒証	補	陽谷・崑崙	少府・然谷	少府・労宮	支溝・崑崙	陽輔・陽谷	行間・少府
寒証	瀉	前谷・(足)通谷	陰谷・少海	曲沢・少海	液門・(足)通谷	侠渓・(足)通谷	陰谷・曲泉
熱証	補	前谷・(足)通谷	陰谷・少海	曲沢・少海	液門・(足)通谷	侠渓・(足)通谷	陰谷・曲泉
熱証	瀉	(足)三里・委中	太白・太渓	太白・大陵	支溝・崑崙	委中・陽陵泉	太衝・太白

第6項 『脈経』の経絡治療

　従来、経絡治療は、『難経』十八難に由来する「六部定位脈診」によって経絡の虚実を診断し、同じく六十九難の取穴法を基に補瀉を行うことが原則であるとされてきた。この方式自体には特に問題はないが、経絡治療では母子関係の連続した2経を組み合わせて選穴する方式については、これまで鍼灸古典文献から具体的な形で類似の記述が例示されることはなかったのである。

　十八難の記述については、その前提となるべき脈診法がそもそも「六部定位脈診」であった証拠は何もなく、むしろそうではなかった可能性のほうが高いのである。伝統的な「六部定位脈診」は、『脈経』などの六部系の診脈法の影響を受けて、『難経』の歴代の注釈者が解釈したに過ぎないものであろう。『難経』の原文を素直に読めば、むしろ、患側の寸口部を寸関尺の三部に分けて行う「三部脈診」の系統に属すると解釈するほうが合理的であるように思われる。

第九章　「四部脉診」と臨床

また、『三因方』巻八・内所因論には、

> 経に曰ふ、実すれば則ち其の母を瀉し、虚すれば則ち其の子を補す、と。肝の実すれば則ち腎を瀉し、肝の虚すれば則ち心を補ふが如し。…『難経』は則ち是れに反し、『金匱』の論を観るに及びて、其の得るを多と為す。

とあるように、古典文献の中では六十九難でさえ、必ずしも絶対的な方法論としては認識されていなかったという事実もある。

このような状況の中で、経絡治療的手法を真の伝統医学と看做し得るだけの根拠を古典文献中から引用し、根拠を提示しておくことは古典文献を扱う上での方法論としても有効であると考えられる。

さて、すでに第1章[15]において説明したが、『脉経』巻二・第一（三関の陰陽・二十四気脉を平らかにす）には、

> 左手関前寸口、**陽絶**者、無小腸脉也。苦臍痺、小腹中有疝瘕、王月即冷上搶心。刺**手心主経**、治陰。心主在掌後横理中【即太陵穴也】。
> 左手関前寸口、**陽実**者、小腸実也。苦心下急痺、小脹有熱、小便赤黄。刺**手太陽経**、治陽。太陽在手小指外側本節陥中【即後谿穴也】。
> 左手関前寸口、**陰絶**者、無心脉也。苦心下毒痛、掌中熱、時時善嘔、口中傷爛。刺**手太陽経**、治陽。左手関前寸口、**陰実**者、心実也。苦心下有水気、憂恚発之。刺**手心主経**、治陰。

とあり、以下、左関上、左尺中、右寸口、右関上、右尺中の順に、それぞれ陽絶、陽実、陰絶、陰実の脉についてその臓腑経絡の病証と主治穴を、都合24条、列記する。

この記述に従えば、左寸口が沈脉であれば「大陵」を、浮脉であれば「後渓」に刺鍼し、同様に左関上が沈なら「行間」に、浮なら「足臨泣」に刺し、右寸口が沈なら「太淵」、浮なら「陽渓」を、右関上が沈なら「公孫」、浮なら「衝陽」を取穴し、尺中は両側とも沈で太渓、浮で束骨を取ることとなる。また、六部のすべてにおいて虚脉であれば補法を、実脉であれば瀉法を当該経穴に対して施すべきことは言うまでもない。（本書p.55の表〈第一章・第2節・第3項〉を参照のこと）

この記述は、六十九難の取穴法を用いないこと以外は、驚くほど初期の経絡治療に似ているが、何故か、この典拠を引用した経絡治療の先駆者たちの文献は、管見に入らない。

細かく分析してみると、『脉経』のそれは比較脈診ではなく「浮・沈」「虚・実」の脉状（祖脉）診であるなどの微妙な違いはあるものの、1経絡ごとの治療・調整を行いつつも、六部全体の平衡を保つことを主たる目的にしていると解釈できるものであ

---

15 第1章・第2節・第3項『脉経』巻二・第一について

る。また、取穴においても六十九難の原則に合致する場合もあるが、他の五行穴や原穴・絡穴を使用することが多く、臨床的な観点から見ても、現実的な選穴であるように見受けられる。

この文献を経絡治療系の諸流派の治療システム、特に六部の脉状をより良く整えるシステムとして臨床実験をすることで、どちらがどの程度効果的であるかを、比較的客観的に判定、或いは推定できる可能性を有することになり、最も効率的なシステムを探し出す手掛かりとなろう。他の治療システムと併用する場合でも、現在の経絡治療システムより単純且つ簡便であって、理論的にも他と齟齬することが考えにくいため、利用しやすく効果的であるように思われる。

また、経絡治療的手法としては最も伝統的な根拠を有する手法であるため、初学者が入門的に行う方法としても最適と思われる。この手法をマスターした後に経絡治療系の諸流派の治療システムと比較すれば、自分自身の感性がどの方法に、より適しているかを判断するうえでも有効な手段であると思われる。

『小品方』以来登場した「要穴」という用語は、本来、特定の経穴群を意味せず、「主要・重要・必要」の「要」であって、使用頻度の多い「重要穴」を選抜したものであり、この考え方は、近代の沢田流まで引き継がれていった。

また、『東医宝鑑』において初めて「陰経の五臓（25種）・陽経の六腑（36種）・手の三陽経の下合穴（3種）」の都合64種の経穴群を「要穴」として定義したが、経絡治療創生期に主要な指導者であった柳谷素霊が『東医宝鑑』の「要穴」を拡大解釈したことで、「五行要穴」と「圏穴（兪穴・募穴・郄穴・絡穴）」および「八会穴・四総穴」を重要視して「要穴」と呼び、彼の弟子である本間祥白は「原穴・郄穴・絡穴・募穴・兪穴」を合わせて「五要穴」と再定義した。

このような変遷を経て、次第に「八脉交会穴（八総穴）」や「下合穴」なども加えられて現在の学校教科書に繋がっていくことになる。

「五行穴」も「五要穴」も、その定義や種類は時代や文献によって微妙に異なり、近年に至っても安定しているとはいいがたい。その最大の要因は、歴史的な変遷の過程を精査・検証することを怠ってきたことであり、それがために学術思想としての評価を定めることが不可能な状態となっていることである。

近代における「五行穴・五要穴」の臨床研究においては、事実上、澤田健と柳谷素霊を出発点とせざるを得ないが、「舎岩五行鍼法」と柳谷式経絡治療が同根である可能性は高いものの、その貸し借り関係を明確に証明する手段は今のところ皆無である。

経絡治療の五行穴の運用方式は創生期の当初から統一的ではなく、唯一共通するものは『難経』六十九難を拡大解釈した「母経の自穴と自経の母穴の補法」および「自経

第九章 「四部脈診」と臨床

の子穴と子経の自穴の瀉法」という「相生関係の隣り合う2経の補瀉」を対象とする治療法式のみである。

「舎岩五行鍼法」の「熱格・寒格」の補瀉方式は捏造あるいは補追・発展の可能性もあり、今後も変化する可能性があるので、その動向には注意を要する。

「要穴」に限らず、経穴研究はまだまだ臨床研究に耐えられる段階ではなく、古典文献を根拠とした統一的な文献研究を基礎としない限り、その根拠は安定し得ない。したがって、臨床研究を前提とした正しい手法による文献研究こそが、すべての経絡経穴研究の基礎となり得るものであり、その基盤造りこそが急務である。

第2節　四部脈診の診察と治療の手順

第1項　診察と治療の手順

患者から治療の依頼や予約に関する電話やメールを受けた時点から、すでに診察や治療は始まっている。何の理由もなしに連絡してくる患者はいるはずがないので、たとえ的を射ないような内容であっても、細心の注意を払って受け答えするべきである。

治療院の環境を最適に保つことは、最低条件である。温度や湿度に気を配り、掃除などの衛生環境はもちろん、整理整頓やインテリア、ライティングや音響などにも十分配慮する必要がある。日本では、温度はやや高めに、湿度はやや低めに設定することが望ましいが、適時、換気も必要である。

患者が来院したときには、自分が対応に当たらない場合であっても、受付での遣り取りや待合室での様子などをさり気なく窺いつつ、治療までの時間をリラックスして過ごさせることが重要である。緊急性がない場合は、治療院が暇だから、あるいはベッドが空いているから、といってすぐに治療を行うことは感心しない。患者が治療院の雰囲気に慣れ、気分が落ち着くまでには、どうしても10〜15分程度は掛かってしまうものである。患者の精神状態や脈拍数など、診察に必要な体調になるまでにはどうしても必要な時間なのである。

患者サイドにしてみれば、来院したらすぐにも治療してほしいと思うことは人情というものであろうが、正しい診察を行うためにも、待合室の案内事項ぐらいは眺めていただいてもらう余裕が大切なのである。

初診用の「問診表」などを記載させる場合でも、スタッフが居れば患者に付き添って記入を補助させ、あるいは代わりに記入させるようにするのも悪くはないが、患者

の直筆の状態を確認するためにも、氏名・住所などはできるだき記述させるようにするべきであろう。

　患者を治療ブースに案内する場合でも、声を掛けてから患者が立ち上がり、ベッドまで歩いて行くまでの姿勢や仕草、表情や顔色などを何気なく観察しておくことも忘れてはならない。どこかがつらいか不都合がある場合などには、それなりの姿勢や歩き方になるものであり、術者と対面していない状況の時にこそ、自然な表情を浮かべるものである。

　着替えが必要な場合にも、カーテンなどの仕切り越しに様子を窺える位置でスタッフが常に待機していることが望ましい。一人で着替えができない患者の場合はもちろん手伝う必要もあるが、患者によっては着替えの時に転倒してしまう危険もあり、プライバシーを尊重することはもちろんであるが、患者の気配にも気を配り続ける必要があるのである。

　診察の手順は、まず主訴を確認し、現病歴や既往歴・家族歴を確認することはもちろん、患者が常用している医師からの処方薬、自分の判断で服用している売薬やサプリメント、さらには運動習慣や実践しているダイエットや健康法なども詳しく聞き取ることが重要であり、調べられる限りの情報はインターネットなどで裏付けを取っておくことを忘れてはならない。

　以上のような下準備ができたら、いよいよ本格的な診察が始まるが、およそ以下の手順で行うことが望ましい。

① まず、ベッドに仰臥位で安静にしていただき、脉診を行うとともにバイタルサインをすべてチェックする。脉診はこの後、何度も行うが、挨拶代わりの脉診と位置づけ、早急には証の決定に結び付けようとはしないほうが良い。

② すべての愁訴を十分に聞き出し、手で触れて確認できることはできるだけ触診する。患者の言葉の範囲と術者の考える範囲が往々にして齟齬する場合があるため、実際に手で触れて確かめて見なければ分かりようがない。

③ 患者の体形や関節可動域、筋肉や脂肪の発達具合、発汗の有無を含む皮膚の状態などを確認する。この時、各部位の左右差や傾き、脊柱の彎曲の度合いなども確認しておく。必要に応じて徒手検査や腱反射・筋力検査なども行う。

④ 日常生活の快適さを問う。特に睡眠、食欲、排泄状況などは重要であり、主訴の如何に関わらず必ず確認するようにする。そのほか、日常行っている作業に伴う動作や姿勢、日課や習慣なども確認しておくことが望ましい。

⑤ できる限り、西洋医学的な病名を突き止めるように努力する。最低でも、鍼灸治療の不適応疾患の可能性があるかどうかを確認しておく必要がる。我々は確定診断の手段を持たないので、病名を確定することは不可能であるが、状況証拠を

手掛かりにすればある程度の推測は可能であり、普段から緊張感をもって症候鑑別のための訓練は心掛けていなければならない。患者から医師による診断名を告げられることもあるが、これを鵜呑みにせず、できるだけ自分でも裏付けの診察をしてみる必要がある、患者から腰椎ヘルニアの画像を見せてもらうことがあるが、時に臨床症状と神経学的に一致しないことがあり、ヘルニア自体が腰下肢症状とは無関係なこともある。

⑥　一通りの西洋医学的な診察を終えたら、今度は東洋医学的な基準でもう一度「四診」をし直す。慣れてきたら、これらを同時に行うことも問題ないが、慣れないうちは混乱してどっちつがずになるので、分けて行うほうが良い。

⑦　再び仰臥位になっていただき、一呼吸置いてから、中脘穴にゆっくりと浅く刺鍼する。鍼管を抜いてもすぐには押手を離さず、患者の呼吸を感じながら、押手の上下圧を患者の呼吸に合わせて押手も上下させつつ、1～2分ほど患者の体全体の気血の流れを味わうようにする。

⑧　再度、本格的に脈診を行い、証と治療方針を決定する。この時、必要な治療穴とそれらの優先順位も心に描いておき、その治療計画に沿って施術を行うが、各経穴の反応によっては変更や加減が必要となるので、各部位の反応に常に気を配ることが重要である。心に描いた治療計画は1穴ごとに考え直す必要に迫られることもあり、そのたびに脈診もやり直すことになる。

⑨　治療の原則としては、仰臥位で腹部に刺鍼したのち、頭部から順に刺鍼して、下肢の足太陽経と足少陰経以外の経穴で終わる。伏臥位では頭部から足に向かって刺鍼し、足太陽経と足少陰経にも行う。施灸が必要な場合は、置鍼中に行うか、抜鍼後に行う。慢性病などの場合、診察後に施灸を行った後で、再びバランス調整のために鍼治療をすることもある。

⑩　一通りの治療が終わってから、ベッドに腰掛けさせて肩背部に軽い散鍼を行うことがある。また、診察所見で関節可動域などの異常が確認されている場合、各数値がどの程度改善されているか、動作時に違和感などがないかを必ず確認し、数値が改善されていない場合には、ドーゼオーバーにならない範囲で再調整することもある。また、最終的な検脈によって脈状が平脈に近づいていることを確認して治療が終了となる。

⑪　患者への生活指導や今後の治療計画、予後予測などを伝える場合もこのタイミングで行われることが多いが、患者が治療中に眠ってしまうことも多いため、この時点では半覚醒状態であることもあり、患者の意識状態が正常であることを確認しておく必要がある。

⑫　施術が終了してもすべての治療が終わったわけではなく、着替えの時間や料金

の支払い、待合室から患者が帰途に向かうまでの様子も、しっかりと観察しておくべきであり、何か不自然な様子が見受けられた場合には、患者を再度呼び寄せて安静にさせ、十分に落ち着かせてから返す必要がある。場合によっては、帰宅の時間に合わせて電話するなどの安全確認をすることもある。

第2項　刺鍼・施灸にまつわるあれこれ

　刺鍼や施灸にはさまざまな手法があり、ケース・バイ・ケースで説明する必要があるが、ここでは一般的な管鍼法の刺鍼技術と、半米粒大の透熱灸について、個人的な臨床経験から得たものや先人から学んで得たものの概要を略記しておきたい。

　管鍼術に必要な鍼の材質は、銀鍼が最も理想的である。それは刺鍼時における摩擦の具合が最も適しているからで、刺鍼部位の組織の状態が最も手に伝わりやすく、また、手技によって刺激の微妙な質の違いを伝えやすいからでもある。金鍼やステンレス鍼でも悪くはないが、金鍼はやや軟らかすぎ、ステンレス鍼やや硬すぎるほか、両者ともに滑りすぎる嫌いがある。これらについては全くの好みと言ってしまえば身も蓋もないが、先人たちの真似をしながら、長年の臨床経験の中で感じ取った印象である。

　しかしながら、臨床的にも、教育的にも、社会的な要請としても、今現在は「単回使用鍼」の時代でもあり、これを実現しようとすればステンレス鍼以外の選択肢がなくなってしまう。経絡治療において最も多用されていた鍼は、切皮置鍼においても接触鍼法においても、銀鍼の「寸3（約40mm）／2番（約0.18mm）」が主流であり、鍼柄はやや長目のものが好まれていたようである。この鍼の使い勝手に最も近いものをステンレス鍼から探せば、およそ「0番（0.14mm）」に相当すると思われる。

　鍼尖の形状は松葉形が一般的であるが、私は好んで柳葉形とスリオロシ形の中間ぐらいに削り直していたころもあった。鍼尖を鋭利にしすぎると痛覚刺激を助長しやすくなり、ややもすれば患者が痛がることが多くなるが、それを技術でカバーすることによって、刺鍼感覚が伝わりやすく、刺鍼中の手技がより正確に表現できるように思えたからである。

　また、私が学生のころから師事している、経絡治療学会副会長でもある樋口秀吉先生の真似をして、治療時に0番・1番・2番の鍼を各同数混ぜた状態で、1回の治療分だけ鍼皿の写しておき、そこからランダムにピックアップしたものを使用して治療するということも行っていた。鍼の太さを管鍼法の1打目で感じ分けて、弾入の仕方を調節しながら治療して行くことになるが、竜頭を示指で叩打する感覚が研ぎ澄まされることで、単に弾入するだけでなく、これによっても刺激の性質を微妙に変化させ

て、補瀉のようなバイアスをかけることが可能になってくるのである。つまり、はた目から見れば同じ手技に見えても、実はいろいろな目的で打ち分けていたりするのである。

　補瀉と言えば、私は回旋術や旋撚術にこだわって研究もしていた[16][17][18]。詳細は報告に譲るが、結論としては時計回り方向の回旋は「昇気温陽or補法」に、反時計回りの回旋は「滋陰降火or瀉法」に向いているということであり、その際、鍼尖の方向による迎随補瀉は大きな問題ではなく、愁訴部位の方向に鍼尖を向けておいたほうが効果が表れやすいという印象をもったということである。

　なお、原理的には鍼は太いほうがより気血が動きやすいことは事実であるが、治療にはその時点の病態に相応しいドーゼがあり、ドーゼ・オーバーになってしまうと必ず誤治に繋がってしまうことになるので、刺激量については全体で「腹六〜七分」というところに止めて置いたほうが無難である。

　細い鍼を使用して治療する場合には、その分、それなりの技術が必要になってくるものである。その際、直接的には刺激量と鍼の深さは対応関係になく、どの組織レベルに刺激が作用しているかによって効果が異なってくるだけである。鍼が深いほうが効果は限局的になり、浅い刺鍼による治療のほうがより広範囲の治療に応用が可能となる。これを極論すると「浅鍼であれば何でも治る」ということになるが、それが可能であるほどに技術が伴うという条件付きならば、これを一概には否定するものではない。

　最近は、病後の体力の低下に伴って、握力や集中力も低下してきたため、細い鍼による浅い刺鍼での臨床は疲れやすくなってきており、その分、鍼の太さも太目のものを選ぶこと多く、刺鍼の深さも切皮程度では効果を出しにくくなってきていることから、いきおい中医学的なテクニック（焼山火や透天凉の変法など）を織り交ぜながら、何とかこなしているのが現状である。

　施灸についても同様であるが、刺鍼とは異なる部分もある。

　最も大きな特徴は、灸術は皮膚表面にしか刺激しないことである。皮下組織まで切開してから筋膜に対して施灸することなど、臨床的にはあり得ないわけで、せいぜい多壮灸をすることによってより深層の組織に温熱刺激が伝わることを期待する程度でしかない。これとて、血流や自立神経によって温熱刺激が緩衝され続けているという局所組織の状態を考慮すると、数mm以上の深さに温熱刺激が物理的に透達している

---

16 浦山久嗣「補瀉について」（『季刊内経』No.150、日本内経医学会2003年刊）
17 浦山久嗣・宮川浩也「浦山と宮川の往復書簡（その一）」（『季刊内経』No.153、日本内経医学会2003年刊）
18 浦山久嗣・宮川浩也「浦山と宮川の往復書簡（その二）」（『季刊内経』No.154、日本内経医学会2004年刊）

ことは考えにくくなる。むしろ、皮膚表面の温熱受容器が刺激さえることで、それが求心性神経線維によって脳に伝達され、その代償作用として反射的に行われる緊急避難的な回避作用にこそ、その効果を期待するものと考えたほうが、まだ、現実的であるように思われる。

ちなみに、灸艾の品質については、原則的にはいわゆる高級（値段も高価）で、手間暇の掛かっているものが良いが、良すぎる灸艾は施灸者の技術に左右されやすく、高級だからといって誰でも効果的に使用できるわけではない。初心者が使用に最も適したものは、高級な中でもやや品質が劣るもののうちで、触った感触が、軟らかさの中にも力（あるいは腰）があり、特に温かさを感じるものが良い。晒し過ぎて腰が無くなった（頼りなく冷たい感じがする）ような灸艾は、初心者には不向きである。

艾炷は硬すぎず軟らかすぎず、常に安定したものを捻られるように普段から練習しておくことが重要であり、面倒臭がって施灸の選択肢を無意識に排除したくなるようでは、すでに鍼灸師としては失格である。艾を捻るだけで施灸前から手に汗をかくような人は、汗を掻かなくなるまで練習する以外に解決する方法はない。私自身もそうだったが数年くらいで汗をかかなくなり、その後は問題となるようなことはなくなっていたが、最近は、臨床を長く離れていたこともあり、体調によってはまた汗ばんでくるようになってきたので、時折練習するように心掛けている。必要なことは、必要なかぎり必要だけ行えるように、常に準備しておかなければならないということである。

患者によっては灸痕が残ることを嫌がるものもあるが、鍼灸が真に医療である場合は、患者を説得してでも必要な治療は行うべきであり、必ず効果があると確信できない治療は施灸に限らず最初から行わなければ良いだけの話である。手術が必要な患者に対して手術痕が残るからという理由では手術をしない選択をする医者がいないのと同じことである。もちろん、どんなに説得しても受け入れない患者の場合は、第2・第3の選択肢を用意しておく必要はあるが、個人的には、簡単に「はい、そうですか」といって諦めることは絶対にしたくない。

また、先人たちからよく言い聞かせられたことに、「とどめの1壮」というのがある。「とどめ」という言葉はあまり響きが良くないので、「締めの1壮」と呼ぶことにしたい。これは、必要と思われる壮数に達したときに、そこで終わりにせず、もう1壮分を追加しておくということである。この話は複数の先輩方から何度となく聞いたものであるが、最初からそのように実践していたので、実をいうとこの「1壮」の違いを臨床的に検証してはいない。これなしにはどうしても不安が残ってついついやってしまっている、というのが正直なところである。しかしながら、これによって何らかの不都合を感じたことは1度もないため、推奨しておきたい。

さらにもう一つ、「傍圧」について述べておきたい。「傍圧」とは、施灸の際に艾炷の両脇に指を置いて周囲を圧迫するもので、刺鍼でいえば押手に相当する手技である。一般的には、母指と示指を艾炷から各10mm程度の間隔を開けて行うことが多いが、経絡治療では打鍼術を行うときのように示指の爪甲側と中指の指腹側とで艾炷と接触するかしないかくらいに近づけて行うことが多い。これによって、艾炷への酸素の供給量をコントロールすることで燃焼温度を調節し、場合によっては酸素を遮断することで燃焼途中で艾炷の火を消すことも可能となる（このとき艾炷を摘まんで消しているわけではない）。

また、傍圧は灸刺激においては、鍼の場合の刺鍼中の手技に相当するもので、施灸時の「響き（お灸でも響き現象は起こる）」や気血の流れの方向をもコントロールし、補瀉をも可能にすることができる、極めて重要な要素となっているのである。

第3項　心掛けるべきこと

学生時代や修業時代を振り返ると、さまざまに後悔の念も渦巻くが、概ね精いっぱいやって来たとは思う。そのような経験を踏まえて、ささやかなアドバイスをしようとすれば、概ね以下のようなことになろう。

① 自分自身が何を求めたいのかを考え、実践し、試行錯誤する時期であり、性急に進路（あるいは手法や流派）を限定しようとしないほうが良い。
② 教養を高め、見聞を広めることを優先させるべきであり、医療や鍼灸分野に限らず、偏りのない知識と経験の蓄積に励むべきである。
③ 独立開業した時に実感したことは、家事一般（炊事・洗濯・掃除・裁縫など）の技術を習得していることが、経営管理の面でも患者指導の面でも、大変大きなメリットになったことである。
④ 鍼灸師同士、あるいは医師や患者とのコミュニケーションを図るための能力や社会常識、およびカルテ作成や守秘義務についての情報管理能力における意識の向上は不可欠の要素である。
⑤ （公益）全日本鍼灸学会・（公益）日本東洋医学会・（一般）日本統合医療学会など、全国規模の学会、あるいは（公益）日本鍼灸師会・（公益）日本鍼灸マッサージ師会など業団にはできるだけ早い時期から参加し、最新の技術や社会情勢の情報を入手できる環境を整えておくべきである。
⑥ 臨床に必要な基礎的技術・知識の習熟に心掛けるべきである。初学者のうちは、徒手検査法等の鑑別法や解剖学的な目標に確実に到達できる刺鍼技術を身に

着けることなど、主に西洋医学的な基礎に習熟することが肝要である。
⑦　ある程度、西洋医学的知識・技術を身に着けた段階で、余裕のある人、或いはスキルアップに意欲のある人は東洋医学的な基礎を学ぶべきである。ただし、中途半端に学んだ状態で別分野の知識・技術を身に着けようとすると、両者の区別が付かなくなり、混同してしまうことによってその弊害が患者に及ぶこととなるため、大きな危険を伴う可能性があることには注意するべきである。
⑧　東洋医学的な基礎を学ぶにあたっては、国際的な常識を理解するうえでも、用語と理論においては中医学から始めるべきである。また、時代の要請を考慮すると、治療に当たっては常に鍼の「単回使用」を行う必要がある。
⑨　臨床技術の向上を目指す場合は、より繊細な対応ができる日本の伝統的な刺鍼手技（その代表として、例えば「経絡治療」）から始めるべきであり、様々な手法をマスターしつつ、必要に応じて、より刺激の強い中医鍼灸の手技の習得を目指すべきである。
⑩　真の意味での伝統医学的鍼灸を志向するのであれば、まず、伝統文化的な一般教養（歴史・漢文・古文を含む）と医学古典文献の学習（医学史・書誌学・原文講読）が必須条件となる。最終的には、医学古典文献が臨床のヒントの宝庫であることを実感できるような勉強を目指してして欲しいと思う。
⑪　鍼灸関係の業界誌・業界紙にはできるだけ目を通し、最低1種は定期購読をするべきである。できれば海外（中国や欧米）の雑誌などにも触れて置くことをお勧めしたい。治療のトレンドや社会の変化、患者の意識などを知ることは鍼灸治療を営業活動と見た場合には必然的に必要なことである。
⑫　世界情勢における鍼灸分野は21世紀になって激変しているが、日本の業界や政府は十分には対応できておらず、もはや外圧が個々人の鍼灸師に及ぼうとしている状況となっており、世界情勢を知ることは鍼灸師として生き残るための必要条件とさえなってきているのである。

以上が、初学者に対して、私の経験に基づいたアドバイスであるが、これらは何も、ベテランになれば無効になるという意味では、もちろんない。自分自身の総合的な臨床力を向上させようと思ったとき、最も合理的な手段であると考えられる学習目標と理解して頂ければ幸いである。

鍼灸を含む医療全体のすべては、辛い病気に悩み苦しむ患者のためにある技術・学識であることを、常に肝に銘じるべきであり、すべての医療人はその目的のために、日々、研鑽・努力しているわけである。ひとつの「つぼ」を按えるためには、知識も技術も感性も必要不可欠であり、一朝一夕でできるものではない。1本の鍼を打つと

きにも、その前の1本よりも良い打ち方になるように常に心掛け、次の1本を打つときにはさらに良い鍼を打つための工夫を凝らすことは当然の義務と心得るべきである。このようなひとつひとつの努力の積み重ねだけが、より良い鍼灸治療と、より良い鍼灸師を生み出す原動力なのである。

　つまりは、患者を少しでも良くしてあげようとどれだけ真剣に考えられるかということが大事であり、そのための手段は必要なことは何であってもできるだけのことをしようとすれば良いわけで、その結果は自ずと後から付いてくるものである。焦らず、結果を急がず、過程を省略しようとせず、確実に一段一段ステップアップして行くことこそが、臨床能力を向上させるための最大の近道なのである。

終 章
「脉診」と鍼灸のこれから

人は愚かなものであると心得よ
―何かを信じることへの第一歩は、
それが真実であると信じたいと思うこと、
あるいは真実でないかと恐れることである―

『魔道士の掟』(ファンタジー小説「真実の剣」シリーズ) より

目的

　そもそも、「脉診」をする目的は、患者の病態を把握して適切な治療法を選択するためのであり、数ある診察法の一手段に過ぎないが、たとえ、西洋医学的なスタンスで鍼灸治療を行う場合であっても、身体各所の動脈搏動部位を触診するだけで、動脈硬化の進行や循環器系の異変の程度が察知できる場合もあるため、診察手段が限られた鍼灸師にとって「脉診」は必要不可欠な手段であり、もし、これを行わないということは、そもそもが医療人として失格であることを肝に銘ずるべきである。もちろん、血圧計や聴診器、心電図や心エコー（超音波診断装置）など、脈診に代わる診断器具を備えている場合は、必ずしも、直接患者の脈を取る必要性は少なくなるが、鍼灸師ならずとも、手ずから脈診をする先生に診てもらいたくなるのは、患者としての人情でもあろう。

　東洋医学的な観点に立てばなおさらである。いわゆる「四診（望・聞・問・切）」のうち、もっと基本的な診察法が「切脉」、すなわち「脉診」である。

　『霊枢』邪気蔵府病形篇では、

　　　　其の色を見て其の病を知るは、命じて明と曰ふ。其の脉を按じて其の病を知るは、命じて神と曰ふ。其の病を問ひて其の処を知るは、命じて工と曰ふ。

とあり、当時にあっては、一流は「望診」を、二流は「脉診」を、三流は「問診」を主体としていたものと思われる。しかし、『難経』六十一難においては、

　　　　経に言ふ、「望みて之を知るは之を神と謂ひ、聞きて之を知るは之を聖と謂ひ、問いて之を知るは之を工と謂ひ、脉を切して之を知るは之を巧と謂ふ」とは、何の謂ひぞや。

　　　　…「脉を切して之を知る」とは、其の寸口を診、其の虚実を視て、以て其の病と、病 何れの蔵府に在るかを知るなり。

とあるように、他の「三診（望・聞・問）」に比べて、「切脉」を最も下位の初歩的診断法の位置に定めつつも、実質的な説明においては「寸口部の脉診によって、どの臓腑に虚実が発生しているかを知ることができる」といい、最も本質的な診断法であるという立場に立っているのである。

　前述したとおり、『難経』十八難の診脉法は現在知られているような「六部定位脉診」とは異なり、患側の寸口部（寸・関・尺）を診る「三部脉診」であった。それによって上焦（手少陰・太陽、手太陰・陽明）・中焦（手厥陰・少陽、足太陰・陽明）・下焦（足厥陰・少陽、足少陰・太陽）と関連が深い経絡の虚実を診断していた。この状態から患側の「三部脉診」による脉状診を発展させた『張仲景方』の時代を経て、『脉経』になって「浮沈・虚実」による実質的な「六部定位脉診」が行われるように

なったのである。

　唐代以後は『黄帝内経』との理論的な擦り合わせの中でさらなる研究が進み、『察病指南』によって、病位（症候発現部位）の左右および上・中・下焦の違いによる「脉位脉状診」、すなわち本来の「六部定位脉診」によって病機病証を鑑別する方法が確立し、鍼灸が衰退の一途をたどっていた清代中期にあっても鍼灸治療を重視していた徐大椿（1693－1771）が著した『脉訣啓悟注釈』によって、ほぼこの脉診法が完成したことは重要な意味を生じる可能性がある。

　しかしながら、伝統的な中国医学においては鍼灸臨床で十分に脉診を活用してきてはおらず、脉診と鍼灸臨床が密接に結びつくのは、むしろ日本の伝統鍼灸からであった。

　日本最初の鍼灸専著といえる鎌倉・丹波長基『四花灸法（1194）』は、冒頭に南宋・崔嘉彦（1111－1191）『脉訣秘旨』から「四搦脉（人迎気口診の要約）」と前述の『察病指南』から「定生死訣」を附し、本論として南宋・沈括（1031－1095）『蘇沈良方』から「崔知悌四華灸法」を収録したものに過ぎないが、鍼灸と人迎気口診を結びつけた最初の文献でもある。

　その後、曲直瀬道三（1507－1594）『診脉口伝集（1577）』が独自の人迎気口診を工夫するほか、吉田流鍼書『刺鍼家鑑（1661）』に付随する『脉論』（大陰肺経もて諸証を弁ずるを論ず）には、

 ○男子なる者は、陽を以て先づ左を診す。左を心・肝・腎と為し、右を肺・脾・命門と為す。然れば則ち、右腎を命門と為すは、命の初まる所なるを以てするなり。故に男子なる者は、陰を得て生ず。　　　　　　　　（第6条）

 ○女子なる者は、陰為るを以て先づ右を診す。右を肺・脾・腎と為し、左を心・肝・命門と為す。然れば則ち、左腎を命門と為すは、命の初まる所を以てするなり。故に女子なる者は、陽を得て生ず。　　　　　　　　（第7条）

 ○四脉の説：

　　　浮にして有力なる者は、風と為し、人迎もて之れを察す。{浮にして}無力なる者は、虚と為し、気口もて之れを察す。

　　　沈にして有力なる者は積と為し、人迎もて之れを察す。{沈にして}無力なる者は、気と為し、気口もて之れを察す。

　　　遅にして有力なる者は、痛と為し、人迎もて之れを察す。{遅にして}無力なる者は、冷と為し、気口もて之れを察す。

　　　数にして有力なる者は、熱と為し、人迎もて之れを察す。{数にして}無力なる者は、瘡と為し、気口もて之れを察す。　　　　　　　　（第13条）

などとあって、道三流の脉診法と鍼術流派の結び付きが窺われ、さらに、江戸前・中

期のベストセラーである『鍼灸抜萃(1676)』によって「祖脉」という用語とともに『脉訣秘旨』を源流とする脉診法が定着する。

残念ながら、『鍼灸抜萃』ですら鍼灸臨床に直結するような具体的な脉診法の記載は見当たらないが、『鍼灸抜萃』のアレンジ本の一つである『鍼灸重宝記(1718)』が八木下 勝之助(1854-1943)を介して経絡治療の形成に大きく関わったことは、日本の伝統鍼灸における一つの流れが脈々と継承されてきたことの歴史的な証左であるともいえよう。

現在に至る経絡治療の歴史を俯瞰したとき、『難経』を重視して、五行穴に刺鍼することで身体のアンバランスを整えるという発想も、雲海士流(長生庵 了味)などが行っていた治療方式であるし、杉山和一に代表される「管鍼法」[1]のみならず、「六部定位脉診」[2]でさえも日本鍼灸の伝統を引き継ぐ重要な要素の一つであることを、現代の日本の鍼灸家はもっと自覚する必要があろう。

したがって、脉診の歴史を知り、その文化を継承することは、診断技術を向上させることによって直接的に患者を利することになることのほかにも、間接的には日本の伝統鍼灸を普及・伝承して行くことにも繋がっているわけである。

まずは、日本鍼灸の歴史の奥深さと、中国鍼灸にはない優しさと繊細さを知るための情報を収集して整理し、系統的にまとめつつ、各流派の思想や技術の違いのみならず、中国鍼灸との相違点・共通点を見出すための比較研究を行う必要がある。そしてこの学術研究は、進展が見られる分がそのまま確実な成果となって、日本が誇るべき極めて大きな知的財産として日本伝統鍼灸が世界に認められていくことに繋がるであろう。

手段

日本の鍼灸臨床の現状を俯瞰したとき、大きく3つの治療スタイルに分かれているように思える。その内訳は以下のようである。

① 西洋医学的な根拠を頼りにして、主に整形外科的な徒手検査法と機能解剖学に精通したグループであり、局所とその神経の支配領域、特に筋・筋膜を治療目標とすることが多い。

---

1 原初的な「管鍼法」は和一の祖流である入江流がすでに行っており、和一はその術式を発展させたにすぎない。
2 鎌倉後期から南北朝期に成立したと推測される五蔵絵巻『立川流円覚経』にも六部定位脉診の図が描かれる。

② 経絡治療を主体として「臓腑経絡の虚実」を証とし、WHO経穴以前の経穴に基づくが、いわゆる「生きたツボ（実質的には阿是穴）」に比較的軽刺激を行うグループであり、主に内科的な体調不良を調整しようとすることが多い。

③ いわゆる現代中医学的な弁証論治に基づき、WHO経穴（または中国国家標準経穴）に比較的強刺激の手技を行うグループであり、その治療領域は広いが、比較的整形外科領域の疾患は局所的になることが多い。

しかしながら、21世紀になって、少しずつその状況に変化が見られるようになってきている。

①のグループからは、②と③のグループが行っている治療法の中から、特効穴的な作用の常用穴を選び出し、反応点を頼りに整形外科領域以外の疾患にも積極的に対応しようとしており、治療効果も徐々に上がってきている。

また、③のグループは実質的に整形外科領域については①のノウハウを自家薬籠中のものにしてきている一方で、経絡弁証を中心にすることで実質的には②の方式をも取り込もうとしつつもある。また、中医学を学んだ日本人が日本で治療を行う場合、日本の細い鍼を使って、日本的な軽刺激のスタイルで治療をすることが非常に多く、一見しても、経絡治療と特に変わらないようにさえ見えることが多いが、弁証法式は中国スタイルであり、選経・選穴も経絡治療のそれとは異なることが多い。

問題は②である、戦前から始まった伝統医学復興運動を母体にして1970年代ごろまでは、明らかに日本の主流の治療方式であったが、①が台頭してくるに連れて少しづつ後退してきていた。これは日本社会が経済的・科学技術的に発展してきたことが裏目に出たことによって、伝統的なイメージが患者からは時代遅れな治療法のように受け止められていったことと、それまでの隆盛の状況に胡坐を掻いて国民に対する政治的・社会的・経営的なアピールを怠ってきた結果であると思われる。

それに加えて、根拠を明確にして論理的・合理的に治療の全体を説明するための学術的な整備が十分であったとは、言えなかったのではないであろうか。もちろん、経絡治療学会の『日本鍼灸医学』シリーズに限らず、各流派も自分たちの治療方式の有用性を説明してきたことは周知の事実であるが、学術的な根拠を明確に示してきたことはほとんどない。エビデンスはもとより、自己の伝統的な治療法の根拠を示せるだけの古典文献からの典拠ですら、十分には提示できてはいないのである。

私自身、自国の歴史にさえ誇りを持たず、学術的な根拠も全く提示しようとしない、日本の伝統的な鍼灸文化に対しては、早くから疑問を感じ、その根拠と歴史的な変遷の姿を見定めようとして、鍼灸の分野における書誌学・文献学・訓詁学・歴史学などの基礎的な学術の習得を長年心掛けてきたのである。その成果の一端が、今回の拙稿にいくらかでも反映されているとしたら、望外の喜びである。

また、それと並行して経絡治療を主として鍼灸治療の臨床経験を蓄積することを怠りはしなかった。心無い人たちが、私に対して「少しばかり古典ができても、頭でっかちで、ろくに臨床ができない似非(えせ)鍼灸師」というレッテル貼りをしようとしていたやに聞いてはいたが、不快に気分になったことは一度もなかった。それは、私が臨床に対して自信があったわけではなく、臨床に自信がなかったからこそ、その治療の根拠を古典に求めようとした結果であり、まさに「似非鍼灸師」ではなくなろうとする努力の過程に過ぎなかったからである。したがって、そのような陰口は、むしろ私への「叱咤激励」以外の何物でもなかったし、またいっぽうでは「それほど古典の猛勉強しているわけでもないのにあまり強調されても恥ずかしい」という思いもあったからであった。

将来性

　中医鍼灸の臨床においてすら、安定した弁証論治ができるようになるまでには、しっかりとした基礎知識の積み上げと十分な実践経験が不可欠であり、単にマニュアルをこなしさえすれば正解に至ることができるようなものでは決してない。
　ましてや、「経絡治療」のように脉診を中心に経験則を蓄積してきた治療法においては、病態の分析にも脉診という診察法はその応用範囲も広く、必要にして欠かせないものとなっているのである。
　しかしながら、初学者が陥りやすい問題点もいくつかある。
　その一つは、直感的・感覚的な脉診を理想としてしまう傾向である。脉診の技術は高い指導者が付きっ切りの状態で、常に何十人・何百人もの患者に溢れているような現場であるならいざ知らず、特定の脉状だけを選別して何週間も同一条件で練習できるような環境は、少なくとも日本ではあり得ないものと思われる。もし、このような条件であれば、直感的・感覚的な脉診の練習であっても確実にマスターできるであろうが、現実には日本ではほぼ不可能である。
　したがって、まず特定脉状が出現する特定の病態像を把握することを主眼とした病理の勉強を行い、患者の病状から脉状を逆算することで「この患者はこの脉状であるべき」というようなシミュレーション力を高めることこそが、最も現実的な脉診練習法であり、ついで患者の病態から想定し得る脉状が、現実の患者の脉状と一致しているかどうかを確かめるような練習を心掛けるべきである。
　どちらの方法でも、マスターしてしまえば同じようなものであろうが、練習台としての患者の数の確保が難しい現状では、前者よりも後者のほうが圧倒的に時間の節約

となり、病態の分析力においても差ができやすいものと考えられるのである。

　しかしながら、日本の鍼灸界の現状では、十分な古典研究の下地もなく、脉診の病態分析の研究を行っている専門書すらほとんどない状況では、不完全な中医学の脉診書の訳本や臨床家の経験に基づく文献に頼るほかはなく、脉診技術の向上ははかろうとするとなかなかに難しい現状が見えてくるのである。

　まずは、本書の内容をご理解いただき、脉診を行って治療して見ることの端緒を開いていただいて、あるいはもっと脉診に親しんでいただければ幸いである。脉診によって、鍼灸治療を行うということは、鍼灸臨床のダイナミックさを実感していただくとになると同時に、患者の負担をできるだけ軽減するものである。そして、より安全で快適な治療と、より充実した有益な結果を期待できるものであることを実感していただけるよう、心から希望するものである。

　鍼灸治療において「脉診」は、必ずしも絶対的な必要条件ではないが、これからも非常に重要な要素として継承・発展していくことが望ましく思われる。「脉診」は単なる診察手段を越えた患者とのコミュニケーションともなり得るが、一般的な触診に比べて主観的な要素が程よく制限されており、患者との一定の距離を保つことができるので、患者自身から見ても安心と信頼を確保できる特別な診察法なのである。一回の治療の中で、例えば1穴ごとの刺鍼の度(たび)に、あるいは数分置きに脉診を行ったとしても、患者にはほとんど負担をかけずに、信頼感・安心感を保つことができるのである。同様の行為を他の診察手段で行うとすれば患者への負担の増大は想像に難くない。つまり、脉診を介入させることは患者へのQOLを保証する強力なツールとなり得るわけである。

　また、「脉診」は科学的な研究を発展させることで、もっと有効かつ手軽な分析法・評価法を開発できる余地もあるが、それは必ずしも機械化を意味しない。柳谷素霊は「古典を科学化する」ことを目標としていたが、柳谷亡き後、この思想を実現しようとしていた鍼灸研究者・臨床家はどのくらいいたであろうか。今世紀に入って、やっと一部の研究者たちが古典派と科学派の垣根を打ち破り交流し始めているが、まだまだ不十分であり、今後の動向に期待したい。両者が理解し合える条件としては、両者の基礎分野を両者が共有することを絶対条件とするべきであり、これなしには両者を統合するようなジャンルを開拓することは絶対的に不可能である。共通の理解なしに両方のジャンルの専門家同士が共同作業を行ったとしても、その結果は、キメラのような怪物を出現させてしまうだけであることは、文革時代の中西医結合の実験結果によって、すでに証明されているところである。

　それでも、私が夢見る世界は、古典派と科学派が真に融合する世界であり、なおかつ経絡治療と中医鍼灸および韓医鍼灸が統合される世界なのである。伝統系鍼灸は根

拠となるべき古典文献を厳密に解釈して行けば一定の結論に導くことは不可能ではないはずであり、そこに合理性と再現性さえ確保できれば科学的に説明することもできないはずはないのである。問題は、互いのメンツや立場にこだわり過ぎ、真の利益受給者であるべき患者の存在を忘れがちになることであって、実際には学術的な大きな問題があるとは、個人的には思ってはいないのである。患者を犠牲にしてでも自分だけが利益を得ればそれで良いと考えるような不届きな医療人が絶滅してくれさえすれば、私の夢は実現してしまうのではないかとすら思うのである。

　いつの日か、そのような無目が実現することを夢想しながら、筆を擱くことにしたい。

― あとがき ―

　私が大病で死に損なったのが2010年4月3日（土曜日）の午後のことであり、経絡治療学会学術大会（東北大会）が私の治療院の目と鼻の先で行われた、わずか1週間後のことであった。生死の境をさまよった経験と、これを機に治療院を閉鎖して事実上臨床家としての生活にひと区切りを付けたことは、私の人生と人生観を大きく変えてしまい、改めて自身を見直すことを余儀なくされたのである。
　その後、思い立ち、同名タイトルの文章を「浦山玖蔵」のペンネームで、経絡治療学会の学会誌である『東洋鍼灸医学・経絡治療』（年4回）に長期連載として開始したのであるが、連載開始直後の2011年3月11日（金曜日）の午後に起こったのが東日本大震災であった。これによってもまた、大きな衝撃を受け、死生観まで変わってしまったのである。それでも地道に連載を続けてきており、それは2018年現在でも続いている。
　本書の上梓は、幸運にも、「たにぐち書店」の谷口直良代表に、『経絡治療』誌の拙稿に目をお留めいただき、「序章・第Ⅰ章」分の出版に向けて声を掛けていただいたことに始まり、これに大幅な加筆訂正を行って成ったもので、本格的にリライトし始めたのが2016年3月に行われた「第31回経絡治療学会学術大会東北大会」のころからであった。そこから、コツコツと時間を見つけては少しずつ校正していたのであるが、やっと完成間近となって気が付けば2年以上も経過してしまっていたのである。
　本書は、「脉診」という診察行為を経絡治療という立場から見つめ直し、その歴史や周辺の思想・文化を探ると同時に、「六部定位脉診」の簡便法である「四部脉診」を提案し、また、経絡治療の病証分析の拡大や本治法の各種方式の整理をも試みるという、幅広い内容を詰め込んである。読者諸氏には散漫な印象を受けられるかもしれないが、私個人の研究世界や臨床のイメージからすれば、これらは皆、一体不可分のものであるので、その全体像を感じていただきたく、敢えてこのような構成で編集したものであることをお汲み取りいただければ幸いである。
　また、私が学生のころから経絡治療の世界に親しむことができた最初の愛読書ともいうべき『経絡治療のすすめ』の著者である首藤傳明師、同じく学生時代から師事して経絡治療のイロハから手ずから教えていただいた樋口秀吉師、鍼灸学校卒業と同時に勉強会に入会させていただき、井上流の手ほどきと医学史や書誌学の基礎、文献研究の楽しさを導いてくださった篠原孝市師に序文を賜ることができたことは、望外の

喜びであり、衷心より深謝申し上げたい。

　最後に、自身の仕事や研究の傍ら、病後にはろくに家事も手伝えなくなってしまった私を、心身共に長期間にわたって支えてきてくれた我が妻である浦山きかには、筆舌に尽くしがたい苦労と心配を掛けてきてしまったことをお詫びし、精いっぱいの感謝と愛情を捧げることによって、あとがきに替えることとしたい。

（2018年9月吉日、仙台の自宅にて）

※ 本書中に記載されていない参考文献

「鍼灸医学典籍大系（1〜23巻）」（日本古医学資料センター監修、出版科学総合研究所、1978年刊）
『中国学芸大辞典』（近藤春雄、大修館書店、1978年刊）
『十三経注疏（上・下冊）』（清・阮元校刻、中華書局出版、1980年影印、1991年第5刷）
「東洋医学善本叢書（1〜8巻）」（東洋医学研究会、1981年刊）
「難経古注集成（1〜6巻）」（東洋医学研究会、1982年刊）
「鍼灸医学典籍集成（1〜10巻）」（オリエント出版社、1985年刊）
「二十五史（1〜12巻）」（上海古籍出版社、1986年影印）
『二十二子』（上海古籍出版社、1986年影印）
「鍼灸医学諺解書集成（1〜5巻）」（オリエント出版社、1987年刊）
「続・鍼灸医学諺解書集成（6〜11巻）」（オリエント出版社、1988年刊）
「東洋医学善本叢書（9〜15巻）」（オリエント出版社、1989年刊）
「臨床鍼灸古典全書（1〜69巻）」（篠原孝市監修・解説、オリエント出版社、1988〜1995年刊）
「国宝 半井家本医心方（1〜9巻）」（オリエント出版社、1991年刊）
「黄帝内経版本叢刊（1〜10巻）」（オリエント出版社、1993年刊）
「黄帝内経注解叢刊（1〜10巻）」（オリエント出版社、1993年刊）
「難経注解叢刊・脈経版本叢刊（1〜10巻）」（オリエント出版社、1994年刊）
「東洋医学善本叢書（9〜40巻）」（オリエント出版社、1989〜1996年刊）
「臨床実践鍼灸流儀書集成（1〜6巻）」（オリエント出版社、1996年刊）
「臨床実践家伝・秘伝・灸書集成（1〜6巻）」（オリエント出版社、1996年刊）
『鍼灸名著集成』（黄龍祥主編、華夏出版社、1996年刊）
「臨床実践鍼灸流儀書集成（7〜14巻）」（オリエント出版社、1997年刊）
「臨床鍼灸経絡経穴集成（1〜7巻）」（オリエント出版社、1997年刊）
「臨床実践・鍼灸流儀書集成（1〜14巻）」（オリエント臨床文献研究所監修、オリエント出版社、1997年刊）
『（中医薬学高級叢書）中医診断学』（朱文鋒主編、人民衛生出版社、1999年刊）
『（中医薬学高級叢書）針灸学（第2版）』（孫国杰主編、人民衛生出版社、2000年刊）
『（中医薬学高級叢書）中医基礎理論（第2版）』（李徳新ら主編、人民衛生出版社、2001年刊）
『（中医薬学高級叢書）針灸治療学（第2版）』（石学敏主編、人民衛生出版社、2001年刊）
「東方医学善本叢刊（1〜7巻）」（オリエント出版社、2001年刊）

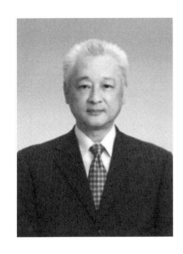

—著者略歴—

本名：浦山 久嗣（うらやま ひさつぐ）
1957 (S 32)年 5月13日生れ
1981 (S 56)年 2月　秋田経済大学（現 ノースアジア大学）経済学部経済学科卒業
1988 (S 63)年 3月　赤門鍼灸柔整専門学校鍼灸指圧科卒業
1996 (H 8)年 5月　病院等勤務を経て「はり・きゅう移山堂」開設 (2010年まで)
2007 (H19)年 4月　赤門鍼灸柔整専門学校 東洋療法教育専攻科（現 臨床教育専攻科；専任教員）勤務

—役職—

1995 (H 7)年 8月　経絡治療学会 夏期大学講師
1997 (H 9)年 8月　経絡治療学会 評議員および学術部委員
2000 (H12)年 4月　(社)宮城県鍼灸師会 理事（広報部長；2011年まで）
2003 (H15)年10月　経絡治療学会 東北支部 副支部長 (2017年まで)
2004 (H16)年 3月　WHO経穴部位国際標準化会議に伝統医学諮問テンポラリィアドバイザーとして参加 (2007年まで)
2004 (H16)年 4月　第二次日本経穴委員会 作業部会に委員長推薦で参加 (2012年まで)
2005 (H17)年10月　日本伝統鍼灸学会 評議員
2015 (H27)年 4月　日本東洋医学サミット会議 (JLOM) ISO/TC249委員2 (2017年まで)

—発表・講演・論文・著書—

1992 (H 4)年 2月　研究発表「太淵穴の位置ついて」（第7回経絡治療学会学術総会福岡大会）
1993 (H 5)年 1月　論文「『霊枢経』本輸篇の研究」（『黄帝内経版本叢刊』黄帝内経研究論文集所収、オリエント出版社刊）
1993 (H 5)年11月　論文「『霊枢経』本輸篇の研究Ⅱ―経脉篇を巡って―」（『黄帝内経注解叢刊』黄帝内経研究論文集Ⅱ所収、オリエント出版社）
1994 (H 6)年11月　論文「『脈経』序の研究」（『難経注解叢刊・脈経版本叢刊』脈経難経研究論文集所収、オリエント出版社）
2002 (H14)年11月　小論「祖脈について」（『経絡治療』誌第151号）
2003 (H15)年 3月　論文「補寫について」（『季刊内経』No.150；日本内経医学会）
2003 (H15)年 5月　論文「六部定位脉診について―その1―」（『経絡治療』誌第153号）
2003 (H15)年 8月　論文「六部定位脉診について―その2―」（『経絡治療』誌第154号）
2004 (H16)年 1月　論文「『難経集註』について」（宮澤正順博士古希記念『東洋―比較文化論集―』

		所収；青史社)
2004 (H16) 年	6月	実技発表「『脉経』の経絡治療と「六鬱」の太極療法」(第53回 (社) 全日本鍼灸学会千葉大会；実技セッション「生活指導を取り入れた鍼灸」)
2004 (H16) 年	9月	巻頭座談会「経穴標準化の作業から見えてくるもの—第二次日本経穴委員会の経穴標準化作業部会の活動が始まって—」(『医道の日本』誌2004年9月号所載；医道の日本社)
2005 (H17) 年	5月	論文「孔穴を考える」(『伝統鍼灸』誌通巻第56号所収：日本伝統鍼灸学会誌)
2005 (H17) 年	9月	巻頭座談会「脈診再考2005」(『医道の日本』誌2005年9月号所載；医道の日本社)
2006 (H18) 年	5月	実技講演「効果のある鍼灸治療 (腰痛編)・経絡治療」((社) 全日本鍼灸学会 京都地方会 第25回学術講演会)
2006 (H18) 年	6月	シンポジウム発表「経穴位置決定の基準を問う—例えば大椎について—①大椎の位置に関する歴史的経緯」(第55回 (社) 全日本鍼灸学会学術大会 金沢大会 シンポジウム③)
2006 (H18) 年	8月	インタビュー「使わない経穴。こんなにつぼは必要か？」(『医道の日本』誌2006年8月号所載；業界にまつわる あんな疑問 こんな疑問 第7回；医道の日本社)
2006 (H18) 年	11月	講演「WHOつくば会議報告 (WHO国際経穴部位標準化公式会議の概要と内容)」((社) 山口県鍼灸司会 平成18年度後期学術講習会)
2006 (H18) 年	11月	実技講演「日々の臨床から」((社) 山口県鍼灸司会 平成18年度後期学術講習会)
2007 (H19) 年	1月	「新春放談」(会報『山口鍼友灸友』1月号所載：(社) 山口県鍼灸師会)
2007 (H19) 年	2月	座談会「鍼灸医学古典を愉しむ」(『鍼灸OSAKA』84号：森之宮医療学園出版部)
2007 (H19) 年	6月	「ケアテントにおける感染予防対策」((社) 宮城県鍼灸師会、平成19年度「鍼灸安全リスク・マネジメント」研修会)
2007 (H19) 年	7月	講演「WHO標準化会議の概要と注目経穴」((社) 福島県鍼灸師会夏季学術講習会；郡山市民文化センター 第3会議室)
2007 (H19) 年	7月	講演「WHO標準化会議の概要と注目経穴」((社) 福島県鍼灸師会夏季学術講習会；郡山市民文化センター 第3会議室)
2007 (H19) 年	9月	論文「古典医書に見える妊娠期の諸症状と鍼灸」(『医道の日本』誌2007年9月号所載；特集・妊娠と鍼灸⑤；医道の日本社)
2007 (H19) 年	11月	座談会「肝虚の病証 (vol.1)」(『経絡治療』誌第171号：経絡治療学会)
2008 (H20) 年	2月	座談会「肝虚の病証 (vol.2)」(『経絡治療』誌第172号：経絡治療学会)
2008 (H20) 年	5月	共著『WHO Standard Acupuncture Point Location in the Western Pacific Region Office』(World Health Organization Western Pacific Region、Manila Philippines May 2008)
2008 (H20) 年	6月	講演「鍼灸医療事故、有害事象対策」((社) 宮城県鍼灸師会、平成20年度鍼灸安全リスクマネジメント研修)
2009 (H21) 年	3月	共訳『WHO/WPRO 標準経穴部位—日本語公式版—』(第二次日本経穴委員会 監訳：医道の日本社)
2009 (H21) 年	3月	論文「古典に学ぶ手の役割—特に左手に注目して—」(『伝統鍼灸』誌第35巻第2号 (通巻64号)、日本伝統鍼灸学会)
2009 (H21) 年	5月	発表「A trial of Traditional Evidence Based Acupuncture — making a point of Ex-B7 —」(中国・Workshop on International Standardization of Acupuncture and International Textbook of Acupuncture、中国中医科学院鍼灸研究所)

著者略歴

2009(H21)年 6月	共著『詳解・経穴部位完全ガイド―古典からWHO標準へ―』（第二次日本経穴委員会 編、医歯薬出版株式会社）
2009(H21)年 8月	共著『経穴集成―復刻版―』（第二次日本経穴委員会 編、医歯薬出版株式会社）
2009(H21)年 8月	投稿論文「論伝統循証鍼灸医学―以腰眼穴為例」（世界鍼灸学会連合会ホームページ《学術前沿》、世界鍼灸学会連合会）
2009(H21)年10月	シンポジウム発表「TEBA（Traditional Evidence Based Acupunc-ture）のすすめ」（医第37回日本伝統鍼灸学会大阪大会、テーマシンポジウム「日本伝統鍼灸臨床家に求められる資質（臨床能力）」、日本伝統鍼灸学会）
2009(H21)年11月	書評「素霊は「古典に還れ」とは言わなかった？」（鍼灸ジャーナル第11号、『柳谷素霊に還れ－足跡、思想を通して昭和鍼灸を考察する－』、緑書房）
2010(H22)年 3月	投稿論文「〈LI4（合谷）〉の歴史とその臨床応用について」（赤門鍼灸柔整専門学校同窓会誌『赤門』、赤門鍼灸柔整専門学校同窓会）
2010(H22)年 3月	シンポジウム発表「脈状診と病証について」（第25回経絡治療学会学術大会東北大会、シンポジウム「脈診と臨床」、経絡治療学会）
2010(H22)年10月	特別研究発表「内経の診察・診断・治療」（第38回日本伝統鍼灸学会学術大会福岡大会、日本伝統鍼灸学会）
2011(H23)年 1月	研究発表「『続添要穴集』について」（北里大学東洋医学総合研究所医史学研究部・日本内経医学会共催第1回日本鍼灸医学史研究発表会）
2011(H23)年 6月	シンポジウム発表「"未病の治"と"治未の病"」（伝統鍼灸学会in東京2011、シンポジウム②「"治未病"の過去・現在・そしてこれから」）
2012(H24)年 1月	研究発表「『診家枢要』の版本について」（財団法人漢方医学研究所主催 伝統鍼灸学講座 第2回鍼灸医学史研究発表会）
2012(H24)年 7月	講演「九鍼再考」「四部脉診のすすめ」（東京九鍼研究会特別講座）
2012(H24)年 6～8月	投稿論文「経穴部位の比較研究モデルについて―"陰陵泉・陰谷・曲泉"を例として―」（月刊『医道の日本』誌6～8月号、医道の日本社）
2013(H25)年 1月	研究発表「『鍼灸指南集』について」（北里大学 東洋医学総合研究所 医史学研究部・日本内経医学会共催 第3回鍼灸医学史研究発表会）
2014(H26)年 6月	「『杉山真伝流』における穴性概念の萌芽について」（『日本医史学雑誌』第60巻第2号）
2014(H26)年 9月	シンポジウム発表「気・血―古典研究の立場から―」「五兪穴および要穴の（臨床的）意義」（経絡経穴研究会 第2回発表会）
2014(H26)年11月～2015年 7月	投稿論文「期門穴の部位と主治について」（月刊『漢方の臨床』誌2014年11月号～2015年7月号）
2015(H27)年 3月	科学研究費研究「江戸後期における伝統医学の基礎理論について（一般篇・入門篇）」「日本伝統医学における基礎理論（病因・病機篇）」（JSPS科研費24590642「日本伝統医学における基礎理論の基盤整備」）
2015(H27)年 7月	講演「経絡・経穴について」（東洋はり医学会・定例講習会）
2016(H28)年 3月	教育講演「日本鍼灸の歴史―江戸期を中心に―」（第31回 経絡治療学会 学術大会（東北大会））
2016(H28)年 5月～2017(H29)年2月	論説「日本鍼灸歴史散歩」（『経絡治療』誌第205～208号）
2016(H28)年11月	ポスター発表「Examining around the Needling and a Trial of the Safety-film for Tube-needling（施術環境の検証と管鍼用安全フィルムの試み）」（世界鍼灸学会連合会学術大会、WFAS Tokyo/Tsukuba 2016）
2017(H29)年 3月	講演「六部定位脉診について」（京都大学人文科学研究所「東アジア伝統医療文化の多角的研究」班）
2017(H29)年 9月	寄稿「「経穴」は"経典の穴"であれ」（『医道の日本』誌888号）

これからの「脉診」の話をしよう!!
― いまを生き延びるための診断法 ―

2018年11月16日　第1刷発行
2019年 3月28日　第2刷発行

著　者　浦山 玖蔵
発行者　谷口 直良
発行所　㈱たにぐち書店
　　　　〒171-0014　東京都豊島区池袋2-68-10
　　　　TEL. 03-3980-5536　FAX. 03-3590-3630

落丁・乱丁本はお取替えいたします。

Copyright 2018 Elsevier Inc. All rights reserved.
www.netterimages.com
Used by permission through Japan UNI Agency, Inc. Tokyo